Se familiariser avec les tachycardies à complexes larges

Un manuel pour ceux qui sont confus électrocardiographiquement!

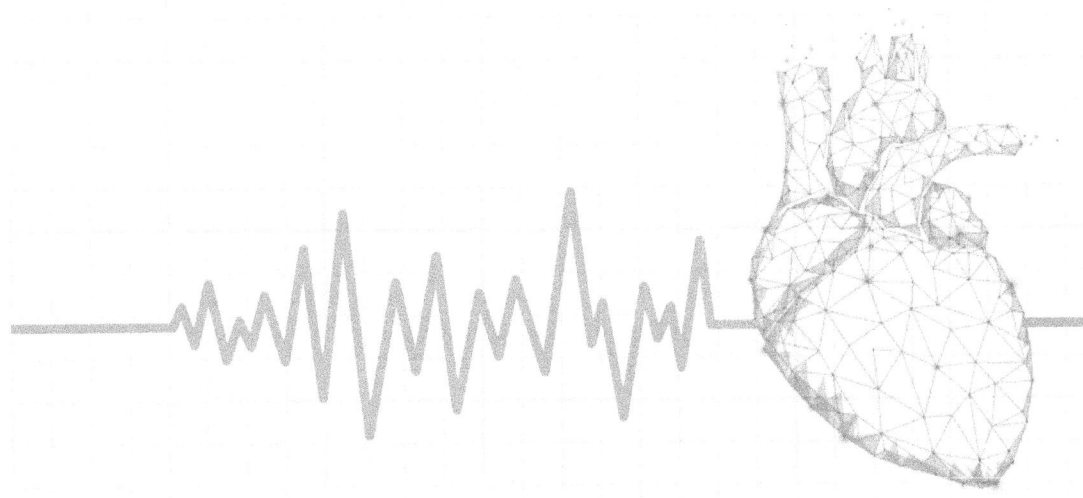

Jerry W. Jones, MD FACEP FAAEM

Conception de la couverture par Daniel O.

ISBN : 979-8-9911371-1-9

Imprimé aux États-Unis d'Amérique

Contents

Vocabulaire et abréviations utilisés dans ce livre

FRANÇAIS	ANGLAIS
Bloc de branche droit (BBD)	Right bundle branch block (RBBB)
Bloc de branche gauche (BBG)	Left bundle branch block (LBBB)
Bronchopneumopathie chronique obstructive (BPCO)	Chronic obstructive pulmonary disease (COPD)
Cardiomyopathie arythmogène (CA)	Arrhythmogenic cardiomyopathy (AC)
Dérivation	Lead
Extrasystole auriculaire (ESA)	Premature atrial complex (PAC)
Extrasystole jonctionnelle (ESJ)	Premature junctional complex (PJC)
Extrasystole ventriculaire (ESV)	Premature ventricular complex (PVC)
Grille de référence hexaxiale (GRH)	Hexaxial Reference Grid (HRG)
PERLE	PEARL
Tachycardie à complexes larges (TCL)	Wide complex tachycardia (WCT)
Tachycardie par réentrée AV (TRAV)	AV reentrant tachycardia (AVRT)
Tachycardie supraventriculaire (TSV)	Supraventricular tachycardia (SVT)
Tachycardie ventriculaire de branche à branche (TVBB)	Bundle branch tachycardia (BBT)
Tachycardie ventriculaire polymorphe catécholaminergique (TVPC)	Catecholaminergic Polymorphic Ventricular Tachycardia (CPVT)
Tachycardie AV par réentrée internodale (TRIN)	AV nodal reentrant tachycardia (AVNRT)
Torsade de pointes (TdP)	Torsade de pointes (TdP)
Voie de sortie du ventricule droit (VSVD)	Right ventricular outflow tract (RVOT)
Voie de sortie du ventricule gauche (VSVG)	Left ventricular outflow tract (LVOT)

Classé par ordre alphabétique selon le français

Chapter 1

Ce que vous DEVEZ savoir avant de commencer...

Je sais que vous avez envie de vous lancer tout de suite et de commencer à étudier les tachycardies complexes et les tachycardies ventriculaires. Mais c'est exactement ce qui vous a amené ICI! Vous avez essayé d'analyser les tachycardies à complexes QRS larges (à partir de ce point, TCL) en les abordant directement avant d'acquérir les outils dont vous aviez besoin pour réussir! Complétez ou faites les exercices comme je vous l'ai suggéré. J'enseigne cette matière depuis près de quarante ans, et avant cela, j'ai dû apprendre tout cela moi-même. Je sais quelles compétences j'ai dû développer et je vais vous les transmettre. Si vous souhaitez devenir compétent dans le diagnostic et la prise en charge des tachycardies complexes, vous allez avoir besoin de ces compétences! Ce n'est pas "Les TCL rendues faciles!" Ce n'est pas facile!

OK... *c'est parti!*

Aberration ventriculaire

L'aberration - en tant que terme médical - est un bloc de branche dû à l'arrivée d'une impulsion supraventriculaire sur une branche pendant sa période réfractaire relative ou absolue. C'est tout! Il ne s'agit pas d'un complexe QRS d'apparence anormale dû à n'importe quelle raison! (Il s'agit d'un terme technique - sa signification en électrocardiographie est très spécifique et différente de son utilisation dans la conversation générale). L'aberration se présente généralement sous la forme d'un bloc de branche droit. L'aberration du bloc de branche droit peut se produire dans un ventricule normal ou dans un ventricule malade. L'aberrance du bloc de branche gauche (BBG) est beaucoup moins fréquente et est typiquement associée à un ventricule gauche malade. Comment cela se fait-il?

PERLE | La première moitié d'un QRS conduit de manière aberrante devrait toujours ressembler aux battements sinusaux.

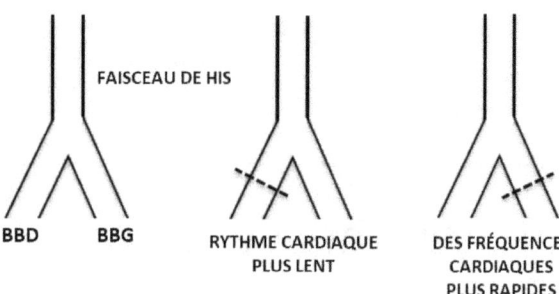

Figure 1-1

En cas de tachycardies lentes (jusqu'à environ 120 - 130/minute), même dans des circonstances normales, la branche droite a une période réfractaire plus longue que la branche gauche. Pour les tachycardies plus rapides, la branche gauche développe une période réfractaire plus longue. Ce phénomène est très rare. Si une impulsion arrive à la branche droite un peu trop tôt dans la plupart des circonstances normales, elle la trouvera réfractaire. Si la branche droite se trouve dans sa période réfractaire absolue, il y aura un bloc de branche droit complet (BBCD). Cette période réfractaire plus longue de la branche droite est physiologique - elle n'implique aucune anomalie ou maladie du système de conduction.

Un complexe ectopique auriculaire (P′) survenant trop tôt après le QRS (intervalle R-P′ court) est une cause très fréquente d'aberration du bloc de branche droit. Un complexe aberrant peut ressembler exactement à un bloc de branche classique ou simplement à un bloc de branche. Voici un exemple de bloc de branche droit classique (Figure 1-2):

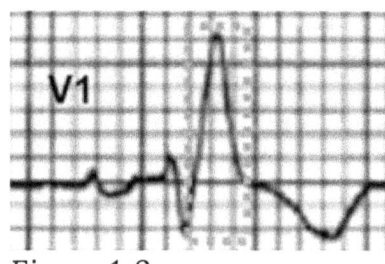

Figure 1-2

Il s'agit d'un rythme sinusal. Il commence normalement, puis la partie aberrante apparaît (rectangle en pointillé). Tous les blocs de branche correspondent à la définition de la conduction aberrante, car c'est exactement ce qu'est une conduction aberrante: un bloc de branche!

Voici un exemple de battement ectopique (Figure 1-3):

Il s'agit (Figure 1-3) d'un complexe ventriculaire prématuré – une ESV. Il est probablement apparu spontanément dans le système de conduction ventriculaire gauche, bien que les ESV puissent provenir du myocarde en activité dans des conditions spécifiques.

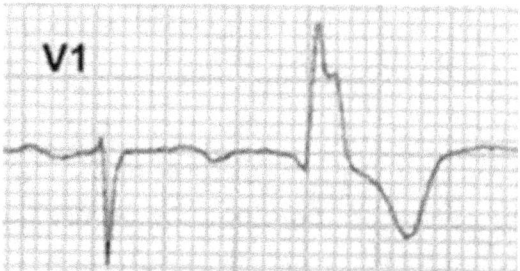

Figure 1-3

PERLE | Les battements avec une morphologie de bloc de branche DROIT dans la dérivation V1 proviennent du ventricule GAUCHE! Les battements avec une morphologie de bloc de branche GAUCHE dans la dérivation V1 proviennent du ventricule DROIT!

Comparons l'aberrance à l'ectopie:

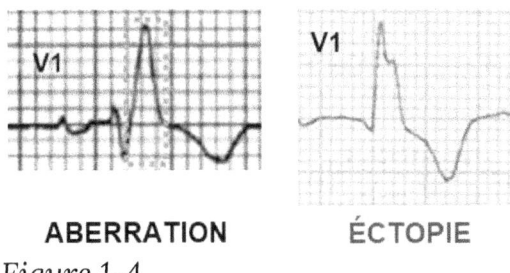

ABERRATION ÉCTOPIE

Figure 1-4

Comme vous pouvez le voir, la seule chose que cette ESV représentant ECTOPIE a en commun avec le bloc de branche classique représentant ABBERATION est le fait que les deux sont des complexes positifs et verticaux dans la dérivation V1. Regardez-les un instant. Les deux présentent le même type d'anomalie de repolarisation. Pourquoi donc? C'est parce que la DÉPOLARISATION (complexe QRS) et la REPOLARISATION (ST-T) proviennent du SOUS-ENDOCARDE. En règle générale, *lorsque le QRS et l'onde T se trouvent du même côté de la ligne de base, la dépolarisation commence dans l'endocarde et la repolarisation commence à partir de l'épicarde*, leurs vecteurs se déplaçant dans des directions opposées. *C'est normal!* Lorsqu'elles se trouvent des côtés opposés de la ligne de base, la dépolarisation et la repolarisation commencent toutes deux à partir de l'endocarde – et c'est anormal!

Examinons maintenant un extrait d'un battement conduit de manière aberrante qui est apparu trop tôt après le battement précédent, la branche droit se trouvant encore dans sa période réfractaire absolue (les longueurs des flèches illustrant la période réfractaire de la branche droit sont des estimations): [Figure 1-5]

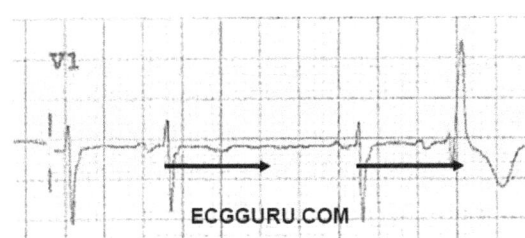

Figure 1-5

La figure 1-5 est un exemple du phénomène d'Ashman en rythme sinusal. Un long intervalle R-R est immédiatement suivi d'un intervalle R-R plus court qui se termine par un complexe auriculaire prématuré (ESA) avec un QRS aberrant. Pourquoi cela?

PERLE | Quelle est la condition absolue de la conduction aberrante que nous oublions souvent? *L'impulsion à conduction aberrante doit prendre naissance au-dessus de la division de His en branches droite et gauche.* Et comme la division en deux branches se produit en fait à l'intérieur de His, l'impulsion est plus susceptible d'être générée par un foyer ectopique auriculaire ou dans la partie très proximale de His. *Pour obtenir la morphologie typique du bloc de branche, l'impulsion doit descendre à travers le système His-Purkinje.* Une impulsion ectopique ne le fait pas, de sorte que la seule chose qu'elle a en commun avec un battement aberrant est qu'elle active un ventricule avant l'autre. Comme toujours en médecine, il existe quelques rares exceptions que vous découvrirez plus tard.

Chaque intervalle R-R détermine la longueur de la période réfractaire de l'intervalle R-R suivant. Lorsqu'un intervalle R-R est long, la période réfractaire de l'intervalle R-R suivant sera également longue (branches et fibres de Purkinje uniquement); lorsque l'intervalle R-R est court, la période réfractaire de l'intervalle R-R suivant sera courte. Le phénomène d'Ashman se produit lorsqu'un battement prématuré apparaît peu après un QRS, créant un intervalle R-R court après un intervalle R-R plus long. Le battement prématuré tombe dans la période réfractaire allongée causée par le long intervalle R-R précédent et trouve la branche droit dans son état réfractaire; par conséquent, il est conduit de manière aberrante (Figure 1-5). Un QRS qui suit le QRS conduit de façon aberrante serait probablement normal, mais il aurait bénéficié d'une période réfractaire raccourcie en raison de l'intervalle R-R court entre le battement conduit de façon aberrante et le battement sinusal précédent.

Le QRS à conduite aberrante de la figure 1-5 présente une morphologie qR avec une anomalie de repolarisation classique. Le segment ST doit commencer au niveau de la ligne de base ou pas plus de 1 mm (un petit carré) en dessous de la ligne de base (dans le cas d'une morphologie BBD). S'il se situe à plus de 1 mm en dessous de la ligne de base, il faut envisager la présence d'une ischémie. Le point J du QRS à conduite aberrante de la figure 1-5 n'est pas inférieur de plus de 1 mm à la ligne de base, il n'y a donc pas de problème.

Le battement aberrant ressemble généralement à un bloc de branche droit classique, mais la morphologie peut varier quelque peu en fonction d'autres facteurs, tels que la présence d'ischémie ou de cicatrisation, l'état électrolytique ou les effets des médicaments, pour n'en citer que quelques-uns.

Ectopie

Les impulsions ectopiques sont des impulsions qui se développent en dehors du nœud SA et peuvent survenir dans les fibres conductrices ou dans le myocarde de travail (dans ce cas, le myocarde ventriculaire).

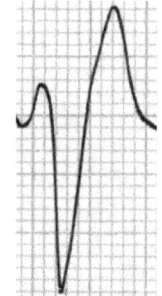

Comme toutes les impulsions supraventriculaires qui pénètrent dans les ventricules via le nœud AV ont une déflexion initiale normale, c'est sur cette base que nous effectuerons notre comparaison. Les impulsions ectopiques ventriculaires qui surviennent dans le myocarde fonctionnel seront larges à partir de la toute première inscription du complexe QRS, tandis que la première partie des battements conduits de façon aberrante sera conduite normalement.

Dans la figure 1-6, vous pouvez voir l'onde r large initiale suivie d'une onde S large *Figure 1-6* et d'une onde T haute et droite. Ceci est typique d'un battement ectopique qui prend naissance dans le myocarde de travail. L'onde est large dès le début. Une impulsion ectopique provenant d'un tissu conducteur ou immédiatement adjacent peut cependant être plus étroite.

OK... pratiquons! [Figure 1-7]

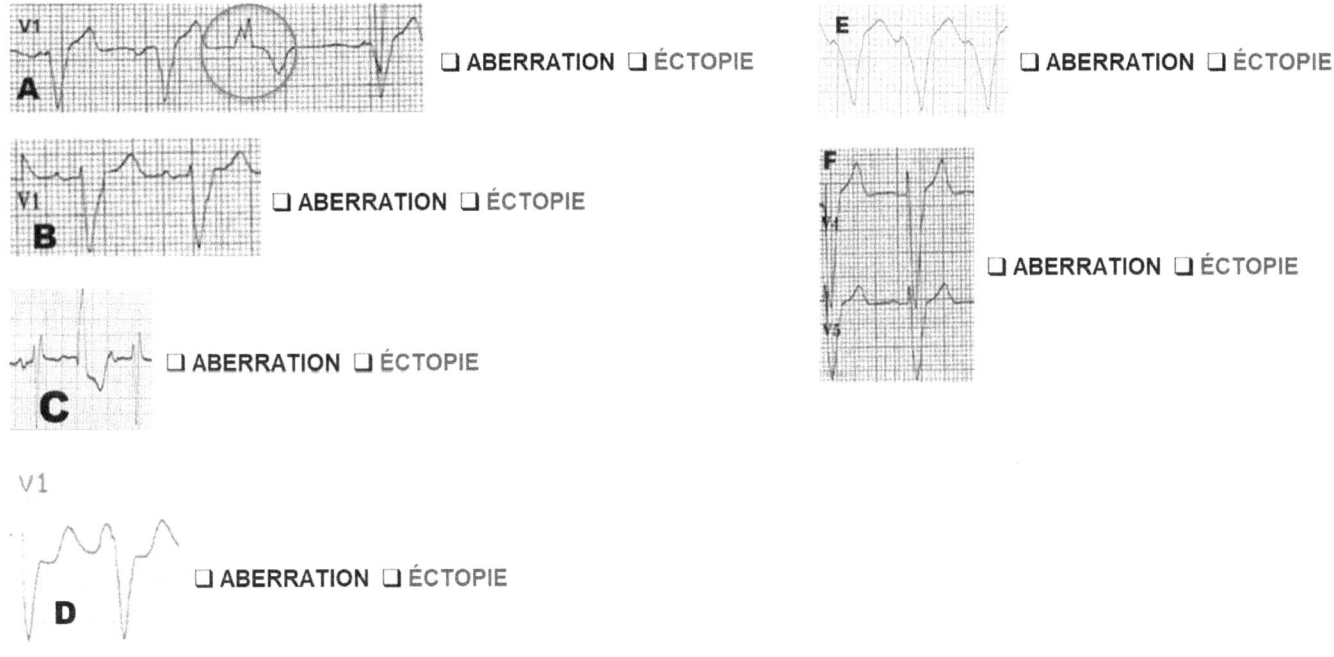

Figure 1-7

Discussion (Figure 1-7).

A – La déflexion en question représente une ectopie. Il s'agit d'une ESV du côté gauche puisqu'il est principalement positif (debout) dans la dérivation V1. Bien qu'il ressemble (un peu) à un QRS avec BBD, il ne s'agit pas d'un battement classique conduit de manière aberrante. En outre, un battement aberrant conduit serait probablement précédé d'une onde P (à l'exception d'un battement ectopique jonctionnel qui est relativement peu fréquent). Tous les autres battements représentent le BBG réel et chacun est précédé d'une onde P. Comme vous le remarquerez, certains véritables BBG (aberrations) peuvent paraître ectopiques car la pente descendante de l'onde S n'est pas toujours aussi élégante, lisse et vierge qu'on pourrait s'y attendre. Il est généralement beaucoup plus facile de distinguer le vrai BBD (aberrance) des ESV du côté gauche (ectopie). La morphologie des battements de BBG conduits de manière aberrante est probablement le résultat d'une maladie du ventricule droit ou du septum (rappelez-vous: la première partie d'un BBG représente la conduction dans le ventricule DROIT – pas le GAUCHE!

B – Ceci est un exemple de BBG réel qui est (heureusement) plus caractéristique avec une onde r petite et très étroite suivie d'une pente descendante douce de l'onde S. De plus, chacune est précédée d'une onde P. N'oubliez pas: à l'exception des battements ectopiques jonctionnels – qui sont peu fréquents – il devrait toujours y avoir une onde P devant un battement aberrant. Cherchez-les; parfois ils sont cachés dans les ondes T!

C – Il s'agit d'une ESV du côté gauche. C'est ectopique! N'oubliez pas: si l'ESV est vertical dans la dérivation V1, il provient du ventricule GAUCHE; s'il est négatif (inversé) dans la dérivation

V1, il provient du ventricule DROIT. Mais seul la dérivation V1 peut distinguer de manière fiable la droite et la gauche.

D – Il s'agit d'un rythme ectopique, c'est à dire d'une tachycardie ventriculaire. Remarquez à quel point les ondes r sont incroyablement larges dans la dérivation V1. Comparez-les aux ondes r de B. Chaque fois que vous commencez à voir « la lumière du jour » entre les membres ascendants et descendants des ondes r de la dérivation V1, vous devez sérieusement considérer que vous observez un rythme ectopique (bien que l'hyperkaliémie et les anti-arythmiques de classe I la toxicité sont deux autres possibilités). Souvent, les petites ondes r de V1 auront un sommet arrondi lorsqu'elles sont ectopiques.

E – Regardez les ondes r dans cet extrait! Ils ont également beaucoup de lumière du jour entre les membres ascendants et descendants. Et regardez la pente descendante de l'onde S. Sa pente est très réduite, ce qui indique une conduction lente à travers le myocarde.

> **PERLE |** Voici deux choses à retenir: à mesure qu'une pente augmente, elle devient plus verticale, que la déflexion soit positive ou négative. Et à mesure que la pente diminue, elle devient moins verticale et plus horizontale. L'ECG n'est qu'un graphique de la tension en fonction du temps, et le temps est sur l'axe horizontal. Alors... plus une ligne est verticale, moins elle prend de temps et donc, plus la conduction est rapide! Plus la ligne est « inclinée » (c'est-à-dire moins inclinée), plus elle prend de temps et plus la conduction est lente.

> **ASTUCE |** J'avais du mal à me rappeler quel axe était « X » et lequel était « Y ». Je savais que le TEMPS était sur l'axe horizontal mais je ne me souvenais jamais si c'était l'axe « X » ou « Y ». Un jour, un collègue m'a demandé: « Connaissez-vous les montres TIMEX? « Bien sûr! » « Alors rappelez-vous simplement TIME-X. « TIME » est sur l'axe « X »! »

Ne confondez pas les ondes R larges avec les ondes P! N'oubliez pas: si les ondes P produisent ces larges complexes QRS, elles doivent quand même traverser le nœud AV et l'intervalle PR restera relativement constant. Une onde P qui touche directement l'apparition d'un complexe QRS n'a pas produit ce complexe QRS (ou cette partie du QRS si elle était pré-excitée)! Un rythme dissocié peut se manifester par des ondes P empiétant sur les complexes QRS et apparaîtra occasionnellement lors de tachycardies à complexes larges plus lentes.

F – Il s'agit d'une conduction aberrante. Regardez les ondes R: elles sont très étroites et il n'y a pas de lumière du jour entre les membres. Et regardez la pente descendante des ondes S –

lisse, élégante et presque verticale. La seule chose qui conduit aussi vite dans le cœur est le système His-Purkinje.

PERLE | La première moitié d'un battement aberrant est conduite normalement – c'est la seconde moitié qui est aberrante!

Regardez les débuts des complexes QRS. Les lignes sont-elles droites et presque verticales ou sont-elles inclinées, irrégulières ou crantées? Des lignes droites, presque verticales vers le haut ou vers le bas, sans encoches ni liaisons, indiquent une conduction rapide qui est plus susceptible de se produire dans les fibres conductrices de Purkinje. Cela suggérerait une aberrance car l'activation initiale lors d'une conduction aberrante indique toujours une entrée ventriculaire via le nœud AV et le système His-Purkinje. Si l'apparition du QRS comprend des lignes avec moins de pente, des lignes plus inclinées et des lignes présentant des courbes ou des irrégularités ou même des encoches, vous constaterez probablement des dépolarisations provenant des ventricules et probablement de l'extérieur du système conducteur.

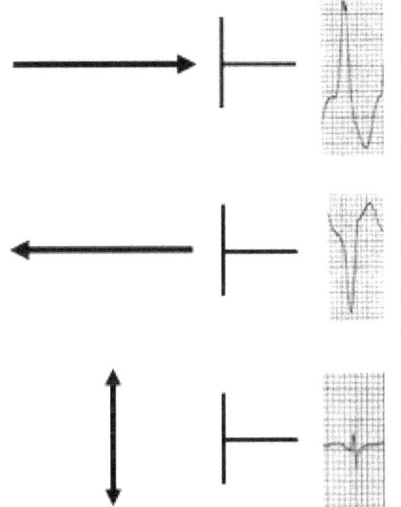

CONSEIL | L'aberrance BBD est généralement beaucoup plus facile à reconnaître car la partie initiale de la (souvent appelée « premières 0,04 secondes) suit de plus près la morphologie caractéristique que l'aberrance BBG. L'aberrance du BBG peut souvent ressembler à une ectopie ventriculaire droite (et vice versa), il n'est donc parfois pas aussi facile de les distinguer.

Figure 1-8

Direction du vecteur et complexe QRS

Vous le savez probablement déjà, mais juste pour vous rafraîchir la mémoire: lorsqu'un vecteur se déplace VERS le pôle POSITIF d'une dérivation (c'est-à-dire l'électrode d'enregistrement à la surface de la peau), cette dérivation inscrira une déflexion. Si cette impulsion représente une dépolarisation, alors le vecteur aura une TÊTE POSITIVE et une QUEUE NÉGATIVE et il y aura un QRS positif dans cette dérivation. Et puisque la seule déflexion positive dans un QRS est l'onde R, cette dérivation manifestera une onde R dominante. Cependant, au contraire, si une impulsion de dépolarisation s'éloigne du pôle POSITIF d'une dérivation, ce dérivation verra la QUEUE NÉGATIVE et inscrira une déflexion négative. Il existe ici deux possibilités de déflexion négative – onde Q et onde S – il s'agira généralement d'une onde S (ou QS). Un vecteur de dépolarisation se déplaçant sur un chemin perpendiculaire à l'électrode d'enregistrement inscrira soit une déflexion isoélectrique (d'une amplitude inférieure à 1 mm, essentiellement plate), soit une déflexion équiphasique (l'onde R et l'onde S ont la même amplitude) .

Un vecteur de repolarisation, quant à lui, a une TÊTE NÉGATIVE et une QUEUE POSITIVE et, dans des circonstances normales, il se déplace de l'épicarde à l'endocarde. Cela signifie que pendant la repolarisation, l'électrode d'enregistrement verra la queue positive et inscrira une déflexion positive – une onde T verticale.

Il est très important de se rappeler qu'une impulsion ectopique (« X » dans la figure 1-9) ne se propage pas dans une seule direction. Il crée des vecteurs dans de nombreuses directions différentes, même si la plupart d'entre eux n'apparaissent jamais sur l'ECG en raison de l'annulation des forces (leurs directions opposées s'annulent).

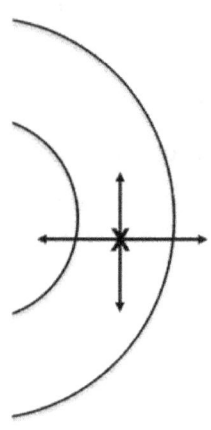

> **PERLE |** On estime que la grande majorité de l'activité électrique du cœur n'est jamais enregistrée sur le tracé ECG en raison de l'annulation des forces!

Figure 1-9

N'oubliez pas que lorsqu'un foyer de stimulateur ectopique envoie un vecteur se déplaçant vers la gauche, il y a généralement un vecteur se déplaçant vers la droite. Ces vecteurs opposés ne sont pas nécessairement de même ampleur car l'un peut traverser une plus grande quantité de myocarde, augmentant ainsi sa tension, tandis que l'autre peut s'éteindre rapidement en raison du manque de myocarde conducteur pour le soutenir. Ce que nous voyons sur l'ECG est la valeur moyenne de tous ces vecteurs. C'est un point très important à retenir lorsque nous aborderons plus tard la « Transition Précordiale ».

Ainsi, vous pouvez très facilement connaître la direction d'une impulsion de dépolarisation simplement en notant la tension nette du complexe QRS dans une dérivation particulière. Et nous ne nous préoccupons que des pôles POSITIFS d'une dérivation; ne vous inquiétez pas des pôles négatifs. Une onde R signifie que le vecteur (impulsion) se déplace VERS le pôle positif d'une dérivation et une onde Q ou S (ou onde QS) signifie que le vecteur s'éloigne du pôle positif d'une dérivation. Encore une fois, vous n'avez pas à vous soucier des pôles négatifs.

> **PERLE |** Faites très attention aux ondes S. Elles vous indiquent que l'impulsion s'éloigne du pôle positif d'une dérivation. N'oubliez pas: l'onde S représente la dépolarisation. Qu'il s'agisse d'une onde R ou d'une onde S ne dépend pas de l'impulsion, mais de l'orientation de son trajet par rapport à l'électrode d'enregistrement. L'onde S d'une dérivation est l'onde R d'une autre dérivation.

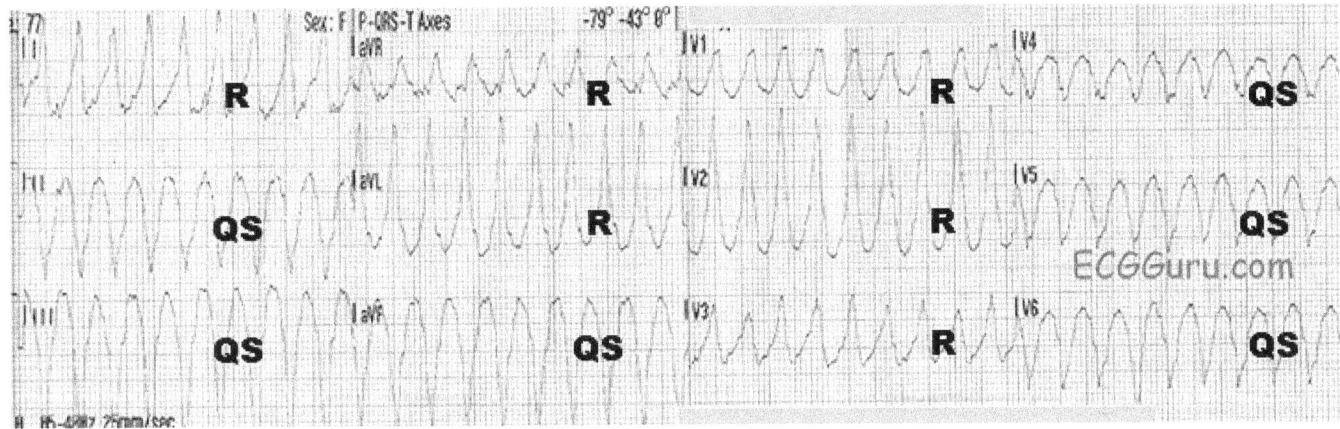

Figure 1-10

Examinez chacune des douze dérivations de cet ECG (Figure 1-10) et décidez si l'impulsion de dépolarisation se déplace vers le pôle positif de la dérivation ou s'en éloigne. Puisque vous n'avez pas terminé le chapitre 4 et que vous pourriez avoir des difficultés avec certaines morphologies QRS, je vous ai donné un petit « indice » dans chaque piste. Mais vous n'avez pas encore fini! Si vous souhaitez améliorer encore plus vos compétences, je veux que vous décidiez d'où provient chaque impulsion. N'hésitez pas à vous référer aux grilles de référence hexaxiales (GRH) dans la section suivante. Par exemple, il y a un QS dans la dérivation III. Cela indique une impulsion s'éloignant de l'électrode du pied gauche; par conséquent, il doit provenir de la zone inférieure (apicale) du ventricule gauche.

> **CONSEIL |** Nous nous intéressons davantage à la provenance de l'impulsion (son origine) qu'à sa destination. Le diagnostic d'une dysrythmie et sa pathologie dépendent de la connaissance de son origine. La pathologie d'une dysrythmie réside dans son origine – pas dans sa destination! Cela vous sera rappelé encore et encore dans ce cahier d'exercices.

L'appareil ECG (électrocardiographe) ne détecte, n'enregistre ni n'inscrit TOUS les vecteurs créés par les courants dépolarisants et repolarisants circulant autour du cœur. Il enregistre les vecteurs moyens ou moyennés. Il enregistre l'axe QRS moyen (ÂQRS) dans le plan frontal – et non TOUS les axes QRS.

Comme vous le verrez dans un instant, la dérivation I est une dérivation du côté gauche. S'il y a une grande onde R, alors vous connaissez déjà deux informations très importantes: l'impulsion se déplace VERS le pôle positif de la dérivation I et, dans ce cas, elle doit provenir plus à DROITE de la dérivation I. Une impulsion de dépolarisation ne peut pas se déplacer à gauche à moins qu'il ne vienne (au moins un peu) de droite!

La grille de référence hexaxiale (GRH)

C'est une exigence absolue! Vous ne pouvez pas maîtriser l'interprétation des ECG sans une connaissance approfondie de la grille de référence hexaxiale (GRH).

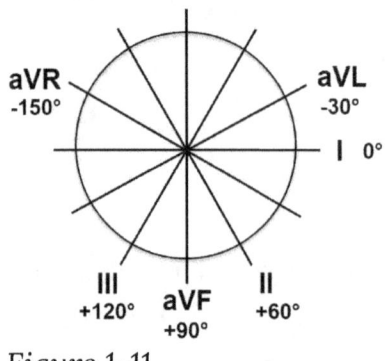

Figure 1-11

Il y a beaucoup à comprendre sur la GRH (Figure 1-11), mais pour l'instant, nous devons seulement nous concentrer sur l'emplacement des dérivations du plan frontal (REMARQUE: il n'y a que des dérivations du plan frontal sur un GRH).

Il y a six dérivations représentées sur la grille de référence hexaxiale et elles sont étiquetées à leurs pôles positifs. Encore une fois, vous n'avez pas besoin de vous préoccuper des pôles négatifs pour le moment.

Le GRH est également divisé en sections SUPÉRIEUR et INFERIEUR par l'AXE de la dérivation I (ligne horizontale). Les dérivations aVR et aVL sont des dérivations supérieures. Les dérivations II, aVF et III sont des dérivations inférieures. La dérivation I n'est ni supérieure ni inférieure. Pour indiquer qu'un vecteur se trouve au-dessus de l'axe de la dérivation I, nous plaçons un signe moins (-) devant le nombre de degrés. C'est tout ce que cela signifie - il n'y a pas de signification mathématique, algébrique ou géométrique. De même, pour tous les vecteurs situés en dessous de l'axe de la dérivation I, nous plaçons un signe plus (+) devant le nombre de degrés. Là encore, il n'y a pas de signification mathématique, algébrique ou géométrique. Si nous devions ajouter +30° à -30°, la réponse serait 60° et non 0°.

L'axe de la dérivation aVF (ligne verticale) divise la GRH en deux parties: DROITE et GAUCHE. Les dérivations aVL, I et II sont toutes des dérivations GAUCHE. Les dérivations aVR et III sont des dérivations à droite. La dérivation aVF n'est ni droite ni gauche.

Bienvenue au sixième paragraphe! Une dérivation peut avoir deux orientations: La dérivation aVR est non seulement une dérivation supérieure, mais aussi une dérivation droite. La dérivation aVL n'est pas seulement une dérivation supérieure, mais aussi une dérivation gauche.

Il en va de même pour les dérivations II et III.

Voici ce qu'il faut retenir de la GRH...

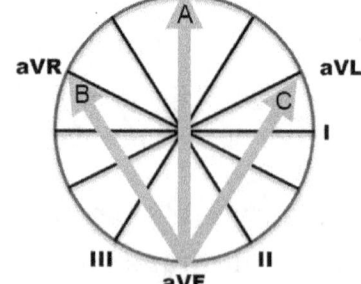

Figure 1-12

Les impulsions provenant de la région apicale se déplacent vers le haut (Figure 1-12, Vecteur A). Comme les pôles positifs des dérivations aVR et aVL sont situés dans la partie supérieure de la GRH, ils enregistreront tous deux des déflexions positives (ondes R) dans leurs dérivations.

Mais que se passe-t-il si le vecteur - bien que se déplaçant vers le haut - est dirigé davantage vers la dérivation aVR que vers la dérivation aVL (figure 1-12, vecteur B)? Les dérivations aVR et aVL enregistreront toutes deux des ondes R, mais l'onde R dans la dérivation aVR sera plus haute - elle aura une plus grande amplitude - que l'onde R dans la dérivation aVL. Si le vecteur est dirigé davantage vers la dérivation aVL, l'onde R dans la dérivation aVL sera plus grande que l'onde R dans la dérivation aVR (Figure 1-12, vecteur C). Mais vous n'allez pas regarder les grilles de référence hexaxiales lorsque vous serez confronté à un patient souffrant de palpitations. On vous donnera un ECG à douze dérivations (en espérant qu'il s'agisse de toutes les douze dérivations et pas seulement d'une bande rythmique!) A quoi ressemble tout cela sur un ECG?

Dans cet extrait (Figure 1-13), dans quelle direction se déplace l'impulsion de dépolarisation? (Impulsion de dépolarisation signifie complexe QRS). Ici, nous examinons les dérivations aVR et aVL. Les deux ont des dépolarisations positives et verticales (complexes QRS qui se manifestent par des ondes R monophasiques). Nous savons, il y a quelques paragraphes seulement, que les dérivations aVR et aVL sont des dérivations supérieurs. Les deux sont situés à 30° au-dessus de l'axe horizontal - la dérivation I. L'impulsion de dépolarisation monte-t-elle... ou descend-elle? Une impulsion de dépolarisation se déplaçant dans la direction générale du pôle positif d'une dérivation créera un QRS positif

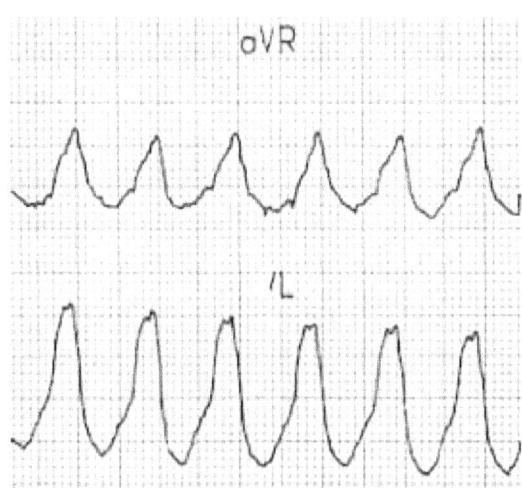

Figure 1-13 *Avec l'aimable autorisa-*
tion de LITFL.com

et vertical dans cette dérivation. D'un autre côté, lorsqu'une impulsion de dépolarisation s'éloigne du pôle positif d'une dérivation, cette dérivation enregistrera un complexe QRS négatif. Plus il se dirige directement vers l'électrode d'enregistrement, plus l'amplitude du QRS est grande. Puisque les deux dérivations aVR et aVL sont situées en haut et que toutes deux ont des complexes QRS positifs, alors l'impulsion doit se déplacer VERS LE HAUT et généralement vers les deux. Lorsque nous pensons en termes de GRH et également en termes de vecteurs moyens ou d'axes moyens, nous ne considérons que des lignes droites. Bien entendu, les impulsions dans le cœur ne peuvent pas voyager en lignes parfaitement droites; elles errent, évitant les obstacles aléatoires et non conducteurs et optant pour le chemin de moindre résistance.

CONSEIL | Voici une information très importante (encore une fois!): peu importe la direction dans laquelle va l'impulsion, nous nous intéressons seulement à d'où elle vient! Ce qui compte ici, c'est l'origine de l'impulsion.

En regardant l'extrait de la figure 1-13, pouvez-vous ajouter des informations sur l'impulsion de dépolarisation autre que le fait qu'elle provient du bas du ventricule – vraisemblablement dans la zone apicale – et se déplace vers le haut? L'une des dérivations a-t-elle une onde R d'amplitude plus grande? La dérivation aVL a une onde R plus grande, ce qui signifie que, même si l'impulsion se déplace vers le haut, elle se déplace davantage dans la direction de l'électrode d'enregistrement de la dérivation aVL, c'est-à-dire vers son pôle positif.

Considérons-en un autre:

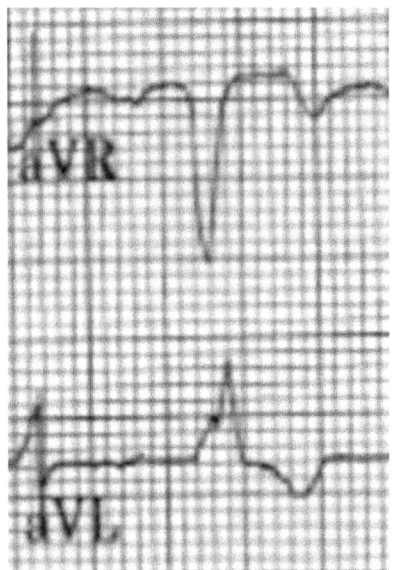

Ici (Figure 1-14), nous avons une situation très différente. Les dérivations aVR et aVL ont des polarités opposées. Comment pouvons-nous décider si l'impulsion est davantage dirigée vers une piste que vers l'autre – ou si l'impulsion se déplace même verticalement vers le HAUT ou vers le BAS?

OK... nous allons devoir utiliser nos connaissances de la GRH ici. Premièrement, l'impulsion se déplace-t-elle verticalement – soit vers le HAUT, soit vers le BAS? La réponse est « probablement pas », puisque les deux dérivations ont des polarités opposées. Cependant, la GRH peut nous aider à trouver une solution à cette situation confuse. La réponse à cette question se trouve dans le sixième paragraphe de cette section. Relisez-le et voyez si vous pouvez résoudre ce problème (vous savez maintenant ce que signifiait cette phrase!).

Figure 1-14

La réponse réside dans le fait que les dérivations aVR et aVL ont DEUX orientations. Les deux sont des dérivations supérieures car elles sont situées au-dessus de l'axe horizontal de la dérivation I, mais... La dérivation aVR est également une dérivation du côté DROIT et la dérivation aVL est également une dérivation du côté GAUCHE.

CONSEIL | Lorsqu'une impulsion de dépolarisation s'éloigne du pôle positif d'une dérivation, cette dérivation enregistrera un complexe QRS négatif (d'où le QRS négatif dans la dérivation aVR). Si cette même impulsion de dépolarisation se déplace VERS le pôle positif d'une autre dérivation, cette dérivation enregistrera un complexe QRS vertical (d'où le QRS positif dans la dérivation aVL). Maintenant, regardez à nouveau ces deux pistes sur la GRH. Cette impulsion se propage de DROITE à GAUCHE, de la dérivation aVR à la dérivation aVL – et non de bas en haut! (Vous rencontrez des problèmes? Reportez-vous à la figure 1-8.)

Ce qu'il faut retenir de tout ça:

1. Sachez où se trouvent les pôles positifs des dérivations sur la GRH. Leur position correspond approximativement à leur emplacement physique réel par rapport au cœur.

2. Les déflexions positives vous indiquent où va l'impulsion – elle va VERS les dérivations avec des complexes QRS positifs et S'ÉLOIGNE DE ces dérivations avec des complexes QRS négatifs. Nous nous intéressons uniquement à sa provenance – son ORIGINE... sa SOURCE!

> **PERLE |** Un ECG ne peut pas vous dire où se situe le problème... mais il peut certainement le pointer!

Axes inférieur et supérieur

Nous parlons souvent de l'axe QRS moyen dans le plan frontal (ÂQRS) et il est souvent utilisé pour diagnostiquer les tachycardies à complexe large. Mais vous entendrez ou lirez très souvent parler d'un axe SUPÉRIEUR ou d'un axe INFÉRIEUR. Nous utilisons ces termes pour indiquer la direction (vers le haut ou vers le bas) dans laquelle se déplace une impulsion.

Nous sommes généralement beaucoup plus intéressés par l'origine d'une impulsion - son ORIGINE - que par sa destination. L'information importante dans une tachycardie à large complexe réside dans l'ORIGINE de l'impulsion et NON dans sa DESTINATION!

Alors, pourquoi se préoccuper de la direction que prend l'impulsion alors que ce que nous voulons vraiment savoir, c'est son origine?

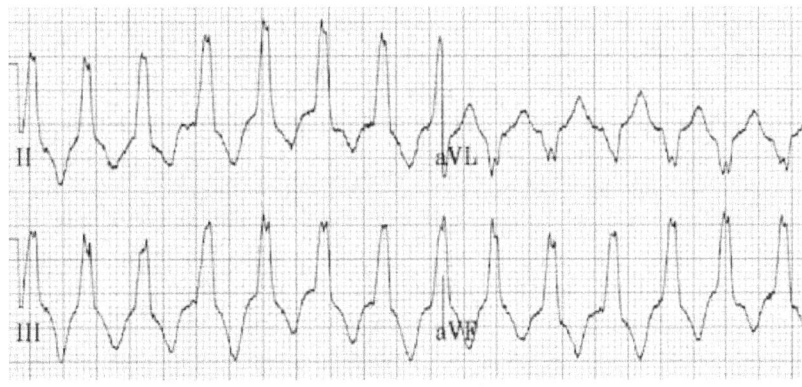

Figure 1-15

Origine dans la voie de sortie droite (ou gauche)

Je n'ai pas de bonne réponse à cette question. Je trouve ridicule que nous utilisions des termes trompeurs (c'est-à-dire un axe inférieur pour l'origine supérieure d'une impulsion ectopique). Il me suffit de regarder les complexes QRS dans les dérivations inférieures pour savoir immédiatement dans quelle partie du ventricule - supérieure ou inférieure - se situe l'origine.

Voici un moyen simple de ne pas se tromper:

Lorsque vous essayez de déterminer si un axe supérieur ou un axe inférieur est présent, pensez simplement que les complexes QRS des dérivations inférieures pointent vers l'ORIGINE de l'impulsion. Rappelez-vous: l'ECG ne peut pas parler mais il peut certainement pointer du doigt!

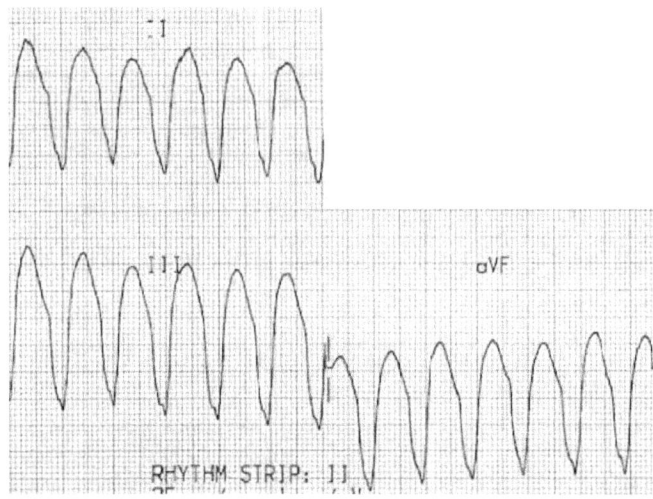

Figure 1-16

Origine dans l'apex

Si toutes les dérivations inférieures présentent des ondes R hautes (figure 1-15), elles pointent vers le haut en direction de l'ORIGINE de l'impulsion. Une impulsion qui se développe dans le ventricule droit supérieur ne peut se déplacer que vers le bas avec un axe inférieur (un axe représente la direction d'une impulsion). Si toutes les dérivations inférieures présentent des complexes rS ou QS - pointant vers le bas - l'origine de l'impulsion se situe dans le ventricule inférieur, ou apex (Figure 1-16). Puisque l'impulsion naît dans l'apex, elle ne peut se déplacer que vers le haut - elle représente donc un axe supérieur. En cas de désaccord ou d'incohérence entre les trois dérivations inférieures, suivez la direction de la dérivation aVF.

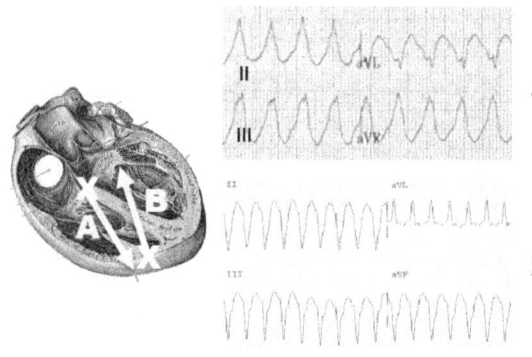

Figure 1-17

La détermination de l'axe supérieur ou inférieur d'une tachycardie ventriculaire provenant du ventricule droit peut faire la distinction entre une dysrythmie très bénigne (voie de sortie du ventricule droit) et une dysrythmie très dangereuse et létale (apex). Il s'agit d'une caractéristique très importante avec laquelle vous devez être très familier. Faites maintenant correspondre les flèches blanches (A et B) à l'extrait correct des dérivations II, III et aVF (Figure 1-17). N'oubliez pas que c'est l'origine de la tachycardie qui nous renseigne sur ce que nous voulons savoir.

Réponse | L'extrait du haut est (A) et l'extrait du bas est (B).

Anatomie coronarienne essentielle

Commençons par quelques termes que vous avez peut-être entendus mais dont vous n'avez jamais su exactement ce qu'ils signifiaient.

BASE et APEX

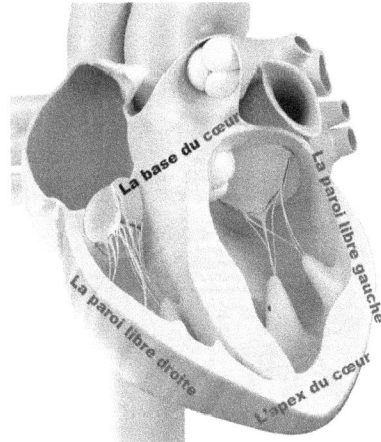

La base du cœur est la zone qui sépare les oreillettes des ventricules. Les quatre valvules se trouvent fondamentalement dans ce même plan. Lorsque vous entendez parler du septum basilaire, vous savez que cette personne fait référence à la partie du septum située à l'entrée des ventricules, près de la base. Qu'en est-il de la paroi basolatérale? Il s'agit de la partie de la paroi du ventricule gauche située près de l'anneau de la valve mitrale, anciennement appelée paroi "latérale haute". Et vous pouvez voir où se trouve l'apex.

Figure 1-18

Nous parlons souvent de la paroi libre droite ou de la paroi libre gauche. Vous voyez maintenant où elles se situent.

Le septum et les voies de sortie

La voie de sortie du ventricule droit est la zone située juste en dessous de la valve pulmonaire et la voie de sortie du ventricule gauche est la zone située juste en dessous de la valve aortique (et même autour de la valve elle-même).

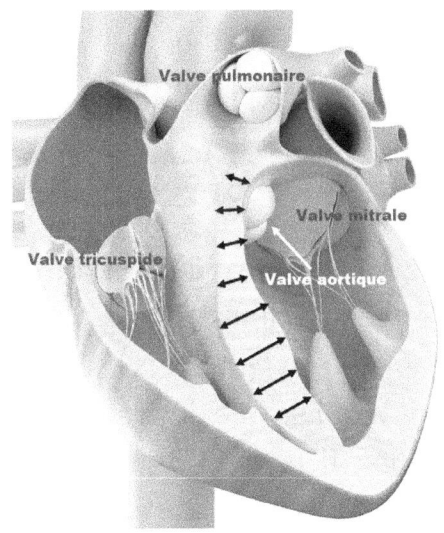

Il y a ici un petit détail anatomique curieux. Si vous regardez la figure 1-19, vous verrez que si l'on part de l'apex et que l'on suit le septum vers le haut, il commence à s'amincir à mesure que l'on atteint la base et il s'incurve également vers la gauche. En fait, la voie de sortie du ventricule droit s'enroule autour de l'aorte et de la voie de sortie du ventricule gauche. Le septum passe d'une paroi musculaire épaisse à une structure membraneuse beaucoup plus fine. Le septum interventriculaire (le "septum") n'est pas épais sur toute sa longueur.

Figure 1-19

PERLE | Une tachycardie à complexe large avec un schéma BBG en dérivation V1 - mais une transition précordiale précoce - provient probablement de la partie

supérieure de la voie de sortie du ventricule droit (VSVD) qui se trouve légèrement
à gauche de la voie de sortie du ventricule gauche (VSVG).

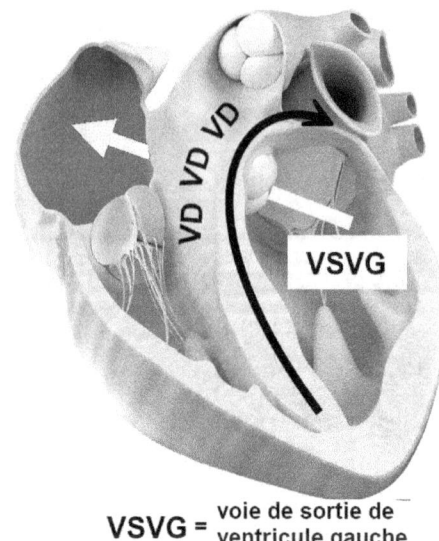

VSVG = voie de sortie de
ventricule gauche

Figure 1-20

Dans la Figure 1-20, vous remarquerez également que les
"VD" indiquant la **V**oie de sortie du ventricule **D**roit s'in-
curvent vers la gauche jusqu'à ce que la voie de sortie du
ventricule DROIT se trouve à GAUCHE de la voie de sortie du
ventricule GAUCHE, indiquée par la flèche blanche. Il en résulte certaines incongruités en ce qui concerne la transition
précordiale. Nous pensons normalement que les origines des
impulsions du côté gauche ont des transitions précordiales
précoces et que les origines des impulsions du côté droit ont
des transitions précordiales tardives. Cependant, dans cette
partie gauche de la voie de sortie du ventricule supérieur
droit, une ou un rythme droit pourrait avoir une transition
précordiale très similaire à une origine gauche.

En outre, une impulsion provenant du côté gauche du
septum dans cette zone peut en fait se décharger dans
le ventricule droit, créant ainsi un schéma BBG causé
par une impulsion du côté gauche!

Examinons les transitions précordiales. Nous les utiliserons souvent pour diagnostiquer les TCL.

Transition précordiale

Vous avez appris à déterminer de quel ventricule
provient l'impulsion ectopique en examinant la morphologie du QRS dans la dérivation V1. Vous avez appris à utiliser les dérivations inférieures dans le plan
frontal (II, III, aVF) pour déterminer l'emplacement vertical de l'origine d'une impulsion dans un ventricule: si les
dérivations inférieures présentent des ondes R hautes

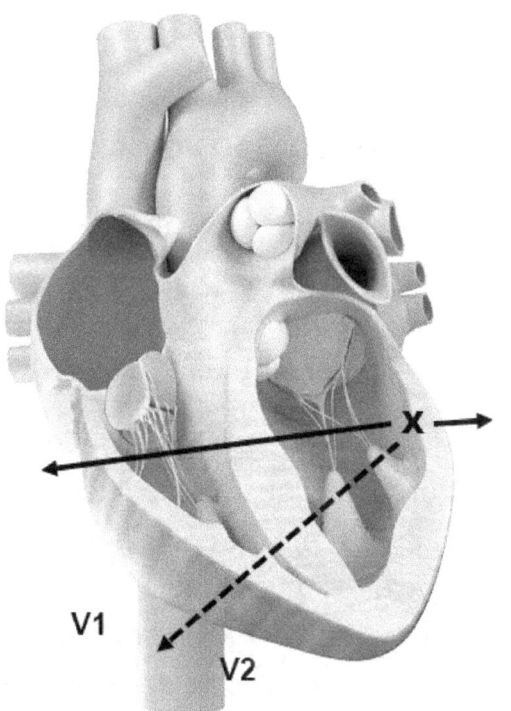

Figure 1-21

pointant vers le haut, l'origine de l'impulsion se trouve dans la voie de sortie située dans le
ventricule supérieur (droit ou gauche). Si les dérivations inférieures présentent des ondes S
profondes pointant vers le bas, l'impulsion provient de la région apicale.

Mais que se passe-t-il si nous voulons localiser l'origine de l'impulsion encore plus précisément le long d'un axe horizontal (latéral-médial-latéral) qui va de droite à gauche et de gauche

à droite? Ensuite, nous devons examiner la transition précordiale. Enfin... après toutes ces années, vous apprenez tout juste à utiliser la transition précordiale. Jusqu'à présent, ces informations étaient plutôt inutiles, n'est-ce pas?

La transition précordiale est un concept très fréquemment utilisé dans la discussion sur les tachycardies ventriculaires, en particulier les TV idiopathiques. Lorsqu'une impulsion prend naissance dans la paroi ventriculaire la plus à gauche (dont nous savons maintenant qu'elle est située postérieurement), elle présente une transition précordiale précoce, généralement avant la dérivation V3 (Figure 1-21). Comme vous vous en souvenez, une impulsion ectopique envoie des vecteurs dans toutes les directions, bien que la plupart d'entre eux s'annulent. Dans la figure 1-21, l'impulsion («X») est située sur la surface endocardique de la paroi latérale du ventricule gauche. Elle envoie des vecteurs transmuraux vers la GAUCHE (vers la surface épicardique), créant une petite onde r, et vers la DROITE - plus particulièrement vers le ventricule droit, créant une onde S plus profonde dans les dérivations I et aVL, mais cela créera le QRS opposé (petit q avec un grand R) dans la dérivation V1. Le q peut être annulé par l'onde R en dérivation V1.

Tout comme l'axe QRS dans le plan frontal est un vecteur moyen, le vecteur qui détermine la transition précordiale l'est également. La transition précordiale est équivalente à l'axe QRS moyen dans le plan horizontal. Il mesure la rotation d'une manière un peu plus spécifique que le "sens des aiguilles d'une montre" ou le "sens inverse des aiguilles d'une montre". Un vecteur moyen (Figure 1-21) pointe entre les dérivations V1 et V2. Il est dérivé des vecteurs gauche et droit mentionnés ci-dessus. C'est à cet endroit que le QRS apparaît avec une onde R égale à une onde S; en d'autres termes, lorsque le rapport R/S = 1,0. C'est le point de transition, mais il y a un problème: l'ECG ne l'a pas enregistré. Il n'enregistre que ce qui se trouve sous les électrodes individuelles. Ce que vous verriez sur l'ECG serait un complexe rS dans la dérivation V1 et un complexe Rs dans la dérivation V2, indiquant que la transition s'est produite APRÈS la dérivation V1 mais AVANT la dérivation V2. Vous pouvez également rencontrer des définitions de la transition précordiale comme la dérivation avec le premier complexe R/S dans lequel le R > S. Bien que cette définition ne soit pas techniquement correcte (la transition se produit au point où R = S), elle est raisonnable à des fins pratiques parce que la plupart des critères qui exigent l'utilisation de la transition précordiale nécessitent la désignation d'une dérivation spécifique dans laquelle la transition a lieu. Malheureusement, cela n'est pas toujours possible car les véritables transitions précordiales (R = S) se produisent fréquemment entre les dérivations.

> **CONSEIL |** Lorsqu'une impulsion provient de la paroi ventriculaire la plus à gauche, elle présente une transition précordiale précoce, généralement avant la dérivation V3.

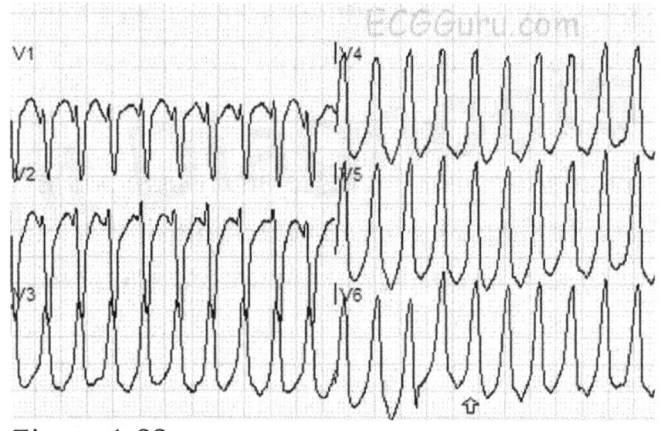

Figure 1-22

Voici un ECG avec une transition précordiale précoce (Figure 1-22). La transition s'est produite entre les dérivations V2 et V3. Cette situation est parfois source de confusion pour certaines personnes. Où se situe exactement la transition précordiale? Comment puis-je savoir qu'elle s'est produite entre ces dérivations? Je le sais parce qu'une véritable transition précordiale se produit lorsque l'amplitude de l'onde R est ÉGALE à l'amplitude de l'onde S - un rapport R/S = 1,0. Étant donné que le QRS de la dérivation V2 est un complexe rS et que le QRS de la dérivation V3 est une onde R dominante monophasique, la transition n'a pu se produire qu'entre ces deux dérivations, ce qui n'est pas enregistrable. Par conséquent, pour des raisons pratiques, nous disons généralement que la dérivation de transition est la première dérivation présentant une onde R dominante ou un QRS ayant un rapport R/S évident = 1,0.

PERLE | N'oubliez pas que la dérivation de transition n'est pas nécessairement le point de transition!

PERLE | La transition précordiale n'est pas simplement un changement de polarité du complexe QRS – elle doit passer d'un QRS avec une onde S dominante (rS) À un QRS avec une onde R dominante (Rs). Lorsque la transition se produit au niveau ou avant la dérivation V1, il n'est pas inhabituel que les complexes QRS reviennent à une morphologie rS avant la Dérivation V6 – mais ce n'est pas une transition précordiale!

La transition s'est produite ICI ! ➡

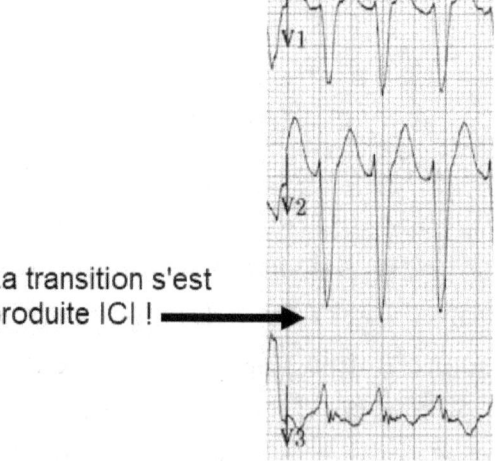

Figure 1-23

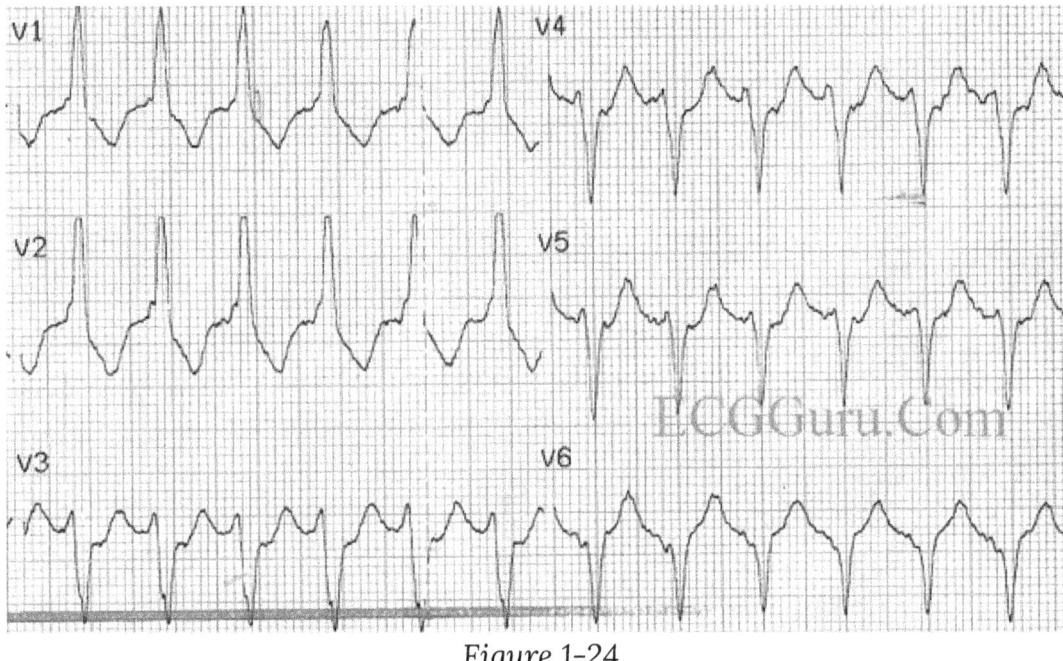

Figure 1-24

La transition précordiale dans cet ECG (Figure 1-24) s'est produite AVANT la dérivation V1. Il n'est pas rare que les dérivations précordiales commencent par une onde R dominante dans la dérivation V1, puis reviennent aux ondes rS avant V6. La transition dans cet ECG ne se produit pas à V3 avec le passage à une morphologie rS. La transition précordiale se produit uniquement lorsque la morphologie passe d'un complexe rS à un complexe QRS avec un rapport R/S ≥ 1,0. Les dérivations avec les ondes R dominantes ne sont pas obligées de s'étendre jusqu'à la dérivation V6 et au-delà. Ils le peuvent certainement – mais il n'est pas obligatoire qu'ils le fassent.

Déplaçons maintenant le foyer du stimulateur ectopique plus vers la droite, mais toujours sur le côté gauche du septum interventriculaire (Figure 1-25). Comment cela affecte-t-il la transition précordiale? Le foyer ectopique se situe presque à mi-chemin dans le cœur. Par conséquent, son vecteur moyen pointe vers la dérivation V3 dans ce cas. La plus grande épaisseur des parois du ventricule gauche pourrait ajouter un peu de tension et attirer davantage le vecteur moyen vers la dérivation V4 (rappelez-vous: à mesure qu'une impulsion traverse de plus en plus de myocarde, sa tension augmente). Quelque chose vous semble familier ici? C'est exactement ce qui se passe lors d'une transition précordiale normale! Regardez à nouveau où se trouve le foyer ectopique: c'est exactement là qu'une impulsion sinusale normale déclenche l'activation ventriculaire!

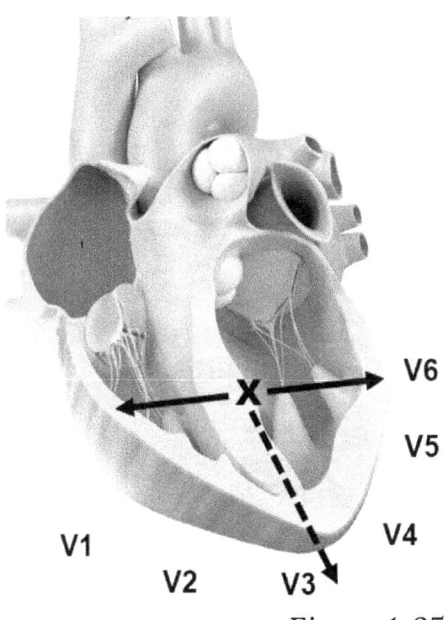

Figure 1-25

Continuons à nous déplacer vers la droite - vers le côté droit du septum interventriculaire (Figure 1-26). Observez maintenant les vecteurs opposés créés par le foyer ectopique:

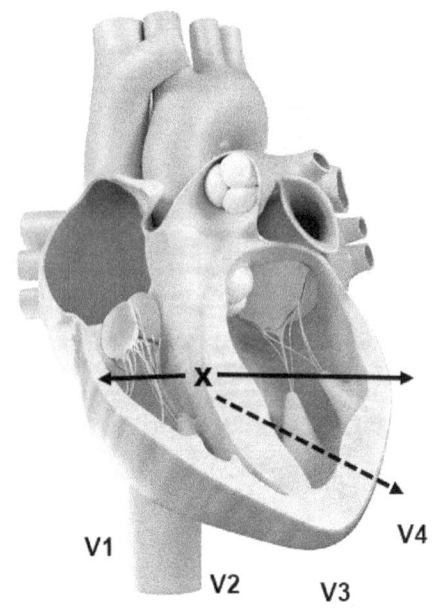

Figure 1-26

La masse myocardique étant beaucoup moins importante à droite, le vecteur moyen sera plus fortement incliné vers la gauche. Dans cet exemple, il pointe légèrement au-delà de la dérivation V4 - il s'agit certainement d'une transition précordiale tardive. Cependant, s'il y avait un peu plus de masse myocardique dans le ventricule droit, le vecteur moyen pourrait pointer davantage vers la dérivation V3.

Voyez-vous le problème qui se pose ici? Les foyers ectopiques du ventricule droit et du ventricule gauche peuvent se manifester par une transition précordiale dans la dérivation V3. Il faut en être conscient!

Dans cet ECG (Figure 1-27, dérivations précordiales uniquement), la transition précordiale se produit entre les dérivations V4 et V5. Il s'agit d'une transition précordiale tardive.

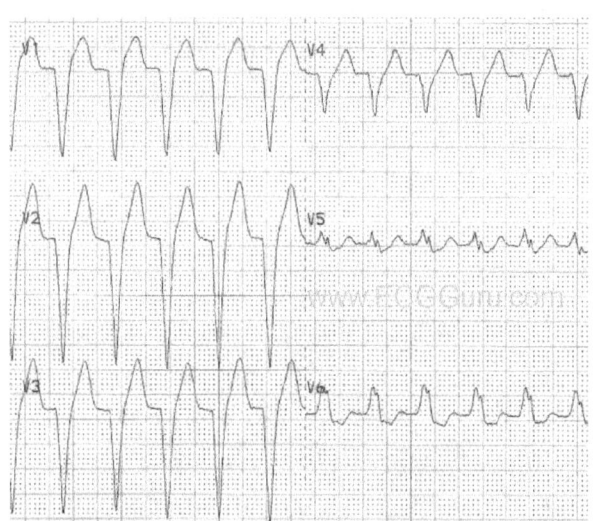

Figure 1-27

La transition précordiale ne se manifeste pas sur cet ECG avant la dérivation V5, la première dérivation avec une onde R dominante (oui, elle est petite, mais elle est dominante!). Qu'est-ce que cela suggère?

Premièrement, cela devrait suggérer que l'origine de la tachycardie se trouve dans le ventricule DROIT.

Deuxièmement, cela suggère que le foyer ectopique peut se trouver sur le côté droit du septum interventriculaire, ce qui se traduit généralement par une transition précordiale dans la dérivation V4 ou même la dérivation V3.

ASTUCE | Lors d'une tachycardie ventriculaire, nous pouvons utiliser la transition précordiale pour mieux localiser l'origine de l'impulsion le long d'un plan horizontal (droite-gauche). Les dérivations inférieures nous donnent une orientation verticale; la transition précordiale peut nous donner une orientation horizontale plus spécifique plutôt que le ventricule droit ou le ventricule gauche.

Une impulsion provenant de la paroi libre du ventricule droit (Figure 1-28) aura une transition précordiale tardive – probablement autour de V5 ou V6. Nous utilisons des transitions précordiales pour aider à valider si une impulsion provient du ventricule droit ou du ventricule gauche. « Est-ce que le complexe QRS de la dérivation V1 ne nous le dit pas? » tu demandes. C'est vrai, mais la transition précordiale peut parfois ajouter une clarification et une plus grande spécificité.

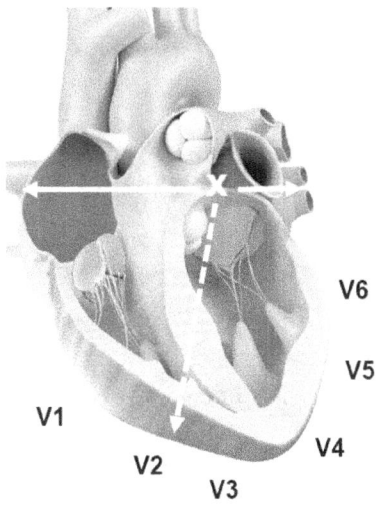

Figure 1-28

Il peut être utilisé pour distinguer des emplacements au sein d'un seul ventricule. Par exemple, une impulsion apparaissant dans la paroi libre du ventricule droit peut avoir une transition précordiale au niveau de la dérivation V6, tandis qu'une impulsion apparaissant du côté droit du septum peut avoir une transition précordiale au niveau de la dérivation V4.

PERLE | La transition précordiale dans le plan transversal a le même objectif que l'axe QRS moyen dans le plan frontal. N'oubliez pas que la transition se produit uniquement lorsque le complexe QRS passe d'un rS à un Rs – et non l'inverse.

Une impulsion qui apparaît dans la partie supérieure de la voie de sortie du ventricule droit (VSVD) est physiquement située beaucoup plus à gauche que le reste du ventricule droit (Figure 1-29). Ainsi, une impulsion provenant de cette zone présentera paradoxalement une transition précordiale beaucoup plus vers la gauche que la plupart des impulsions d'origine ventriculaire droite. Lorsque vous observez une tachycardie à complexes larges avec une morphologie de type BBG dans la dérivation V1 (indiquant une origine ventriculaire droite) et que la transition précordiale se produit avant la dérivation V3 (comme on pourrait s'y attendre avec une origine ventriculaire gauche), alors soupçonnez que l'impulsion survient. dans la partie supérieure de la VSVD située à gauche de la voie de sortie ventriculaire gauche (VSVG)!

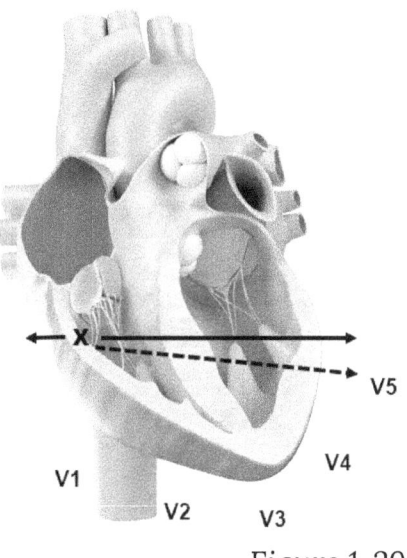

Figure 1-29

PERLE | Les foyers dans la partie supérieure de la VSVD peuvent avoir des transitions précordiales au niveau ou même légèrement avant la dérivation V3.

Transitions précordiales et origines des impulsions

En connaissant dans quel ventricule se situe l'origine de l'influx (basé sur la morphologie QRS de la dérivation V1), l'état des complexes QRS dans les dérivations du plan frontal inférieur (II, III, aVF) et la transition précordiale basée sur les 12 dérivations ECG... nous pouvons déterminer avec une précision raisonnable la localisation du site d'origine (SoO) d'une impulsion ectopique. Essayons...

Voici la procédure à suivre...

1. Examinez la dérivation V1 et déterminez de quel ventricule provient l'impulsion.

2. Ensuite, examinez les dérivations II, III et aVF et déterminez si l'impulsion provient de la voie de sortie ou de l'apex.

3. Enfin, examinez les six dérivations précordiales et déterminez où la transition précordiale s'est produite.

Voyons avec quelle rapidité et quelle efficacité nous pouvons évaluer cet ECG à 12 dérivations... commencez par (Figure 1-31):

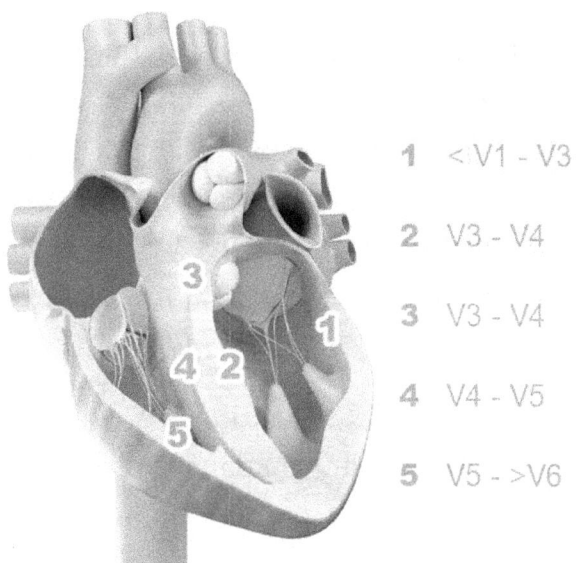

1   < V1 - V3

2   V3 - V4

3   V3 - V4

4   V4 - V5

5   V5 - >V6

Figure 1-30

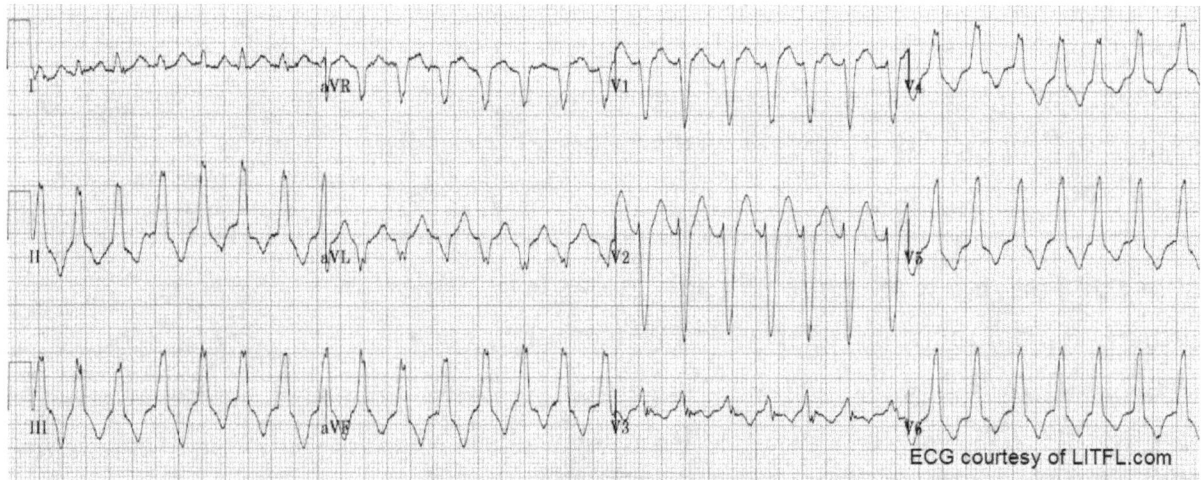

ECG courtesy of LITFL.com

Figure 1-31

OK... il m'a fallu environ 5 secondes pour déterminer que l'impulsion provenait de la région septale supérieure de la voie de sortie du ventricule droit (et cela m'a pris autant de temps uniquement parce que j'avais besoin de nouvelles lunettes!).

Le QRS négatif (morphologie de type BBG) de la dérivation V1 m'a indiqué que l'impulsion provenait du ventricule DROIT. Les complexes QRS dans les dérivations inférieures étaient tous de grandes ondes R pointant vers le haut vers l'origine de l'impulsion, donc je savais qu'elle provenait de la voie de sortie du ventricule droit. La transition précordiale s'est produite avant la dérivation V3, ce qui est très, très précoce pour une impulsion provenant du ventricule droit, elle devait donc provenir de la région septale supérieure de la voie de sortie, qui, vous vous en souviendrez, est en fait à gauche de la voie de sortie du ventricule gauche.

PERLE | Plus vous pouvez localiser précisément l'origine d'une tachycardie ou TV à complexe large, plus vous pouvez évaluer précisément le pronostic.

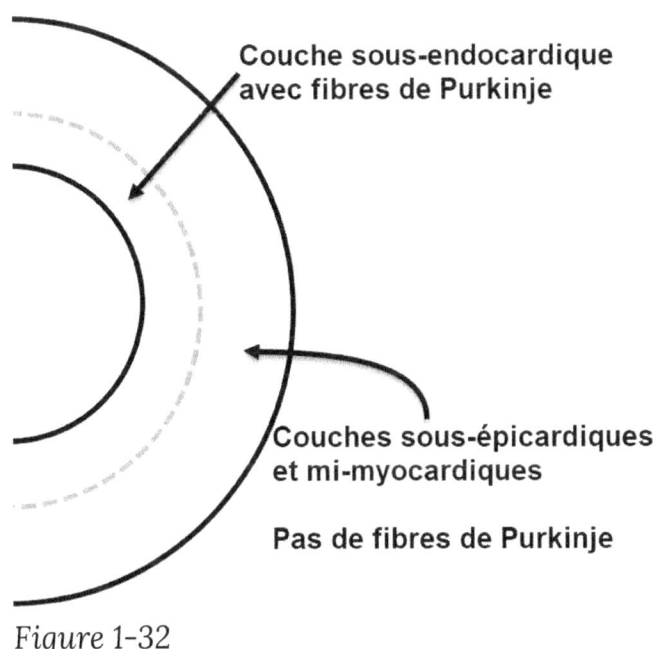

Couche sous-endocardique avec fibres de Purkinje

Couches sous-épicardiques et mi-myocardiques

Pas de fibres de Purkinje

Figure 1-32

Si vous souhaitez en savoir plus sur les tachycardies ventriculaires, vous devrez bien comprendre la transition précordiale car on en parle beaucoup!

Transmission épicardique à endocardique

La plupart des rythmes ectopiques, y compris les tachycardies ventriculaires, proviennent de la couche sous-endocardique. Cependant, certains peuvent provenir de l'épicarde (Figure 1-32). Les foyers ectopiques épicardiques se propageront très lentement car la transmission se fera de cellule à cellule.

Les fibres de Purkinje à conduction rapide ne dépassent généralement pas le tiers interne de la paroi ventriculaire. Il s'agit essentiellement de la couche sous-endocardique.

PERLE | De nombreuses impulsions ectopiques sont une combinaison de conduction de cellule à cellule et de fibres conductrices. Alors que les battements aberrants commencent dans les voies conductrices normales et se terminent par conduction de cellule à cellule, les battements ectopiques peuvent commencer dans le myocarde en activité (cellule à cellule) mais se terminer dans les fibres conductrices. (Exemple: une TSV antidromique entrera dans le ventricule via la voie accessoire suivie d'une transmission de cellule à cellule, mais elle doit finalement entrer dans le système His-Purkinje pour traverser le nœud AV et atteindre l'oreillette droite.)

Différence entre rS et QS lors d'un rythme ectopique

Lors d'un rythme *sinusal* régulier, les complexes rS et QS ont une signification très différente que lorsque ces morphologies apparaissent lors d'un rythme *ectopique*. Au cours du rythme sinusal, un complexe rS peut représenter un retard ou un blocage de conduction et un complexe QS peut indiquer une zone d'infarctus antérieur. Cependant, la conduction lors d'une tachycardie ectopique ne se produit pas de la même manière que lors d'un rythme sinusal. Ces morphologies représentent l'origine d'un foyer ectopique et non un retard ou une dérivation de conduction ou nécessairement une zone d'infarctus.

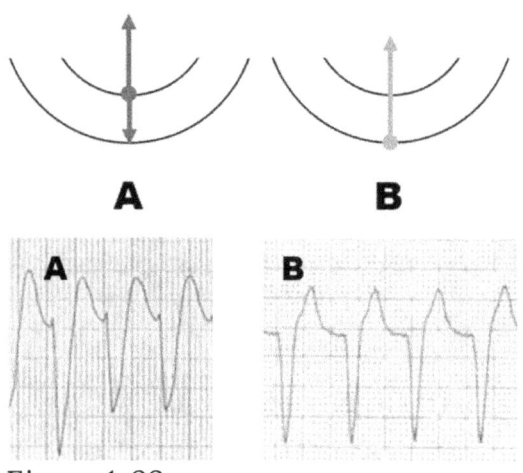

Figure 1-33

Ces deux schémas (Figure 1-33) représentent la paroi du ventricule gauche (mais le ventricule droit agit de la même manière). Si un foyer ectopique est situé sur ou très près de la surface endocardique (A), il peut se transmettre dans deux directions: vers l'épicarde – sur une distance relativement courte et vers l'intérieur du cœur – sur une distance beaucoup plus longue. Une électrode positive recouvrant cette zone enregistrera un complexe rS: un petit r en raison de la courte distance parcourue par l'impulsion vers elle et un S majuscule en raison de la distance plus longue parcourue par l'impulsion dans la direction opposée. Si un foyer ectopique est situé sur la couche épicardique (B), il ne peut se déplacer que dans une seule direction: vers l'intérieur du cœur et loin de l'électrode d'enregistrement, ce qui entraîne un complexe QS.

PERLE | À mesure qu'une impulsion traverse un myocarde de plus en plus fonctionnel, sa tension augmentera proportionnellement à la distance parcourue et produira une onde R proportionnellement plus grande (ou onde S, selon l'électrode d'enregistrement et la direction du déplacement).

CONSEIL | De nombreux auteurs sur ce sujet sont convaincus que pour qu'une onde Q indique un infarctus du myocarde antérieur lors d'une tachycardie ectopique, elle doit être suivie d'une onde R. Lors d'une tachycardie ventriculaire, un complexe QS représente simplement une impulsion s'éloignant directement de l'épicarde sous le pôle positif d'une dérivation et non un infarctus antérieur.

Quelques exercices pour utiliser ce que vous avez appris

Pour chaque extrait, indiquez:

1. Si l'origine de la tachycardie se situe au sommet ou dans la voie de sortie (ne vous inquiétez pas de quel ventricule)

2. S'il existe un axe inférieur ou un axe supérieur

Extrait n°1

___Sommet

___Voie de sortie

___Axe supérieur

___Axe inférieur

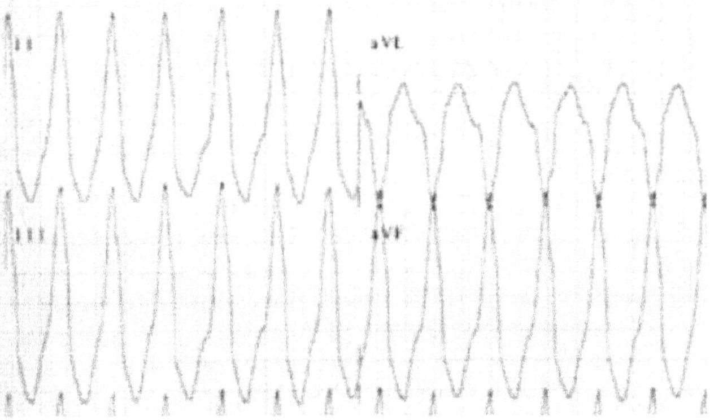

ECG courtesy of LITFL.com

Figure 1-34

Extrait n°2

___Sommet

___Voie de sortie

___Axe supérieur

___Axe inférieur

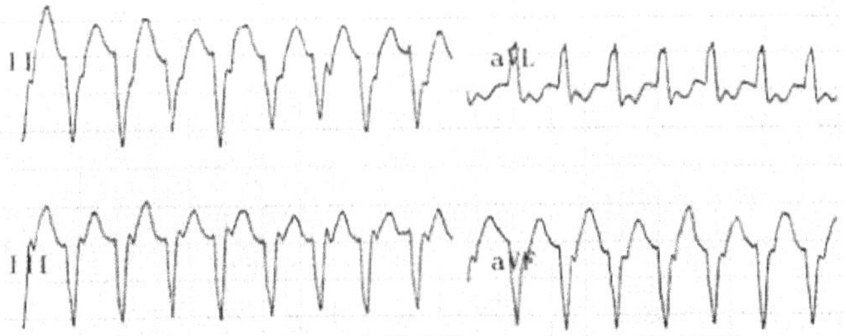

ECG courtesy of LITFL.com

Figure 1-35

Extrait n°3

___Sommet

___Voie de sortie

___Axe supérieur

___Axe inférieur

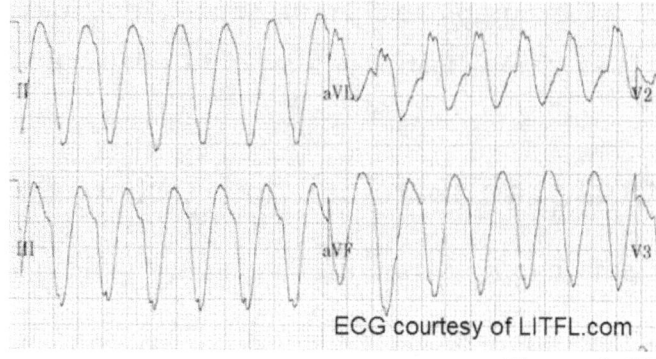

ECG courtesy of LITFL.com

Figure 1-36

Extrait n°4

___Sommet

___Voie de sortie

___Axe supérieur

___Axe inférieur

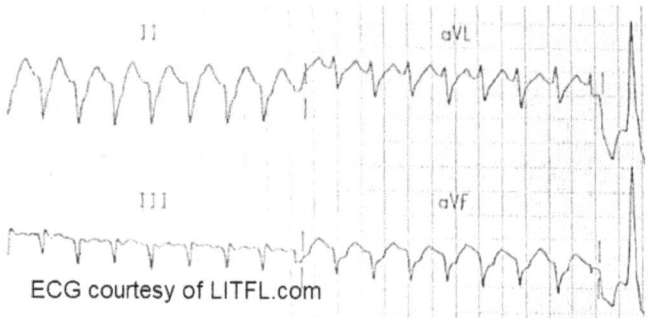

ECG courtesy of LITFL.com

Figure 1-37

Sélectionnez quel(s) emplacement(s) dans le cœur pourraient produire la transition précordiale indiquée dans chaque extrait.

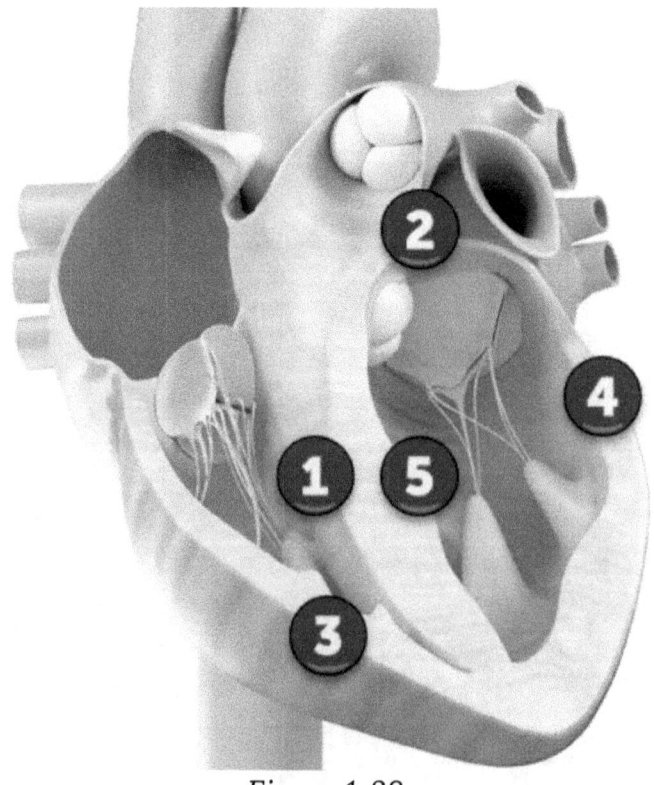

Figure 1-38

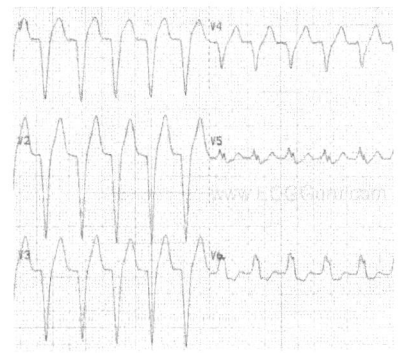

Figure 1-39

Entourez le(s) site(s) dans la Figure 1-38 pouvant entraîner cette transition précordiale

1 2 3 4 5

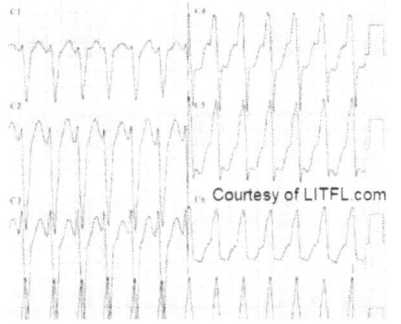

Figure 1-40

Entourez le(s) site(s) dans la Figure 1-38 pouvant entraîner cette transition précordiale

1 2 3 4 5

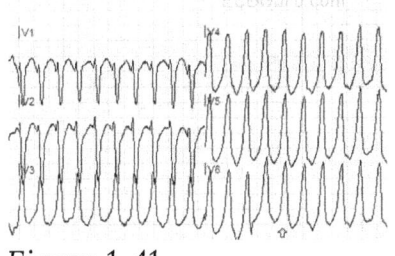

Figure 1-41

Entourez le(s) site(s) dans la Figure 1-38 pouvant entraîner cette transition précordiale

1 2 3 4 5

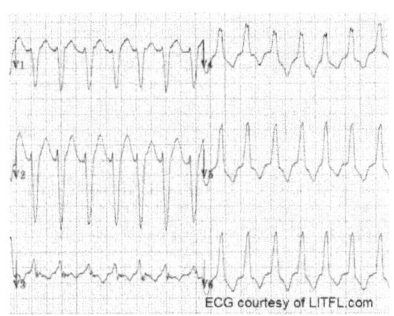

Figure 1-42

Entourez le(s) site(s) dans la Figure 1-38 pouvant entraîner cette transition précordiale

1 2 3 4 5

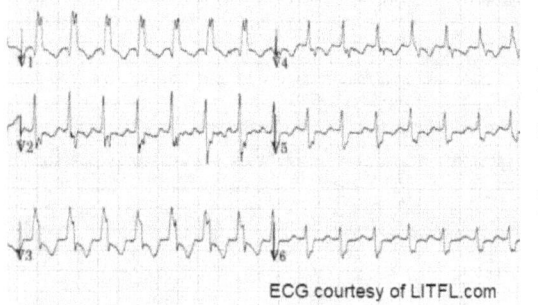

Entourez le(s) site(s) dans la Figure 1-38 pouvant entraîner cette transition précordiale

1   2   3   4   5

ECG courtesy of LITFL.com

Figure 1-43

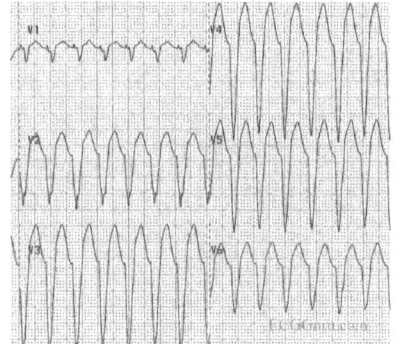

Entourez le(s) site(s) dans la Figure 1-38 pouvant entraîner cette
transition précordiale

1   2   3   4   5

Figure 1-44

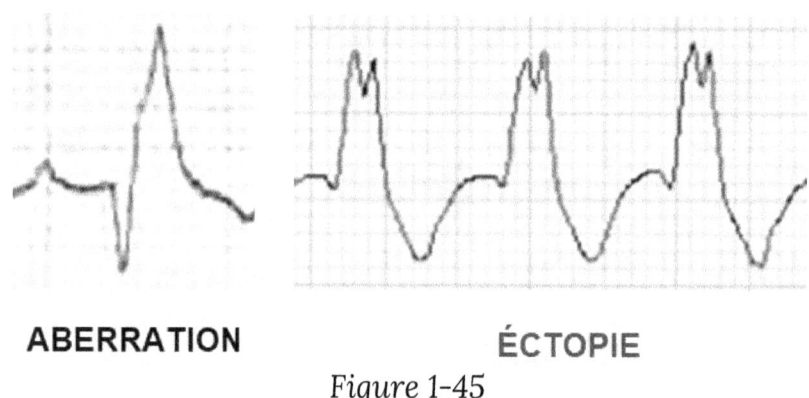

ABERRATION   **ÉCTOPIE**

Figure 1-45

Voici une dernière question à laquelle vous devez réfléchir (vous devriez pouvoir y répondre
maintenant):

Les deux extraits de la figure 1-45 proviennent de la dérivation V1. À gauche, une dépolarisation ventriculaire avec une morphologie QR survenue lors d'un rythme supraventriculaire,
probablement sinusal. Cela représente une conduction aberrante – un bloc de branche droit
complet (cBBD). À droite, une dépolarisation ventriculaire avec une morphologie qR qui est
un rythme ectopique avec une morphologie de type bloc de branche droit. La différence
d'amplitude entre les ondes « Q » et « q » n'est pas un facteur ici.

QUESTIONS | Pourquoi un complexe qR dans la dérivation V1 pendant un rythme sinusal représente-t-il une conduction aberrante alors que la même morphologie dans la dérivation V1 lors d'une tachycardie à large complexe est beaucoup plus susceptible de représenter une ectopie?

La réponse à la question antérieure est au-dessous.

Réponses:

Extrait n°1 | Voie de sortie, axe inférieur
Extrait n°2 | Apex, axe supérieur
Extrait n°3 | Apex, axe supérieur
Extrait n°4 | Apex, axe supérieur

Transitions précordiales

Figure 1-39 | 1
Figure 1-40 | 1
Figure 1-41 | 2, 4
Figure 1-42 | 2, 4
Figure 1-43 | 3
Figure 1-44 | 3

RÉPONSE (Figure 1-45) | Le QR de la conduction aberrante (à gauche) est le résultat des états réfractaires des branches au moment de l'activation – qui se sont produits via le système His-Purkinje. L'onde Q plus profonde peut être due ou non à un ancien infarctus antéro-apical. Le qR de la tachycardie ventriculaire (ectopie, à droite) reflète simplement le site d'origine de l'influx ventriculaire ectopique puisqu'il n'impliquait pas le système His-Purkinje.

Lecture recommandée:

Cohen SI, MD, Lau SH, MD, Stein E, MD, Young MW, MD, Damato AN, MD. Variations of Aberrant Ventricular Conduction in Man: Evidence of Isolated and Combined Block Within the Specialized Conduction System. *Circulation.* Volume 38, November, 1968; pp. 899-916.

Fisch C, Zipes DP, McHenry PL. Rate Dependent Aberrancy. *Circulation.* 1973;48:714-724.

Vous pouvez trouver la version en ligne de cet article sur: http://circ.ahajournals.org/content/48/4/714. C'est l'un des classiques de la littérature électrocardiographique. Le Dr Fisch était un véritable pionnier dans le domaine des dysrythmies. Il a écrit plusieurs livres – désormais épuisés – qui sont toujours disponibles chez les libraires en ligne.

Marriott HJL, Schwartz NL, Bix HH. Ventricular Fusion Beats. *Circulation.* 1962;26:880-884.

Un autre papier classique. Je pense que vous devriez vous concentrer sur la capacité à reconnaître les rythmes de fusion. Les battements de capture sont beaucoup plus faciles à voir car ils créent toujours une interruption du rythme et la différence dans leur morphologie est généralement très apparente. De nombreuses personnes ne parviennent pas à reconnaître la dissociation AV car il peut y avoir seulement quelques battements de fusion et aucun battement de capture.

Mazur, A, MD, Kusniec J, MD, Strasberg B, MD. Bundle Branch Reentrant Tachycardia. *Indian Pacing and Electrophysiology Journal.* 5(2); 86-95; (2005).

Nelson W, MD. Abnormalities of Impulse Formation and Conduction. *Card Electrophysiol Clin.* 4 (2012) 469-478.

Vous pouvez trouver la version en ligne de cet article à l'adresse: http://dx.doi.org/10.1016/j.ccep.2012.08.035.

Voici quelques revues médicales en ligne à partir desquelles vous pouvez télécharger gratuitement tous les articles, sauf leurs derniers articles (Désolé – toutes sont en anglais):

Arrhythmia and Electrophysiology Review (Nécessite que vous vous inscriviez gratuitement auprès de Radcliffe Cardiology)
Circulation
Circulation Research
Circulation: Arrhythmia and Electrophysiology
Europace
Indian Pacing and Electrophysiology Journal

Clinical Electrophysiology

Journal of Arrhythmia

Journal of the American College of Cardiology (JACC)

Journal of the American Heart Association

Portuguese Review of Cardiology (in English)

Revista Española de Cardiología (in English)

Texas Heart Institute Journal

Il existe de nombreuses autres excellentes revues, mais je vous suggère de commencer par celles-ci.

Chapter 2

Le potentiel d'action

De nombreuses dysrythmies sont liées à des problèmes de potentiel d'action. Mais qu'est-ce que le potentiel d'action? Le potentiel d'action est en fait un ECG d'UNE SEULE cellule! Il utilise le même graphique qu'un ECG ordinaire (tension en mV sur l'axe vertical (Y) et temps en ms sur l'axe horizontal (X)). Tout comme un ECG à douze dérivations mesure la dépolarisation et la repolarisation des oreillettes et des ventricules (des millions de cellules), le potentiel d'action mesure la dépolarisation et la repolarisation d'une seule cellule.

La dépolarisation et la repolarisation sont contrôlées par l'ouverture et la fermeture de canaux ioniques dans la membrane cellulaire (sarcolemme). Ces « pores » dans la membrane cellulaire permettent aux ions chargés positivement d'entrer et de sortir... ou pas!

> **PERLE |** Les seuls ions qui nous concernent sont Na^+, K^+ et Ca^{++}. D'autres ions (Cl^-, Mg^{++}) sont impliqués à différents moments, mais vous n'avez pas besoin de les prendre en compte.

Le myocyte au repos, en activité, entre les dépolarisations et les repolarisations, a une charge interne d'environ -90 mV par rapport à l'extérieur. Tout cela est relatif: nous disons que l'intérieur est de -90 mV parce que nous avons arbitrairement fixé l'extérieur à 0 mV.

La plupart des tachydysrythmies que nous traiterons dans ce manuel ont leur origine dans des anomalies du potentiel d'action, en particulier pendant la repolarisation. La repolarisation du myocyte est une lutte entre les ions Ca^{++} entrants et les ions K^+ sortants. (Vous voyez? Vous n'avez que DEUX ions à prendre en compte!)

> **PERLE |** L'entrée de Na^+ ne s'arrête pas avec la phase 1. Na^+ continue à pénétrer dans la cellule tout au long du potentiel d'action, mais sous forme d'un courant beaucoup plus faible appelé *le courant sodique tardif*. Il a bien sûr une influence dépolarisante.

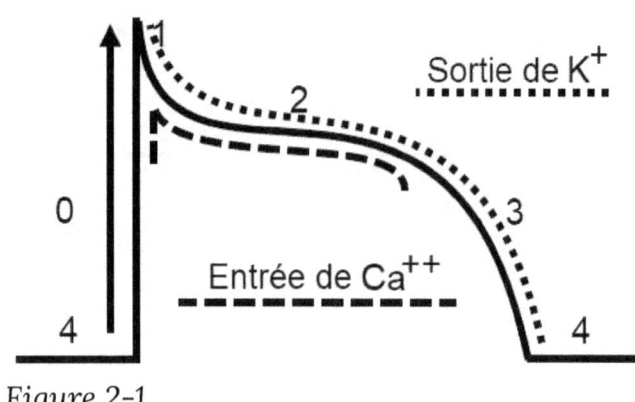

Figure 2-1

Les ions Ca^{++} entrant dans la cellule par les canaux Ca^{++} de type L (la principale entrée du calcium dans la cellule) ont tendance à rendre l'intérieur plus POSITIF car chaque ion calcium porte une charge de +2. Le maintien de l'intérieur cellulaire positif à proximité ou juste au-dessus de 0 mV agit pour prolonger la phase 2. En d'autres termes, l'afflux de Ca^{++} maintient la cellule dépolarisée.

Le K^+, quant à lui, sort de la cellule pour tenter de ramener le potentiel de repos de la membrane à -90 mV et constitue la force majeure dans la repolarisation du myocyte. Les canaux K^+ tentent de raccourcir les phases 2 et 3 et de repolariser le myocyte.

> **PERLE |** Les courants dépolarisants (entrants) agissent pour allonger le potentiel d'action. Les courants repolarisants (sortants) agissent pour raccourcir le potentiel d'action.

> **CONSEIL |** Il existe trois types de potentiels d'action: nodal, de Purkinje et myocyte actif. Nous nous intéresserons uniquement au potentiel d'action myocyte actif.

La figure 2-1 est un potentiel d'action myocyte actif normal. L'entrée de Ca^{++} via les canaux Ca^{++} de type L commence pendant la phase 0 à environ -60 mV et se termine à la fin de la phase 2. Il est également évident que la sortie de K^+ commence avec la phase 1 et se poursuit tout au long des phases 2 et 3 et s'arrête au début de la phase 4. À ce stade, dans des circonstances normales, le potentiel de membrane au repos (RMP) est de retour à -90 mV.

Amusons-nous un peu avec cela en modifiant l'efficacité des canaux ioniques Ca^{++} et K^+ et voyons ce qui arrive à l'intervalle QT et à la forme de l'onde T. De nombreuses tachycardies ont leur origine dans des anomalies de repolarisation, il est donc très important que vous compreniez bien ce qui se passe pendant cette période. Passons en revue quelques faits avant de commencer à rendre cela beaucoup plus facile et plus compréhensible...

1. Les canaux K^+ sont ouverts et conduisent le K^+ hors de la cellule tout au long des phases 1 à 3. Ainsi, un changement dans l'efficacité de la sortie du K^+ affectera le segment ST *et* l'onde T. Les canaux K^+ qui nous préoccupent le plus pendant la repolarisation tardive sont les canaux K^+ à rectification retardée (au cas où quelqu'un se poserait la question).

2. Les canaux Ca^{++} de type L sont ouverts et conduisent le Ca^{++} dans la cellule tout au long des phases 1 et 2, mais nous nous intéressons surtout à la phase 2. Les canaux Ca^{++} commencent juste à s'ouvrir alors que le potentiel de membrane atteint environ -60 mV pendant la phase 0, donc le Ca^{++} n'affectera pas la phase 0 (le complexe QRS) tant que les canaux Na^+ sont fonctionnels. Il n'y a pas de Ca^{++} conduit pendant la phase 3 (l'onde T) – donc l'onde T ne devrait montrer aucun effet des changements dans le courant Ca^{++} Figure 2-1).

OK... travaillons avec quelques exemples pour avoir une idée de cela...

Exercice :

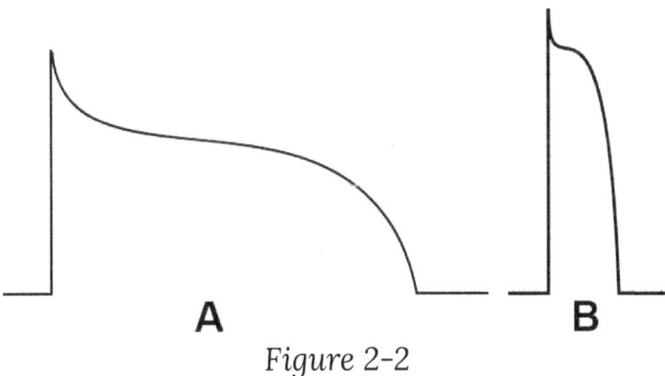

Figure 2-2

Chaque condition (1-3) décrit l'un des deux potentiels d'action. Associez le potentiel d'action correct (A ou B) aux conditions 1, 2 et 3.

1. L'entrée de Ca^{++} est augmentée
   La sortie de K^+ est diminuée

2. L'entrée de Ca^{++} est normale
   La sortie de K^+ est augmentée

3. L'entrée de Ca^{++} est normale
   La sortie de K^+ est diminuée

RÉPONSES | 1 : A, 2 : B, 3 : A

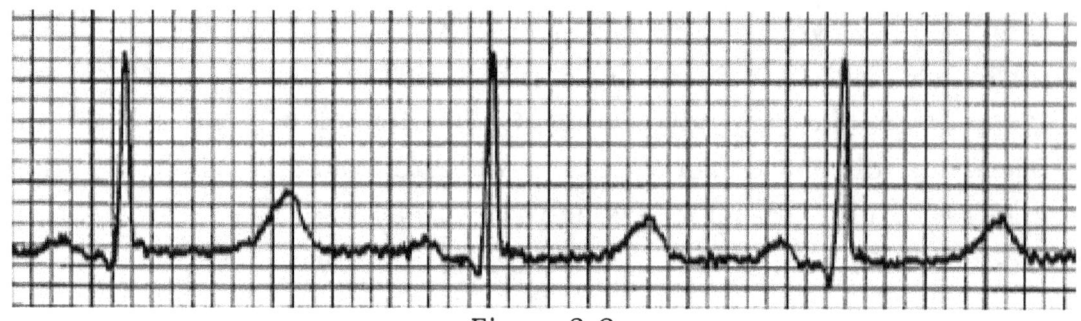

Figure 2-3

La figure 2-3 est un extrait de la dérivation II d'un ECG. Le QTc est de 471. Que pensez-vous de la raison pour laquelle l'intervalle QT est prolongé? Supposons qu'il n'y ait aucun effet médicamenteux et qu'il n'y ait aucune anomalie électrolytique. Il y a soit un problème avec les canaux Ca^{++}, soit un problème avec les canaux K^+.

Une augmentation de la conductance Ca^{++} (plus de Ca^{++} entrant dans la cellule) ou une diminution de la conductance K^+ (moins de K^+ sortant de la cellule) pourrait provoquer cela. Ou une combinaison des deux.

Un seul des canaux ioniques aura un effet sur l'onde T. Lequel? A-t-il effectivement eu un effet?

Discussion:

Un seul des canaux ioniques (K^+) affecterait à la fois *le segment ST* et *l'onde T*. Une diminution de la sortie de K^+ des cellules prolongerait le segment ST en retardant la repolarisation et élargirait également l'onde T. Les ondes T, cependant, ne semblent pas particulièrement élargies. Il serait inhabituel qu'une diminution de la conductance K^+ ait un tel effet sur le segment ST mais pas sur l'onde T.

Une prolongation de l'entrée du Ca^{++} pourrait étendre le segment ST sans aucun effet sur l'onde T, si ce n'est pour la retarder et l'éloigner du complexe QRS. Cela représente probablement une augmentation de la conductance du Ca^{++} avec peu ou pas de modification de la conductance du K^+.

> **ASTUCE |** Les ions K^+ ne peuvent pas rivaliser avec les ions Ca^{++} sur une base 1:1 car la charge du Ca^{++} est deux fois supérieure à celle des ions K^+. Les ions K^+ devraient sortir par au moins deux fois plus d'ions Ca^{++} juste pour neutraliser l'entrée du Ca^{++}.

C'est amusant! Faisons-en un de plus (je vous le promets, UN SEUL! Mais ce sera très intéressant!): disons qu'il y a une mutation de perte de fonction dans le gène codant les canaux Ca^{++} de type L et que l'entrée des ions Ca^{++} dans la cellule est considérablement réduite. Pensez-y une seconde. En même temps, il y a une mutation de gain de fonction dans les gènes codant les différents composants des canaux K^+ qui provoque la sortie très rapide et en très grande quantité du K^+ du myocyte. Sachant que la sortie du K^+ de la cellule commence pendant la phase 1 et se poursuit jusqu'à la fin de la phase 3, à quoi pensez-vous que l'ECG ressemblera? Visualisez simplement une très petite quantité de Ca^{++} entrant dans la cellule, mais en même temps d'énormes quantités de K^+ sortant de la cellule - et sortant très rapidement! Le potentiel d'action devrait ressembler à la figure 2-2B.

Comme il n'y a pas de sortie de K^+ (en de telles quantités) pendant la phase 0 - la dépolarisation - le complexe QRS ne devrait pas être significativement affecté par la sortie accrue de K^+, voire pas du tout. Mais le K^+ sort de la cellule tout au long de la repolarisation - du début de la phase 1 à la fin de la phase 3 - donc le segment ST (phase 2) et l'onde T (phase 3) seront tous deux considérablement affectés. Je veux que vous réfléchissiez à ces questions:

1. Quel effet cela aura-t-il sur la phase 2 et le segment ST de l'ECG?

2. Quel effet cela aura-t-il sur la phase 3 et l'onde T de l'ECG?

3. Pensez-vous que cela se produit réellement et pourrait-il y avoir un nom pour cette condition?

Voici le potentiel d'action de cette situation exacte (Figure 2-4)...

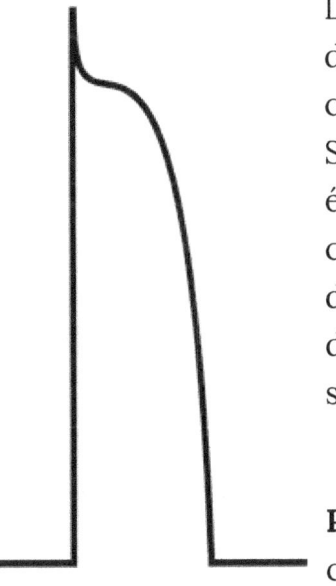

La phase 0 semble normale, mais il y a des changements spectaculaires dans les phases 1 à 3, en particulier les phases 2 et 3! La phase 2 est considérablement raccourcie. Quel effet cela aurait-il sur le segment ST sur l'ECG? Cela raccourcirait également le segment ST – considérablement! Il pourrait pratiquement disparaître du tracé! Quel effet cela a-t-il eu sur la phase 3? La phase 3 a développé une pente descendante considérablement accrue, toute la phase 3 se produisant sur une durée beaucoup, beaucoup plus courte. Comment cela apparaîtrait-il sur un ECG?

Figure 2-4

PERLE | Les courants K^+ affectent les phases 2 et 3, mais le courant Ca^{++} n'affecte que la phase 2. S'il y a un changement dans l'onde T dû à un électrolyte, il est dû au K^+.

Regardons cela de plus près (Figure 2-5)...

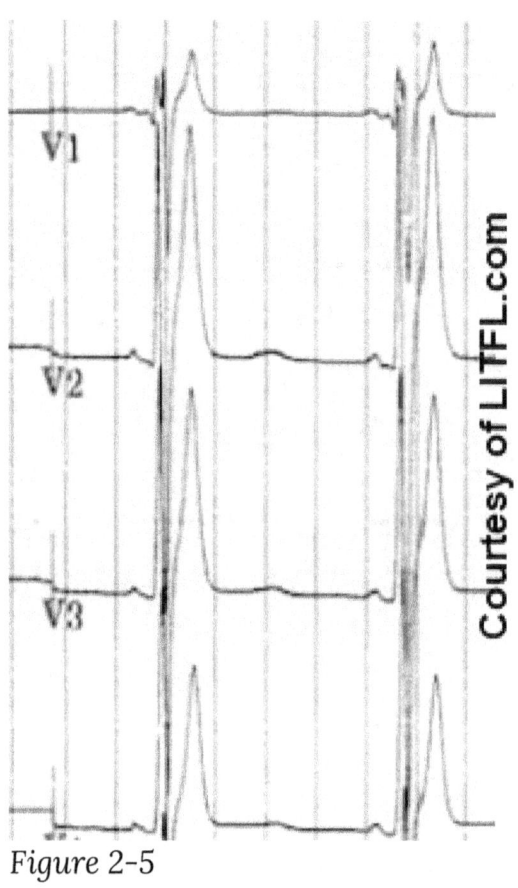

Courtesy of LITFL.com

Figure 2-5

PERLE | Un rétrécissement sur un ECG signifie une conduction rapide: un complexe étroit a été conduit rapidement. Un élargissement indique un ralentissement de la conduction. Exemple: la première moitié d'un BBD en dérivation V1 est étroite parce que la conduction se produit dans les fibres de Purkinje à conduction rapide dans le ventricule gauche tandis que la seconde moitié du QRS est large en raison d'une conduction cellule à cellule plus lente dans le ventricule droit.

C'est ce qui se produit (Figure 2-5) lors d'un syndrome du QT court qui peut conduire à une TV polymorphe non torsadée. Quelle autre condition peut entraîner des ondes T comme celles-ci? L'hyperkaliémie! « Mais », protestez-vous, « ces ondes T sont étroites parce que le K^+ sort de la cellule à un rythme si rapide et en quantités accrues. Cela ne se produirait pas lorsque le niveau de K^+ extracellulaire est déjà augmenté! » En fait... si, ce serait le cas!

ASTUCE | Contrairement à la pensée intuitive, le K^+ sort de la cellule en plus grande quantité pendant l'HYPERkaliémie – pas pendant l'HYPOkaliémie. Je sais... c'est complètement contraire au bon sens – mais c'est exactement ce qui se passe – et il y a une bonne raison à cela (mais un peu trop avancée pour ce manuel). Le départ accru de K^+ de la cellule pendant l'hyperkaliémie peut raccourcir le segment ST (mais pas à ce point!) et il entraîne également un potentiel d'action avec une pente descendante verticale beaucoup plus importante en phase 3. Tout ce qui crée plus de verticalité pendant la phase 3 du potentiel d'action (Figure 2-4) entraînera une onde T haute, étroite et pointue sur l'ECG.

PERLE | L'hypocalcémie peut également provoquer un segment ST significativement prolongé, mais l'onde T à la fin de ce segment sera normale. L'hypercalcémie peut provoquer un raccourcissement spectaculaire du segment ST, mais encore une fois, aucun effet sur l'onde T. Pourquoi? Parce que le Ca^{++} n'a aucun effet réel sur la phase 3. La fermeture des canaux Ca^{++} de type L marque la fin de la phase 2. Les canaux K^+ sont les seuls canaux actifs pendant la phase 3 (l'onde T) dans des conditions normales. Si vous voulez savoir ce qui se passe dans des conditions anormales, cela est abordé au chapitre 3, « Post-dépolarisations et activité déclenchée ».

Lorsque vous voyez un ECG avec un segment ST prolongé, vous devez penser...

Les canaux K^+ sont-ils défectueux et ne fonctionnent-ils pas correctement pour déplacer le K^+ hors des cellules, ou

Les canaux Ca^{++} sont-ils extra-actifs et contribuent-ils plus qu'ils ne le font normalement à déplacer le Ca^{++} dans les cellules?

Lorsque vous voyez un ECG avec une onde T haute, étroite, symétrique et pointue, vous devez penser...

Le K^+ sort de la cellule plus rapidement et en plus grande quantité que d'habitude!

Une hyperkaliémie est-elle présente?

Une mutation de gain de fonction est-elle présente et pourrait-il s'agir d'un syndrome du QT court?

Exercices sur les potentiels d'action et les anomalies de la repolarisation

Examinez la Figure 2-1 et notez spécifiquement:

Pendant quelles phases les canaux Ca^{++} sont actifs. N'oubliez pas que ce n'est que pendant ces phases que tout changement dans l'entrée de Ca^{++} aura un effet sur l'ECG. La sortie de Ca^{++} n'est normalement pas notée sur le tracé ECG.

Pendant quelles phases les canaux K^+ sont actifs. Étant donné que Ca^{++} et K^+ sont tous deux actifs pendant la phase 2, les changements dans le segment ST peuvent être causés par l'un ou l'autre ion. Étant donné qu'il n'y a aucune activité des canaux Ca^{++} pendant la phase 3, tout changement dans les ondes T est dû à des changements dans la sortie de K^+. L'entrée de K^+ n'est normalement pas visible sur l'ECG.

L'entrée de Ca^{++} sert à ALLONGER la phase dans laquelle il est actif - Phase 2 (le segment ST).

La sortie de K^+ sert à RACCOURCIR les phases dans lesquelles il est actif - Phases 1, 2 et 3 (le segment ST et l'onde T).

Sélectionnez les processus électrolytiques possibles pour chaque potentiel d'action...

Potentiel d'action n°1

Augmentation de l'activité des canaux Ca^{++}

Augmentation de l'activité des canaux K^+

Diminution de l'activité des canaux Ca^{++}

Diminution de l'activité des canaux K^+

Activité normale des canaux Ca^{++}

Activité normale des canaux K^+

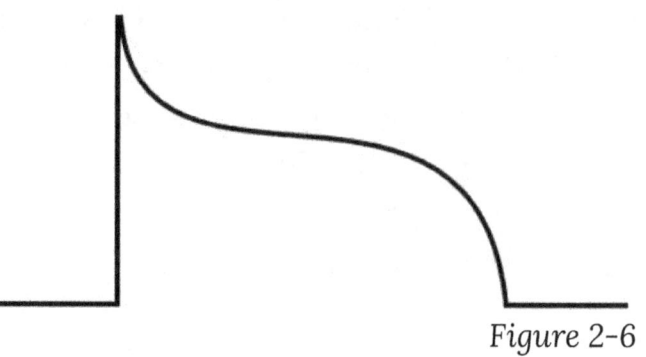

Figure 2-6

Discussion | La durée totale du potentiel d'action semble prolongée, principalement en raison de la légère prolongation de la phase 2. La phase 3 semble avoir sa pente habituelle, elle est donc essentiellement normale. Le Ca^{++} et le K^+ sont tous deux actifs pendant la phase 2 et le K^+ reste actif pendant la phase 3. Sur la base d'une phase 3 normale, je dirais qu'il y a une activité normale des canaux K^+ et que la prolongation de la phase 2 doit être due à une augmentation de l'activité des canaux Ca^{++}.

Potentiel d'action n°2

Augmentation de l'activité des canaux Ca^{++}

Augmentation de l'activité des canaux K^+

Diminution de l'activité des canaux Ca^{++}

Diminution de l'activité des canaux K^+

Activité normale des canaux Ca^{++}

Activité normale des canaux K^+

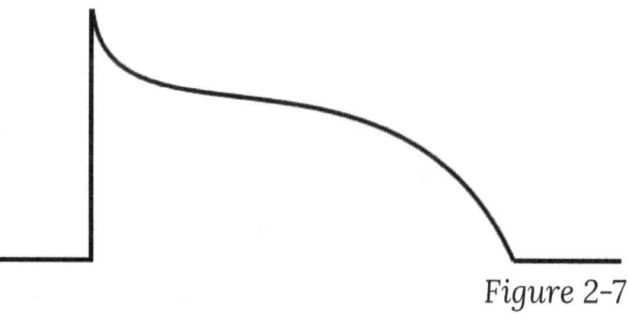

Figure 2-7

Discussion | Sur ce potentiel d'action, nous observons une prolongation de la phase 2 et de la phase 3. Nous savons que, puisque les canaux Ca^{++} ne sont pas actifs pendant la phase 3, tout changement dans la phase 3 (l'onde T) sera dû à l'activité des canaux K^+, qu'elle soit augmentée ou diminuée. Étant donné qu'un changement dans l'activité des canaux K^+ aura le même effet dans les phases 1, 2 et 3 (et la phase 3 est évidemment prolongée), il doit y avoir une diminution de l'activité des canaux K^+. Les canaux Ca^{++} manifestent-ils une activité accrue? Peut-être, peut-être pas. Dans ce cas, la diminution de l'activité des canaux K^+ suffirait à expliquer la prolongation des phases 2 et 3.

Regardez cet extrait (Figure 2-8) et décrivez-vous à quoi devrait ressembler le potentiel d'action. Tout d'abord, pensez à ce que vous observez, puis considérez les éventuelles perturbations des canaux ioniques qui peuvent être à l'origine de l'extrait. J'inclurai une discussion ci-dessous – mais essayez-la avant de regarder ma réponse.

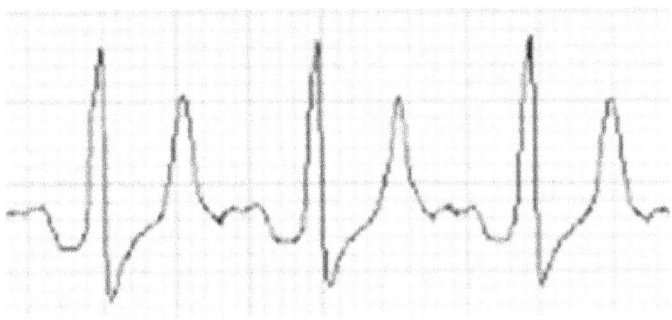

Figure 2-8

Discussion | Le segment ST est très court, mais il est toujours présent. Les ondes T sont très pointues avec des bases étroites. Il semble que ce soit une situation avec des canaux K^+ très actifs. Les canaux Ca^{++} doivent être déprimés car il ne devrait pas être difficile pour le Ca^{++} avec une charge de 2+ par ion de compenser l'activité accrue des canaux K^+. Les canaux Ca^{++} ne sont pas très actifs, mais les canaux K^+ le sont, ce qui explique ce schéma QRS-T. Il existe deux causes principales à l'augmentation de l'activité des canaux K^+: les mutations de gain de fonction dans le gène du canal et l'hyperkaliémie. Oui... contrairement au bon sens, l'hyperkaliémie provoque une augmentation de l'efflux de K^+ du myocyte. Il s'agissait donc d'un cas d'hyperkaliémie.

Chapter 3

Post-dépolarisations et activité déclenchée

Le potentiel d'action et les post-dépolarisations

Il y a beaucoup à dire sur le potentiel d'action, mais son rôle dans les tachycardies à complexes larges – plus spécifiquement, dans la tachycardie ventriculaire – peut être un peu condensé. Je vais me concentrer sur le rôle du Ca^{++} dans la production de ce que l'on appelle les post-dépolarisations et l'activité déclenchée. Commençons par des faits connus:

Le potentiel de membrane au repos du myocyte est de -90 mV – mais nous ne voulons pas qu'il se repose, nous voulons qu'il fasse des choses, comme se contracter et transmettre des impulsions. Pour que cela se produise, il doit sortir de son état polarisé au repos: il doit se DÉpolariser.

> **PERLE |** Les post-dépolarisations et l'activité déclenchée sont responsables des tachycardies de la voie de sortie, des torsades de pointes et de la plupart des TV polymorphes. Si vous voulez vous sentir plus à l'aise dans la gestion des tachy-cardies à complexes larges, vous devez savoir cela!

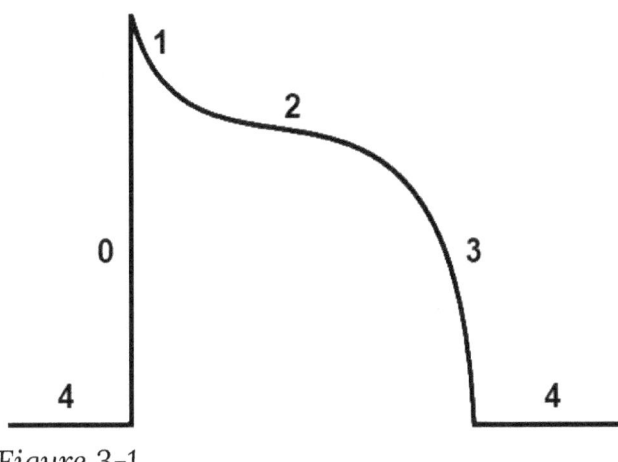

Figure 3-1

Examinons maintenant un potentiel d'action de myocyte en fonctionnement (Figure 3-1):

Sur le potentiel d'action, nous avons les phases 0, 1, 2, 3 et 4.

Sur l'ECG, nous avons le QRS (phase 0), le premier début de repolarisation au point «J» (phase 1), le segment ST (phase 2), l'onde T (phase 3) et le segment T-P, ou diastole (phase 4).

Chaque phase du potentiel d'action a un événement correspondant sur l'ECG (figure 3-2).

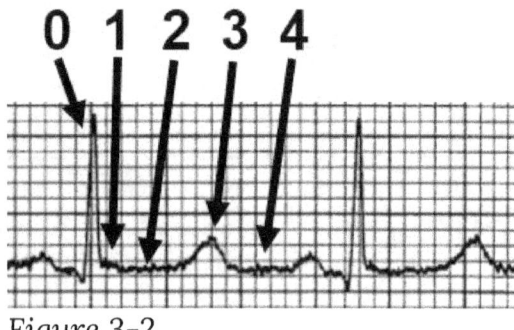

Figure 3-2

Et, pour finir, le potentiel d'action sur l'ECG est appelé l'intervalle QT!

L'une des méthodes de formation de dysrythmie est la post-dépolarisation conduisant à une activité déclenchée. C'est un sujet compliqué, mais vous n'avez pas besoin de vous embêter avec tous les détails compliqués pour gérer correctement et efficacement un patient - commençons par un simple aperçu du sujet...

Il y a des moments où il y a une accumulation trop importante de Ca^{++} intracellulaire.

Vous n'avez pas à vous soucier de la façon dont ce Ca^{++} est arrivé là... pour l'instant.

Votre seule préoccupation pour le moment est de savoir à quel moment la cellule commence à se débarrasser de tout ce Ca^{++} supplémentaire et ce qui se passe ensuite!

La cellule peut commencer à se débarrasser du Ca^{++} pendant le potentiel d'action - soit pendant la phase 2 ou la phase 3 (c'est-à-dire pendant le segment ST ou l'onde T sur l'ECG, Figure 3-2), ou

la cellule peut commencer à se débarrasser du Ca^{++} supplémentaire pendant la phase 4 - après que la repolarisation a eu lieu (après la fin de l'onde T).

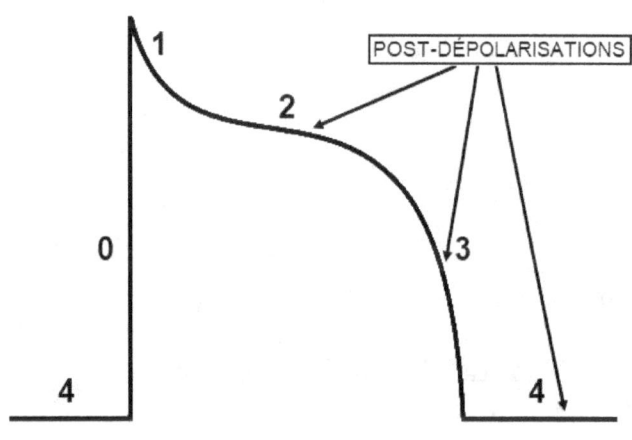

Figure 3-3

Regardez la figure 3-3 et voyez où la cellule peut commencer à décharger le Ca^{++} intracellulaire supplémentaire – Phases 2, 3 et 4.

Post-dépolarisations précoces

Les post-dépolarisations qui se produisent pendant la phase 2 ou la phase 3 sont appelées *post-dépolarisations précoces* (PDP en français; EAD en anglais). Les post-dépolarisations qui se produisent pendant la phase 4 sont appelées *post-dépolarisations tardives* (PDT en français; DAD, en anglais).

ASTUCE | Les post-dépolarisations ne sont pas des potentiels d'action distincts – elles font toutes partie d'un seul potentiel d'action. Le potentiel d'action durera jusqu'à ce qu'une post-dépolarisation n'atteigne pas le potentiel seuil et que les cellules puissent enfin revenir à leur potentiel de membrane de repos de base. C'est un lo-o-long intervalle QT!

Gardez à l'esprit qu'il y a une très grande quantité de Ca^{++} à évacuer et que la sortie principale se fera via l'échangeur sodium-calcium (NCX) (Figure 3-4). Le NCX est un mécanisme de transport qui échange trois ions Na^+ contre un ion Ca^{++}. Le surplus de Ca^{++} sera éliminé par le NCX – mais cela va créer un fort courant de dépolarisation positif vers l'intérieur, car tout ce Na^+ extracellulaire entre dans la cellule en échange du Ca^{++} intracellulaire.

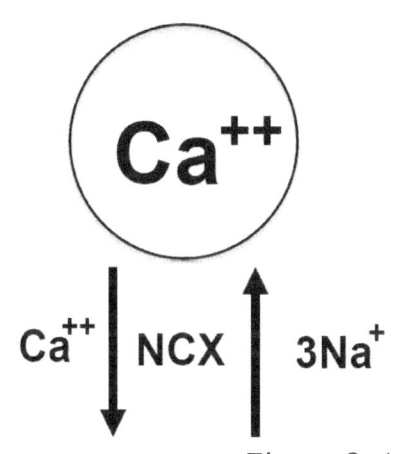

Figure 3-4

PERLE | Na^+ s'échange toujours dans un rapport 3:2: $3Na^+$ à $2K^+$ ou $3Na^+$ à $1Ca^{++}$. De tels échanges sont dits électrogéniques, ce qui signifie que plus d'ions sont transportés dans un sens que dans l'autre. Cela se traduira par un courant – parfois vers l'intérieur (dépolarisant), parfois vers l'extérieur (repolarisant).

Un courant entrant aussi fort peut momentanément contrecarrer le courant K^+ repolarisant sortant et provoquer une nouvelle dépolarisation de la cellule, avant même que les courants K^+ sortants n'aient eu la possibilité de repolariser la cellule. Ces inversions momentanées de la repolarisation (parfois appelées « oscillations ») provoquées par le courant Na^+ entrant résultant de l'activité NCX sont appelées post-dépolarisations: elles se produisent après la dépolarisation de la cellule, mais avant que la cellule n'ait eu la possibilité de se repolariser. Si la post-dépolarisation est suffisamment forte, elle atteindra le potentiel seuil et produira une seule dépolarisation, une ESV! La ESV a été « déclenchée » par la dépolarisation initiale, c'est pourquoi nous appelons cela une activité déclenchée!

Regardez la phase 2 du potentiel d'action (Figure 3-5). Les post-dépolarisations qui se produisent pendant la phase 2 n'atteignent généralement pas le seuil; par conséquent, aucune activité déclenchée ne résulte généralement des post-dépolarisations pendant la phase 2.

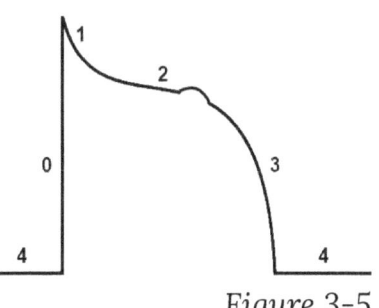

Figure 3-5

La phase 3, cependant, est une autre affaire. Les post-dépolarisations qui se produisent pendant la phase 3 peuvent certainement atteindre le potentiel seuil et produire une ESV.

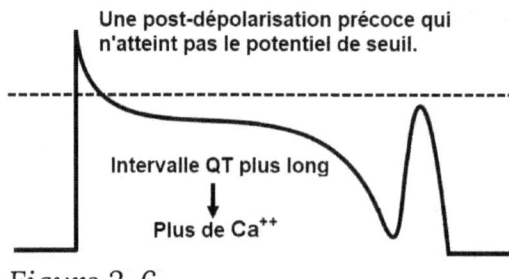

Figure 3-6

Une ESV... pendant la phase 3. Cela vous dit quelque chose? Vous souvenez-vous de la déflexion qui représente la phase 3 sur l'ECG? L'onde T! L'activité déclenchée qui se produit pendant la phase 3 va produire un phénomène de « R-sur-T ».

Tout au long des phases 1, 2 et 3 du potentiel d'action (mais surtout dans la dernière partie de la phase 3), il existe une variabilité importante dans les durées de réfractarité des cellules des parois ventriculaires. Cette condition fournit un excellent substrat pour les tachycardies réentrantes dangereuses. C'est pourquoi la pente descendante de l'onde T est surnommée « la période vulnérable ».

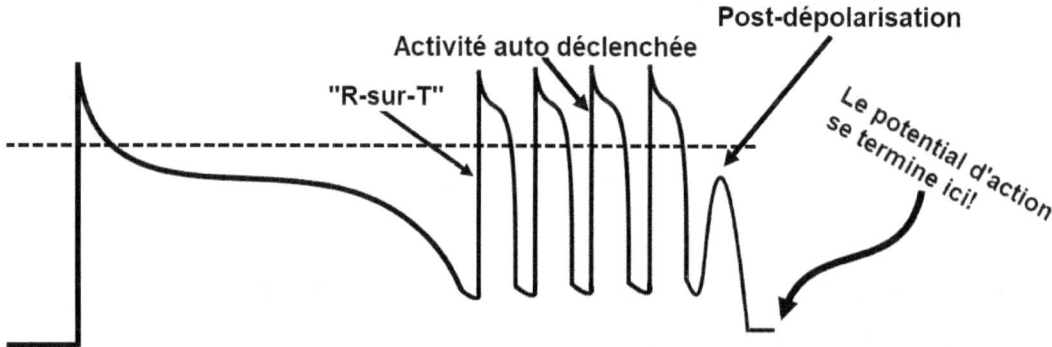

Une post-dépolarisation précoce avec une courte poussée d'activité déclenchée

Figure 3-7

Dans la figure 3-7, nous voyons une post-dépolarisation de phase 3 qui a réussi à atteindre le potentiel seuil et a produit une ESV – un phénomène « R-sur-T ». Chaque ESV a ensuite provoqué une autre post-dépolarisation qui a produit une autre ESV jusqu'à ce que l'une d'entre elles échoue et que le potentiel d'action soit finalement capable de revenir à son potentiel de membrane de repos de base. Ce diagramme entier n'est qu'UN seul potentiel d'action (si l'on considère un retour au potentiel de membrane de repos comme la fin du potentiel d'action). L'activité déclenchée se produit avant que le potentiel d'action n'ait une chance de se repolariser complètement jusqu'à -90 mV. Il peut donc y avoir plusieurs dépolarisations déclenchées par une seule dépolarisation spontanée. Aucune des ESV de ce «train» de dépolarisations n'était spontanée – chacune a été « déclenchée » par la dépolarisation précédente.

Avez-vous remarqué autre chose à propos du potentiel d'action – en particulier la phase 2? Il y a une prolongation de la durée du potentiel d'action et par conséquent, un intervalle QT prolongé. La prolongation du potentiel d'action permet à beaucoup plus de Ca^{++} d'entrer dans la cellule. Cela potentialise les post-dépolarisations précoces et l'activité déclenchée. L'allongement du potentiel d'action est à la base de l'allongement du QT sur l'ECG. C'est le mécanisme et l'origine des torsades de pointes. Vous en entendrez davantage à ce sujet plus tard.

Nous avons encore des post-dépolarisations différées à discuter, mais vous savez déjà environ 90% de ce que je vais dire sur ce sujet. Avant de passer à autre chose, passons en revue ce que vous venez d'apprendre...

Dans certaines conditions pathologiques, un excès marqué de Ca^{++} s'accumule dans le cytosol (cytoplasme) du myocyte.

En éliminant l'excès de Ca^{++}, l'échangeur sodium-calcium (NCX) entre en action en échangeant trois (3) ions Na^+ extracellulaires pour chaque ion Ca^{++} intracellulaire.

Pendant l'échange, plus de Na^+ entre dans la cellule que la quantité de Ca^{++} qui en sort, il y a donc un courant dépolarisant entrant.

Ce courant - s'il est suffisamment fort - peut inverser l'activité repolarisante des canaux K^+ pendant la phase 3 et atteindre le potentiel de seuil. Cela entraîne une autre dépolarisation avant que la cellule n'ait eu la chance de se repolariser et d'atteindre le potentiel membranaire de repos normal de -90 mV.

Un intervalle QT prolongé est très propice à l'augmentation du Ca^{++} intracellulaire car il laisse plus de temps aux canaux Ca^{++} de type L pour continuer à déplacer le Ca^{++} dans la cellule.

Les courants entrants - comme le courant Na^+ résultant, aident également à prolonger la durée du potentiel d'action, c'est-à-dire l'intervalle QT... ce qui favorise une activité plus déclenchée... ce qui favorise un courant entrant plus important... ce qui favorise une prolongation plus importante de l'intervalle QT... ce qui favorise une activité plus déclenchée, etc. Maintenant, voyez-vous où cela mène?

Il est temps de passer à...

Post-dépolarisations tardives

Les post-dépolarisations tardives agissent de manière très similaire aux post-dépolarisations précoces avec TROIS exceptions majeures (hmm... peut-être qu'elles ne sont pas si similaires après tout!):

La cause de la surcharge en Ca^{++} intracellulaire est différente.

Il n'y a pas de prolongation inhérente du potentiel d'action (pas de prolongation de l'intervalle QT).

Elles se produisent au cours de la phase 4, la diastole. Rien ne se passe pendant la diastole. Plus précisément, il n'y a pas de dispersion des périodes réfractaires, ce qui crée le substrat pour des tachycardies réentrantes dangereuses (Figure 3-8). Bien que quelques tachycardies ventriculaires dérivées de post-dépolarisations tardives soient bénignes, la plupart sont très dangereuses et mortelles!

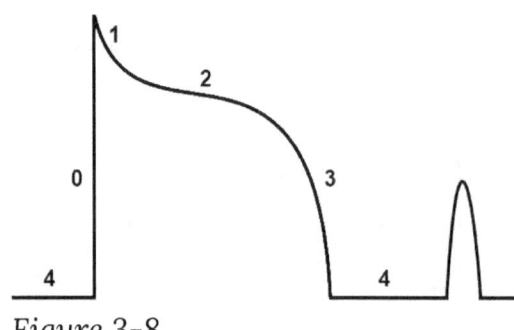

Figure 3-8

Il existe cependant le même problème avec une accumulation excessive de Ca^{++} cytosolique et le même mécanisme pour débarrasser la cellule de l'excès de Ca^{++}. Le même courant Na^+ entrant se développe et il fait la même chose que pour les post-dépolarisations précoces.

Le principal facteur qui contribue à l'excès de Ca^{++} dans le cas des post-dépolarisations tardives est une augmentation de la fréquence cardiaque. En raison de l'augmentation de la fréquence cardiaque, le Ca^{++} commence à s'accumuler dans le cytosol. Cela ne devrait pas être un problème car la plupart d'entre nous ont des épisodes quotidiens au cours desquels notre cœur s'accélère un peu et nous ne développons pas de tachycardies pathologiques. Évidemment, il se passe plus de choses avec un cœur dans lequel cela peut se produire. Mais pour la gestion des tachycardies à complexes larges et des tachycardies ventriculaires, ce n'est pas votre problème pour le moment.

PERLE | Un courant positif entrant est dépolarisant et contribuera à la prolongation du potentiel d'action. Un courant positif sortant est repolarisant et contribuera au raccourcissement du potentiel d'action.

Pour Info | Tous les courants dont nous avons parlé (Ca^{++}, Na^+, K^+) sont des courants positifs.

Voilà... vous avez maintenant une bonne compréhension pratique des post-dépolarisations précoces et tardives. Non, vous n'êtes pas encore un expert sur le sujet, mais vous connaissez maintenant plus de 99% de vos collègues (ou du moins ceux qui n'ont pas encore lu ce livre!) et... vous en savez suffisamment pour avoir la confiance nécessaire pour gérer...

Torsades de pointes (post-dépolarisations précoces)

Tachycardies de la voie de sortie du ventricule droit (post-dépolarisations tardives)

Tachycardies de la voie de sortie du ventricule gauche (post-dépolarisations tardives)

TV polymorphe du syndrome de Brugada (post-dépolarisations tardives)

TV polymorphe du syndrome du QT court (post-dépolarisations tardives)

TV polymorphe catécholaminergique (post-dépolarisations tardives)

TV due à la toxicité digitalique (post-dépolarisations tardives)

Informations dont vous aurez besoin plus tard...

Les post-dépolarisations précoces sont associées à un intervalle QT prolongé. La plupart des intervalles QT prolongés se produisent en présence de rythmes cardiaques lents ou de troubles du rythme avec de nombreuses pauses. Par conséquent, **lorsqu'un battement sinusal entraîne une activité déclenchée, l'intervalle de couplage entre le dernier battement sinusal et la première ESV « déclenchée » sera quelque peu long – supérieur à 400 ms (deux grands carrés) et généralement beaucoup plus long que cela (500 à 700 ms et plus).**

Les post-dépolarisations tardives sont associées à des augmentations de la fréquence cardiaque. La fréquence plus rapide entraînera un intervalle de couplage plus court entre le battement sinusal et l'ESV déclenchée qui initie la tachycardie. L'intervalle de couplage sera presque invariablement inférieur à 400 ms (deux grands carrés).

Post-dépolarisations précoces – Torsades de pointes

Post-dépolarisations tardives – TV polymorphes non torsadiques

Il s'agit d'un sujet très avancé et il y a beaucoup plus à dire que ce que j'ai mentionné – BEAUCOUP PLUS! Mais je vous ai exposé tout ce que toute personne en première ligne des soins de santé aura besoin de savoir pour gérer de manière compétente et efficace un patient atteint de l'une de ces maladies.

Chapter 4

Morphologies du QRS au cours des tachycardies à complexes larges

Observer les complexes QRS parfaitement formés pendant un rythme sinusal est complètement différent de regarder les déflexions bizarres et presque indéchiffrables pendant une tachycardie à complexes larges. Les manuels vous enseignent la cause des tachycardies à complexes larges et fournissent des algorithmes pour vous aider à faire la distinction entre les rythmes supraventriculaires et les rythmes ectopiques ventriculaires – mais la formation à la reconnaissance réelle des déflexions que vous essayez d'analyser manquait jusqu'à l'apparition de ma Masterclass en direct sur l'électrocardiographie avancée et de ma Masterclass sur les dysrythmies avancées. J'ai maintenant inclus une grande partie de mon enseignement dans ce manuel.

Commençons!

Reconnaître la NORMALITÉ en toute confiance!

Il n'est pas possible de diagnostiquer ou de gérer une tachycardie à complexes larges sans une connaissance approfondie et sûre de ce à quoi ressemble un bloc de branche classique dans les dérivations V1 et V6. J'ai constaté dans mes cours que si la plupart, sinon tous, les participants sont très familiers avec ce à quoi ressemblent le BBD et le BBG dans la dérivation V1, la plupart n'ont aucune idée de ce à quoi ils devraient apparaître dans la dérivation V6. Il faut pourtant bien connaître leur apparence pour pouvoir diagnostiquer en toute confiance les tachycardies à larges complexes. Voici les morphologies classiques. Étudiez-les et apprenez-les bien!

> **CONSEIL |** Il est tout aussi important de connaître les morphologies classiques des blocs de branche en dérivation V6 qu'en dérivation V1. La distinction entre une tachycardie supraventriculaire bénigne avec aberration et une tachycardie ventriculaire létale peut en dépendre.

BBD classique – Dérivations V1 et V6

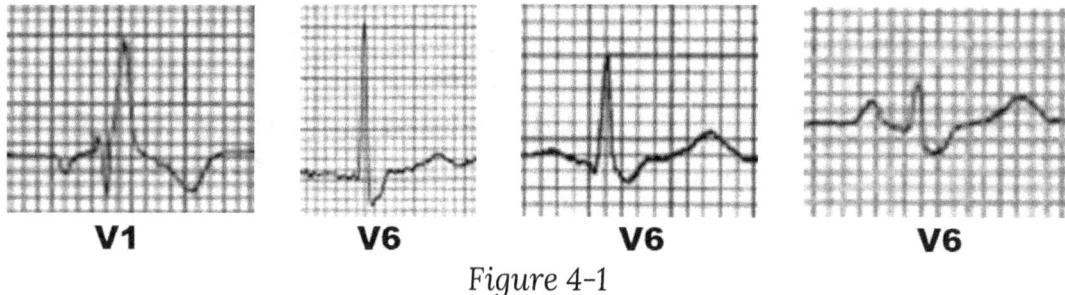

Figure 4-1

J'ai inclus trois versions de la morphologie du BBD dans la dérivation V6 (Figure 4-1). On l'enseigne souvent comme une onde R haute avec une onde S large (« brouillée »). Ce que je veux dire ici est que c'est l'onde S qui est la caractéristique la plus importante car, comme l'onde R′ dans la dérivation V1, elle indique la dépolarisation du ventricule droit après le ventricule gauche. L'onde R peut être particulièrement grande ou non, mais le rapport R/S doit être > 1,0.

BBD classique – Dérivations V1 et V6

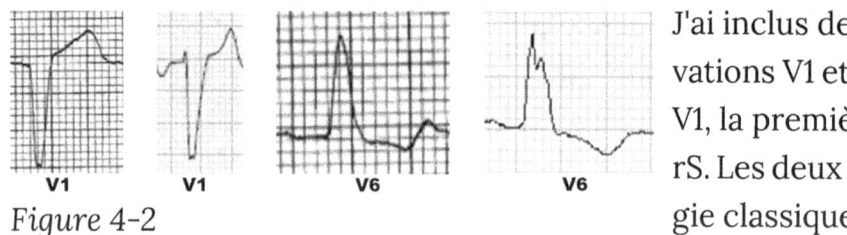

Figure 4-2

J'ai inclus deux versions de chacune des dérivations V1 et V6 (Figure 4-2). Pour la dérivation V1, la première est un QS et la seconde est un rS. Les deux sont acceptées comme morphologie classique de BBG pour cette dérivation. Il n'existe qu'UNE seule version de la dérivation V6 qui soit acceptable comme classique: un R monophasique « brouillé » ou avec une encoche près du pic (j'ai inclus un extrait de chacune, respectivement)!

Vous devez apprendre ces morphologies avant d'aller plus loin. Tout ce que vous apprendrez à partir de ce point sera basé sur une connaissance approfondie de ces morphologies classiques de bloc de branche.

Morphologie QRS dans la dérivation V1

Il est très important de savoir de quel ventricule provient le battement ectopique ou aberrant, et la dérivation V1 est la seule dérivation qui fera la distinction de manière cohérente et fiable entre les ventricules DROIT et GAUCHE.

Certains algorithmes utilisés dans le diagnostic des tachycardies à complexes larges sont basés sur la morphologie du QRS en V1, à savoir si celui-ci est de type bloc de branche DROIT ou bloc de branche GAUCHE.

Lorsque nous utilisons le terme bloc de branche DROIT, nous ne parlons pas d'un bloc de branche droit classique. Loin de là! Nous indiquons simplement que le QRS en V1 est plus positif que négatif, qu'il a plus d'onde R que d'onde S. Il n'est pas non plus nécessaire qu'il soit triphasé. Cette onde R n'a pas besoin d'être un R' - juste plus positive que négative.

Un QRS de type bloc de branche GAUCHE serait un QRS plus négatif que positif en dérivation V1 - plus d'onde S que d'onde R.

Voici quelques exemples (tous issus de la dérivation V1):

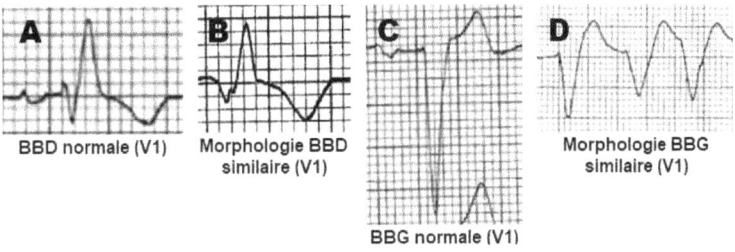

Figure 4-3

Le BBD classique en dérivation V1 (Figure 4-3A) présente une petite onde r, une onde S plus profonde et une seconde onde R haute appelée R'. Il ne doit jamais commencer par une onde Q et ne jamais se terminer par une onde S. Une onde S ou s terminale en dérivation V1 exclut automatiquement le BBD. Comme vous pouvez le voir, le complexe de type BBD (Figure 4-3B) commence par une onde Q. Le BBG classique est une onde QS ou occasionnellement un complexe rS. Le complexe de type BBG est très similaire. S'il y a une onde r initiale, elle durera > 40 ms, sinon, la pente descendante de l'onde S aura une pente diminuée. Malheureusement, parfois, le complexe ectopique de type BBG peut ressembler beaucoup à un complexe BBG normal.

Entraînons-nous à déterminer si les complexes QRS suivants (Figure 4-4) sont de type branche DROIT ou de type branche GAUCHE (tous les extraits proviennent de la dérivation V1) :

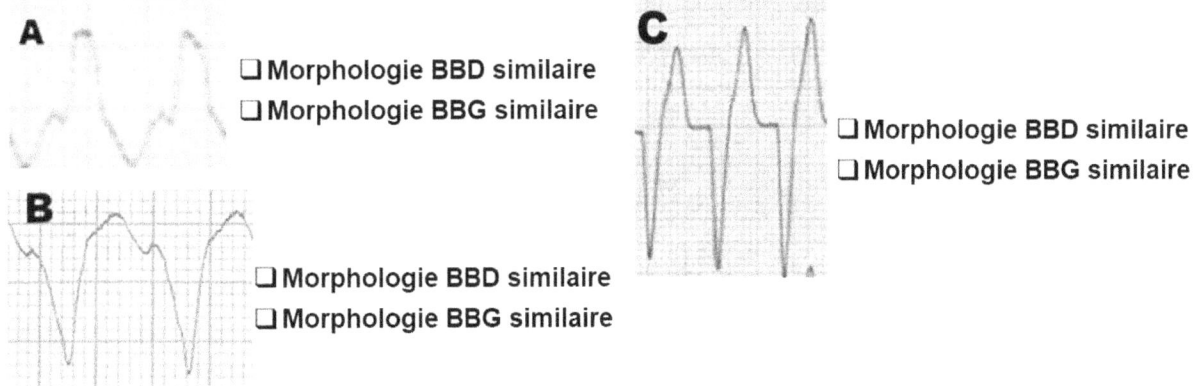

Figure 4-4

Seules les impulsions provenant de la division du faisceau de His en branches droite et gauche, ou celles provenant du système conducteur des ventricules (tachycardie de branche et tachycardie fasciculaire) peuvent produire un schéma de bloc de branche classique. Comme vous l'apprendrez plus tard, un schéma de bloc de branche classique n'exclut pas automatiquement une tachycardie ventriculaire. Heureusement, en ce qui concerne les deux tachycardies ventriculaires qui ne sont pas exclues, toutes deux sont très rares et l'une est bénigne. La règle n'est peut-être pas parfaite, mais, en règle générale, elle est acceptable.

Réponses au questionnaire de la figure 4-4: A-type BBD; B-type BBG; C-type BBG.

PERLE | Utilisez toujours la dérivation V1 pour faire la distinction entre DROIT et GAUCHE!

Si une dépolarisation ectopique commence à la périphérie du myocarde ventriculaire, elle se propagera généralement à travers le myocarde, de cellule à cellule. Il peut parfois pénétrer dans une fibre de Purkinje, mais il ne sera souvent pas en mesure de conduire de manière antérograde car il vient de dépolariser la zone où la fibre passe et la conduction rétrograde peut ou non être possible.

Comme je l'ai dit auparavant, la dérivation V1 est la seule dérivation qui distingue de manière fiable le droit du gauche. De nombreuses personnes pensent que la dérivation II a les meilleures ondes P et est également très efficace pour distinguer le droit du gauche. Pensez-VOUS? Jetons un œil...

Ici (Figure 4-5), nous avons un bloc de branche gauche (BBG), un bloc de branche droit (BBD), une ESV du côté gauche (ectopique, court extrait de TV) et une ESV du côté droit (ectopique, court extrait de TV) - tous tirés de la dérivation II. Ils se ressemblent tous, n'est-ce pas? Des quatre, seuls les ectopiques manifestent une anomalie de repolarisation. Pensez-vous toujours que la dérivation II est efficace pour différencier les ventricules droit et gauche?

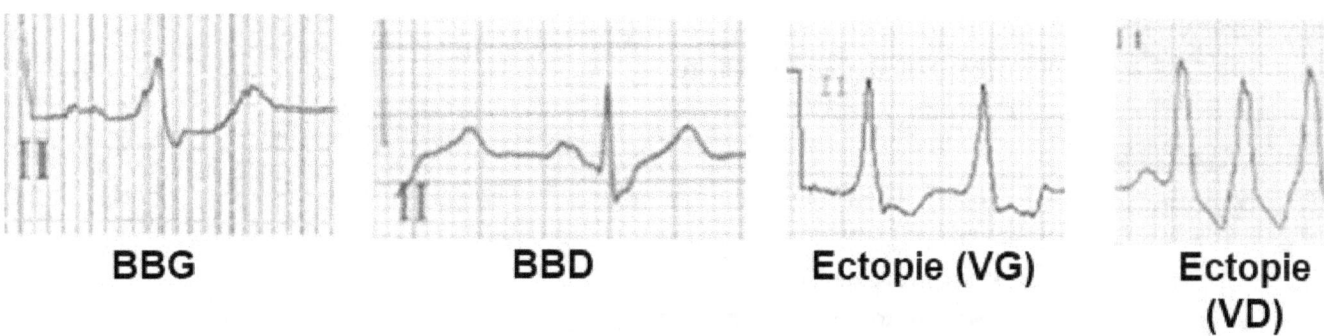

BBG   BBD   Ectopie (VG)   Ectopie (VD)

Figure 4-5

La propagation de la dépolarisation

Plus l'onde de dépolarisation se propage dans le myocarde (de cellule à cellule), plus le complexe QRS est large et bizarre, surtout si une maladie cardiaque structurelle (cicatrices, fibrose, etc.) se rencontre sur son trajet.

PERLE | Les fibres de Purkinje ne s'étendent pas jusqu'à l'épicarde. Elles sont généralement situées dans le tiers interne de la paroi ventriculaire, dans le sous-endocarde. Il n'y a pas de fibres de Purkinje qui traversent transversalement le septum interventriculaire. La transmission septale de gauche à droite se fait de cellule à cellule, tout comme la conduction de droite à gauche.

RAPPEL | La *fréquence* de dépolarisation (c'est-à-dire la fréquence cardiaque) est basé sur le déclenchement d'un stimulateur cardiaque ectopique ou d'un circuit de réentrée. Il n'a rien à voir avec *la vitesse de conduction*. La vitesse de conduction est mesurée par *la largeur du complexe QRS, et non par la fréquence des complexes* QRS.

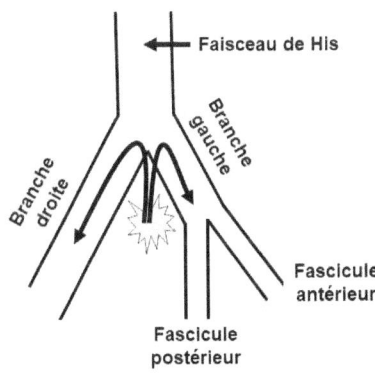

Figure 4-6

Si le foyer ectopique est situé haut dans la partie basilaire du septum ventriculaire et à proximité du faisceau de His ou des branches du faisceau, comme dans la figure 4-6, il peut pénétrer ces fibres presque simultanément et se propager ensuite normalement dans les deux ventricules, inscrivant un complexe QRS étroit même s'il s'agit d'un battement ectopique ventriculaire.

Toute impulsion qui pénètre dans les ventricules via le système His-Purkinje aura un complexe QRS dont les forces initiales ressembleront aux complexes QRS normaux.

La conduction aberrante est causée par un retard ou un blocage dans le système His-Purkinje, généralement l'une des branches du faisceau. Par conséquent, la conduction aberrante devrait ressembler davantage à un bloc de branche ordinaire. Mais ce n'est pas toujours le cas et voici pourquoi: le bloc de branche n'est pas toujours un véritable bloc - il s'agit généralement simplement d'un retard dû à une diminution de la vitesse de conduction à travers une zone de la fibre conductrice. Le léger retard qui a causé un BBD « incomplet » peut se transformer en un retard plus important en raison d'une période réfractaire plus longue ou peut-être de certains problèmes causés par une ischémie localisée entraînant un complexe plus large et d'apparence plus bizarre. Mais l'essentiel est que le début du complexe QRS devrait toujours montrer des signes de conduction normale.

L'onde R de la figure 4-7A a une durée d'environ 0,02 seconde; elle provient d'un tracé normal et représente l'activation ventriculaire via le système His-Purkinje. L'onde R de la figure 4-7B est beaucoup plus large - environ 0,06 seconde - et provient d'un patient souffrant de tachycardie ventriculaire; par conséquent, elle provient du myocarde et se déplace d'une cellule à l'autre.

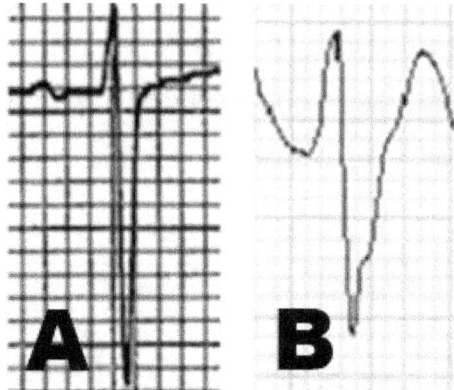

Figure 4-7

Nous allons maintenant développer votre expertise et vos compétences pour reconnaître différentes morphologies QRS-T lors de tachycardies à complexes larges. Regardons quelques exemples pendant que je laisse tomber quelques PERLES ici et là...

Déterminer la morphologie du complexe QRS

CONSEIL | Bien qu'une morphologie de type BBD ou BBG ne soit pas une véritable bloc de branche, elle nous aidera à identifier quel ventricule est à l'origine de la tachydysrythmie. Sa morphologie n'est pas basée sur la présence d'un retard ou d'un bloc de branche; c'est parce qu'un ventricule est activé avant l'autre ventricule. Vous souvenez-vous de la façon de reconnaître les morphologies de type BBG et BBD? Si ce n'est pas le cas, revenez en arrière et révisez-les.

Les complexes QRS de type bloc de branche ne doivent pas nécessairement être monophasiques. Ils doivent simplement être « principalement » positifs ou négatifs.

La raison de la similitude entre un BBD classique et une morphologie de type BBD est le fait que dans les deux cas, le ventricule gauche est dépolarisé en premier. De même, la ressemblance entre un vrai BBG et une morphologie de type BBG est le fait que, dans les deux situations, le ventricule droit est activé en premier.

PERLE | Rappelez-vous toujours la principale différence visuelle entre un bloc de branche et unc impulsion ventriculaire ectopique: le bloc de branche pénètre dans le ventricule par le nœud AV et le faisceau de His, de sorte que la première moitié de la déviation manifeste une conduction via les voies conductrices normales.

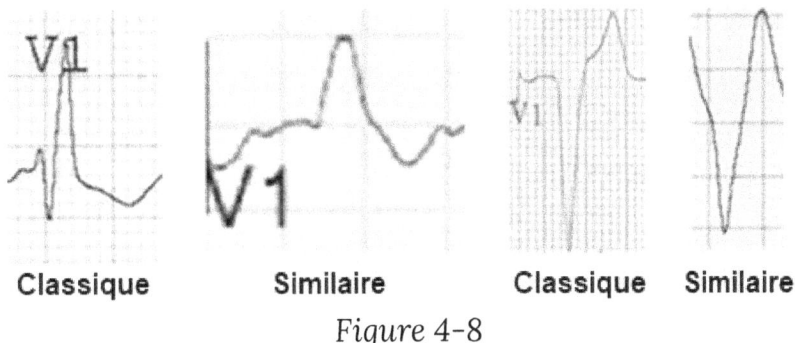

| Classique | Similaire | Classique | Similaire |

Figure 4-8

Reconnaître les différentes déflexions d'une tachycardie à complexe large

Lorsque vous étudiez la tachycardie ventriculaire dans un manuel, on vous présente généralement un ECG qui semble d'une simplicité trompeuse à interpréter. Cependant, voici ce à quoi vous êtes susceptible d'être confronté à 3 heures du matin dans l'unité de soins intensifs, de réanimation ou aux urgences (Figure 4-9) :

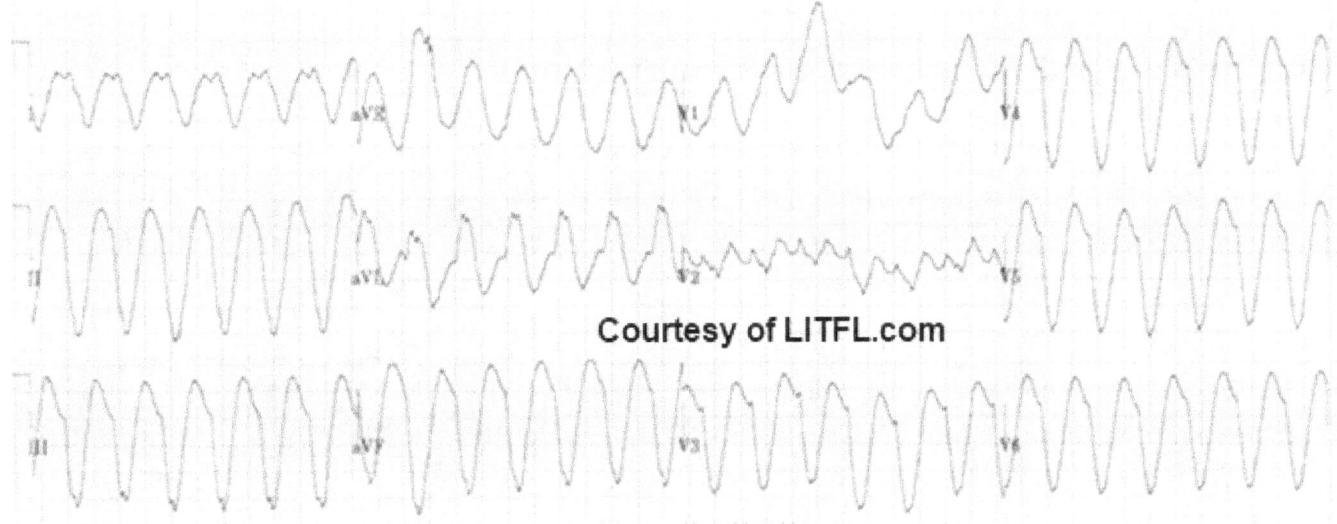

Figure 4-9

Quels complexes sont positifs et lesquels sont négatifs? Et quelle est la morphologie du QRS dans la dérivation V1 sur ce tracé? Est-ce qu'il provient du ventricule droit ou gauche? L'impulsion provient-elle de la voie de sortie ou de l'apex du ventricule? Faisons un peu d'étude et un peu de pratique, et ces questions ne vous sembleront plus si intimidantes.

PERLE | Pendant la tachycardie ventriculaire, les dérivations II, III et aVF auront tendance à avoir la même morphologie et la même polarité. Elles peuvent cependant différer pendant les rythmes normaux et ectopiques, mais cette conduction suit des voies conductrices et est sujette à un blocage occasionnel. Un rythme ectopique ne suit généralement aucune voie, de sorte que sa relation avec les dérivations inférieures reflète son site d'origine et sa direction de propagation.

Les morphologies suivantes sont des exemples réels et non générés par une machine.

Morphologie n°1 – Complexe rS

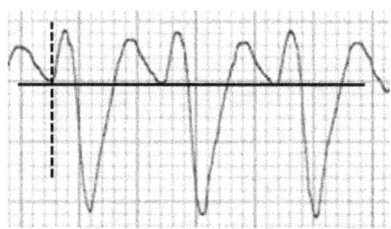

Figure 4-10

Ce complexe représente une petite onde r et une grande onde S large (Figure 4-10). La ligne pointillée verticale marque le début de l'onde r et la ligne horizontale représente la ligne de base par ailleurs inexistante. Tout ce qui se trouve au-dessus de la « ligne de base » horizontale est soit une onde R, soit une onde T; tout ce qui se trouve en dessous est une onde S. Rappelez-vous que lors d'une tachycardie à complexe large, une onde rS représente une impulsion qui se trouve dans la couche endocardique – elle se transmet vers l'extérieur jusqu'à la surface (r) et vers l'intérieur jusqu'à la cavité du ventricule (S).

Morphologie n°2 – Complexe R monophasique

Il s'agit d'une onde R monophasique avec une morphologie QRS-T très courante et très déroutante (Figure 4-11). Rappelez-vous que la première partie d'une onde S est généralement la continuation de l'onde R sous la ligne de base; elle fait partie de la même ligne (Figure 4-12, page suivante). De retour à la Figure 4-11, la ligne noire épaisse horizontale indique la ligne de base; tout ce qui se trouve au-dessus est une onde R... mais y a-t-il une onde S en dessous? Toute onde S doit être continue avec la pente descendante de l'onde R (représentée ici par la ligne pointillée presque

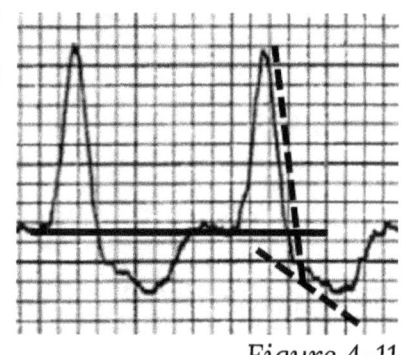

Figure 4-11

verticale). La ligne pointillée inclinée montre très clairement qu'il n'y a pas de continuation droite avec la pente descendante de l'onde R. Les lignes sous la ligne de base représentent le segment ST et l'onde T inversée.

> **PERLE |** Rappelez-vous: tous les complexes QRS ne doivent pas nécessairement avoir une onde S, mais chaque complexe QRS doit avoir une onde T!

Voici quelques exemples d'ondes RS réelles issues d'un tracé normal et de deux tachycardies à complexes larges (Figure 4-12):

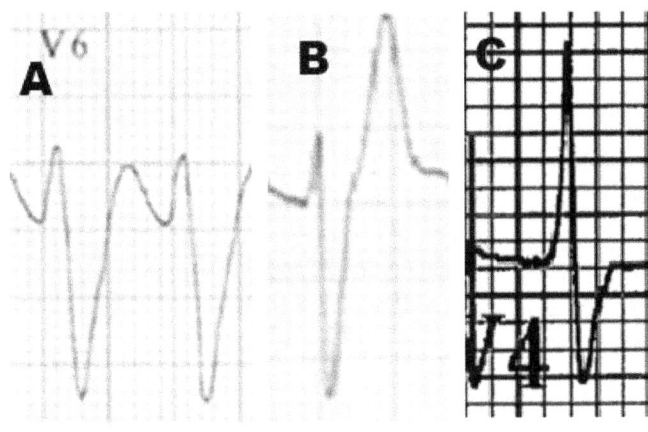

Figure 4-12

Voyez-vous comment l'onde S est une continuation de la pente descendante de l'onde R? (La figure 4-12B est normale.) Étudiez les différences entre ces deux ensembles de complexes (figures 4-11 et 4-12) afin que la distinction soit très claire dans votre esprit. Ces exemples d'ondes r et S sont classiques et très évidents. Dans la section suivante, examinons-en quelques-uns qui ne sont pas aussi évidents...

PERLE | Si vous pensez voir une onde S, vous devez alors clairement identifier l'onde T qui la suit! Si vous ne le pouvez pas, alors ce n'est pas une onde S.

Morphologie n°3 – Complexe QS

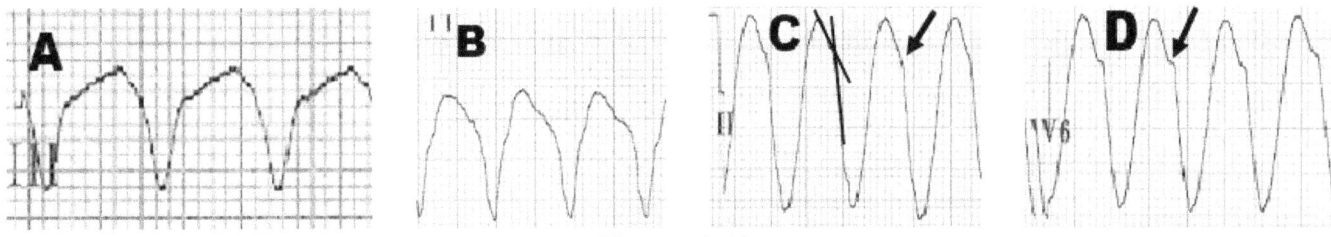

Figure 4-13

Les complexes QS sont parmi les plus déroutants (Figure 4-13). Parfois, ils ressemblent presque à une onde sinusoïdale, et d'autres fois, on pense qu'il pourrait simplement y avoir une petite onde r au tout début. Parfois, la distinction entre un complexe QS et les autres déflexions est simplement un changement de pente des lignes, comme dans la Figure 4-13C (flèche). Parfois, il y a une petite encoche au début du complexe QS qui vous indique où se trouve la ligne de base et où commence le QS, comme dans la Figure 4-13D (flèche).

La morphologie de la Figure 4-13D a suscité des débats houleux sur la question de savoir s'il s'agit d'un complexe QS ou d'un complexe rS. Regardons un autre complexe rS réel avec un très petit r et comparons-les (Fig. 4-14).

PERLE | Lorsque vous voyez qu'un QRS ne se compose que de deux déflexions – une déflexion verticale et une déflexion négative – vous devez automatiquement savoir que l'une d'elles est une onde T. Il doit toujours y avoir une onde T!

La figure 4-14A est un véritable complexe rS. Dans cet exemple, vous pouvez voir à la fois la pente ascendante et la pente descendante de la petite onde r. Dans la figure 4-14B, il n'y a aucune pente ascendante. N'oubliez jamais que chaque déflexion du complexe QRS (Q, R et S) est un vecteur dont l'axe peut être facilement déterminé séparément. Un vecteur est défini par *l'amplitude* et *la direction*. Sa position au-dessus ou en dessous de la ligne de base indique sa direction (vers ou loin de l'électrode d'enregistrement).

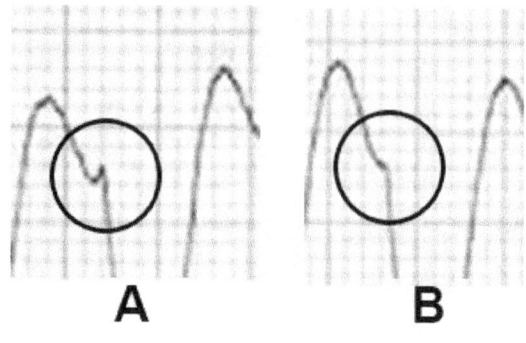

Figure 4-14

Son amplitude est la superficie incluse dans la déflexion - c'est-à-dire qu'une déflexion doit inclure une superficie mesurable. Par conséquent, elle doit avoir trois côtés: *une pente ascendante, une pente descendante et la ligne de base* si elle est positive ou *une pente descendante, une pente ascendante et la ligne de base* si elle est négative. La figure 4-14B doit être considérée comme un complexe QS (les Brugada l'ont même sous-entendu dans leur article classique qui présentait leur algorithme).

La morphologie QS peut être la plus déroutante. Étudiez bien cette section. L'erreur la plus courante est de supposer que tout changement de pente au début de l'onde QS représente une onde r. Elle doit contenir une superficie pour être un vecteur et, par conséquent, une déflexion.

Morphologie n°4 – Les Q problématiques

Parfois, les ondes Q peuvent être très petites et difficiles à voir et parfois elles peuvent être accompagnées d'autres encoches et perturbations du complexe QRS qui créent une confusion quant aux déflexions exactes qui sont – ou ne sont pas – présentes. Voici quelques exemples:

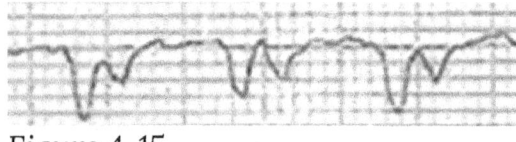

Figure 4-15

La figure 4-15 est une onde QS. Je sais qu'elle ressemble à un QRS triphasé, mais la déviation médiane ne dépasse jamais la ligne de base. Une onde R doit être au-dessus de la ligne de base. Il n'existe pas d'onde R négative.

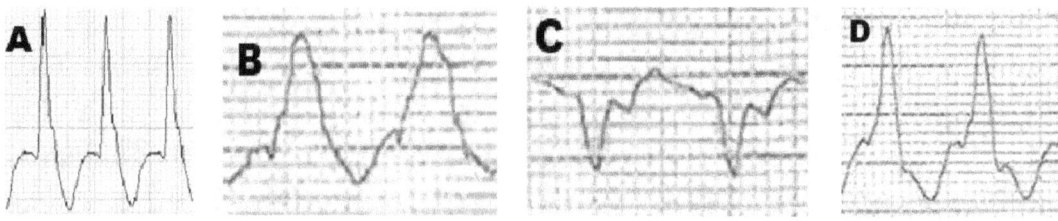

Figure 4-16

La Fig. 4-16A est une onde qR. Le q est très petit, mais il est présent. Il ne faut pas le considérer comme une onde R monophasique.

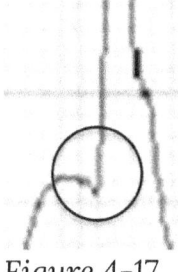

Figure 4-17

Voici une section agrandie de la Figure 4-16A (Figure 4-17). La superficie dans le cercle me fait toujours penser à un « espace potentiel ». Étudiez la Figure 4-16 pour plus d'exemples :

Lorsque vous n'êtes pas certain qu'une petite déviation initiale au début du complexe QRS représente une onde q, regardez les dérivations qui suivent pour voir s'il y a un développement progressif d'une onde q ou Q.

PERLE | Environ 80% des tachycardies à complexes larges sont des TV, ce qui signifie qu'environ 70% des tachycardies à complexes larges sont dues à des TV liées à des cicatrices. La plupart des TV liées à des cicatrices sont dues à d'anciennes cicatrices d'infarctus du myocarde et la plupart des IM surviennent dans le ventricule gauche. Cela signifie que la majorité des tachycardies ventriculaires que vous verrez auront une morphologie de type BBD dans la dérivation V1. Étant donné que la majorité des TV idiopathiques se produisent dans le ventricule droit, si vous voyez une morphologie de type BBD en dérivation V1, pensez à une TV liée à une cicatrice. Si vous voyez une morphologie de type BBG en dérivation V1, pensez à deux possibilités : une TV idiopathique bénigne ou une cardiomyopathie arythmogène dangereuse.

Regardons deux déflexions de tachycardies à complexes larges et déterminons la morphologie du QRS en dérivation V1. Veuillez utiliser une loupe si nécessaire.

La figure 4-18 est un complexe rS de la dérivation V1 avec une encoche dans la pente ascendante de l'onde S. Il est important de noter toute encoche dans les ondes R ou S car cela suggère un infarctus du myocarde antérieur et donc une indication supplémentaire d'une origine ectopique (c'est-à-dire une tachycardie ventriculaire). Les cicatrices laissées par un infarctus constituent un excellent substrat pour une tachycardie réentrante.

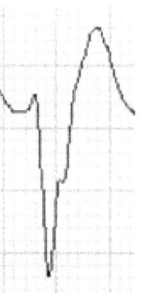

Figure 4-18

CONSEIL| Les signes ECG, comme l'entaille du complexe QRS ou la présence d'ondes Q dans les dérivations V1 ou V6, sont des signes indirects d'un rythme ectopique. Ces signes indiquent des infarctus du myocarde antérieurs, substrat favorable à la tachycardie ventriculaire.

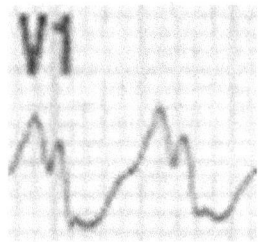

Figure 4-19

La figure 4-19 est une onde R monophasique avec un pic entaillé de l'onde R. Comme il s'agit de la dérivation V1, nous sommes très intéressés par le pic le plus haut: le droit ou le gauche. Dans ce cas, le pic gauche est plus haut, ce qui suggère fortement une ectopie ventriculaire, car il serait extrêmement inhabituel, voire impossible, que cela se produise pendant un rythme supraventriculaire avec un bloc de branche droit. Si le pic droit était plus haut, cela ne nous dirait rien, car l'ectopie ventriculaire (c'est-à-dire la tachycardie ventriculaire) peut également se présenter avec un pic droit plus haut (« oreille de lapin »).

ASTUCE | Une oreille de lapin GAUCHE plus haute est la règle en cas de tachycardie ventriculaire, mais une oreille de lapin DROITE plus haute ne l'exclut pas!

Vous ne me croyez pas? Regardez ci-dessous... ils proviennent tous de tachycardies ventriculaires (Figure 4-20):

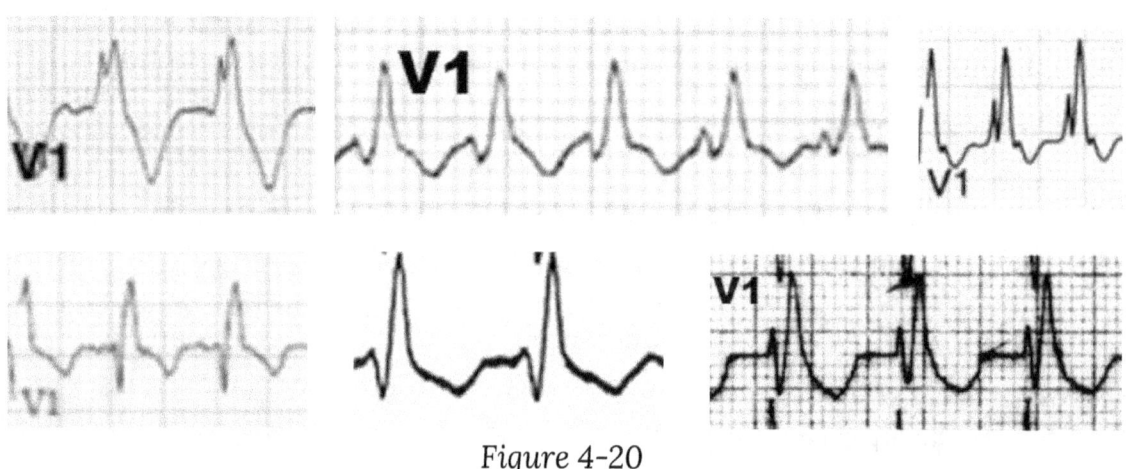

Figure 4-20

PERLE | Le Dr Henry Marriott a été le premier à parler des pics d'onde R de morphologies de type BBD dans la dérivation V1 au cours de tachycardies complexes larges. La légende raconte qu'une infirmière de l'unité de soins intensifs l'avait remarqué et avait attiré son attention sur ce fait, en appelant les pics « oreilles de lapin ». Alors que le Dr Marriott a été le premier à discuter de l'importance d'un pic gauche plus haut, il a également été le premier à souligner que les tachycardies ventriculaires étaient tout aussi susceptibles d'avoir un pic droit plus haut - tout comme une conduction aberrante. Cependant, ses propos ont rapidement été mal interprétés pour impliquer qu'une « oreille de lapin » droite plus haute indiquait une conduction aberrante et excluait l'ectopie. Le Dr Marriott n'a jamais dit cela!

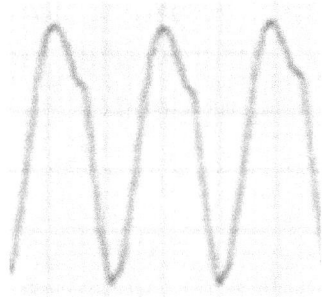

La figure 4-21 n'est pas si simple, n'est-ce pas? Il s'agit d'un complexe monophasique (non, ce n'est pas une petite onde R avant la déviation négative!), mais s'agit-il d'une onde R monophasique avec une onde T inversée – ou d'une onde QS monophasique avec une onde T verticale? Voici une perle très importante:

Figure 4-21

PERLE | La repolarisation est normalement beaucoup plus longue que la dépolarisation, mais cela n'est pas toujours évident lors de rythmes ventriculaires ectopiques comme la TV dans lesquels un QRS peut masquer la pente descendante d'une onde T.

Ce complexe (figure 4-21, ci-dessus) est un QS avec une onde T verticale.

CONSEIL | Il s'agit d'une règle générale en électrocardiographie selon laquelle « la repolarisation est proportionnelle à la dépolarisation ». La superficie délimitée par le QRS doit se rapprocher de la superficie délimitée par l'onde T. Cela repose sur l'idée que la quantité de myocarde dépolarisée serait la même que celle qui est repolarisée. Cela ne fonctionne pas exactement comme ça, mais c'est presque ça!

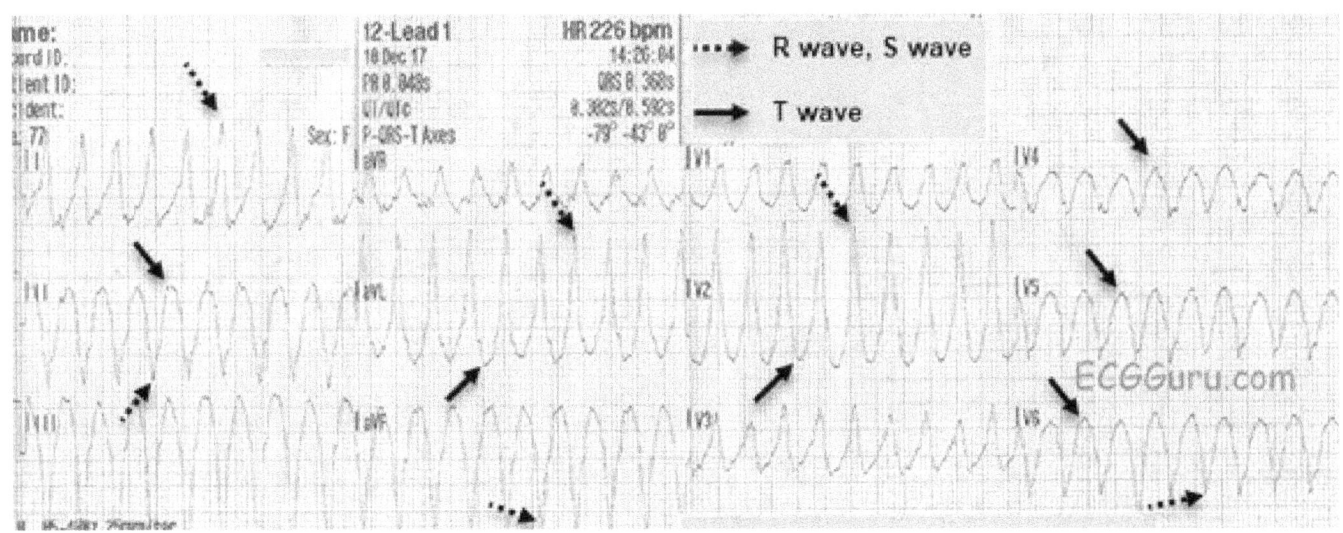

Figure 4-22

Voici (Figure 4-22) un excellent exemple de la différence entre les ondes T (arrondies, émoussées) et les ondes R et S (plus nettes, plus pointues). Les flèches en pointillés indiquent les ondes R et S pointues et les flèches pleines indiquent les ondes T (verticales et inversées). Cela démontre également la découverte selon laquelle parfois le pic « émoussé » (onde T) peut être un peu plus « net » et les pics «nets» (ondes R et S) peuvent être un peu plus «émoussés.» La variation est subtile mais pas inhabituelle.

Ces morphologies sont extrêmement courantes dans les tachycardies complexes larges, alors apprenez-les bien et familiarisez-vous avec elles! Ce livre a été écrit pour améliorer vos compétences en ECG au niveau où vous reconnaîtrez immédiatement ces déflexions et ne perdrez pas de temps à essayer de déterminer ce qu'elles représentent.

PERLE | Un thème récurrent dans ce livre est qu'en étudiant les mêmes exemples encore et encore, vous développerez une plus grande familiarité avec les morphologies plus rapidement. Un pianiste n'apprend pas un concerto en jouant un morceau différent à chaque fois qu'il s'assoit pour s'entraîner. Vous n'allez pas développer une reconnaissance rapide de ces déviations en examinant constamment de nouvelles déviations avant de développer votre expertise.

Chapter 5

Exercices de reconnaissance de la morphologie du QRS

Détermination des morphologies QRS individuelles

ECG n°1

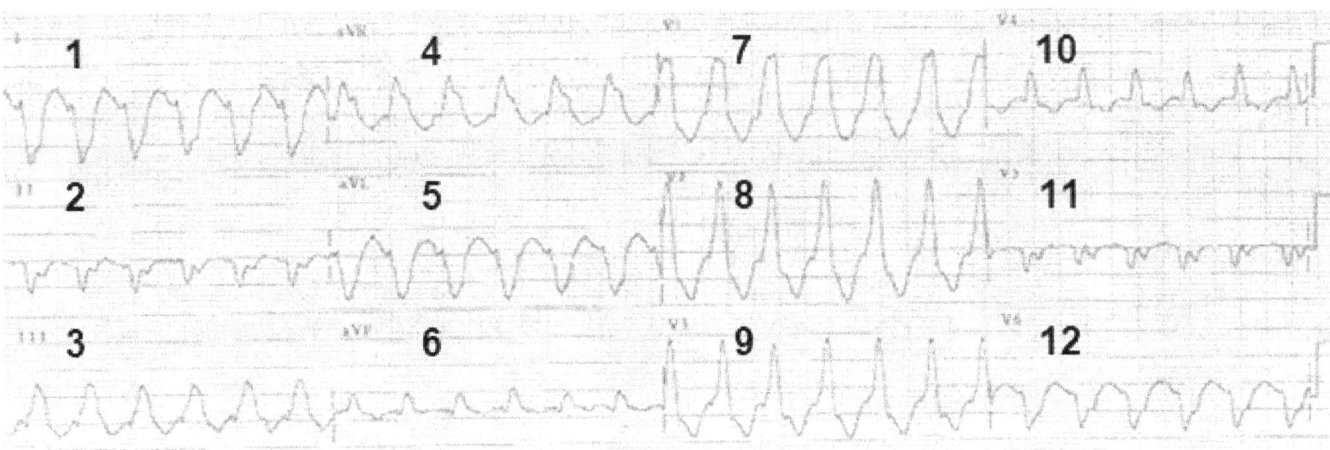

Indiquez la morphologie du QRS pour chaque dérivation (numérotée de 1 à 12). Indiquez la morphologie des branches du faisceau dans la dérivation V1 (similaire de type BBD ou similaire de type BBG).

❑ BBD - S   ❑ BBG - S

1 _____   4 _____   7 _____   10 _____

2 _____   5 _____   8 _____   11 _____

3 _____   6 _____   9 _____   12 _____

RM = R monophasique

3 – qR	6 – qR	9 – RM	12 – QS
2 – QS	5 – rS	8 – RM	11 – QS
1 – rS	4 – qR	7 – RM	10 – RM

RÉPONSES

BBD - S = Morphologie BBD similaire

BBG - S = Morphologie BBG similaire

ECG n°2

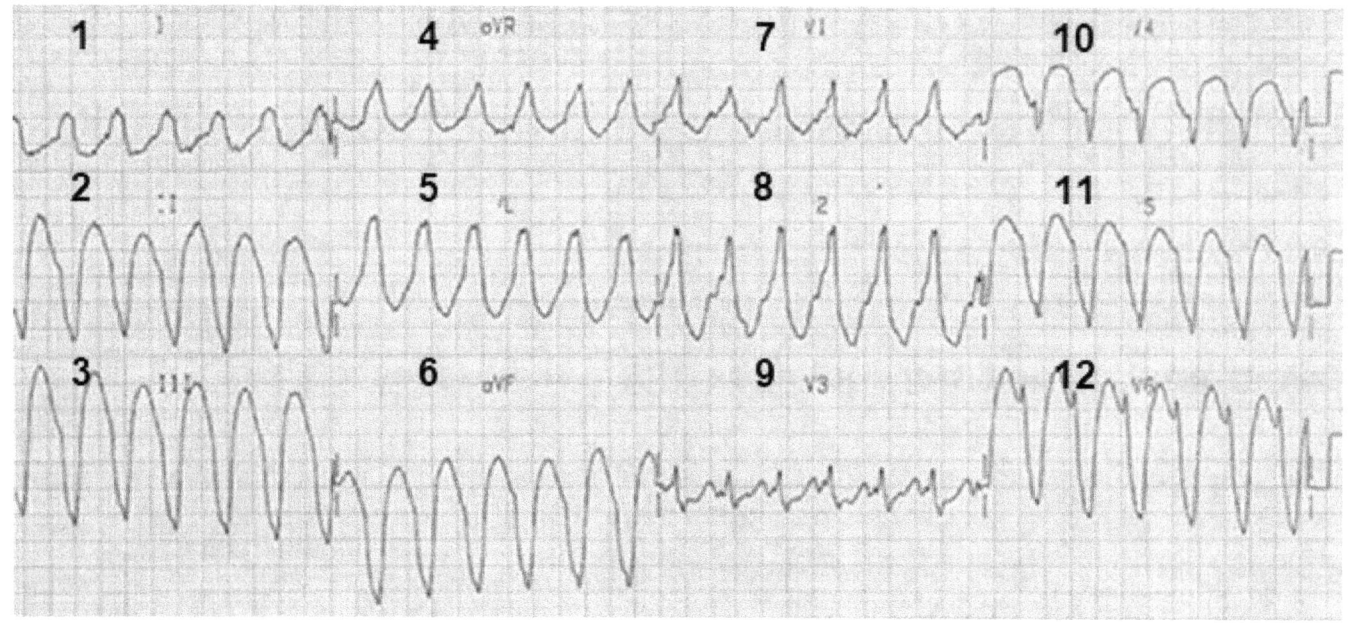

Indiquez la morphologie du QRS pour chaque dérivation (numérotée de 1 à 12). Indiquez la morphologie des branches du faisceau dans la dérivation V1 (similaire de type BBD ou similaire de type BBG).

❑ **BBD - S**   ❑ **BBG - S**

1 _____   4 _____   7 _____   10 _____

2 _____   5 _____   8 _____   11 _____

3 _____   6 _____   9 _____   12 _____

RM = R monophasique

1 – RM	4 – RM	7 – RM	10 – QS
2 – QS	5 – RM	8 – RM	11 – QS
3 – QS	6 – QS	9 – Rs	12 - rS

RÉPONSES

BBD - S = Morphologie **BBD** similaire

BBG - S = Morphologie **BBG** similaire

ECG n°3

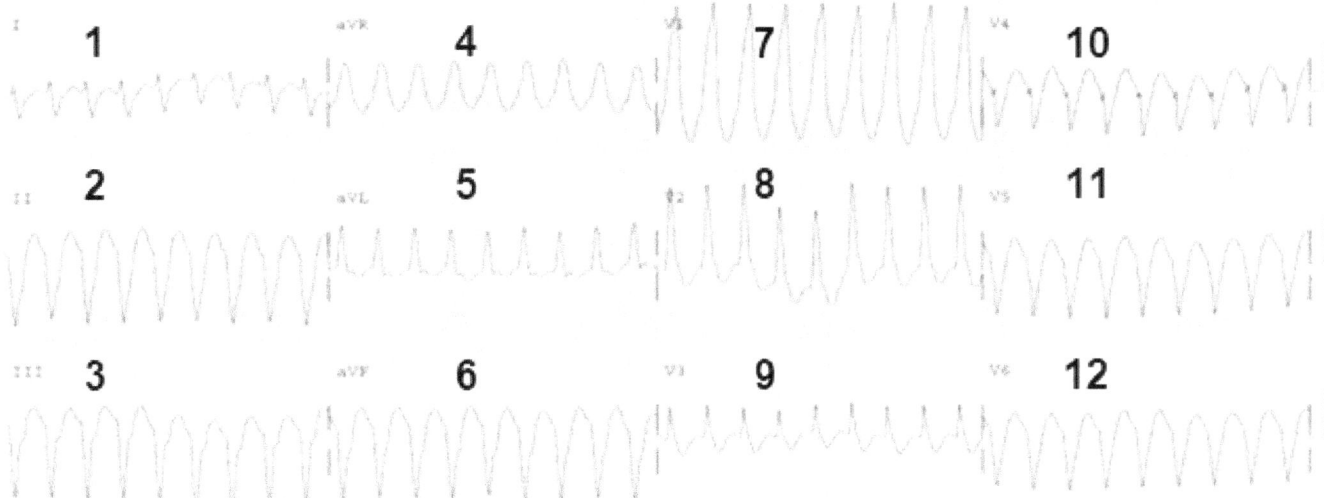

Indiquez la morphologie du QRS pour chaque dérivation (numérotée de 1 à 12). Indiquez la morphologie des branches du faisceau dans la dérivation V1 (similaire de type BBD ou similaire de type BBG).

❑ BBD - S   ❑ BBG - S

1 _____   4 _____   7 _____   10 _____

2 _____   5 _____   8 _____   11 _____

3 _____   6 _____   9 _____   12 _____

RM = R monophasique

3 – QS	6 – QS	9 – RM	12 - QS
2 – QS	5 – RM	8 – RM	11 – QS
1 – rS	4 – RM	7 – RM	10 – rS

RÉPONSES

BBD - S = Morphologie BBD similaire

BBG - S = Morphologie BBG similaire

ECG n°4

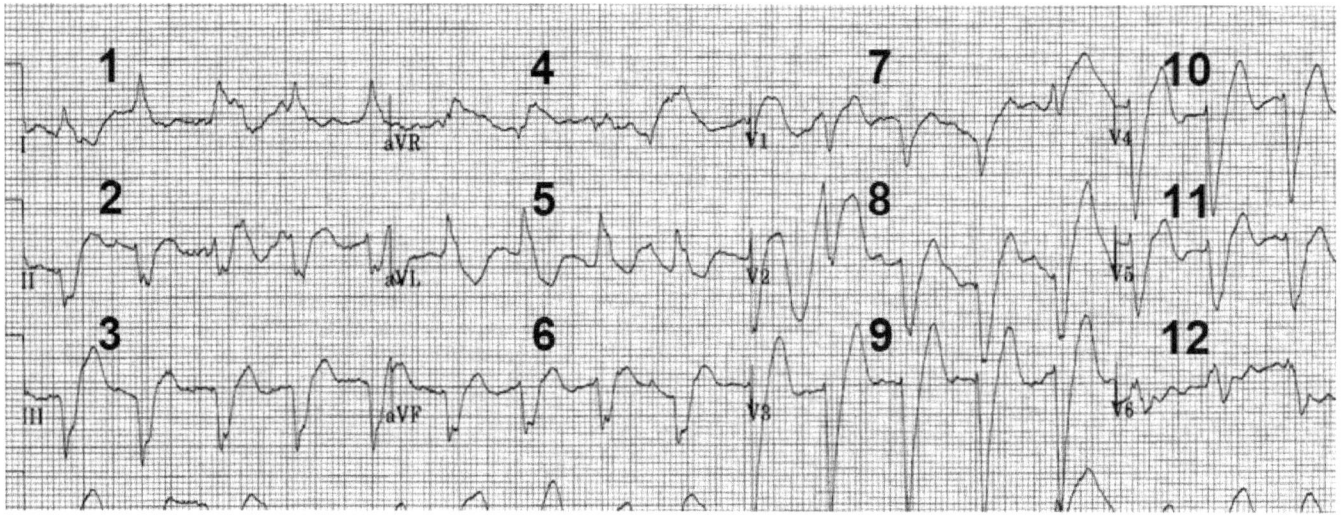

Indiquez la morphologie du QRS pour chaque dérivation (numérotée de 1 à 12). Indiquez la morphologie des branches du faisceau dans la dérivation V1 (similaire de type BBD ou similaire de type BBG).

☐ **BBD - S**   ☐ **BBG - S**

1 _____   4 _____   7 _____   10 _____

2 _____   5 _____   8 _____   11 _____

3 _____   6 _____   9 _____   12 _____

*Cela pourrait être un rS.

RM = R monophasique

3 - QS	6 - QS*	9 - rS	12 - rS
2 - rS	5 - RM	8 - rS	11 - rS
1 - RM	4 - ?	7 - QS	10 - rS

RÉPONSES

BBD - S = Morphologie **BBD** similaire

BBG - S = Morphologie **BBG** similaire

ECG n°5

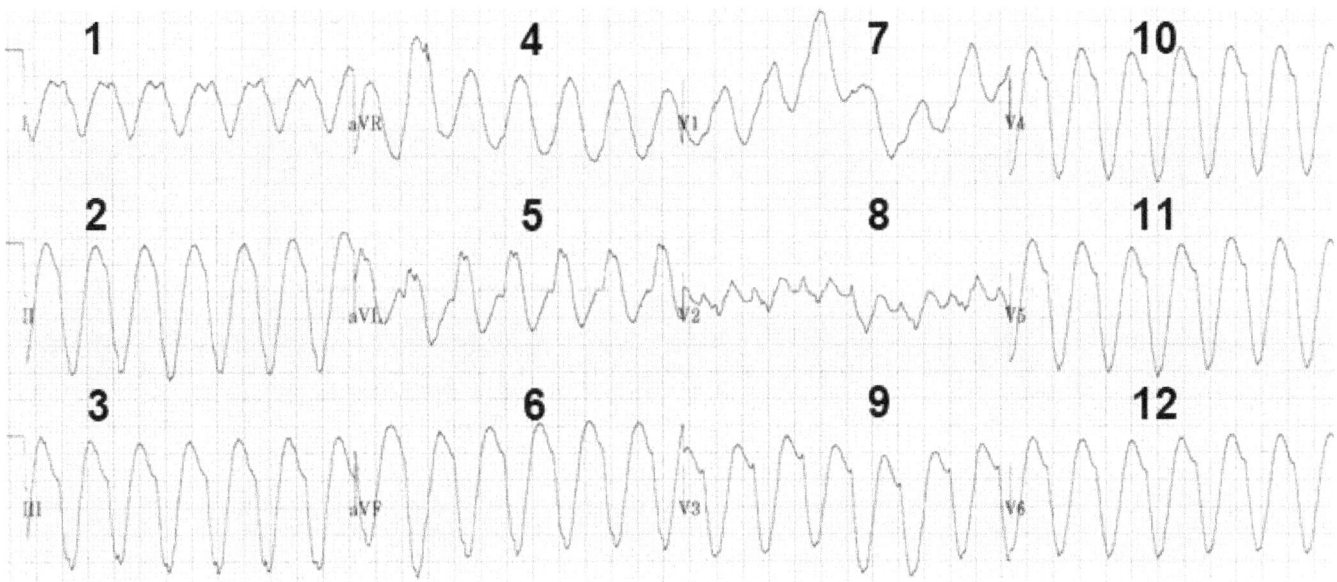

Indiquez la morphologic du QRS pour chaque dérivation (numérotée de 1 à 12). Indiquez la morphologie des branches du faisceau dans la dérivation V1 (similaire de type BBD ou similaire de type BBG).

❏ BBD - S ❏ BBG - S

1 _____ 4 _____ 7 _____ 10 _____

2 _____ 5 _____ 8 _____ 11 _____

3 _____ 6 _____ 9 _____ 12 _____

RM = R monophasique

3 – QS	6 – QS	9 – rS	12 - QS
2 - QS	5 – RM	8 – rS	11 – QS
1 – rS	4 – RM	7 – RM	10 – QS

RÉPONSES

BBD - S = Morphologie BBD similaire

BBG - S = Morphologie BBG similaire

Chapter 6

Localisation de l'origine d'un rythme ventriculaire

Nous allons évaluer quatre ECG avec des tachycardies complexes larges et voir ce que nous pouvons apprendre à leur sujet en quelques secondes seulement. Si vous avez encore des difficultés à reconnaître les différentes morphologies, revenez aux chapitres 4 et 5 et relisez-les. Je ne peux pas vous faire suffisamment comprendre que la pratique et la familiarité vous rendront la tâche beaucoup plus facile.

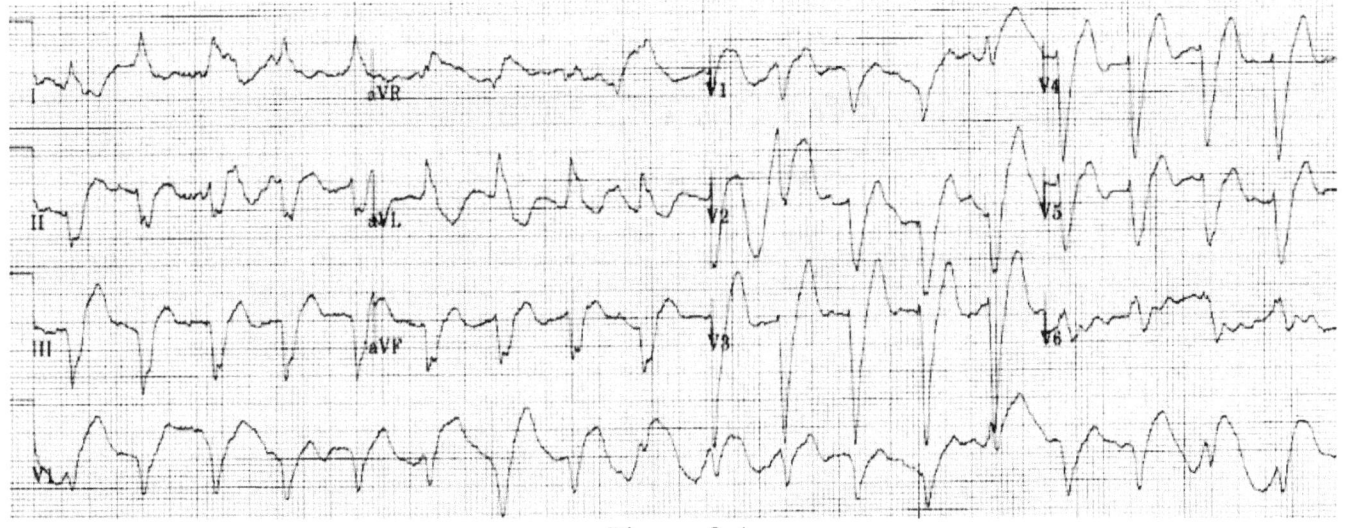

Figure 6-1

PERLE | Examiner encore et encore les mêmes morphologies anormales vous permettra de mieux les reconnaître. Cela vous permettra de vous familiariser avec les formes, ce que vous n'obtiendrez peut-être pas en observant de nombreuses morphologies différentes. Cependant, l'observation de différentes morphologies élargira éventuellement vos connaissances et votre expérience. La familiarité avec une morphologie signifie que vous n'aurez pas à perdre de temps à essayer de la déchiffrer à chaque rencontre.

Mon approche avec chaque tachycardie complexe large (et un patient stable) est très méthodique. Procédons étape par étape...

1

Regardez toujours d'abord la dérivation V1 pour déterminer quel ventricule est la source du rythme – qu'il soit aberrant ou ectopique. Si le QRS est POSITIF, l'origine se trouve dans le ventricule GAUCHE; s'il est NÉGATIF, l'origine se trouve dans le ventricule DROIT. Un QRS de type BBG signifie ventricule DROIT; un QRS de type BBD signifie ventricule GAUCHE. Ce QRS (Figure 6-1) – aussi bizarre soit-il – est NÉGATIF, donc le site d'origine de la tachycardie se trouve dans le ventricule droit. Si le QRS ressemble à un BBD, notez la hauteur des pics de l'onde R: y a-t-il un pic gauche plus haut (« oreille de lapin » gauche)? Si c'est le cas, pensez « VT! »

2

Ensuite, nous voulons savoir dans quelle partie du ventricule se situe l'origine: la partie supérieure (voie de sortie) ou la partie inférieure (apex). Rappelez-vous toujours DEUX choses:

VOIE DE SORTIE – BONNE!

APEX – MAUVAIS!

(Je ne savais pas comment le dire plus clairement.)

PERLE | Rien de bon ne sort de l'APEX!

Mais comment savoir si l'origine se situe dans la voie de sortie ou dans l'apex? Nous utilisons les dérivations inférieures (dérivations II, III et aVF). À ce stade, la plupart des articles de revues et des manuels commencent à parler d'axes inférieur et supérieur qui nous indiquent – de la manière la plus «roundabout» – où se trouve le stimulateur cardiaque ectopique.

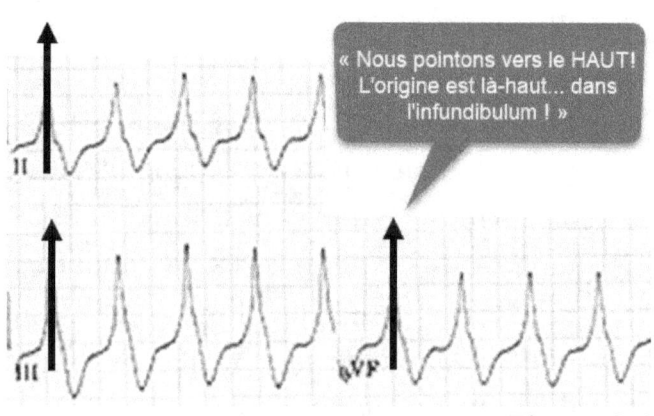

Figure 6-2

« ROUNDABOUT » | Terme anglaise indiquant d'une manière indirect, déroutant et inutilement complexe

Il existe une manière beaucoup plus simple d'utiliser les dérivations inférieures et cela ne nécessite aucune réflexion: il suffit de laisser les complexes QRS dans les dérivations inférieures pointer vers l'origine de la tachycardie. S'il y a de grandes ondes R dans les dérivations inférieures, elles pointent vers le HAUT, vers la partie supérieure du ventricule – la voie de sortie (Figure 6-2). Au contraire, s'il y a des ondes S profondes dans les dérivations inférieures, elles pointent vers le BAS, vers le ventricule inférieur, c'est-à-dire l'apex (Figure 6-3). Ce concept s'applique aussi bien aux ventricules droit que gauche.

Maintenant, ne vous méprenez pas sur ce que je dis. Les ondes R hautes dans les dérivations inférieures indiquent une impulsion qui se déplace vers le bas, VERS l'électrode aVF du pied gauche. Mais si l'impulsion se déplace VERS LE BAS, alors son origine doit être située VERS LE HAUT... et c'est l'emplacement de l'ORIGINE de l'impulsion qui nous intéresse – pas sa destination! La véritable pathologie d'une dysrythmie réside dans son *origine* – et non dans sa *destination* !

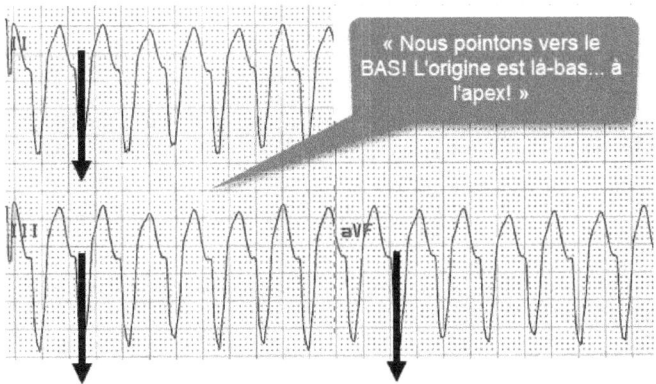

Si les complexes QRS dans les dérivations inférieures sont tous des ondes S profondes pointant VERS LE BAS, le stimulateur cardiaque ectopique est situé à l'apex du ventricule – le bas du cœur. Ce n'est pas une bonne nouvelle pour le patient.

Figure 6-3

3

Nous pouvons encore aller un peu plus loin. Il est possible de déterminer où dans l'apex se situe le foyer ectopique: paroi libre ou septum? C'est là que la transition précordiale nous aide. Les impulsions provenant du milieu vers le bas du ventricule droit auront des transitions précordiales tardives – généralement de la dérivation V4 à la dérivation V6 et parfois au-delà.

Où se trouve la transition sur cet ECG (Figure 6-1)? Le QRS dans la dérivation V6 semble à peu près équiphasique, donc dans ce cas, *le point de transition* et *la dérivation de transition* sont à peu près identiques! Le point de transition est là où le rapport R/S = 1,0; c'est-à-dire que la hauteur de l'onde R est égale à la profondeur de l'onde S. La dérivation de transition est la première dérivation avec un rapport R/S ≥ 1,0. Dans la plupart des cas, le point de transition se situe *entre* les dérivations, donc pour des raisons pratiques, nous utilisons le concept de *dérivation* de transition. La transition précordiale sur cet ECG indique une origine dans la paroi libre du ventricule droit. Comme vous devez vous en souvenir, la paroi libre du ventricule droit est en réalité située antérieurement, et pas tellement latéralement.

PERLE | Les origines sur ou autour du septum sont plus proches des fibres conductrices, donc les complexes QRS ont tendance à être plus minces. Les origines dans ou près de la paroi libre de l'un ou l'autre ventricule sont beaucoup plus éloignées des fibres conductrices, donc les complexes QRS auront tendance à être plus larges.

Autre PERLE | Plus le foyer ectopique est à droite, plus la transition précordiale est à gauche (et vice versa). Un foyer ectopique situé sur ou très près du côté droit du septum aura une transition précordiale autour de V4. Un foyer ectopique situé plus à droite sur la paroi libre du ventricule droit aura une transition autour de V6 ou au-delà. (Vous avez besoin de réviser? Revoyez le chapitre 1, figure 1-30.)

Passons en revue...

1. Localisez le ventricule avec le foyer ectopique.

2. Déterminez si l'origine de la dysrythmie se situe dans le ventricule supérieur (voie de sortie) ou dans le ventricule inférieur (apex).

3. Si la transition précordiale se situe autour de la dérivation V4, le foyer ectopique se situe sur ou près du côté droit du septum ventriculaire. Si la transition précordiale se situe plus à gauche (c'est-à-dire plus tard), le foyer ectopique se situe dans la paroi libre du ventricule droit. (La transition précordiale va nous réserver une petite surprise dans le prochain ECG!)

OK... regardez à nouveau l'ECG à 12 dérivations (figure 6-1). Vous devriez pouvoir voir que le foyer ectopique se situe dans ou près de la paroi libre de l'apex ventriculaire droit. C'est généralement le siège d'une maladie très dangereuse appelée cardiomyopathie arythmogène (anciennement: cardiomyopathie ventriculaire droite arythmogène). Dans cette pathologie, le myocarde ventriculaire est progressivement remplacé par des îlots de graisse et de tissu fibreux, le substrat idéal pour les tachycardies ventriculaires réentrantes dangereuses liées à la cicatrisation. Lorsqu'une impulsion de dépolarisation pénètre dans une telle zone de graisse et de fibrine, sa sortie de cette zone est souvent retardée jusqu'à ce que le reste du myocarde ventriculaire se soit repolarisé. Elle réexcite alors le myocarde et le processus se répète encore et encore.

Regardons un autre ECG (Figure 6-4)...

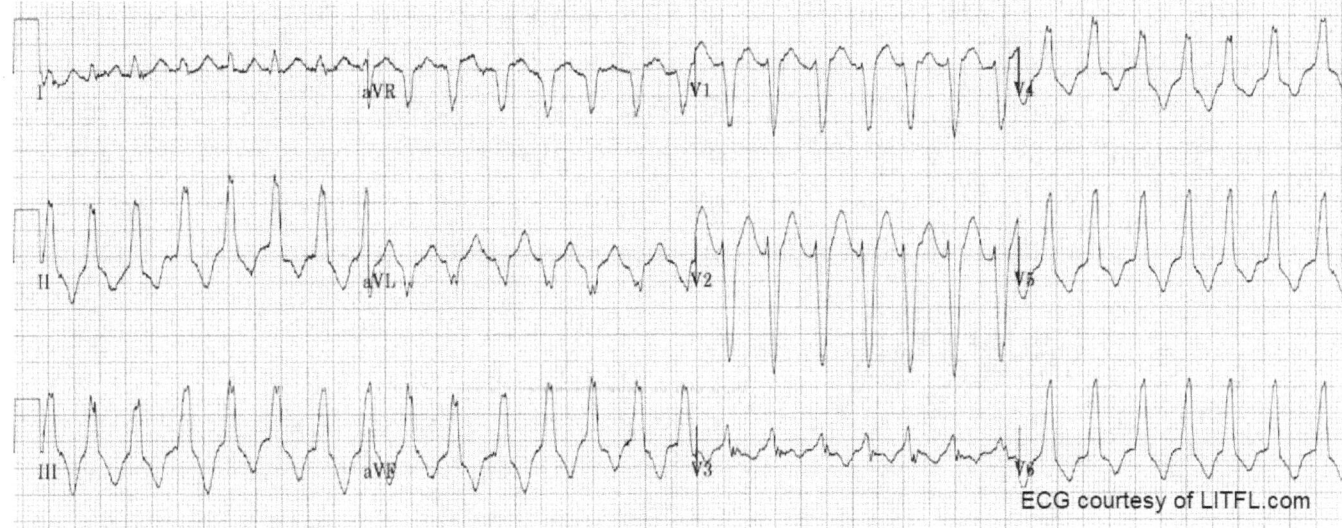

Figure 6-4

1. Dans quel ventricule se situe l'origine?

2. Où dans le ventricule – en haut (voie de sortie) ou en bas (apex)?

3. Le foyer ectopique est-il près du septum ou plus latéralement dans la paroi libre?

Cette tachydysrythmie est une tachycardie ventriculaire. Mais ne ressemble-t-elle pas davantage à un bloc de branche gauche (BBG) classique? Notez la morphologie de la première partie du QRS – des lignes droites lisses. Notez également la largeur (durée) des complexes QRS – 120 ms! Ce n'est pas large pour une tachycardie ventriculaire! Cette tachycardie s'est développée dans ou très, très près du tissu conducteur. Plutôt classique!

Discussion...

Il existe un schéma de bloc de branche GAUCHE – assez classique – donc le foyer ectopique est dans le ventricule droit.

Tous les complexes QRS dans les dérivations inférieures sont de grandes ondes R pointant vers le HAUT vers la partie supérieure du ventricule droit – la voie de sortie. Le foyer ectopique se situe dans la voie de sortie (et c'est une bonne nouvelle pour le patient !).

La transition précordiale s'est produite entre les dérivations V2 et V3. Waouh ! Quelle surprise! C'est très tôt pour une impulsion provenant du ventricule droit. La plupart des transitions précordiales impliquant un foyer dans le ventricule droit commencent autour de la dérivation V4 et pointent plus loin vers la gauche. Mais rappelez-vous de votre leçon d'anatomie du chapitre 1: la partie supérieure de la voie de sortie du ventricule droit n'est plus séparée de la voie de sortie du ventricule gauche par le septum épais et musculaire. Dans la partie supérieure des deux voies de sortie, le septum est réduit à une paroi membraneuse relativement fine (Figure 6-5). C'est dans cette partie de la voie de sortie que la voie de sortie du ventricule droit s'enroule autour de la base de l'aorte et *devient plus à gauche que la voie de sortie du ventricule gauche!* C'est vrai ! À ce stade, la VSVD est à gauche et la VSVG est à droite. Il est maintenant un peu plus compréhensible pourquoi la transition précordiale d'un foyer ectopique dans la VSVD supérieur (« X » blanc, Figure 6-5) peut ressembler davantage à un foyer provenant du ventricule gauche en fonction de la transition précordiale.

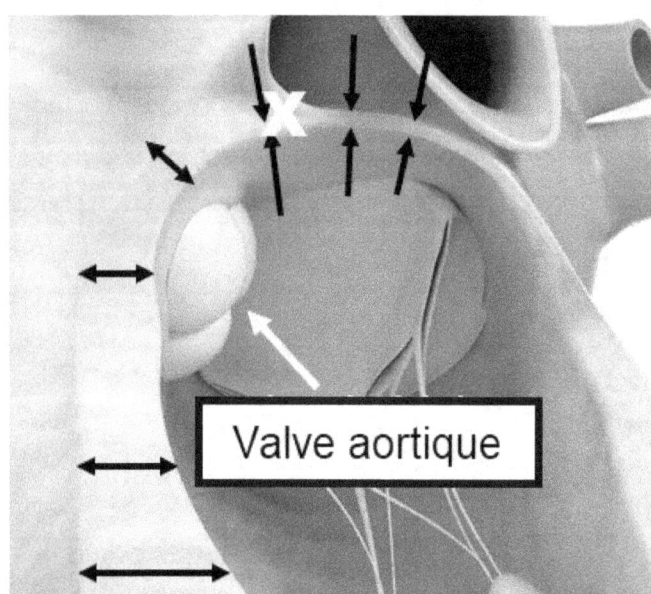

Figure 6-5

Les flèches noires (Figure 6-5) montrent l'amincissement du septum interventriculaire lorsqu'il se courbe vers la gauche avec l'extension vers la gauche de la voie de sortie du ventricule droit. La partie supérieure de la VSVD se trouve à gauche de la VSVD inférieur (et également d'une grande partie du VSVG), ce qui contribue probablement à la transition précordiale inhabituellement précoce pour un foyer ectopique droit.

PERLE | Il est toujours utile de connaître l'anatomie du cœur. Vous souvenez-vous des structures proches de la zone basilaire supérieure du septum? Qu'en est-il de l'extrémité du faisceau de His juste avant qu'il ne se divise en branches droite et gauche? Une impulsion à cet endroit peut immédiatement pénétrer dans l'une ou les deux branches du faisceau, provoquant une activation quasi simultanée et aboutissant à un complexe QRS plus étroit. Qu'est-ce qui est également très proche? L'anneau de la valve aortique. Les calcifications de la valve aortique ou les abcès para-aortiques peuvent facilement perturber la conduction AV à ce stade en provoquant une pression sur le faisceau de His.

Voici deux autres ECG à douze dérivations que vous pouvez utiliser pour vous entraîner (pages suivantes)...

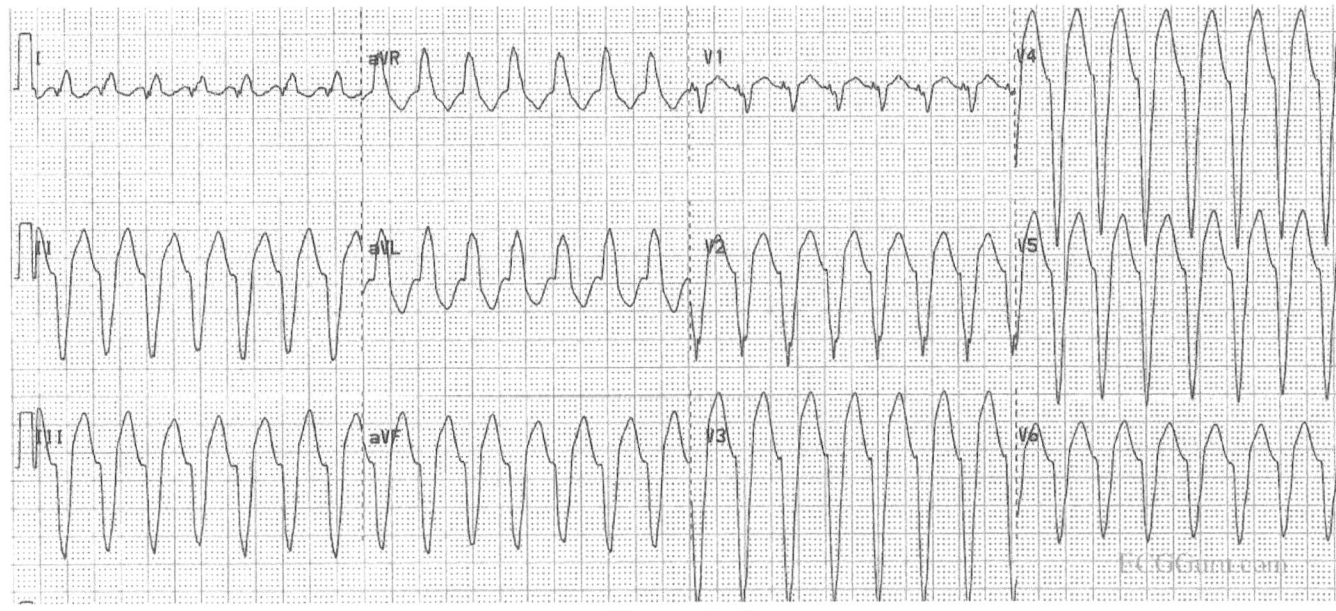

Figure 6-6

1. Dans quel ventricule se situe l'origine?

2. Où dans le ventricule se situe l'origine – supérieur (voie de sortie) ou inférieur (apex)?

3. Le foyer ectopique est-il proche du septum ou plus latéralement dans la paroi libre?

Utilisez l'espace ci-dessous pour noter vos remarques.

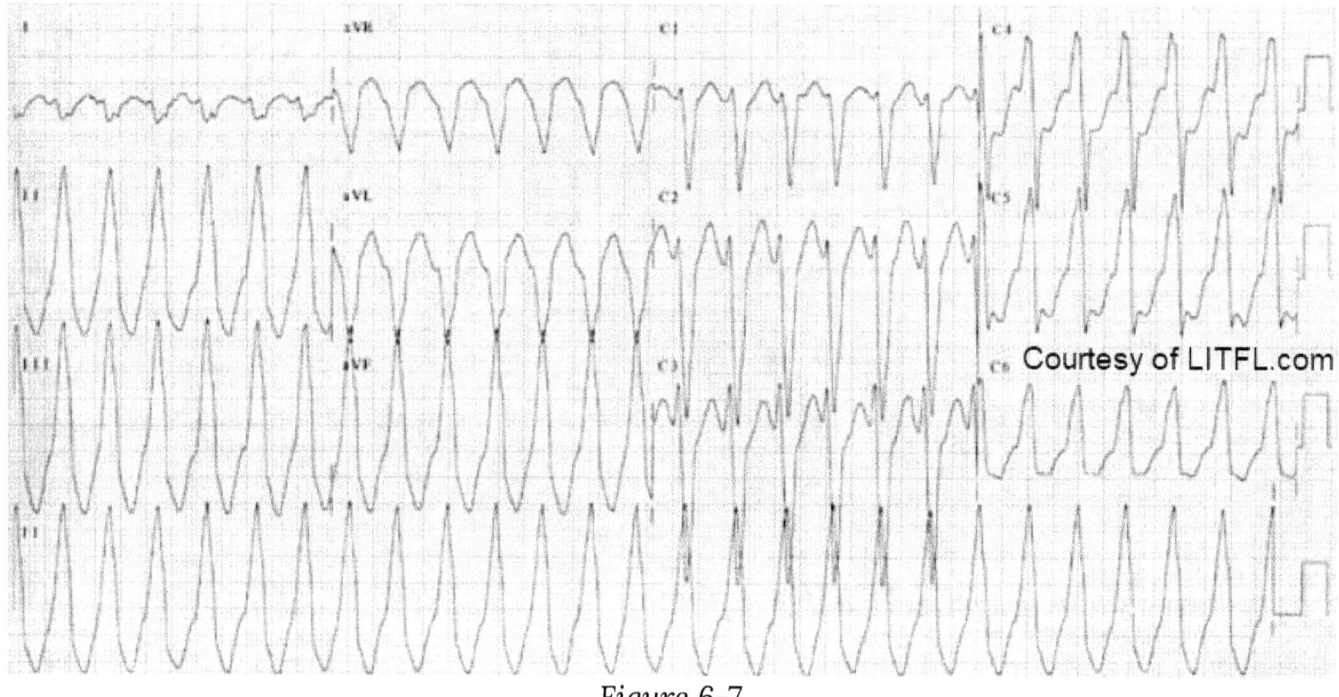

Figure 6-7

1. Dans quel ventricule se situe l'origine?

2. Où dans le ventricule se situe l'origine – supérieur (voie de sortie) ou inférieur (apex)?

3. Le foyer ectopique est-il proche du septum ou plus latéralement dans la paroi libre?

Utilisez l'espace ci-dessous pour noter vos remarques.

Chapter 7

Démontrez vos connaissances et vos progrès

Voici quelques questions et tâches pour voir combien vous avez appris jusqu'à présent.

Pour chacun des extraits, indiquez si la flèche pointe vers une onde R, une onde S ou une onde T (les ondes T peuvent être inversées ou verticales).

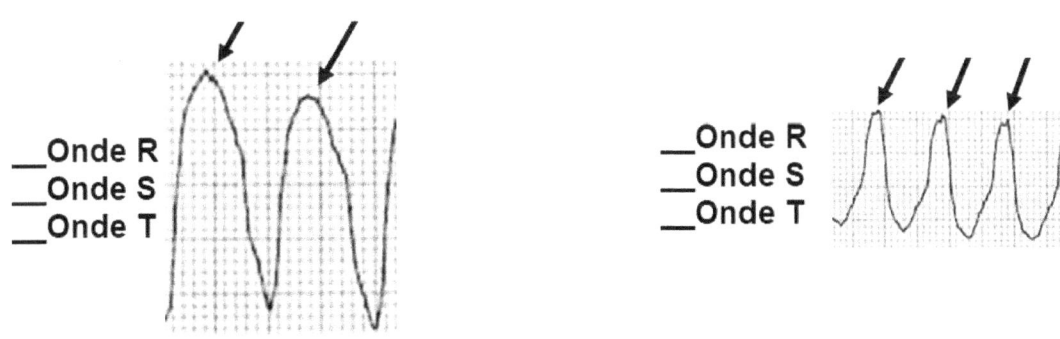

__Onde R
__Onde S
__Onde T

__Onde R
__Onde S
__Onde T

Figures 7-1 et 7-2

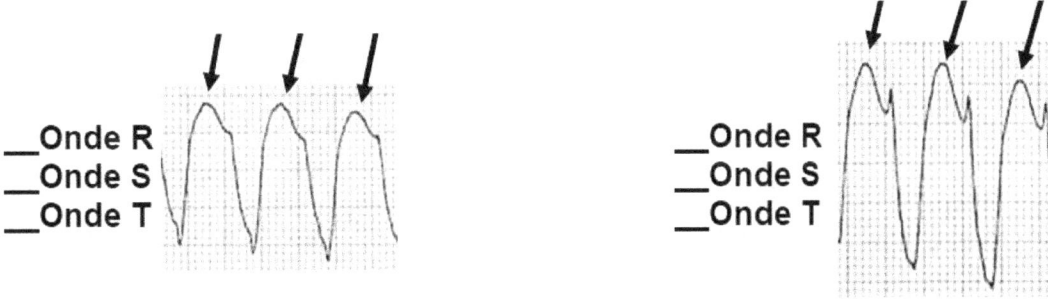

__Onde R
__Onde S
__Onde T

__Onde R
__Onde S
__Onde T

Figures 7-3 et 7-4

__Onde R
__Onde S
__Onde T

__Onde R
__Onde S
__Onde T

Figures 7-5 et 7-6

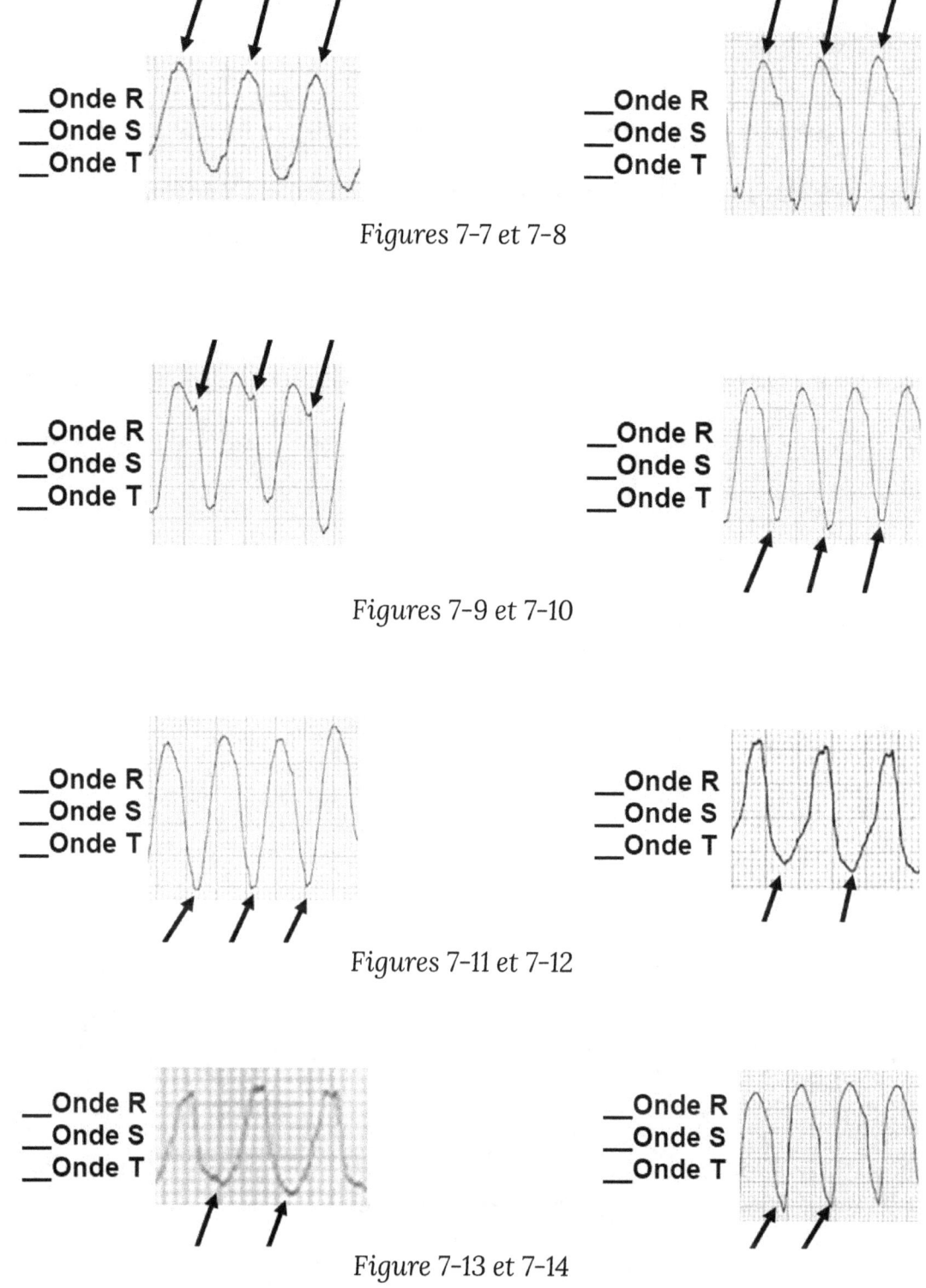

__Onde R
__Onde S
__Onde T

__Onde R
__Onde S
__Onde T

Figures 7-7 et 7-8

__Onde R
__Onde S
__Onde T

__Onde R
__Onde S
__Onde T

Figures 7-9 et 7-10

__Onde R
__Onde S
__Onde T

__Onde R
__Onde S
__Onde T

Figures 7-11 et 7-12

__Onde R
__Onde S
__Onde T

__Onde R
__Onde S
__Onde T

Figure 7-13 et 7-14

(Figure 7-15) Une onde S est-elle présente dans cet extrait?

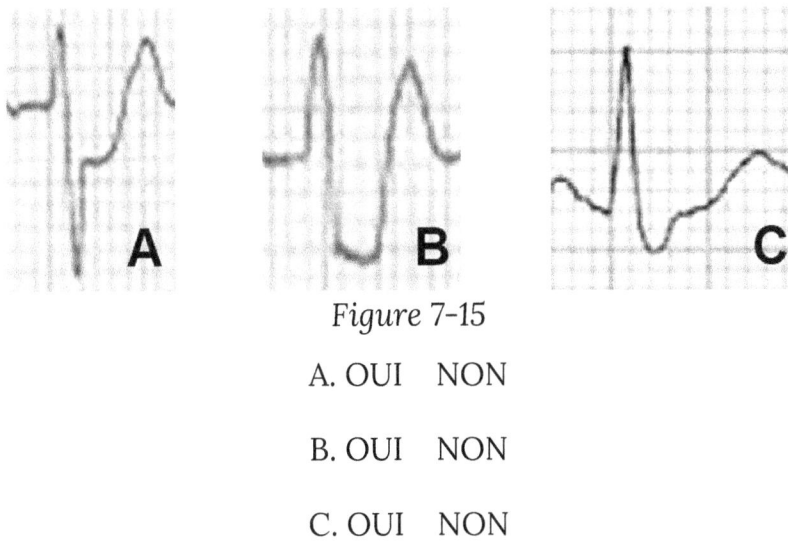

Figure 7-15

A. OUI   NON

B. OUI   NON

C. OUI   NON

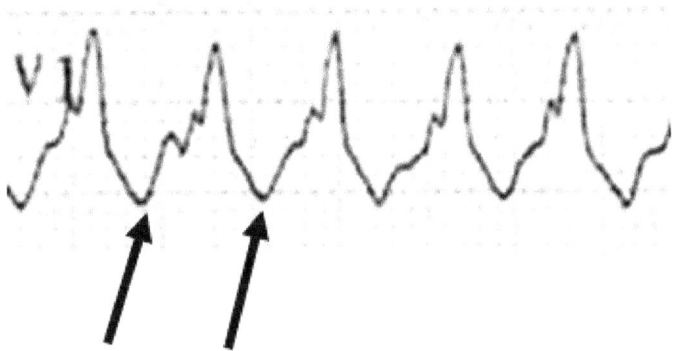

Figure 7-16

(Figure 7-16) La flèche indique-t-elle une onde S ou une onde T ?

Il s'agit de la dérivation V1 et elle provient d'une tachycardie ventriculaire. Remarquez-vous autre chose d'inhabituel dans cet extrait ?

Sélectionnez la morphologie QRS correcte.

A. R monophasique
B. QS monophasique
C. rS
D. rSR'

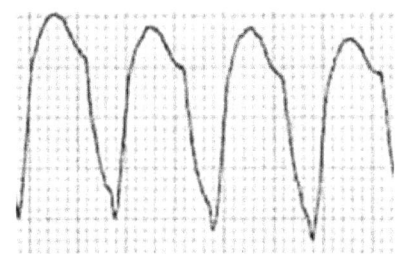

Figure 7-17

A. R monophasique

B. QS monophasique

C. rS

D. rSR'

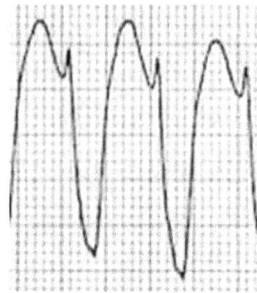

Figure 7-18

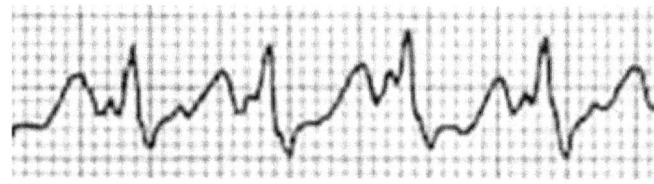

Figure 17-19

A. R monophasique

B. QS monophasique

C. RS

D. rSR'

A. R monophasique

B. qR

C. RS

D. RsR'

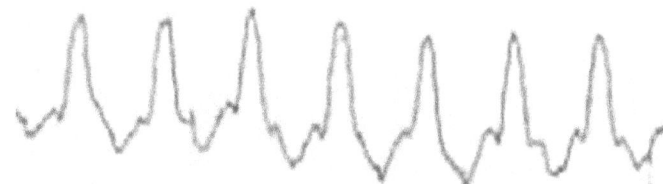

Figure 17-20

A. R monophasique

B. Rs

C. qRS

D. qR

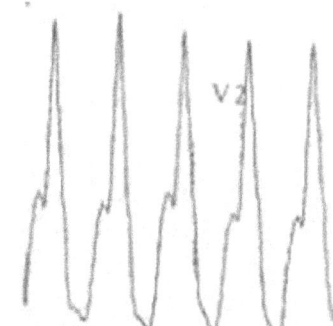

Figure 7-21

Quelle est la morphologie de ce QRS? Quelles autres informations utiles fournit-il?

A. R monophasique

B. rS

C. Rs

D. qR

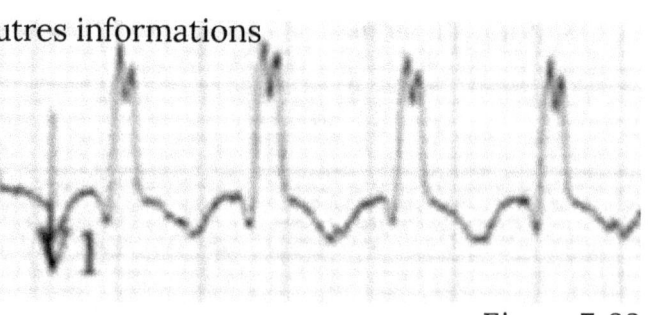

Figure 7-22

Quelle est la morphologie des complexes QRS dans les extraits suivants?

A. R monophasique

B. QS monophasique

C. RS

D. Rs

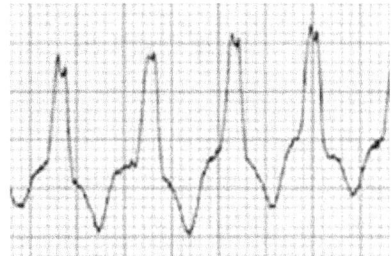

Figure 7-23

A. R monophasique

B. QS monophasique

C. RS

D. Rs

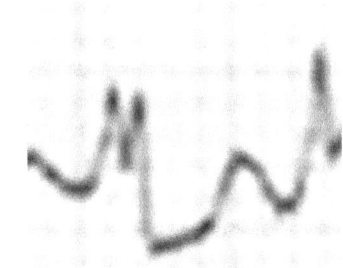

Figure 7-24

A. R monophasique

B. QS monophasique

C. RS

D. Rs

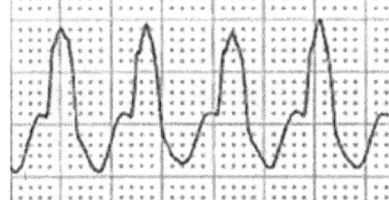

Figure 7-25

Réponses aux exemples 7-1 à 7-25

7-1: T

7-2: R

7-3: T

7-4: T

7-5: R

7-6: r

7-7: R

7-8: T

7-9: r

7-10: S (QS)

7-11: S (QS)

7-12: T

7-13: T

7-14: T

7-15: A – OUI; B – NO; C – OUI

7-16: T (Onde P probable (1ère flèche); VT avec pic droit plus haut dans V1)

7-17: B

7-18: C

7-19: C

7-20: B

7-21: D

7-22: D (Pic gauche plus haut)

7-23: A

7-24: A*

7-25: A (Les preuves d'un petit q ne sont pas cohérentes)

*La présence d'une encoche profonde dans une onde R ne crée pas une seconde onde R. Bien que certains auteurs puissent désigner le second pic par le terme R', il s'agit toujours d'une onde R monomorphe entaillée. Lorsque l'impulsion survient de manière ectopique dans le ventricule gauche, la morphologie du QRS peut être assez bizarre et un deuxième R' peut ne pas avoir la même signification qu'un véritable BBD classique.

L'encoche entre les deux pics doit revenir complètement à la ligne de base pour que le second pic soit considéré comme une véritable onde R'. L'encoche ne doit cependant pas s'étendre au-dessous de la ligne de base; il n'est pas nécessaire qu'une onde S se forme entre les deux déflexions.

Un peu plus sur la morphologie du QRS

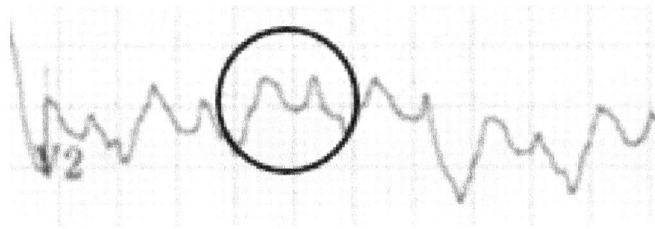

Figure 7-26

Regardons la dérivation V2 (Figure 7-26). Quels sont les indices sur cette dérivation qui nous aideraient à la déchiffrer plus facilement? En général, il n'y a que deux déflexions positives importantes dans un tracé de tachycardie à complexes larges: l'onde R et une onde T verticale. Bien sûr, vous verrez occasionnellement des ondes P, mais elles seront très petites et très peu fréquentes.

> **PERLE |** L'onde T est généralement plus large au niveau de la ligne de base que l'onde R ou l'onde QS.

Si vous voyez des déflexions positives de deux largeurs différentes, essayez d'interpréter avec l'idée que la déflexion positive la plus étroite est l'onde R. Dans cette dérivation, nous voyons des déflexions positives de deux largeurs différentes: l'une est large et l'autre est plus étroite et plus pointue. Supposons que la plus étroite est l'onde R et la plus large l'onde T. Nous allons nous vérifier en utilisant notre règle et un peu de bon sens. À présent, vous devriez pouvoir facilement voir la petite onde r dans la dérivation V3 de la figure 7-27 (ci-dessous).

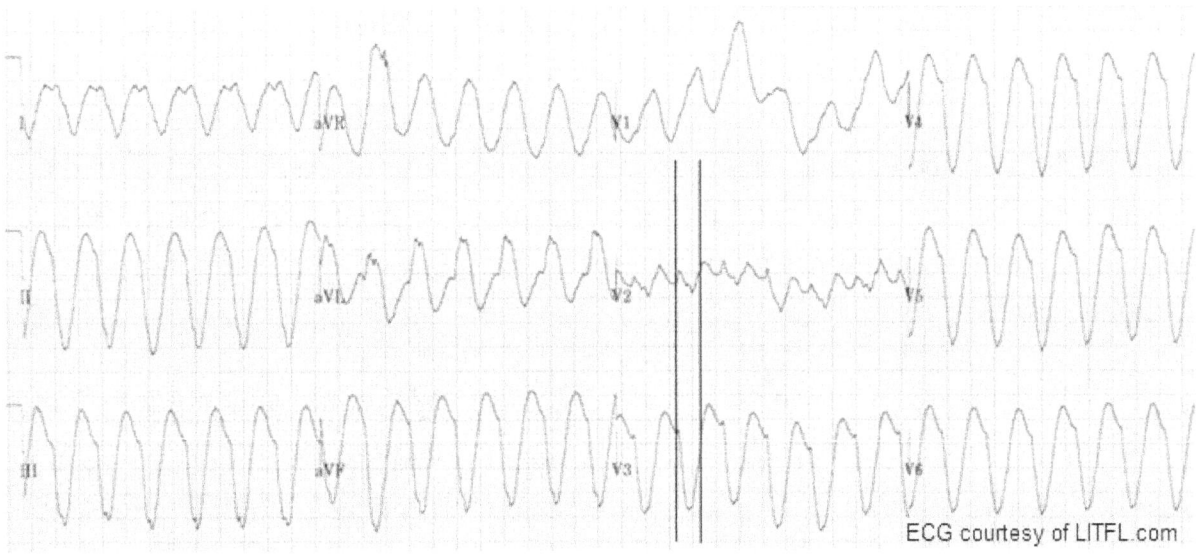

Figure 7-27

Alignez votre règle avec le début de cette onde r et suivez-la jusqu'à la dérivation V2 pour voir où commence le complexe QRS. Nous devons maintenant déterminer où se termine le complexe QRS. Pour ce faire, nous ferons une hypothèse générale selon laquelle la fin du complexe QRS de la dérivation V3 se trouve directement en face de la ligne de base de cette petite onde r. La raison pour laquelle je dis hypothèse « générale » est que cela ne tient pas compte de la possibilité d'une élévation ou d'une dépression du segment ST. Marquez ce point près de la fin de la pente ascendante de l'onde S, puis déplacez votre règle là-bas pour trouver la fin du complexe QRS de la dérivation V2. Avons-nous eu raison de supposer que la déflexion la plus étroite était en effet une onde R? Nous avons fait le bon choix et les lignes indiquent même un complexe RS.

Il existe également un moyen intuitif de déterminer cela...

Il y a DEUX déflexions positives (verticales) sur cet extrait (Figure 7-28) – l'une est LARGE et l'autre est visiblement PLUS ÉTROITE. Lorsque les deux déflexions verticales apparaissent l'une à côté de l'autre, la déflexion LARGE précède toujours la déflexion PLUS ÉTROITE sans déflexion négative intermé-

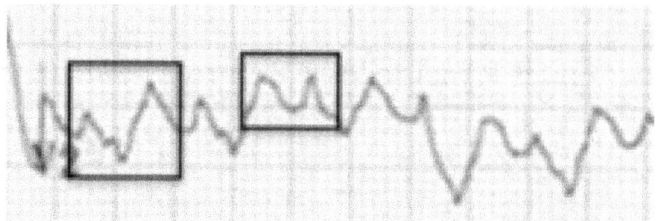

Figure 7-28

diaire. Mais lorsque la déflexion PLUS ÉTROITE précède la déflexion LARGE, elle est toujours séparée de la déflexion LARGE par une déflexion négative. La déflexion LARGE est une onde T et la déflexion PLUS ÉTROITE est une onde R.

PERLE | Au cours d'une tachycardie à complexes larges, la tachycardie supraventriculaire avec aberration et la tachycardie ventriculaire présentent toutes deux des anomalies de repolarisation. Par conséquent, il ne peut pas y avoir deux ondes R immédiatement adjacentes l'une à l'autre (sauf dans le cas d'un rare RR') et il ne peut pas y avoir d'onde T verticale suivant une onde R sans onde S intermédiaire. Bien que cela soit courant, voire habituel, lors d'un rythme sinusal, cela ne se produit pas lors d'un rythme ectopique ventriculaire ou d'un rythme conduit de manière aberrante en raison d'une anomalie de repolarisation.

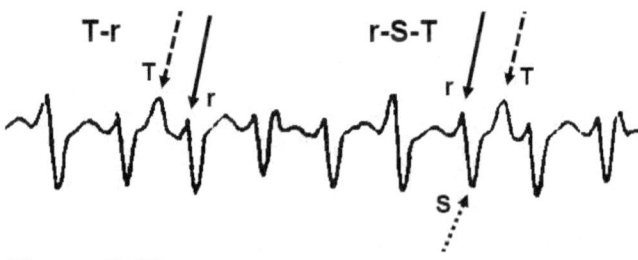

Figure 7-29

Si les deux déflexions verticales apparaissent adjacentes l'une à l'autre, celle de gauche doit être l'onde T suivie immédiatement de l'onde R (Figure 7-29, T-r). Bien qu'une onde R puisse empiéter sur une onde T, lorsqu'une onde T suit immédiatement une onde R pendant une tachycardie ventriculaire, elle doit avoir une polarité opposée en raison de l'anomalie de repolarisation requise. Dans le cas contraire, il doit y avoir une onde S intermédiaire (Figure 7-29, r-S-T). Exception: une ischémie aiguë peut entraîner une anomalie de repolarisation primaire dans laquelle l'onde T aura la même polarité que la dernière déflexion du complexe QRS.

PERLE | Dans la plupart des cas, plus la transition précordiale est précoce, plus le foyer ectopique est situé à gauche. Les foyers ectopiques dans la partie supérieure de la de sortie du ventricule droit peuvent avoir des transitions précordiales précoces inhabituelles (dérivation V3 ou entre les dérivations V2 et V3).

Chapter 8

Morphologies QRS-T déroutantes et problématiques

Les « Douze Terribles »

Les « Douze Terribles » sont douze des morphologies QRS les plus courantes et parfois les plus problématiques que vous rencontrerez dans les tachycardies à complexes larges. Étudiez-les attentivement afin que lorsque vous les rencontrerez sur un ECG, vous n'ayez pas à vous arrêter pour essayer de déchiffrer ce qu'elles sont. Plus vous vous familiariserez avec ces morphologies emblématiques, plus rapidement les tachycardies à complexes larges se résoudront à partir de ce qui semble n'être au départ que chaos et confusion.

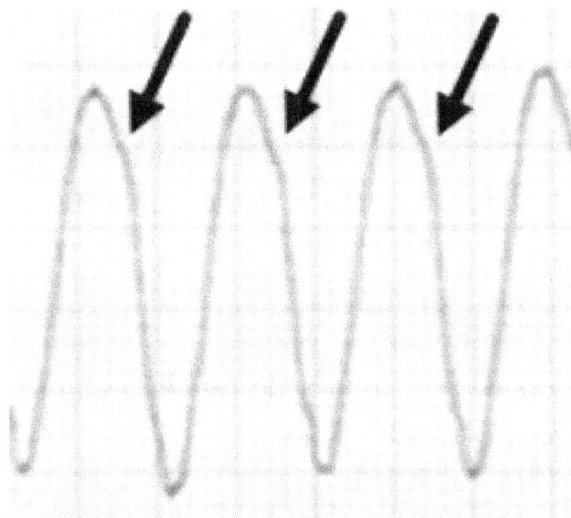

Figure 8-1

1

(Figure 8-1) Cette morphologie ressemble presque à une onde sinusoïdale. Mais il s'agit soit d'une onde R monophasique avec une onde T inversée, soit d'une onde QS monophasique avec une onde T verticale.

PERLE | Les battements ventriculaires ectopiques et les battements conduits de manière aberrante présentent toujours des anomalies de repolarisation, de sorte que l'onde T est toujours opposée à la dernière déflexion majeure du QRS.

ASTUCE | Il est préférable d'essayer de définir l'onde T en premier. N'oubliez pas: un complexe QRS n'a pas besoin d'avoir une onde R ou une onde S, mais il doit être suivi d'une onde T. Il y aura TOUJOURS une onde T.

PERLE | Les ondes T ont tendance à avoir des pics (ou nadirs) plus arrondis que les ondes R ou les ondes QS.

Les déflexions au bas de cet extrait d'ECG (Figure 8-1) semblent avoir un nadir subtil mais plus net que le pic des déflexions verticales. Il s'agit donc d'ondes QS monophasiques avec des ondes T verticales. Regardez attentivement... voyez-vous comment les sommets de ces déflexions sont légèrement plus arrondis que les bas?

Maintenant, où se trouve la ligne de base? À environ 4 ou 5 petits carrés du haut, vous devriez voir un changement subtil de pente dans chaque ligne descendante (flèches). Connectez ces zones et vous aurez trouvé la ligne de base (présumée).

2

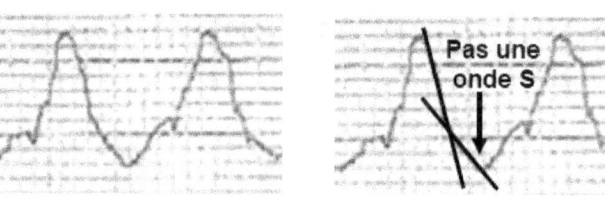

Figure 8-2

(Figure 8-2) Je vous dirai que ce QRS se compose d'une petite onde q et d'une onde R très large. L'onde T est inversée. Pour trouver la ligne de base, il suffit de relier les sommets de toutes les petites ondes q. La partie située sous la ligne de base n'est pas une onde S, mais une onde T inversée. Il n'y a que deux déflexions majeures de ce complexe QRS (sans compter la petite onde q) et l'une d'elles doit être une onde T. Lorsque l'ectopie prend naissance à l'extérieur du système conducteur, le QRS sera suivi d'une anomalie de repolarisation. Cela signifie que si le QRS est une onde R monophasique, alors l'onde T sera inversée; inversement, si le QRS est une onde QS monophasique, alors l'onde T sera verticale. Bien que cela soit certainement caractéristique de la tachycardie ventriculaire, c'est également caractéristique de la conduction antidromique par une voie accessoire et des TSV avec aberration. Ainsi, la présence d'une anomalie de repolarisation ne permet pas de distinguer une TV d'une TSV avec aberration.

Notez également à quel point ces ondes R monophasiques apparaissent larges et bizarres dans la figure 8-2! Ces impulsions proviennent de loin du système de conduction.

3

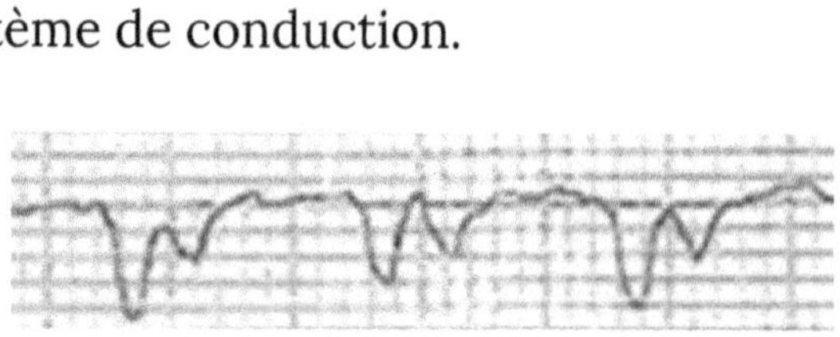

Figure 8-3

(Figure 8-3) Cette morphologie est source de beaucoup de confusion pour certains. Qu'est-ce que c'est? Laissez-moi vous dire ce que ce n'est pas: ce n'est pas une onde QS suivie d'une onde T inversée. C'est simplement une onde QS entaillée. Ce qui rend cela encore plus confus est une onde T qui est presque isoélectrique. Si vous regardez la ligne de base suivant la troisième onde QS, vous verrez une petite onde T. Il y a un peu de dérive de la ligne de base dans cet extrait, mais l'encoche ne franchit jamais réellement la ligne de base.

ASTUCE | Une onde S n'est pas une déflexion distincte d'une onde R - elles sont toutes deux des enregistrements de la même impulsion de dépolarisation. La différence ne réside pas dans les déflexions - la différence réside dans la perspective des électrodes d'enregistrement.

4

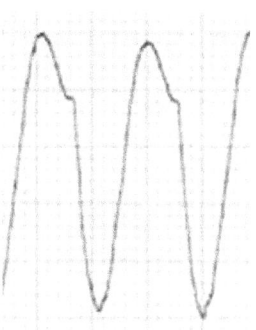

(Figure 8-4) Cette morphologie est à l'origine de la plupart des confusions lors de la première étape de l'algorithme de Brugada. S'agit-il d'un complexe rS ou QS? La réponse à la première étape (« Y a-t-il un manque de complexes RS dans toutes les dérivations précordiales? ») dépend de la manière dont vous idcntifiez ce complexe. Voici comment déterminer la réponse: rappelez-vous que chaque déflexion sur un ECG – y compris

Figure 8-4

chaque déflexion au sein d'un complexe QRS – chaque Q, chaque R et chaque S – est un vecteur. Un vecteur doit avoir une direction, dans ce cas sa polarité – positive (verticale) ou négative (inversée). Il doit également avoir une amplitude – la « superficie au sein de la déflexion » qui se compose de sa pente ascendante, de sa pente descendante et de la ligne de base. Dans cet extrait, si nous entourons la grande déflexion négative à l'aide de la ligne de base, nous voyons une quantité considérable de superficie au sein de cette déflexion. OK... maintenant, essayez de faire cela avec ce qui semble être une onde r juste avant la déflexion négative. Vous ne pouvez pas. Il n'y a pas de pente ascendante vers cette partie irrégulière près de la ligne de base. Par conséquent, ce n'est pas un vecteur et, par conséquent, ce n'est pas une onde r. Ce que vous voyez dans cet extrait est une onde QS. Mais soyez très prudent ici! Examinons une morphologie QRS similaire:

5

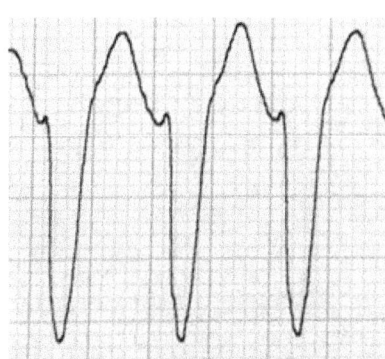

(Figure 8-5) Cela peut vous sembler très similaire, mais cela me semble très différent! Il s'agit d'un véritable complexe rS. Regardez les minuscules ondes r juste avant les ondes S profondes. Elles ont toutes une pente ascendante et une pente descendante même si elles sont très petites. Si la ligne de base devait agir comme le troisième côté (base), alors il y aurait une zone définie qui y serait enfermée. Cela signifie qu'il s'agit d'un vecteur et, par conséquent, d'une véritable déflexion.

Figure 8-5

Voici les différences agrandies (Figure 8-6)...

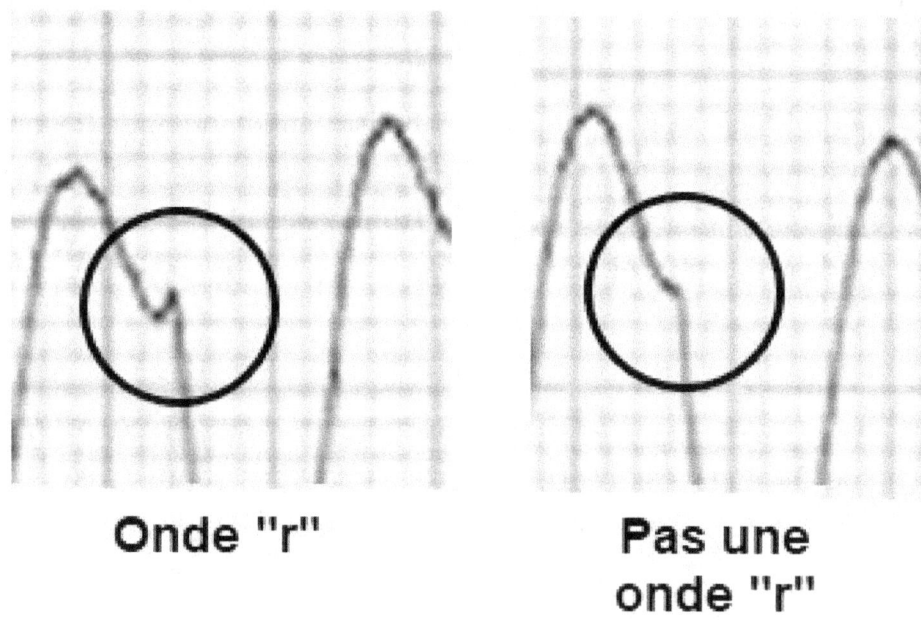

Onde "r"   Pas une
                                                onde "r"

Figure 8-6

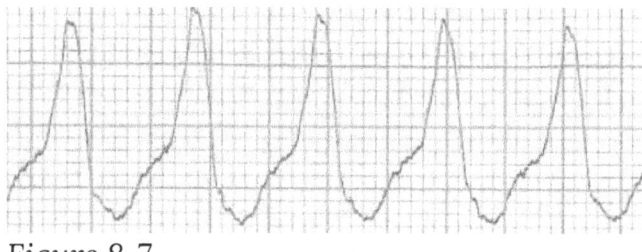

Figure 8-7

6

(Figure 8-7) Cette morphologie du QRS devrait vous être très évidente à présent, mais beaucoup de gens ne la reconnaissent toujours pas. Il s'agit d'une onde R monophasique avec une onde T inversée. Cette déflexion négative n'est pas une onde S. S'il s'agissait d'une onde R et d'une onde S, combien de déflexions seraient présentes? Il y aurait DEUX déflexions présentes – l'onde R et l'onde S. Mais n'oublions-nous pas quelque chose? Où est l'onde T? Rappelez-vous: vous n'êtes pas obligé d'avoir une onde R et vous n'êtes pas obligé d'avoir une onde S, mais vous devez toujours avoir une onde T.

ASTUCE | L'onde S est normalement la dernière déflexion d'un complexe QRS. Si vous pensez voir une « onde S », vous devez identifier l'onde T qui la suit!

PERLE | Alors qu'une onde T ne peut pas interrompre une onde R, une onde R peut interrompre une onde T en la laissant seulement partiellement visible. C'est pourquoi certaines ondes QS semblent énormes tandis que les ondes T semblent disproportionnellement petites – c'est parce que vous ne voyez pas toute l'onde T!

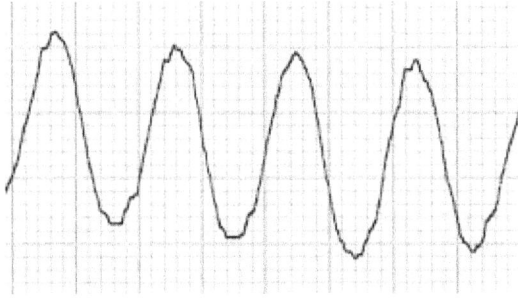

Figure 8-8

7

(Figure 8-8) OK... quelle est la première chose que nous recherchons lorsque nous déchiffrons ces morphologies QRS difficiles? Les ondes T! Et où se trouve l'onde T dans cet extrait? La toute première chose qui aurait dû attirer votre attention ici est qu'il n'y a que DEUX déflexions – donc l'une d'elles DOIT être une onde T!

Cela ne laisse que deux choix: une onde R monophasique avec une onde T inversée ou une onde QS monophasique avec une onde T verticale.

Regardons maintenant de près ces deux déflexions. Rappelez-vous que les ondes T sont généralement plus arrondies à leur pic ou nadir. Alors, quelle déflexion est la plus arrondie? C'est très serré, mais la déflexion négative est plus arrondie; par conséquent, je considérerais qu'il s'agit d'une onde R monophasique avec une onde T inversée. Le pic de la déflexion verticale est bifide (deux petits pics). Je ne peux pas vous dire ce que cela représente, si ce n'est que le pic d'une onde R monophasique avec une morphologie de type BBG est fréquemment entaillé. Les ondes T ne manifestent pas systématiquement des pics bifides lors des tachycardies à larges complexes. Elles peuvent cependant se présenter avec des pics bifides occasionnels lorsque la dissociation AV est visible et qu'une onde P s'y cache. Le SQTL 1 et l'hypokaliémie peuvent également se présenter avec des ondes T bifides, mais uniquement pendant le rythme sinusal - pas pendant une tachycardie ventriculaire polymorphe (plus d'informations à ce sujet plus tard).

ASTUCE | "La règle des 4 mm" | Voici une astuce que j'ai conçue il y a des années. Elle n'a jamais été validée, mais elle m'a certainement aidé à déterminer la morphologie d'un QRS biphasique à larges complexes. Je l'appelle la "règle des 4 mm". Comptez à rebours 4 mm (soit 4 petits carrés) à partir du pic de la déflexion verticale et 4 mm à partir du nadir de la déflexion inversée. Évaluez les largeurs des déflexion à ce stade. Le plus large est plus susceptible de provenir de l'onde T. Et n'oubliez pas de la comparer avec les déflexions adjacentes en dessus et/ou en dessous de cette dérivation sur l'ECG.

Pour certains de ces rythmes, il est évident que le patient sera très instable. Bien sûr, la cardioversion électrique sera la première étape après une évaluation très brève du patient. Cependant, si un ECG à douze dérivations a déjà été enregistré, vous devriez pouvoir l'interpréter assez bien – après avoir cardioverti le patient!

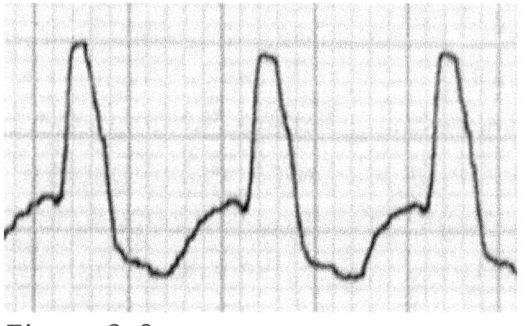

8

Figure 8-9

(Figure 8-9) Il ne s'agit pas d'une onde R monophasique – il s'agit d'un complexe qR avec un segment ST déprimé et une onde T inversée. Une onde q est une onde Q quelle que soit sa taille. Bien que la taille d'une onde Q soit utilisée pour distinguer les ondes q septales des ondes Q pathologiques (en rythme sinusal), la taille ne disqualifie jamais une onde q de sa désignation comme onde q. Et il n'est jamais « acceptable » de négliger intentionnellement une petite onde q dans le but de considérer un complexe QRS comme une onde R monophasique. En rythme sinusal, un complexe qR en dérivation V1 peut indiquer une tension ventriculaire droite critique. En revanche, lors d'une tachycardie à complexes larges, un complexe qR en dérivation V1 peut indiquer un type spécifique de tachycardie de la voie de sortie du ventricule gauche. Voici un autre exemple de complexe qR :

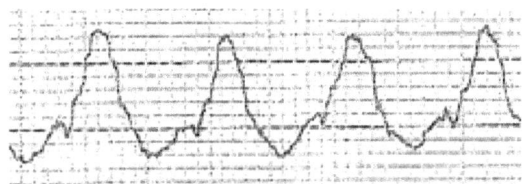

Figure 8-10 (identique à la figure 8-2)

Celui-ci (Figure 8-10) est un peu plus évident mais souvent ignoré ou négligé en raison de l'irrégularité du tracé enregistré. Il s'agit de complexes qR. Sachez les reconnaître lorsque vous les rencontrez ! Vous ne devriez pas avoir à passer du temps à les analyser.

ASTUCE | Bien que pendant le rythme sinusal, une petite onde q dans les dérivations I, aVL, V5 et V6 puisse indiquer une conduction initiale normale dans le ventricule gauche, cela ne s'applique pas aux rythmes ventriculaires ectopiques. Toute onde Q est anormale.

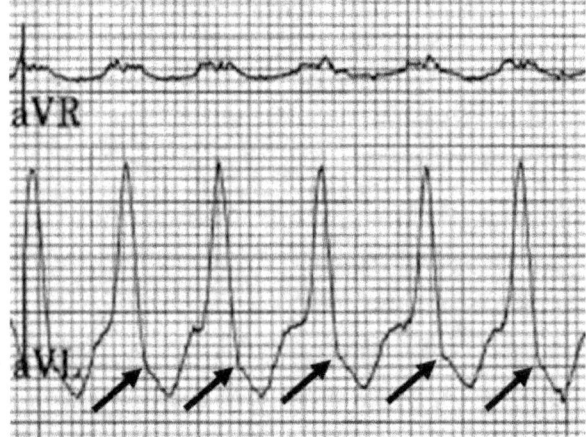

Figure 8-11

9

(Figure 8-11) Une fois de plus, il existe une morphologie QRS impossible à identifier dans la dérivation aVR, nous allons donc devoir compter sur les complexes QRS de la dérivation aVL pour nous aider. Le début du QRS dans la dérivation aVL est évident. Mais cette fois, la fin du QRS dans la dérivation aVL est également clairement visible. Cet extrait de aVL représente une morphologie qui peut être très déroutante si vous ne savez pas quoi rechercher et comment l'interpréter. Il s'agit d'une onde R suivie d'une onde T inversée.

Les flèches indiquent la fin du QRS et le début de l'onde T, en dessous de la ligne de base. S'il s'agissait d'un rythme sinusal, nous serions très préoccupés par un sous-décalage du segment ST de 3 mm (normalement, nous n'autorisons qu'un sous-décalage du segment ST de 1 mm au début d'une anomalie de repolarisation secondaire). Cependant, ce sous-décalage du segment ST s'est produit pendant une tachycardie et il n'est jamais conseillé de diagnostiquer un sous-décalage du segment ST ischémique pendant une tachycardie. De telles dépressions ST se résolvent souvent à l'instant où la tachycardie est terminée. Notez le changement brusque de pente à ce stade.

Il s'agit d'une morphologie très complexe (aVL) avec de nombreux points d'enseignement.

Tout d'abord, il semble parfois y avoir une petite onde q adjacente à l'onde R; mais cela n'est pas toujours le cas car dans certains complexes, dans la même dérivation, l'onde « q » n'est pas présente du tout et sa morphologie n'est pas reproduite dans d'autres. Je soupçonne qu'il s'agit simplement d'un artefact et je ne le considérerais pas comme une déflexion.

Deuxièmement, le simple fait que la pente descendante de l'onde R passe sous la ligne de base n'en fait pas automatiquement une onde S. N'oubliez pas: toutes les déflexions, y compris les ondes S, sont des vecteurs. Pour qu'une onde S soit qualifiée de véritable déflexion, elle doit satisfaire aux règles des vecteurs:

   1. elle doit avoir une direction (sa polarité) et

   2. elle doit avoir une amplitude (une superficieà l'intérieur de la déflexion).

Pour qu'une déflexion soit considérée comme une onde S, elle doit au moins commencer son ascension vers la ligne de base avant le début de l'onde T (Figure 8-12). Cela fournira une superficie au sein de la déflexion qui satisfera la deuxième règle pour les vecteurs. Il n'est pas nécessaire qu'elle atteigne la ligne de base avant de fusionner avec la montée de l'onde T (qui peut commencer en dessous de la ligne de base).

Parfois, les ondes S peuvent être élargies et ressembler beaucoup à l'onde T inversée dans cet extrait de Lead aVL (Figure 8-11).

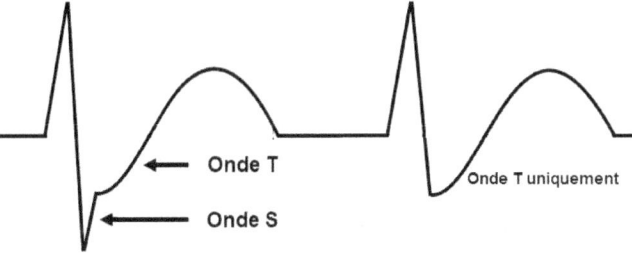

Figure 8-12

PERLE | Pour qu'une déflexion soit considérée comme une onde S, elle doit au moins commencer son ascension vers la ligne de base avant le début de l'onde T. Cela fournira une superficie dans la déflexion.

Voici un exemple :

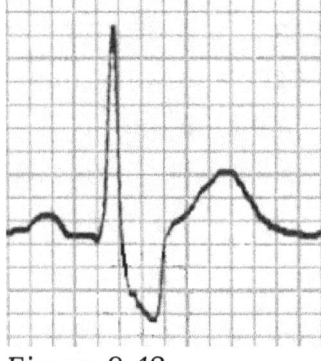

Figure 8-13

10

(Figure 8-13) Dans cet extrait, qui ressemble beaucoup à ceux de l'extrait de dérivation aVL ci-dessus, remarquez que le changement de pente n'est pas brutal mais plutôt progressif - une courbe lisse. Ceci est typique d'une onde S brouillée. Et, bien sûr, il y a une onde T évidente qui la suit. La présence d'une onde P nous indique qu'il ne s'agit pas d'un rythme ventriculaire ectopique, mais c'est la morphologie du QRS qui est importante ici!

PERLE | Ne confondez pas les ondes S avec le segment ST. Le segment ST commence à la fin du QRS - qu'il s'agisse d'une onde R ou d'une onde S. L'onde S ne fait jamais partie du segment ST. Le segment ST représente la phase 2 du potentiel d'action qui est la repolarisation; une onde S représente la phase 0 - la dépolarisation!

Comparez la figure 8-13 ci-dessus avec l'extrait de la figure 8-14. Vous devriez être en mesure d'identifier le début du QRS ainsi que sa fin (vous avez déjà vu cet extrait, mais nous allons l'examiner de plus près maintenant!). Voici la différence: l'onde T inversée ressemble beaucoup à l'onde S brouillée ci-dessus. Comment

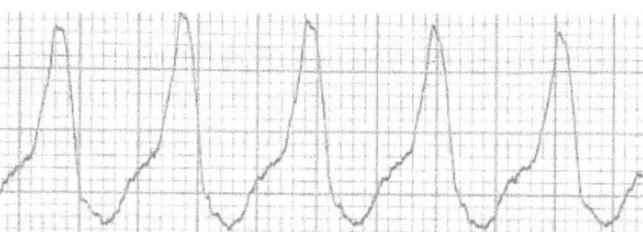

Figure 8-14

savons-nous qu'il ne s'agit pas d'une onde S? Parce qu'il n'y a aucune indication claire d'une onde S se tournant vers le haut en direction de la ligne de base. Il n'y a qu'une seule déflexion inversée se tournant vers le haut en direction de la ligne de base. Encore une fois, demandez-vous: « Combien de déflexions sont présentes? Il n'y a que DEUX déflexions présentes, donc l'une d'elles DOIT être une onde T. De quoi s'agit-il: la déflexion inversée avec le nadir arrondi ou la déflexion verticale avec le sommet pointu? Les ondes T sont plus susceptibles d'être arrondies à leurs pics ou nadirs, donc la déflexion inversée est l'onde T et la déflexion verticale avec le pic pointu est une onde R monophasique. (Rappelez-vous la règle des 4 mm.)

PERLE | Étant donné que l'onde S est généralement la dernière déflexion du QRS, si vous pensez voir une onde S, vous DEVEZ identifier l'onde T qui la suit!

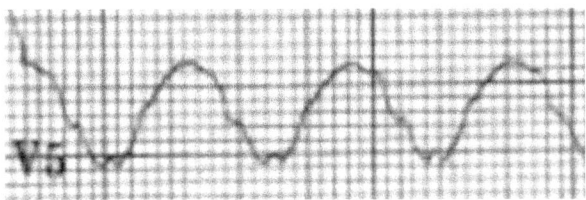

Figure 8-15

11

(Figure 8-15) Une autre morphologie d'onde sinusoïdale qui ressemble plus à une véritable onde sinusoïdale que tout ce que nous avons vu jusqu'à présent! Là encore, vous chercherez de l'aide dans les dérivations imprimées au-dessus et au-dessous de V5. Mais cet extrait nous envoie un message spécial, et bien que nous recherchions la ligne de base en haut ou en bas d'une déflexion, elle est parfois située au milieu! Si vous regardez au milieu de la pente descendante de chaque QRS, vous verrez une petite encoche qui apparaît systématiquement au même endroit. Notre meilleure option serait de relier ces encoches par une ligne et de désigner cette ligne comme ligne de base, au moins au début.

PERLE | Ne diagnostiquez pas le flutter ventriculaire à partir d'une bande rythmiquc à une seule dérivation, à moins que la fréquence ventriculaire ne soit supérieure à 250 battements/minute et de préférence proche de 300/minute. Certaines des déflexions qui apparaissent comme des « ondes sinusoïdales » proviennent d'ECG dans lesquels d'autres dérivations avaient des complexes QRS relativement bien formés. Le flutter ventriculaire sera à peu près le même dans toutes les dérivations. Le rythme de la figure 8-15 peut sembler très inquiétant... mais la fréquence cardiaque n'est que de 130. Il est possible que d'autres dérivations aient des complexes QRS bien formés (oui, je suis d'accord... probablement pas !) ; mais il est toujours préférable de voir l'ECG à 12 dérivations avant de prendre une décision.

12

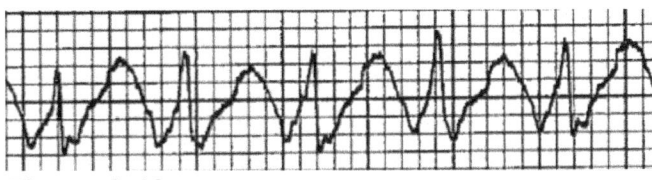

Figure 8-16

Vous verrez cette morphologie QRS de temps en temps et il n'est pas nécessaire de perdre du temps à essayer de décider s'il s'agit d'un QRS suivi d'une onde T verticale ou d'un RS avec l'apparence d'une onde Q causée par le fait que le complexe QRS commence à la fin de l'onde T. Aucune des deux dérivations ne nous donne d'indice solide concernant l'emplacement de la ligne de base. Heureusement, j'ai un autre ECG avec la même morphologie dans lequel il y a une pause momentanée dans la tachycardie (Figure 8-17) qui nous donne une réponse:

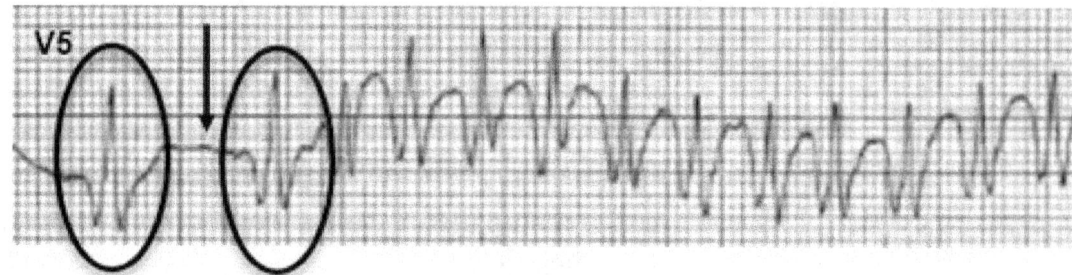

Figure 8-17

Cette pause comporte plusieurs enseignements :

1. Ce ne sont PAS des battements de capture. Un battement de capture doit apparaître AVANT le prochain QRS attendu en fonction de la fréquence de tachycardie. En d'autres termes, le QRS du battement de capture doit terminer un intervalle R-R PLUS COURT que l'intervalle R-R du rythme prédominant, c'est-à-dire la tachycardie.

2. La flèche pointe vers une onde P sinusale qui a conduit.

3. Nous pouvons voir que les complexes QRS pendant la pause dans la tachycardie sont les mêmes que les complexes QRS pendant la tachycardie elle-même.

4. La morphologie est en effet un véritable QRS, et

5. Il devrait maintenant être évident que la ligne de base peut se déplacer pendant une tachycardie (comme CELLE-CI, Figure 8-18). Regardons cela de plus près :

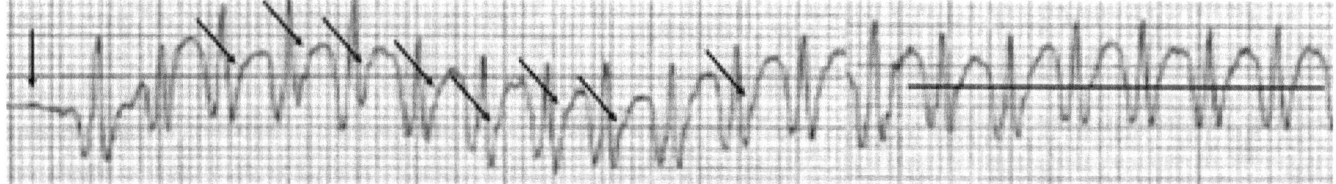

Figure 8-18

Les complexes QRS qui se ressemblent pendant la tachycardie et pendant le rythme sinusal sont très favorables à une tachycardie supraventriculaire avec aberration, mais ils peuvent également survenir pendant une tachycardie de branche (chapitre 18). Mais il y a une dernière chose à laquelle il faut penser: les petites encoches vers lesquelles pointent les flèches sur la figure 8-18 – pourraient-elles également représenter des ondes P′ rétrogrades? C'est tout à fait possible!

PERLE | Les ondes P ou les ondes P' observées pendant une tachycardie à complexes larges sont souvent beaucoup, beaucoup plus petites que ce à quoi on pourrait s'attendre. Aiguisez vos yeux et recherchez-les très attentivement!

Regardons de plus près (page suivante):

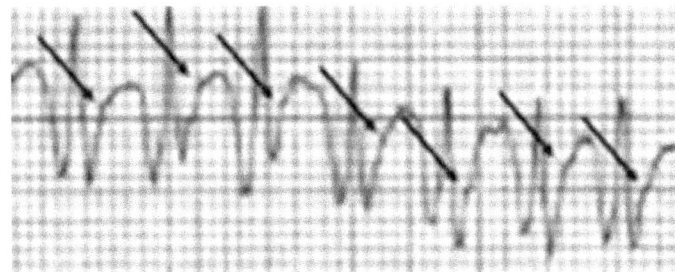

Figure 8-18 (agrandie)

CONSEIL | La tachycardie de branche est la seule tachycardie ventriculaire qui peut se présenter avec la même morphologie de bloc de branche que dans le rythme sinusal.

Les Faux Jumeaux

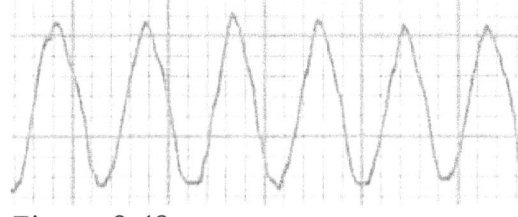

Figure 8-19

Regardez cet extrait à gauche (Figure 8-19). À quelle vitesse pouvez-vous déterminer la morphologie ici? S'agit-il d'un complexe QS avec une onde T verticale ou d'une onde R monophasique avec une onde T inversée? Si c'est un peu difficile pour vous maintenant, ne vous inquiétez pas. Je pense que ce sera plus facile lorsque vous aurez terminé cette section - **Les faux jumeaux!** Deux morphologies QRS-T nécessiteront un peu de pratique supplémentaire. Elles se ressemblent, mais elles sont tout à fait opposées! Et face à une tachycardie à complexe large, vous ne devriez pas avoir à passer beaucoup de temps à essayer de déchiffrer et d'étiqueter ces déflexions.

Certains de ces extraits sont - je l'avoue! - issus de cas qui nécessiteraient probablement une cardioversion immédiate. NE LES SAUTEZ PAS! Utilisez-les pour aiguiser votre regard sur ces morphologies.

Faux Jumeau n°1

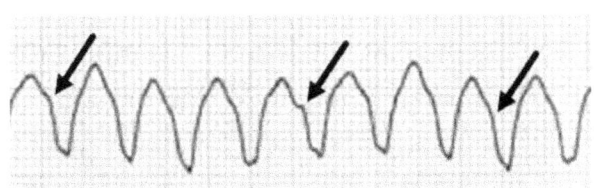

Figure 8-20

(Figure 8-20) S'agit-il d'un R monophasique avec une onde T inversée ou d'un QS avec une onde T verticale? En l'examinant de près, vous verrez une « entaille » ou un léger changement dans la pente de la ligne (flèches) juste avant le début de la déflexion négative - le plus évidemment juste avant la première et la cinquième déflexion négative (mais c'est aussi le cas pour toutes les autres). Commencez par supposer qu'il s'agit de la ligne de base. Elle semble s'écarter un peu, n'est-ce pas? Ce n'est pas inhabituel et c'est quelque chose à quoi vous devriez vous habituer. Regardons une autre vue de ce même extrait (Figure 8-21) dans laquelle j'ai invoqué la règle des 4 mm:

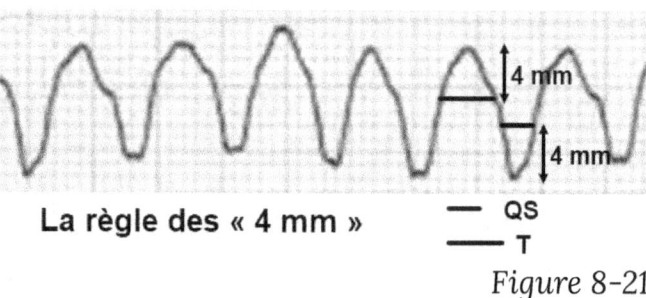

Comme vous pouvez le constater, la déflexion verticale à 4 mm de l'apex est visiblement plus large que la déflexion inversée à 4 mm de son nadir. Selon la règle des 4 mm, l'onde T est plus large qu'un complexe R monophasique ou un complexe QS au niveau de 4 mm. C'est parce que la repolarisation prend beaucoup plus de temps que la dépolarisation, même dans des circonstances normales.

La règle des « 4 mm »

Figure 8-21

Considérez la règle des 4 mm comme une suggestion de ma part – elle n'a jamais été formellement validée.

> **PERLE |** D'après mon expérience, vous améliorerez vos compétences plus rapidement en étudiant les mêmes ECG et bandes rythmiques encore et encore. Cela permet de se familiariser plus rapidement avec le sujet.

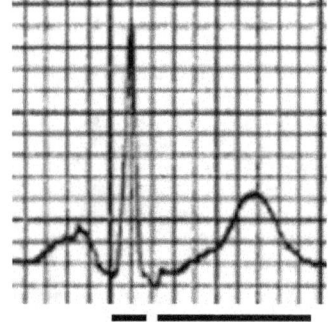

Voici (Figure 8-22) un QRS-T d'un ECG normal. Observez la différence de largeur entre la dépolarisation et la repolarisation démontrée par les deux lignes. La différence est moindre lors d'une tachycardie ectopique – mais elle est toujours là! La dépolarisation se produit sur des fibres à conduction rapide; la repolarisation se fait par conduction de cellule à cellule.

Figure 8-22

Pour revenir à notre bande rythmique (Figure 8-20 ou 8-21), vous devriez également avoir remarqué que le nadir de la déflexion inversée est juste un peu plus net que le sommet de la déflexion verticale. C'est parce que les ondes R et S ont un changement de polarité plus brutal que les ondes T.

(Figure 8-20) Il s'agit de complexes QS suivis d'ondes T verticales. Regardez ces exemples de très près. Assurez-vous de pouvoir localiser rapidement la base de chaque déflexion, puis comparez-les dans votre esprit. Cela aide énormément si vous pouvez identifier rapidement une ligne de base. Pouvez-vous voir le changement subtil de pente au début de chaque QS?

PERLE | Vous pouvez souvent voir la différence entre la dépolarisation et la repolarisation en observant l'angle formé au pic ou au nadir. La déflexion avec l'angle le plus large est généralement l'onde T. J'utilise souvent cela pour valider mon impression.

Faux Jumeau n°2

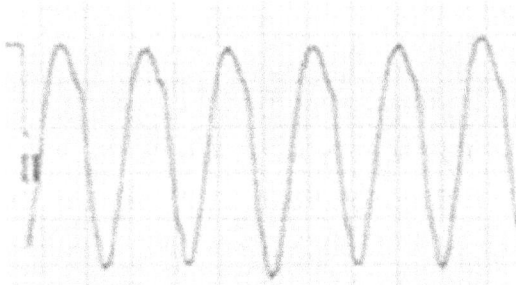

Figure 8-23

(Figure 8-23) Tout d'abord, notez qu'il s'agit d'une tachycardie ventriculaire monomorphe (cela sera important dans un instant). Elle est également monophasique car il n'y a que deux déflexions présentes, et vous savez déjà que l'une d'elles doit être une onde T! Essayez maintenant de localiser une ligne de base « présumée ». La ligne de base est ici beaucoup plus subtile, mais c'est le but de ce manuel: vous entraîner à voir les subtilités! Si vous localisez la ligne de base, vous verrez immédiatement une contradiction très évidente avec ce que j'ai dit dans les chapitres précédents. Les ondes T sont beaucoup plus petites et semblent avoir une base plus étroite que les ondes QS. (Vous auriez dû être capable de noter le nadir plus net des déflexions QS par rapport à l'apex plus arrondi des ondes T (Figure 8-24, ci-dessous). Les ondes T sont-elles vraiment si petites (cercle), ou s'agit-il d'une illusion causée par autre chose?

Il existe une approche encore plus rapide à adopter avec ce type de déflexion. Les flèches de la figure 8-24 indiquent un changement de pente qui suggère fortement le début d'une déflexion. Comme vous pouvez le voir, il n'y a que deux déflexions présentes - une déflexion positive et une déflexion négative. Les possibilités ici sont une onde R monomorphe qui est partiellement masquée par une onde T inversée, ou une onde QS qui

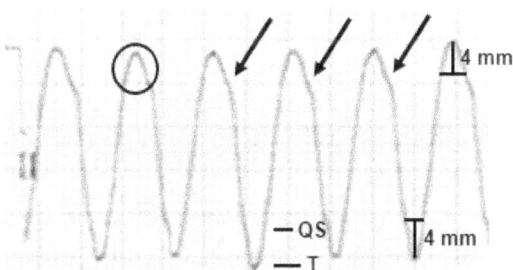

Figure 8-24

masque partiellement une onde T verticale. En invoquant la règle des 4 mm, on peut voir que la déflexion inversée est une QS et la déflexion verticale est une onde T.

PERLE | Les ondes T ne couvrent ni ne masquent d'une quelconque manière une partie d'un complexe QRS! Jamais!

Ainsi, le faux jumeau n° 2 démontre des complexes QS avec des ondes T verticales.

Faux Jumeau n° 3

Ici, nous avons deux faux jumeaux dans la même bande rythmique (Figure 8-25). Il s'agit d'un court extrait d'une tachycardie ventriculaire polymorphe qui a dégénéré en fibrillation ventriculaire (nous y reviendrons plus tard).

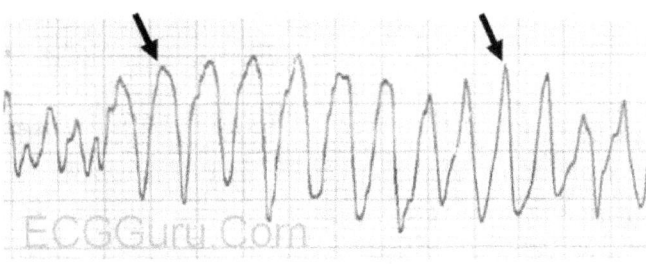

Figure 8-25

La première flèche (à gauche) indique l'onde T d'un complexe QS monophasique tandis que la seconde flèche (à droite) indique le pic d'une onde R monophasique. L'axe s'est tellement déplacé que la polarité à la fin de l'épisode est opposée à la polarité du début. Comme vous pouvez le voir, la morphologie fusiforme de cet épisode devient moins organisée à mesure que le rythme passe à la fibrillation ventriculaire (non visible dans cet extrait). Voici un autre exemple similaire (Figure 8-26):

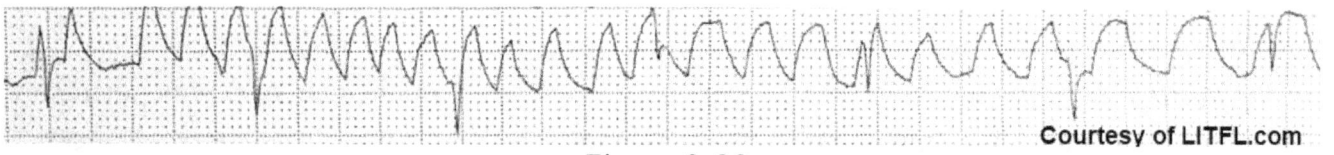

Courtesy of LITFL.com

Figure 8-26

Si vous regardez attentivement, vous verrez que des complexes très étroits apparaissent à intervalles très réguliers. Les indices que cette « tachycardie » est un artefact sont les suivants:

1. le patient semble aller bien malgré un rythme horrible,

2. la « tachycardie » n'est pas présente dans toutes les dérivations et

3. le rythme à complexes étroits n'est pas affecté par l'autre activité « ventriculaire ». Il s'agit simplement d'un artefact de mouvement. Gardez cela à l'esprit!

ASTUCE | Pendant une tachycardie à complexes larges, les ondes q (dans la dérivation V6 avec une morphologie de type BBG) et l'encoche des ondes R ou S peuvent indiquer des anciens infarctus. Les complexes QS ne le font généralement pas! Un complexe QS indique un foyer qui se trouve probablement à la périphérie de la paroi ventriculaire. Ce point est abordé au chapitre 1. Pour diagnostiquer avec confiance un ancien infarctus du myocarde, il est préférable d'avoir une onde Q (ou q) suivie d'une onde R (ou r).

Faux Jumeau n° 4

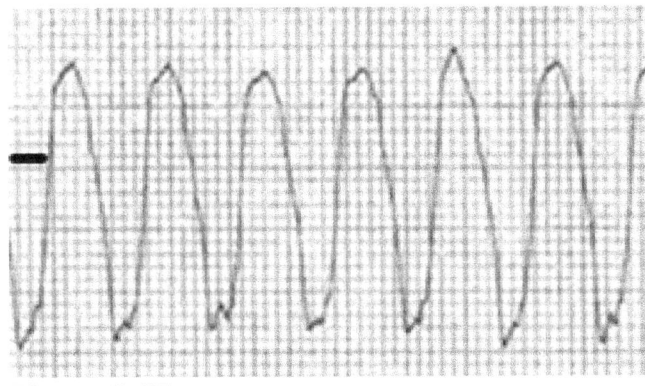

Figure 8-27

(Figure 8-27) Il s'agit d'une autre distinction très subtile entre dépolarisation et repolarisation. Il n'y a pas d'indice valable concernant l'emplacement de la ligne de base. J'ai tracé une courte ligne noire au niveau approximatif où je perçois des changements de pente qui pourraient indiquer une ligne de base – mais je ne peux pas en être certain. Qu'en pensez-vous? Vous devez être capable de détecter de très légers changements de pente dans ces déflexions, car parfois c'est tout ce dont vous aurez besoin pour formuler votre opinion. Dans les Masterclasses, nous appelons cela des « exercices oculaires. »

Dans cet extrait, nous sommes également obligés de faire face à la subtilité d'une autre méthode permettant de distinguer la dépolarisation de la repolarisation: il semble que les deux déflexions aient des extrémités pointues (apex et nadir). Voici la distinction subtile: les nadirs sont systématiquement pointus mais les apex sont moins pointus et plus arrondis que les nadirs... mais quand même, une distinction très subtile. Essayez d'utiliser la règle des 4 mm.

Ce sont des complexes QS avec des ondes T verticales.

> **PERLE |** Lorsqu'il n'y a que DEUX déflexions, l'une d'elles DOIT être une onde T! La comparaison du complexe QRS avec la dérivation au-dessus et/ou au-dessous peut apporter plus de clarté à la détermination de la morphologie.

> **Pour information |** Vous êtes-vous déjà demandé pourquoi de nombreuses dépolarisations sont si importantes alors que les ondes T sont comparativement beaucoup plus petites? Ne devraient-elles pas au moins être quelque peu proportionnelles? Au fur et à mesure que la durée du cycle (autre terme pour « intervalle R-R ») diminue, la dépolarisation commence à envahir de plus en plus la partie terminale de la repolarisation précédente (onde T), la cachant à la vue. Cette onde T est là et elle est vraiment large. Vous ne pouvez tout simplement pas la voir car elle est cachée par l'onde R ou QS.

Faux Jumeau n° 5

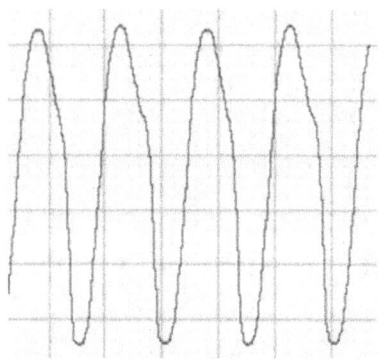

Figure 8-28

Cela (Figure 8-28) a peut-être été difficile pour vous au début des « Faux Jumeaux », mais cela devrait être plus facile pour vous maintenant. Tout d'abord, recherchez une ligne de base possible. Si ce n'est pas évident, recherchez un changement subtil de pente se produisant à peu près au même endroit dans chaque déflexion. Si vous ne le voyez toujours pas, regardez à environ un tiers de la hauteur du pic (apex) des déflexions. C'est (probablement) la ligne de base. Seules deux déflexions sont présentes – une verticale, une inversée. Vous savez déjà que l'une d'elles doit être une onde T – mais laquelle? Dans cet extrait, les sommets et les nadirs se ressemblent presque! La règle des 4 mm ne peut pas nous aider beaucoup ici. Que faisons-nous maintenant?

ASTUCE | Nous pouvons compter sur un secret que j'ai appris il y a longtemps: le changement de pente juste avant le début d'une déflexion négative que vous avez si bien entraîné vos yeux à reconnaître marque souvent le début de la dépolarisation! Nous avons donc des complexes QS très volumineux suivis d'ondes T verticales.

PERLE | Les ondes QS représentent la dépolarisation autant que les ondes R monophasiques. Il s'agit simplement d'une vue différente de la même dépolarisation. Tout cela correspond à la phase 0 du potentiel d'action!

ASTUCE | Pourquoi se préoccuper de localiser une ligne de base? Est-ce vraiment nécessaire? L'établissement d'une ligne de base est la première étape pour identifier si une déflexion est une onde R ou une onde S. N'oubliez pas: il n'existe pas d'onde R négative ou d'onde S positive. Le simple fait qu'il puisse y avoir une encoche vers le bas dans une onde R monophasique ne fait pas d'elle une onde S. Les ondes S doivent entourer une superficie négative qui n'existe qu'en dessous de la ligne de base.

Cet extrait (Figure 8-28) montre une tachycardie ventriculaire régulière, monophasique, très large et avec des complexes QRS mal formés. Il s'agit d'une tachycardie ventriculaire typique liée à une cicatrice et elle est très, très dangereuse!

Faux Jumeau n° 6

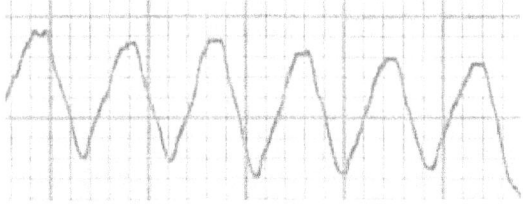

Figure 8-29

(Figure 8-29) Tout d'abord, recherchez une ligne de base possible. Si elle n'est pas évidente (et ce n'est pas le cas ici), recherchez un changement subtil de pente se produisant à peu près au même endroit à chaque déflexion. Vous devriez avoir été en mesure de déterminer une ligne de base estimée à présent. Si ce n'est pas le cas, regardez mon estimation de la ligne de base dans la figure suivante (Figure 8-30):

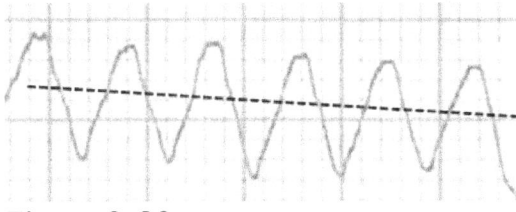

Figure 8-30

Si vous n'avez pas pu localiser une ligne de base possible, comparez les deux figures et aiguisez votre œil sur le changement subtil de pente. Comme vous le voyez, ma ligne de base estimée (Figure 8-30) est en pente descendante car la ligne de base réelle erre un peu. Ne présumez jamais que la ligne de base sera parfaitement horizontale.

Il devrait être très évident que les apex sont plus larges et plus arrondis que les nadirs, qui sont également arrondis mais beaucoup plus étroits – on pourrait même dire « en pointe. »

J'ai inclus cet extrait uniquement pour l'« exercice oculaire ». Il s'agit de complexes QS avec des ondes T verticales. À un rythme d'environ 300/minute, j'appellerais cela un flutter ventriculaire et une cardioversion immédiate. Avec un ECG comme celui-ci, je ne peux pas imaginer que le patient soit « stable. »

Faux Jumeau n°7

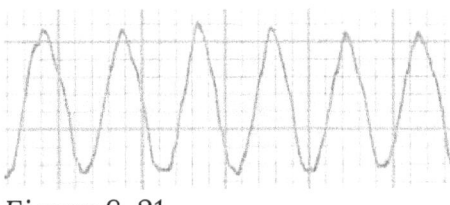

Figure 8-31

Cela devrait vous être plus facile maintenant. Sinon, revenez sur les « faux jumeaux » précédents. Essayez de trouver une ligne de base en reconnaissant des changements très subtils de pente (Figure 8-31). Si cela ne vous aide pas, comparez la morphologie des apex avec les nadirs. L'un est-il plus ou moins arrondi que l'autre? Que pensez-vous de ce faux jumeau?

Les pics sont nets et les nadirs sont très arrondis. Ce sont des ondes R monophasiques avec des ondes T inversées.

Il existe un autre facteur de confusion qui pourrait se présenter avec des dépolarisations larges et arrondies (QS ou ondes R monophasiques) et des repolarisations étroites et pointues (ondes T): L'HYPERKALÉMIE! Gardez toujours ce diagnostic à l'esprit lorsque vous voyez des complexes QRS très larges et une « TV lente » (NB, ce que vous voyez ici n'est PAS une « TV lente »). L'hyperkaliémie peut être observée à des fréquences compatibles avec la plage inférieure de la tachycardie ventriculaire, autour de 100 à 130 battements/minute. Soyez toujours attentif à cela!

Faux Jumeau n°8

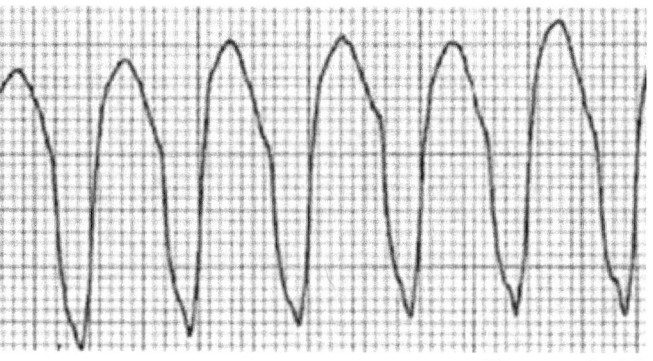

Figure 8-32

(Figure 8-32) Cela devrait être facile pour vous maintenant! Tout d'abord, localisez une ligne de base prospective. Vous devrez compter sur des changements subtils de pente pour la lo-caliser, mais ils sont là, exactement au même endroit à chaque déflexion. Ensuite, comparez les morphologies des pics et des nadirs. Les pics sont très arrondis et les nadirs sont assez pointus. Si vous mesurez la base des déflexions négatives à la ligne de base et la comparez à la base de la déflexion verticale à la ligne de base, vous pouvez facilement voir que les bases des déflexions verticales sont nettement plus larges que les déflexions négatives (inversées). La règle des 4 mm peut être facilement visualisée sans avoir à la mesurer spécifiquement.

Il s'agit de complexes QS avec des ondes T verticales.

> **PERLE |** L'observation de la largeur du QRS est la façon dont nous mesurons la vitesse de conduction: plus le complexe est large, plus la conduction est lente. *La fréquence cardiaque n'a rien à voir avec la vitesse de conduction dans le système His-Purkinje.* Cela peut cependant affecter la vitesse de conduction dans le nœud AV.

Chapter 9

Reconnaître la dissociation AV, l'association VA et la dissociation VA

ATTENTION! | Ce chapitre contient de nombreuses informations car il traite de l'une des tâches les plus importantes de l'électrocardiographie: établir la présence d'une dissociation AV ou VA lors d'une tachycardie à complexes larges. Prévoyez de le lire plusieurs fois et de vous y référer fréquemment.

Avant de commencer, vous devez comprendre que le nœud AV est une voie à DOUBLE SENS. Il permet aux impulsions de voyager des oreillettes aux ventricules, mais il permet également aux impulsions de voyager des ventricules aux oreillettes. Ceci est très important car, dans votre recherche de dissociation AV, vous rechercherez également une dissociation VA et vous serez souvent aussi préoccupé par l'intervalle R-P' que par l'intervalle P-R.

Un bloc AV classique de type Mobitz I se présente avec l'intervalle P-R augmentant progressivement en durée jusqu'à ce qu'une onde P ne parvienne pas à conduire, ce qui entraîne l'absence d'apparition d'un complexe QRS. LA MÊME CHOSE peut également se produire dans la direction opposée, pendant la conduction VA. Le bloc VA Mobitz I se présentera avec un intervalle R-P′ augmentant progressivement jusqu'à ce qu'une impulsion ventriculaire ne parvienne pas à traverser le nœud AV dans les oreillettes et que le P′ n'apparaisse pas. Un bloc dans le nœud AV mettra fin à toute tachycardie réentrante qui dépend du nœud AV dans le cadre de son circuit, et cela inclut la TRIN et la TRAV. N'oubliez pas que la tachycardie ventriculaire ne dépend pas du nœud AV dans le cadre de son circuit réentrant - donc la tachycardie ventriculaire persistera malgré un bloc AV ou VA Mobitz I, Mobitz II ou même du troisième degré. Si une tachycardie à complexes larges persiste malgré un bloc VA Mobitz I ou Mobitz II, alors il doit s'agir d'une tachycardie ventriculaire - une TRAV antidromique aurait été interrompue une fois que l'onde P′ rétrograde aurait disparu.

Dissociation AV | Présence de stimulateurs cardiaques autonomes dans l'oreillette (généralement le nœud SA) et dans l'un des ventricules – un stimulateur cardiaque ventriculaire accessoire accéléré si le rythme sinusal est normal ou des battements d'échappement ventriculaires si le rythme sinusal est beaucoup plus lent que la normale.

Étant donné que les stimulateurs cardiaques fonctionnent à des rythmes différents, il n'y aura généralement aucune association entre les ondes P et les complexes QRS qui sont caractérisés par des intervalles PR variables. Étant donné que la dissociation AV ne nécessite pas de bloc AV, des impulsions auriculaires occasionnelles traverseront avec succès le nœud AV et exciteront (« captureront ») les ventricules. On les appelle *battements de capture* et ils apparaissent toujours tôt – avant le prochain battement ectopique attendu.

> **PERLE |** Le fait qu'une impulsion sinusale traverse le nœud AV jusqu'aux ventricules n'en fait pas un battement de capture. De nombreuses tachycardies ventriculaires sont paroxystiques et s'arrêtent fréquemment spontanément, permettant aux impulsions sinusales de contrôler les ventricules, au moins pendant quelques battements. Ce ne sont PAS des battements de capture. Les battements de capture DOIVENT interrompre le rythme ventriculaire ectopique en apparaissant AVANT le prochain QRS ectopique attendu. S'il n'est pas PRÉCOCE, ce n'est pas un battement de capture et cela prouve seulement qu'il n'y a pas de bloc de branche fixe! Cela ne prouve PAS un bloc dépendant de l'accélération ou une tachycardie ventriculaire!

Un battement de capture est la preuve d'une dissociation AV et en présence d'une tachycardie à complexe large, une très forte probabilité de tachycardie ventriculaire. Si l'impulsion conduite par le sinus chevauche l'un des battements générés par le ventricule, les deux battements fusionneront et produiront un QRS qui est un mélange intermédiaire des deux impulsions. On les appelle *battements de fusion*. Considérez-les simplement comme des battements de capture qui sont entrés en collision avec un battement ventriculaire. Ils sont également révélateurs d'une dissociation AV et d'une forte probabilité de tachycardie ventriculaire. Pouvez-vous trouver les battements de capture dans la bande de rythme ci-dessous (Figure 9-1)?

(Réponse: n°5 et n°9 car ils sont apparus tôt, interrompant le rythme ventriculaire.)

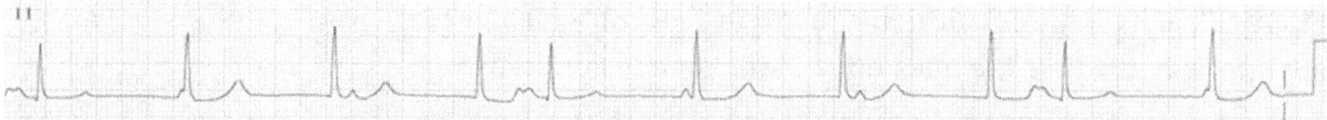

Figure 9-1

Comprendre la conduction ventriculo-auriculaire (VA)

De nombreuses personnes qui lisent des ECG ne connaissent pas la conduction ventriculo-auriculaire (VA). Elle n'a rien de compliqué, car elle est tout à fait l'opposé de la conduction AV! Au cours de la conduction AV, une onde P est produite dans les oreillettes, elle traverse ensuite le nœud AV en utilisant la voie RAPIDE – ce qui prend un peu de temps – puis excite les ventricules et produit un complexe QRS. Comme elle utilise la voie RAPIDE (dans des circonstances NORMALES), l'intervalle PR n'est pas très long – jusqu'à (et y compris) 200 ms. Mais que se passerait-il si l'impulsion sinusale utilisait plutôt la voie LENTE? À quoi ressemblerait alors l'ECG? Eh bien, il y aurait toujours une onde P sinusale suivie d'un complexe QRS – mais l'intervalle PR pourrait désormais être de 400 ms ou même plus long. Il y aurait également une plus grande séparation entre les activations des deux chambres (oreillettes puis ventricules).

> **CONSEILS |** Les blocages au niveau du nœud AV peuvent être unidirectionnels (antérogrades ou rétrogrades) ou bidirectionnels (bloqués dans les deux sens). Les blocages unidirectionnels ne sont pas rares.

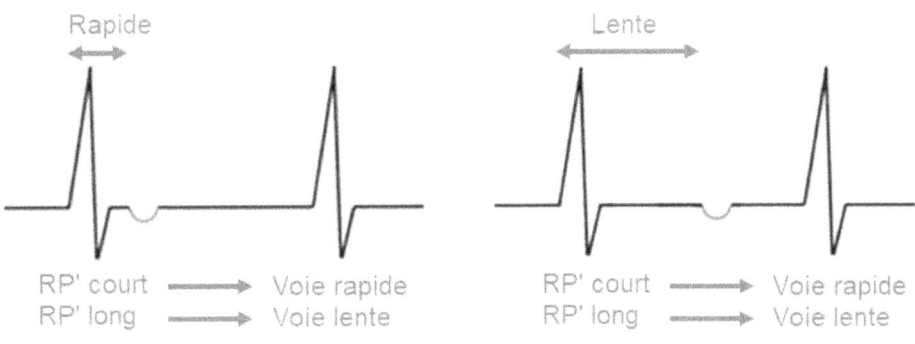

Figure 9-2

Bon, alors que se passe-t-il pendant la conduction VA? Au lieu d'une onde P activant les ventricules, il y a un complexe QRS activant les oreillettes. Nous savons qu'une impulsion traversant le nœud AV des oreillettes aux ventricules prend entre 120 ms et 200 ms. Combien de temps faut-il à une impulsion ventriculaire pour traverser le nœud AV et créer une onde P'? Cela prend à peu près le même temps, bien qu'il puisse y avoir un peu plus de variabilité dans les temps RP'. La raison en est que dans des circonstances normales, l'impulsion sinusale emprunte normalement la voie RAPIDE. Sa récupération de la réfractarité est chronométrée de sorte que l'impulsion arrivant du nœud SA le trouve prêt à conduire. Cependant, la conduction des ventricules vers les oreillettes n'est jamais un événement normal, de sorte que l'impulsion ventriculaire peut emprunter soit la voie RAPIDE, soit la voie LENTE. Cela dépend simplement de celle qui est prête à conduire lorsque l'impulsion ventriculaire ectopique arrive. Si une impulsion ventriculaire ectopique se déplace le long de la voie RAPIDE et active ensuite les oreillettes, l'onde P' rétrograde apparaîtra très près du complexe QRS ectopique (Figure 9-2). Cependant, si la voie RAPIDE est réfractaire et que l'impulsion ventriculaire ectopique se déplace le long de la voie LENTE, l'onde P' rétrograde sera beaucoup plus éloignée de l'extrémité du LENTE complexe QRS ectopique.

Pendant un bloc AV Mobitz I, les intervalles P-R deviennent de plus en plus longs. Pendant un bloc VA Mobitz I, les intervalles R-P' deviennent de plus en plus longs. Les deux conductions finissent par échouer. Dans le cas d'un bloc AV Mobitz I, aucun complexe QRS n'apparaît; dans le cas d'un bloc VA Mobitz I, aucune onde P' rétrograde n'apparaît.

Si vous recherchez des ondes P ou des ondes P' pour diagnostiquer une dissociation AV ou VA afin de prouver une tachycardie ventriculaire, vous devez bien comprendre exactement ce que vous recherchez et pourquoi vous le recherchez! Comme l'a demandé un jour un de mes estimés collègues: « Pourquoi s'embêter à rechercher des ondes P pendant une tachycardie à complexes larges si vous n'avez aucune idée de ce que signifient les ondes P si vous en trouvez? » Laissez-moi vous expliquer clairement et sans équivoque les ondes P et les ondes P' afin que vous soyez bien informé si vous localisez des ondes P pendant une tachycardie à complexes larges!

Il existe deux types d'ondes P que vous pouvez trouver: les ondes P verticales et les ondes P inversées. Toutes les ondes P verticales proviennent des oreillettes! La plupart des ondes P' inversées proviennent du dessous du nœud AV (et il est toujours appelé « nœud **A-V** », quelle que soit la direction dans laquelle l'impulsion se déplace!) Un très petit nombre d'ondes P' inversées et rétrogrades peuvent provenir de l'oreillette droite inférieure, mais elles sont très rares. Ne vous en souciez pas pour l'instant.

> **ASTUCE |** Ne perdez pas votre temps à essayer de mémoriser les dérivations qui doivent avoir des ondes P verticales et celles qui peuvent avoir des ondes P' inversées.

Lisez simplement ce que je suis sur le point de vous expliquer très attentivement et vous comprendrez très bien les ondes P. Vous ne devriez pas avoir à mémoriser quoi que ce soit!

> **PERLE |** Si vous comprenez quelque chose, vous n'aurez pas à le mémoriser.

Les ondes P sinusales seront toujours positives et verticales dans les dérivations inférieures (II, III, aVF) car toutes les dérivations inférieures ont leur pôle positif sur le pied gauche. Une impulsion se déplaçant vers le bas depuis le nœud SA vers le pôle positif des dérivations inférieures inscrira une déflexion positive - une onde P verticale - dans ces dérivations. Toute impulsion, ventriculaire ou auriculaire, qui se déplace vers le haut et donc loin de leur pôle positif apparaîtra comme une déflexion négative et inversée dans les dérivations inférieures. Ainsi, toutes les ondes P′ inversées dans les dérivations inférieures sont rétrogrades et proviennent de sous le nœud AV – très probablement des ventricules.

> **IMPORTANT!** | Les ondes P′ rétrogrades ne sont pas inversées dans toutes les dérivations! Il s'agit d'une idée fausse courante chez de nombreux débutants. Les ondes P′ rétrogrades seront verticales dans les dérivations dont les pôles positifs sont situés en haut: principalement les dérivations aVL et aVR. C'est parce que les ondes P′ rétrogrades se déplacent vers le haut – vers leurs pôles positifs.

Les ondes P′ rétrogrades apparaîtront toujours verticales dans la dérivation V1 – bien qu'elles soient généralement beaucoup plus petites que les ondes P normales. Les ondes P′ rétrogrades peuvent être verticales ou inversées dans les dérivations V5 et V6. Cela dépend si les électrodes de ces dérivations ont été placées dans les bonnes positions sur la paroi thoracique; si elles sont placées trop bas (et c'est souvent le cas), elles peuvent agir comme des dérivations inférieures et manifester des ondes P′ inversées.

OK... super! Vous avez trouvé des ondes P′ rétrogrades dans une ou plusieurs dérivations inférieures! Alors, qu'est-ce que cela vous dit? Jusqu'à présent... rien! De nombreuses personnes qui étudient l'interprétation de l'ECG pensent que le problème de la dissociation AV est résolu simplement en trouvant des ondes P. NON, CE N'EST PAS LE CAS! Ce n'est que le début! Et si vous trouviez des ondes P′ rétrogrades après chaque QRS? Cela ne prouve-t-il pas une dissociation AV et donc une tachycardie ventriculaire? NON!... cela ne permet pas de diagnostiquer une dissociation AV et ne prouve pas non plus une tachycardie ventriculaire!

Utilisation des ondes P et P′ pour diagnostiquer une dissociation AV et VA

Voici comment utiliser la présence d'ondes P ou d'ondes P′ pour diagnostiquer une dissociation AV ou VA lors d'une tachycardie à complexes larges:

Ondes P verticales...

Si vous pouvez localiser plus d'une onde P, essayez de déterminer une fréquence (fréquence auriculaire, intervalle P-P). Idéalement, elle sera beaucoup plus lente que la fréquence ventriculaire. Les ondes P verticales dans les dérivations II, III et aVF sont probablement des ondes P sinusales. Si les ondes P sont verticales dans les dérivations inférieures et apparaissent à une fréquence différente de la fréquence ventriculaire, une dissociation AV est présente. La dissociation AV n'est pas une preuve à 100% que la tachycardie à complexes larges est une tachycardie ventriculaire, mais les autres rythmes possibles vont de très peu fréquents à assez rares.

Ondes P' inversées...

Si vous trouvez des ondes P' inversées dans les dérivations inférieures, elles sont probablement transmises par des impulsions des ventricules aux oreillettes. Ces ondes P' inversées peuvent apparaître de TROIS façons:

1. Après chaque complexe QRS ventriculaire à un intervalle R-P' fixe et constant (association VA);

2. À des intervalles R-P' croissants suivant les complexes QRS ventriculaires jusqu'à ce qu'un P' n'apparaisse plus (bloc VA Mobitz I du 2e degré) ; ou,

3. Après chaque complexe QRS ventriculaire à un intervalle R-P' fixe et constant avec un P' manquant occasionnellement (bloc VA Mobitz II du 2e degré).

Les blocs VA du 2e degré sont tous deux une preuve à 100% de tachycardie ventriculaire. L'association VA ne prouve rien.

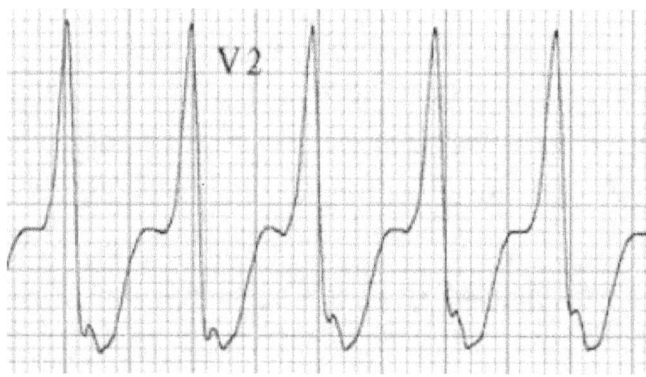

Figure 9-3

Continuez à lire... il y a beaucoup plus d'informations sur la façon de trouver et de reconnaître les ondes P et les ondes P', y compris plus à apprendre dans le chapitre 24.

Association VA | L'association VA se produit lorsqu'il y a un stimulateur cardiaque distinct qui se déclenche dans le ventricule plus rapidement que la fréquence nodale SA. Les impulsions du ventricule peuvent traverser le nœud AV de manière rétrograde, puis exciter les oreillettes, produisant une onde P' rétrograde qui est généralement située au même intervalle R-P' après chaque dépolarisation ventriculaire (complexe QRS).

Mais il y a un problème...

Ceci est assez courant dans la tachycardie ventriculaire (Figure 9-3) mais cela ne prouve pas qu'un rythme complexe large est une tachycardie ventriculaire – une TRAV antidromique peut faire la même chose!

Dissociation VA | Similaire à l'association VA, sauf que la relation fixe entre le QRS et l'onde P′ rétrograde (intervalle R-P′ constant) n'est pas présente. Le plus souvent, il s'agit d'un bloc VA rétrograde (Mobitz I ou Mobitz II). La dissociation VA est la preuve d'une tachycardie ventriculaire !

Alors, pourquoi la dissociation VA est-elle la preuve d'une tachycardie ventriculaire alors que l'association VA ne l'est pas? Quels sont les deux rythmes qui entraîneraient généralement une association VA? Tachycardie ventriculaire et TRAV antidromique. S'il existe un quelconque bloc dans le nœud AV, comment cela affecterait-il un foyer de tachycardie ventriculaire? Cela n'aurait aucun effet car la source de la TV ne serait jamais affectée par quoi que ce soit qui se passe dans le nœud AV – elle est totalement indépendante de la conduction à travers le nœud AV. D'un autre côté, comment une TRAV antidromique serait-elle affectée par un bloc rétrograde dans le nœud AV? Elle serait immédiatement interrompue! Ainsi, le fait qu'une tachycardie à complexe large persiste malgré un bloc rétrograde évident dans le nœud AV (Figure 9-4) vous indique que le rythme doit être une tachycardie ventriculaire. Par conséquent, *la dissociation VA prouve que le rythme complexe large est en effet une tachycardie ventriculaire!*

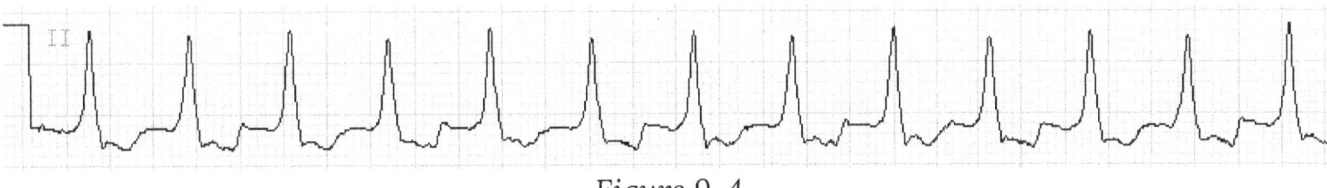

Figure 9-4

La dissociation AV est-elle vraiment 100% spécifique de la tachycardie ventriculaire?

De nombreux auteurs de manuels et d'articles vous diront que la dissociation AV prouve la tachycardie ventriculaire – qu'elle est 100% concluante. Désolé, mais ce n'est tout simplement pas vrai! Bien qu'elle suggère fortement une tachycardie ventriculaire, la dissociation AV peut également être présente dans les tachycardies à complexes larges dues à:

1. Tachycardies par réentrée intranodale (TRIN) avec un bloc de la voie commune supérieure et une conduction aberrante

2. Tachycardie jonctionnelle avec conduction aberrante

Ces deux dysrythmies sont très rares, donc lorsque la dissociation AV est présente sur un ECG avec une tachycardie à complexes larges, vous devez y prêter une attention particulière! Mais, désolé, cela prouve seulement que deux stimulateurs cardiaques sont en concurrence. Cela ne vous indique pas nécessairement où se trouve le deuxième.

Détection des ondes P dans une tachycardie à complexes larges (WCT)

Mais pour diagnostiquer une dissociation AV ou une dissociation VA, il faut être capable de localiser et de reconnaître les ondes P ou P′ lors d'une tachycardie à complexes larges. Prenons un exemple:

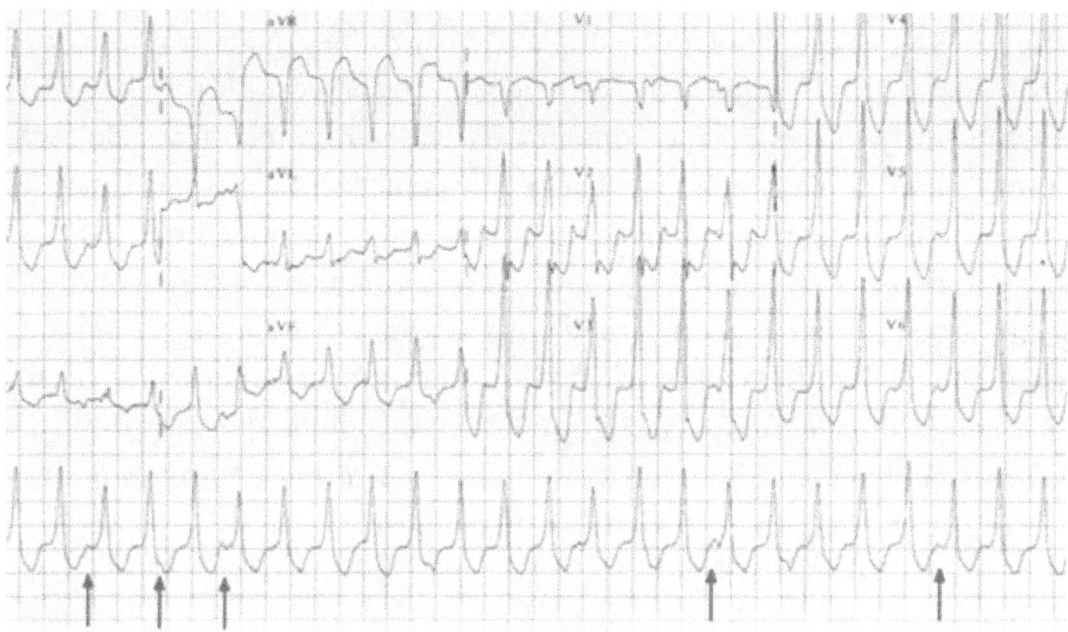

Figure 9-5

Voyez combien d'autres ondes P vous pouvez trouver sur ce tracé (Figure 9-5). J'en ai très rapidement trouvé 17 de plus sans inclure la bande rythmique au bas du tracé. Vous devriez en trouver au moins autant, voire plus. Les ondes P dans une tachycardie à complexes larges seront sur la ligne de base ou l'onde T. Elles ne déforment pas sensiblement le QRS.

Mais qu'en est-il de celles qui ne sont pas si évidentes? Elles sont beaucoup plus subtiles, mais avec un peu de pratique et un peu d'entraînement visuel, elles deviennent beaucoup plus apparentes. Il y a quelques exemples dans le tracé ci-dessus (Figure 9-5). Regardez les dérivations V4 à V6. Chaque onde R a un segment court, presque isoélectrique juste devant elle. Il y a quatre complexes QRS dans ces dérivations. Regardez la deuxième, en comparant le court segment précédent avec les trois autres. Il y a une petite bosse qui la rend différente des autres. C'est une onde P et elle est présente dans le deuxième complexe des trois dérivations. Les ondes P se trouvent généralement dans les segments ST et les ondes T. Les ondes T manifestent cependant parfois la présence d'une onde P en déformant le pic de l'onde T ou en augmentant (ou en diminuant) l'amplitude de l'onde T. Voyons cela de plus près (Figure 9-6)...

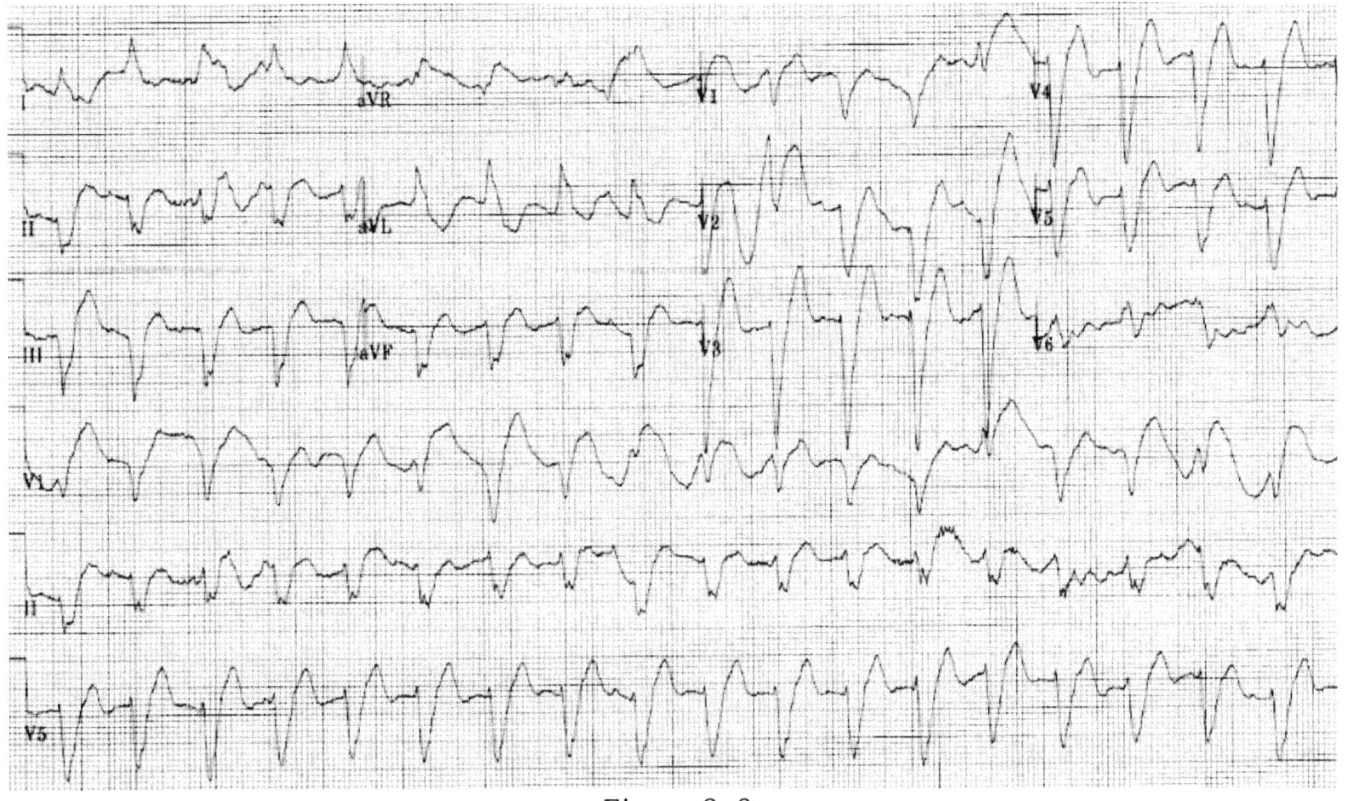

Figure 9-6

Avec la dissociation AV, vous rechercherez des ondes P verticales. Ne vous inquiétez pas des ectopies auriculaires rétrogrades pour l'instant.

Avec la dissociation VA, vous rechercherez des ondes P′ inversées (rappelez-vous: si elles ne proviennent pas du nœud sinusal, c'est une P′, prononcé « P prime »).

Il y a des ondes P tout au long de ce tracé: certaines apparaissent comme des bosses et d'autres comme des déformations subtiles des ondes T.

Trouvez une onde P de l'un ou l'autre type dont vous êtes certain qu'il s'agit bien d'une onde P, puis trouvez la suivante. Mesurez la distance entre elles et commencez à cartographier les ondes P avec votre compas ECG et voyez si votre compas coïncide avec les déflexions que vous pensiez être des ondes P. Si l'intervalle P-P mesuré est plutôt lent (long), calculez la moitié de cette distance et réajustez votre compas - parfois, vous ne pouvez voir qu'une onde P sur deux ou trois, vous devez donc ajuster votre compas en conséquence pour vérifier cette possibilité.

Regardez ce tracé (Figure 9-7) et voyez combien de signes de dissociation AV vous pouvez trouver...

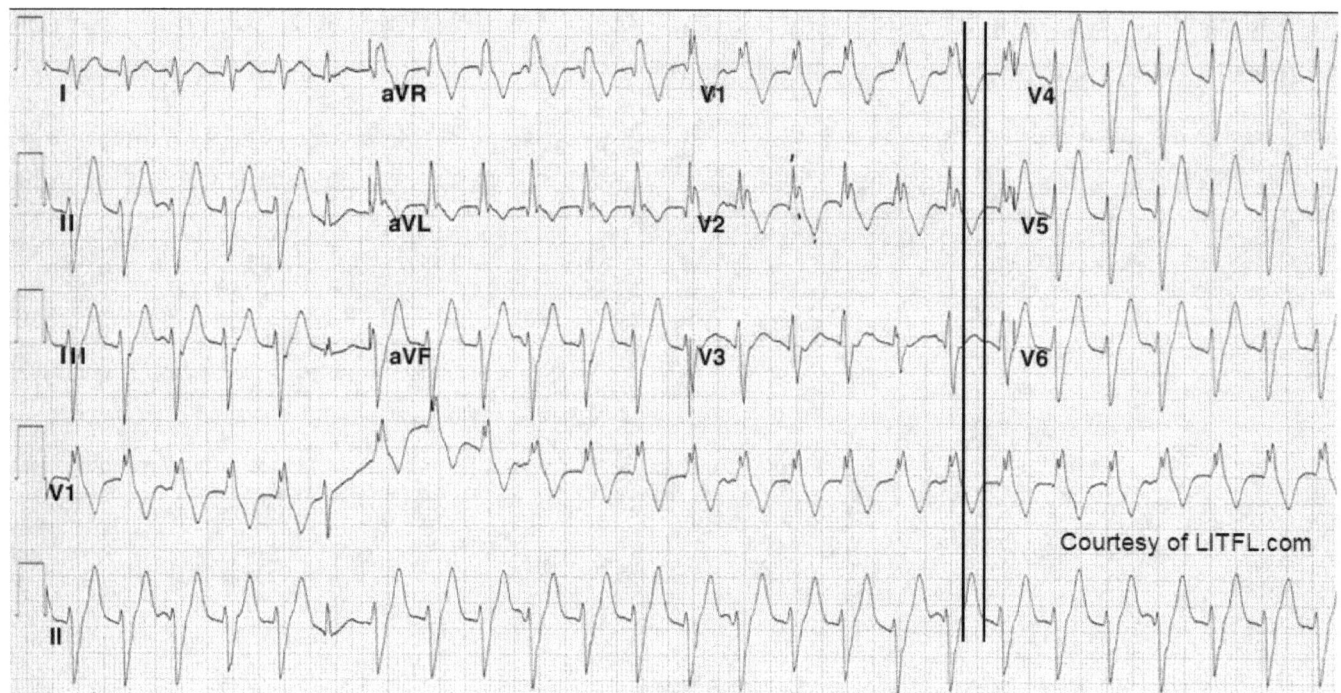

Figure 9-7

Abordons maintenant une série d'ondes P très subtiles et cachées...

Exercice oculaire : trouver des ondes P subtiles

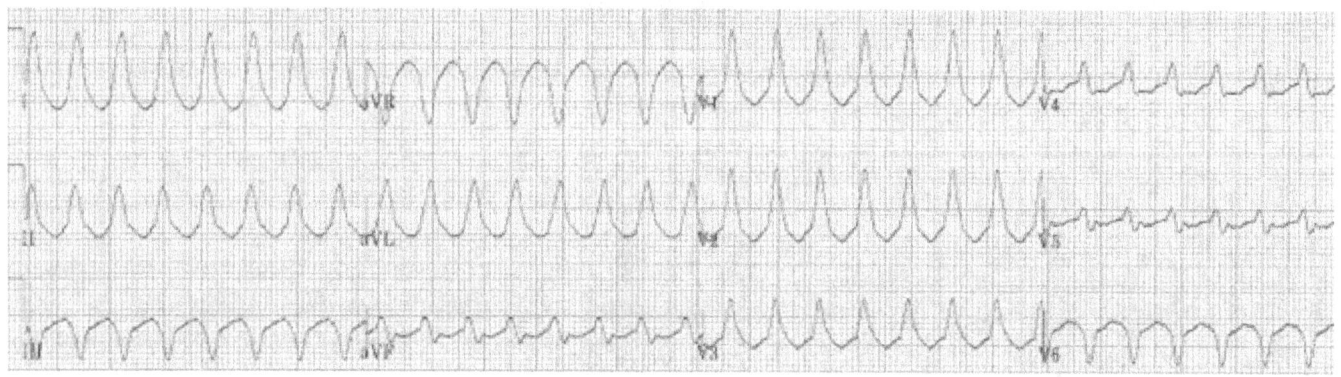

Figure 9-8

Voyez-vous des ondes P très subtiles sur le tracé ci-dessus (Figure 9-8)? Regardez attentive-ment et utilisez une loupe.

ASTUCE | Si vous envisagez sérieusement d'interpréter les ECG et les bandes de rythme à un niveau avancé, vous aurez besoin de DEUX choses: un compas ECG de bonne qualité et une petite loupe de poche. Un autre élément utile serait une règle en plastique transparente de 6 pouces à utiliser comme règle à travers laquelle vous pouvez voir. Si vous visualisez les ECG sur un ordinateur avec accès à des compas numériques et à la possibilité d'agrandir l'ECG, c'est encore mieux!

Concentrez-vous sur des variations très subtiles du contour des ondes T. Il existe d'autres découvertes intéressantes sur ce tracé, mais pour l'instant nous sommes à la chasse aux ondes P.

Si vous pensez que votre seule chance de trouver des ondes P′ sera dans les dérivations II ou V1, détrompez-vous. Voici DEUX PERLES IMPORTANTES à retenir lors de la recherche d'ondes P ou P′:

> **PERLE |** 1) Elles peuvent être dans n'importe quelle dérivation et 2) qu'elles soient verticales ou inversées, elles peuvent être beaucoup, beaucoup plus petites que vous ne l'auriez jamais imaginé!

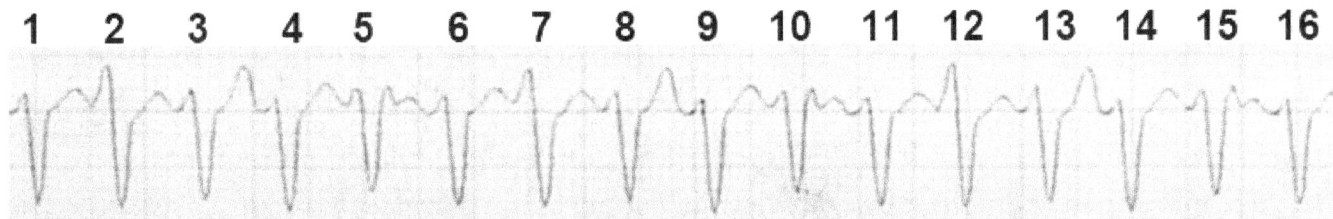

Figure 9-9

Lorsque vous recherchez des ondes P pour prouver la dissociation AV, vous devez d'abord examiner les complexes QRS, mais vous ne recherchez pas encore les ondes P. Vous recherchez un QRS normal – un complexe QRS qui commence et se termine normalement. Vous utiliserez ce QRS « normal » pour le comparer à d'autres complexes QRS et en particulier à la ligne de base qui les entoure. Dans la figure 9-9, examinez les complexes QRS n° 1, n° 4, n° 6, n° 9, n° 11, n° 14 et n° 16. Ils se ressemblent tous – ils ont la même onde r initiale et le même point J (fin du QRS). Et ils ont tous essentiellement la même onde T. N'importe lequel de ces complexes QRS-T peut être votre point de référence. Regardons maintenant le n° 2 – OK... cette onde R est très différente! Pourquoi est-elle si grande? Quelque chose a ajouté une tension positive à cette déflexion! Qu'est-ce que cela pourrait être? Bien sûr... il y a une onde P qui est apparue immédiatement avant cette onde r. Jetez un autre coup d'œil à l'un de vos complexes QRS-T « point de référence » pour vous rafraîchir la mémoire.

Regardons maintenant le point n° 3... Regardez cette onde T! Qu'est-ce qui l'a fait devenir soudainement si grande? Bien sûr, il y a une onde P verticale cachée là-dedans. Comment puis-je savoir qu'il s'agit d'une onde P verticale? Étant donné que cette onde T est devenue plus grande, cela signifie qu'une tension positive, c'est-à-dire une onde P verticale, lui a été ajoutée. (Au chapitre 24, vous verrez l'effet d'une tension négative sur une onde T.)

Regardons maintenant le point n° 5... Est-ce un r′ (« r prime ») à l'extrémité du QRS? Il ne se trouve sur aucune des ondes QRS-T « point de référence ». Bien sûr, ce n'est pas un r′, c'est une onde P. Maintenant, VOUS trouvez tous les autres exemples tout au long de cette bande.

Voici (Figure 9-10) quelques ondes P′ de la Figure 9-8...

Notez les intervalles R-P′ cohérents et notez en particulier à quel point les ondes P′ sont très petites ! Lorsque vous recherchez des ondes P, n'oubliez pas que DEUX types d'ondes P peuvent – ou non – être utiles lors d'une tachycardie à complexes larges: l'onde P verticale dans les dérivations inférieures et l'onde P inversée dans les dérivations inférieures. Recherchez d'abord les ondes P dans les dérivations

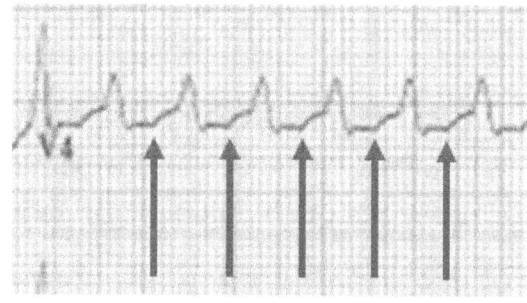

Figure 9-10

inférieures; si vous n'en voyez pas, recherchez dans toutes les autres dérivations.

Il n'est pas inhabituel que certains ECG aient des ondes P visibles uniquement dans la dérivation V3, par exemple. Elles peuvent se cacher dans n'importe quelle dérivation!

PERLE | Les ondes P verticales dans les dérivations inférieures (II, III, aVF) proviennent de l'oreillette droite supérieure, très probablement du nœud sinusal. Les ondes P verticales dans les dérivations inférieures ne sont jamais rétrogrades!

Les ondes P′ inversées dans les dérivations inférieures sont un peu plus complexes car elles peuvent survenir dans la partie inférieure de l'oreillette droite ou être des ondes P′ rétrogrades provenant d'impulsions provenant de la jonction ou du ventricule et entrant dans l'oreillette droite de manière rétrograde via le nœud AV. Des ondes P′ inversées peuvent également apparaître après chaque QRS en présence d'une TRAV orthodromique avec conduction aberrante. Il faudrait qu'il y ait un bloc de branche permanent ou lié à la fréquence pour qu'il s'agisse d'une tachycardie à complexes larges; cela pourrait arriver, mais ce serait un événement très rare! Cependant, vous pouvez fréquemment déterminer quelle onde P′ rétrograde est due à une origine atriale basse et laquelle est due à une origine ventriculaire ectopique ou jonctionnelle.

PERLE | Si les ondes P′ inversées sont d'origine atriale basse, elles apparaîtront à la fréquence du stimulateur atrial bas et manifesteront ainsi une dissociation AV avec les complexes ventriculaires puisqu'ils n'auront aucune relation les uns avec les autres. Si les ondes P′ inversées sont d'origine ventriculaire ectopique, elles apparaîtront alors après chaque complexe QRS au même intervalle R-P′ fixe.

On parle alors d'association VA car chaque onde P′ rétrograde a une association fixe avec le complexe QRS précédent (Figures 9-3 et 9-10).

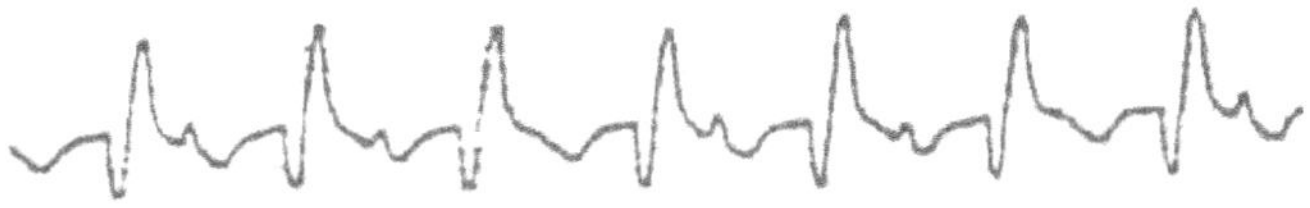

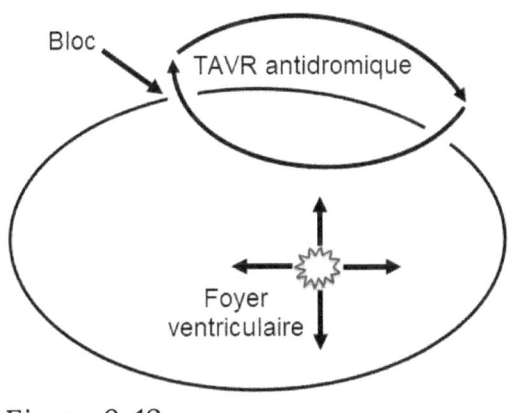

Figure 9-11 Quelle dérivation est-ce?

Si les ondes P′ rétrogrades (inversées) apparaissent à des intervalles R-P′ légèrement irréguliers, il peut alors y avoir un bloc rétrograde dans le nœud AV (un bloc ventriculo-auriculaire ou VA). Si les intervalles R-P′ s'allongent progressivement et qu'une onde P′ rétrograde inversée n'apparaît pas, il y a probablement un bloc VA rétrograde de type Mobitz I (Wenckebach) (Figure 9-11). Si les ondes P′ rétrogrades apparaissent avec un QRS sur deux, il y a probablement un bloc VA 2:1 (Figure 9-4). Bien qu'une onde P′ rétrograde qui suit chaque QRS à un intervalle R-P fixe semble indiquer une tachycardie ventriculaire... ce n'est pas le cas! Une AVRT orthodromique ou antidromique peut faire la même chose (bien que seule la TRAV antidromique se présente comme un WCT à moins qu'il n'y ait un bloc de branche préexistant ou lié à la fréquence). Un bloc VA rétrograde en présence d'un rythme ventriculaire continu et ininterrompu indique une dissociation VA et la dissociation VA indique une tachycardie ventriculaire!

Mais pourquoi cela indique-t-il une TV? S'il y a une TRAV antidromique (qui dépend du nœud AV) et qu'un bloc VA Mobitz I ou Mobitz II survient soudainement... que se passe-t-il? La TRAV antidromique se terminera rapidement! (Figure 9-12) Rappelez-vous: c'est ainsi que nous arrêtons les TRAV dans n'importe quelle direction – nous administrons de l'adénosine qui bloque le nœud AV dans les DEUX directions et la tachycardie s'éteint immédiatement! Cependant, la tachycardie ventriculaire ne se terminera pas car son existence ne dépend pas de la conduction AV ou VA à travers le nœud AV.

Figure 9-12

Voici donc quelques PERLES...

PERLE | Si une onde P apparaît après chaque QRS (inversée dans les dérivations II, III, aVF, verticale dans les dérivations aVR, aVL, V1) pendant une tachycardie à complexes larges, alors considérez-la comme une onde P′ rétrograde provoquée par chaque dépolarisation ventriculaire (QRS). Elle ne vient pas de l'oreillette! C'est ce qu'on appelle *une association* VA et ce n'est pas une preuve de tachycardie ventriculaire. Je sais... ça a l'air de l'être, mais croyez-moi, ce n'est pas le cas!

PERLE | Ce n'est pas parce que les ondes P′ rétrogrades sont inversées dans les dérivations inférieures qu'elles le seront forcément dans toutes les autres dérivations. Les ondes P′ rétrogrades sont toujours inversées (négatives) dans les dérivations inférieures (II, III aVF) car le vecteur s'éloigne du pôle positif de ces dérivations (pied gauche). Elles seront verticales dans les dérivations V1, aVR et aVL car le vecteur rétrograde se dirige vers les pôles positifs de ces dérivations. Elles sont généralement isoélectriques (ou presque) dans la dérivation I car le vecteur ascendant se déplace perpendiculairement à la dérivation I. Si elles sont visibles dans la dérivation I, elles seront verticales. Les dérivations V5 et V6 peuvent être variables, selon que les électrodes de ces dérivations ont été correctement positionnées.

En savoir plus sur la dissociation AV ou VA

La dissociation AV est l'un des concepts les plus mal compris en électrocardiographie. Pour la comprendre, vous devez bien comprendre l'association AV. L'association AV implique qu'il existe une relation entre les oreillettes et les ventricules: la stimulation de l'une entraîne la stimulation de l'autre. Une situation similaire – mais dans la direction opposée – est appelée association VA. Que vous entriez ou sortiez de la pièce, vous passez toujours par la même porte. Avec l'association AV, l'activation des oreillettes entraîne l'activation des ventricules. Avec l'association VA, l'activation des ventricules entraîne l'activation des oreillettes. L'association VA n'est malheureusement pas un facteur distinctif car elle peut être présente à la fois dans la tachycardie ventriculaire et la tachycardie supraventriculaire avec aberration.

Dissociation AV par usurpation

Avec la dissociation AV par usurpation, la fréquence ventriculaire sera plus rapide que la fréquence auriculaire – mais la fréquence auriculaire sera toujours dans la plage normale. Il s'agit généralement d'un foyer dans le ventricule ou la jonction qui se décharge en raison d'un automatisme anormal - mais cela peut également être dû à une réentrée. Si le rythme auriculaire pouvait aller plus vite, il déchargerait les ventricules plus vite que les ventricules ne pourraient se décharger eux-mêmes et prendrait ainsi le contrôle du rythme. La dissociation AV par usurpation n'est jamais une bonne chose! La dissociation AV lors d'une tachycardie ventriculaire est une dissociation AV par usurpation.

Dissociation AV par défaut

Avec la dissociation AV par défaut, le rythme sinusal ralentit au point qu'un stimulateur cardiaque accessoire se réveille et commence à déclencher pour préserver le débit cardiaque. Avec la dissociation AV par usurpation, la fréquence atriale est normale et la fréquence ventriculaire est anormalement rapide; avec la dissociation AV par défaut, la fréquence atriale est anormalement lente et le stimulateur cardiaque accessoire de jonction ou ventriculaire commence à déclencher pour soutenir la pression artérielle de la personne et la perfusion des organes vitaux. La dissociation AV par défaut représente un rythme d'échappement et c'est une bonne chose!

Si la fréquence atriale est plus rapide, mais qu'elle ne décharge pas les ventricules, il ne peut y avoir qu'une seule explication: il y a un blocage dans le nœud AV qui empêche ces ondes P de passer et de décharger les ventricules.

La présence d'une dissociation AV prouve que les oreillettes ne déchargent pas systématiquement les ventricules car les oreillettes et les ventricules déchargent généralement à des rythmes différents. Cependant, la dissociation AV seule n'est pas la preuve d'un bloc AV!

C'est ici que la plupart des malentendus apparaissent. Beaucoup de gens pensent que s'ils peuvent simplement voir des ondes P au milieu d'une tachycardie à complexes larges, alors une tachycardie ventriculaire est présente. Eh bien, les ondes P peuvent également apparaître au milieu d'une tachycardie supraventriculaire conduite de manière anormale. Il est donc évident qu'il y a plus que la simple présence d'ondes P dans le tracé.

La dissociation AV est présente lorsqu'une onde P parvient à traverser le nœud AV au bon moment, puis à décharger les ventricules, créant un complexe normal et (souvent mais pas toujours) étroit au milieu d'une tachycardie à complexes larges. C'est ce qu'on appelle *un battement de capture*.

Les battements de capture sont probablement le deuxième phénomène électrocardiographique le plus mal compris après la dissociation AV. La présence soudaine d'un battement normalement conduit dans une tachycardie à complexes larges n'est pas nécessairement un battement de capture et ne suggère pas nécessairement une dissociation AV (et vraisemblablement, une tachycardie ventriculaire). Seul un battement normalement conduit qui apparaît PLUS TÔT que l'intervalle R-R attendu du rythme ventriculaire dominant, c'est-à-dire la tachycardie à complexes larges, peut être appelé battement de capture. Pourquoi? Parce qu'en se produisant à un intervalle R-R plus court que la TV, le battement normal prouve deux choses:

1. il prouve qu'il n'y a pas de bloc de branche préexistant, car il ne pourrait tout simple-

ment pas être produit en présence d'un bloc de branche fixe, et

2. il prouve que le système de conduction est tout à fait capable de produire un complexe QRS normal et étroit à une fréquence encore plus rapide que le WCT. Cela exclut un bloc de branche fonctionnel lié à la fréquence produisant une conduction aberrante. Par conséquent, le WCT doit être généré à partir des ventricules.

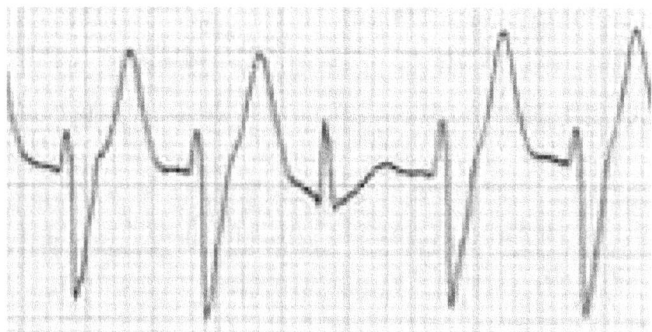

Ceci (Figure 9-13) est un exemple de *battement de capture*. Il apparaît légèrement avant un battement ventriculaire attendu. (Vous aurez souvent besoin d'un compas ECG pour le voir.) Parfois, l'apparition précoce du battement de capture ne peut être mesurée qu'en millisec-ondes. Si le complexe étroit et normal appa-raît plus tard que le prochain complexe large attendu, cela prouve seulement qu'il n'y a pas

Figure 9-13

de bloc de branche fixe préexistant. Cela ne prouve pas qu'il n'y a pas de bloc de branche lié à la fréquence.

Un autre indice de la présence d'une dissociation AV est l'apparition d'*un battement de fusion*. Un battement de fusion, comme vous le savez peut-être déjà, est un hybride entre un complexe étroit normalement conduit et un complexe large ectopique. Le battement étroit devra apparaître juste au moment du complexe large attendu - ou au moins suffisamment près pour qu'il y ait un chevauchement des intervalles QRS. Un battement de fusion prouve également une dissociation AV dans le contexte d'une tachycardie à complexes larges - mais un complexe de fusion peut survenir avec un rythme sinusal et une ESV, ou un rythme sinusal et une parasystolie ventriculaire.

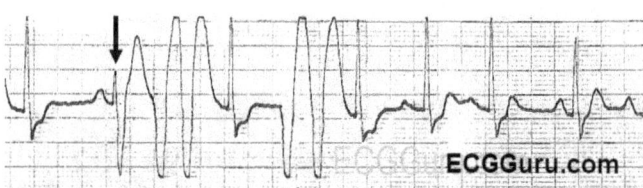

La flèche dans cet extrait (9-14) indique un battement de fusion. Notez qu'il ressemble da-vantage au battement qui le suit. L'intervalle PR est également plus court. Il n'est pas difficile d'identifier ce QRS comme un battement de fusion. La différence d'apparence d'un batte-

Figure 9-14

ment de fusion dépend de la contribution du battement normalement conduit. Si le battement normalement conduit arrive suffisamment tôt, il contribuera davantage au QRS et il semblera commencer comme un battement normal, conduit par les sinus. Cependant, plus le battement ectopique domine la dépolarisation, plus la dépolarisation apparaîtra bizarre.

ASTUCE | De nombreux battements de fusion ressembleront beaucoup au rythme ectopique et sont souvent manqués, ce qui rend la reconnaissance de la dissociation AV quelque peu problématique.

Mais vous n'avez pas besoin d'attendre qu'un patient présente une tachycardie à complexes larges et des battements de fusion pour vous entraîner à les reconnaître. Faites simplement une recherche sur Internet pour «tachycardie à complexes larges avec battements de fusion». (Mais préparez-vous à des exemples incorrects!)

À gauche de la figure 9-15, on voit un battement de capture réel se produisant pendant une tachycardie ventriculaire (le 6e complexe QRS). Ces battements sont assez rares – ne vous attendez pas à en voir un sur chaque tracé.

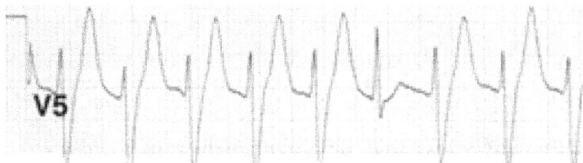

Figure 9-15

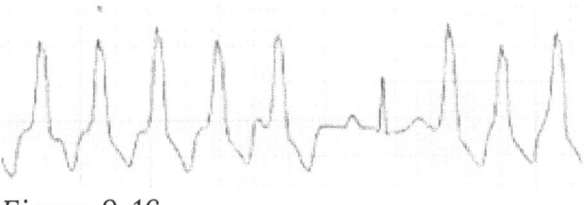

Figure 9-16

Dans la figure 9-16, nous voyons un battement normal qui a capturé les ventricules, mais ce n'est pas un battement de capture. Il suit le complexe large précédent par un intervalle beaucoup plus long que les intervalles R-R du WCT. La tachycardie à complexe large s'est arrêtée juste assez longtemps pour permettre à une onde P sinusale de conduire. Les tachycardies à complexe large peuvent faire cela. Les tachycardies ventriculaires peuvent faire cela aussi. Le terme est paroxystique, ce qui signifie démarrage/arrêt, démarrage/arrêt, etc. Je réserve l'utilisation du terme battement de capture pour désigner les battements conduits par les sinus qui terminent un intervalle R-R plus court que le rythme dominant (c'est-à-dire la tachycardie à complexe large). De tels battements indiquent une dissociation AV. Un battement conduit par le nœud sinusal qui apparaît à un intervalle R-R plus long après un complexe QRS large ne prouve rien (voir les figures 9-17 et 9-18) et ne doit pas être désigné comme un battement de capture!

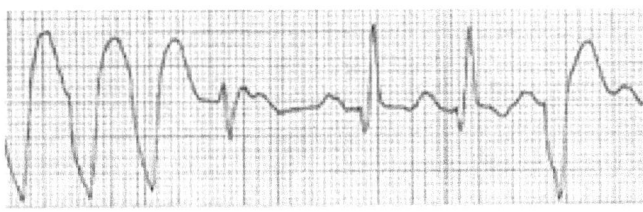

Figure 9-17

Dans la figure 9-17, nous voyons deux complexes larges suivis d'un battement de fusion qui est intermédiaire entre les battements ectopiques ventriculaires et les battements sinusaux normalement conduits qui, à leur tour, sont suivis d'un battement ectopique ventriculaire. Gardons cela en perspective: les battements de capture et les battements de fusion sont rares. Ne vous attendez pas à en trouver un sur chaque tracé! Recherchez des battements de fusion au début et à la fin des tachycardies à complexes larges – bien qu'ils puissent apparaître à peu près n'importe où. Ils ne sont pas aussi faciles à repérer car il n'y a pas de perturbation accrocheuse dans le rythme ventriculaire. Le rythme est parfois légèrement perturbé – mais généralement si légèrement que vous ne le remarquerez pas. Très souvent, la forme et l'amplitude seront très similaires aux battements ectopiques, mais juste un peu plus étroites.

Ces deux battements sinusaux (Figure 9-18) avec des marques croisées ne sont pas des battements de capture ! *Pour être un battement de capture – ce qui implique une dissociation AV – le QRS sinusal doit terminer un intervalle R-R plus court que le rythme dominant, dans ce cas, la tachycardie ventriculaire.* Malheureusement, les battements de fusion ne sont pas forcément aussi différents des battements ectopiques et des battements sinusaux. Selon le moment exact où la fusion se produit, le battement de fusion peut ressembler beaucoup plus à l'un des autres battements.

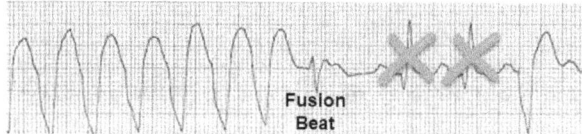

Figure 9-18

Entraînons-nous!

Exercice de dissociation AV : ECG n° 1

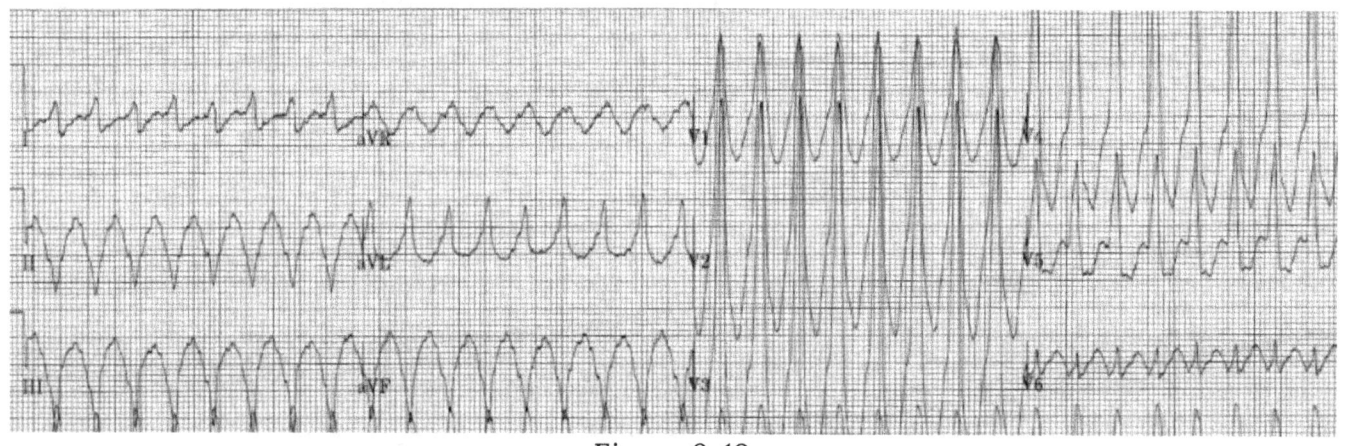

Figure 9-19

Pouvez-vous trouver la preuve de la dissociation AV dans ce tracé (Figure 9-19)? Jetez un œil à la dérivation V5. Que se passe-t-il à cet endroit? Regardons la dérivation V5 un peu agrandie (Figure 9-20)...

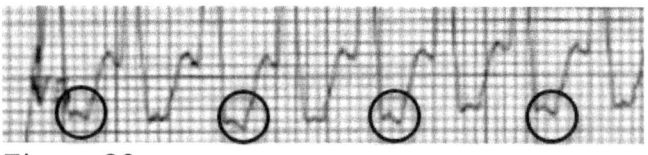

Figure 20

J'ai pris la liberté d'entourer quelques exemples d'ondes P'. Lorsque vous repérez une onde P « cachée », vérifiez les complexes correspondants dans les dérivations ci-dessus et ci-dessous – certains seront plus évidents et d'autres beaucoup plus subtils, mais les deux affineront votre capacité à détecter une dissociation AV.

La figure 9-20 est un exemple de dissociation VA. L'onde P' rétrograde apparaît à chaque deuxième battement. Cela indique un bloc VA 2:1 et cela prouve une tachycardie ventriculaire. Ce bloc terminerait une TRAV dans le nœud AV.

CONSEIL | TROIS blocs VA sont détectables sur un ECG: Mobitz I, Mobitz, II et un bloc VA 2:1. Le bloc 2:1 est soit un Mobitz I, soit un Mobitz II, mais comme il n'y a pas de deuxième P' pour vérifier un intervalle R-P' accru, nous devons l'appeler un bloc VA 2:1.

Exercice de dissociation AV: ECG n° 2

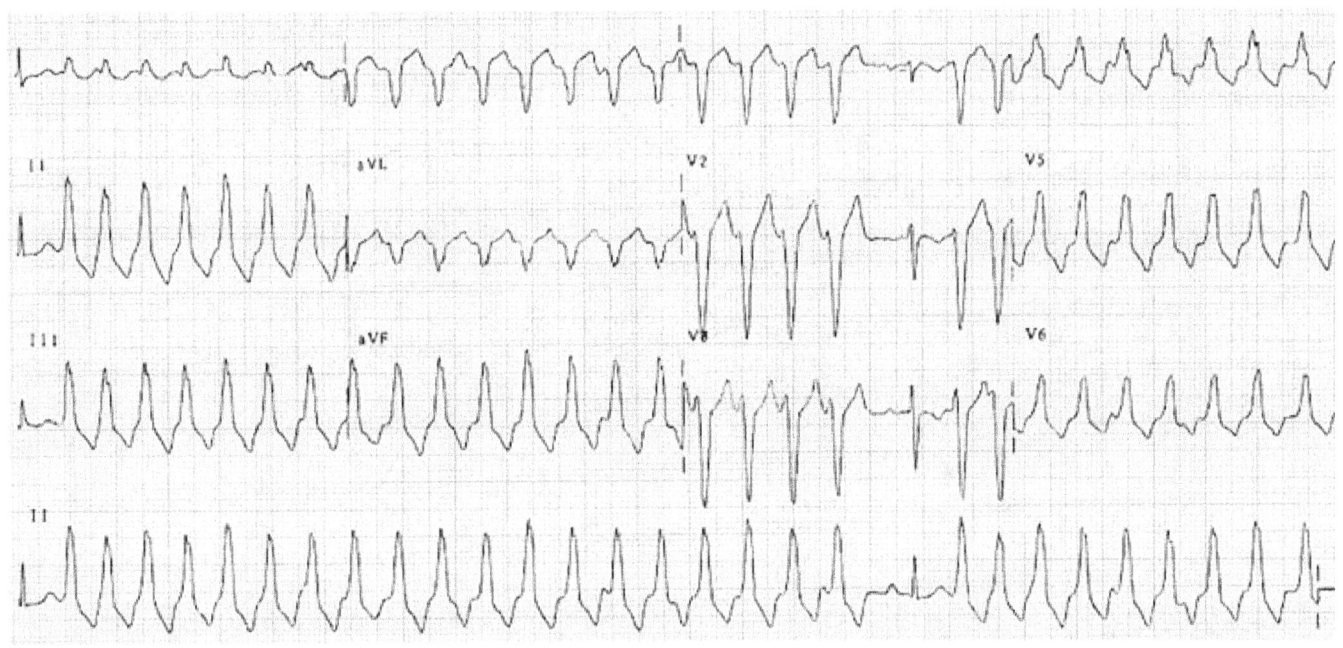

Figure 21

Vous avez déjà vu une partie de cet ECG (Figure 9-21) : il contient un complexe étroit qui n'est pas un battement de capture. Même s'il n'y a pas de battement de capture, il y a encore beaucoup de dissociation AV ici. Étudiez-le attentivement à l'aide de votre loupe.

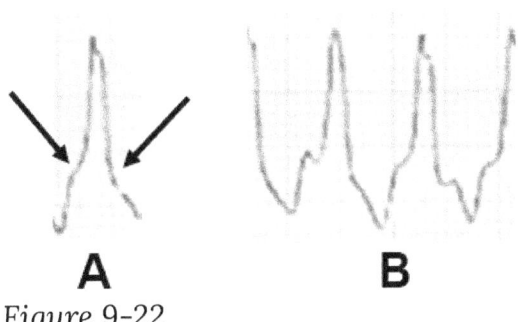

Figure 9-22

Commencez par vous concentrer sur les « épaules » des complexes QRS. Figure 9-22A est un complexe QRS avec des « épaules normales ». Les épaules sont la partie de la ligne de base juste avant et juste après le complexe QRS. Vous en apprendrez plus sur les « bancs » et les « épaules » dans le chapitre 24, « Plus de pratique avec la dissociation AV. »

Figure 9-22B montre deux complexes QRS consécutifs dont les épaules suggèrent une dissociation AV.

Chapter 10

Comment aborder une tachycardie à complexes larges

Le « démarrage en 5 étapes »

Voici les étapes que je suis souvent avant de commencer un algorithme ou une méthode spécifique. Certaines de ces étapes proviennent de ces mêmes algorithmes ou méthodes. Quelques-unes des conclusions peuvent essentiellement diagnostiquer une tachycardie ventriculaire tandis que d'autres fournissent simplement des informations sur la tachycardie complexe et large dont vous aurez besoin pour certains algorithmes et qui doivent être prises en compte avec d'autres conclusions avant de poser un diagnostic.

La question se pose souvent: « Dois-je utiliser un algorithme ou une méthode?» Ma réponse est: « Non, il n'existe aucune règle ou loi qui vous oblige à le faire... mais tant que vous n'aurez pas atteint un niveau d'expert en interprétation d'ECG, je pense que vous seriez très imprudent de ne pas le faire.» Et, comme je l'ai déjà mentionné, si vous choisissez de ne pas suivre un algorithme ou une méthode et que vous obtenez un mauvais résultat, la situation peut devenir très problématique pour vous. Il existe tellement d'exceptions et de nuances à ces algorithmes et méthodes que je vous recommande vivement d'en apprendre un ou deux assez bien et de les utiliser. Cependant, cela ne vous empêche pas d'exercer vos pouvoirs d'observation, vos connaissances et votre expérience. Vous découvrirez mes recommandations, mes conseils, mes astuces et, surtout, mes mises en garde plus loin dans ce manuel.

> **PERLE |** Bien que plusieurs constatations puissent « confirmer » une tachycardie ventriculaire, la tachycardie supraventriculaire avec aberration reste un diagnostic d'exclusion.

Étape 1 – Quel ventricule?

Que le TCL soit dû à des impulsions conduites de manière aberrante provenant des structures supraventriculaires ou à des impulsions provenant du ventricule, ils ont tous deux une chose en commun: ils activent les ventricules successivement – et non simultanément! La première chose à faire est donc de déterminer quel ventricule la source de tachycardie active en premier. Nous le faisons en regardant la dérivation V1.

La dérivation V1 a la capacité unique de distinguer la droite de la gauche et nous pouvons presque toujours déterminer instantanément quel ventricule est activé en premier par le type de morphologie de type bloc de branche présent dans la dérivation V1. Encore une fois, par bloc de branche, nous entendons similaire – mais pas nécessairement exactement – comme un bloc de branche classique. Si le QRS est majoritairement vertical (positif), il s'agit alors d'un bloc de branche droit et l'activation ventriculaire provient du ventricule GAUCHE (GAUCHE – pas droit!). Si le QRS est majoritairement inversé (négatif), il s'agit alors d'un bloc de branche gauche et l'activation ventriculaire provient du ventricule DROIT (DROIT – pas gauche!).

Nous examinons donc toujours la dérivation V1 (et uniquement la dérivation V1) en premier pour savoir quel ventricule a été activé en premier.

Étape 2 – Voie de sortie ou apex?

OK… vous avez donc déterminé quel ventricule a été activé en premier. Où dans ce ventricule l'activation a-t-elle commencé? Ce n'est pas une question difficile puisque nous allons diviser les ventricules (gauche et droit) en deux moitiés: supérieure et inférieure. Nous appellerons la moitié supérieure *la voie de sortie* et la moitié inférieure *l'apex*.

Pour déterminer si l'activation ventriculaire a commencé dans la voie de sortie ou l'apex, nous tournons notre attention vers les dérivations de la jambe gauche (dérivations II, III et aVF). S'il y a un axe supérieur, le foyer d'activation est situé dans l'apex de ce ventricule. S'il y a un axe inférieur, l'origine est située dans la voie de sortie.

Un axe supérieur signifie que le vecteur de dépolarisation se déplace vers le haut, de bas en haut, de l'apex à la voie de sortie. Un axe inférieur signifie que le vecteur de dépolari-sation se déplace vers le bas, de haut en bas, ou de la voie de sortie à l'apex. C'est très déroutant, même pour moi! Rappelez-vous simplement que les complexes QRS dans les dérivations inférieures pointent vers **l'orig-ine** de l'impulsion!

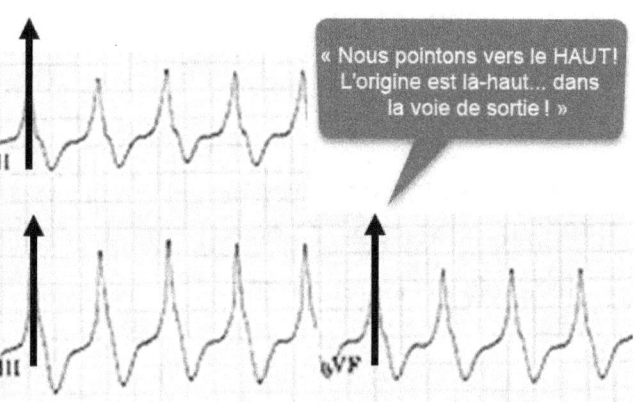

Figure 10-1

PERLE | Les complexes QRS dans les dérivations inférieures POINTENT toujours VERS L'ORIGINE DE L'IMPULSION. Notre préoccupation est de savoir où l'impulsion est née, pas où elle va! Les grandes ondes R dans les dérivations inférieures pointent vers le HAUT vers la voie de sortie; les complexes rS dans les dérivations inférieures pointent vers le BAS vers l'APEX. Ne vous inquiétez pas des axes « supérieur » et « inférieur ». C'est tout simplement trop déroutant!

Voici un exemple pratique (Figure 10-3). Observez la dérivation V1 et déterminez quel ventricule est activé en premier (car c'est là que le rythme ventriculaire a pris naissance), puis vérifiez les dérivations inférieures (II, III, aVF) pour déterminer si l'impulsion provient de la voie de sortie ou de l'apex. N'oubliez pas: les complexes QRS dans les dérivations inférieures pointeront vers l'origine de l'impulsion.

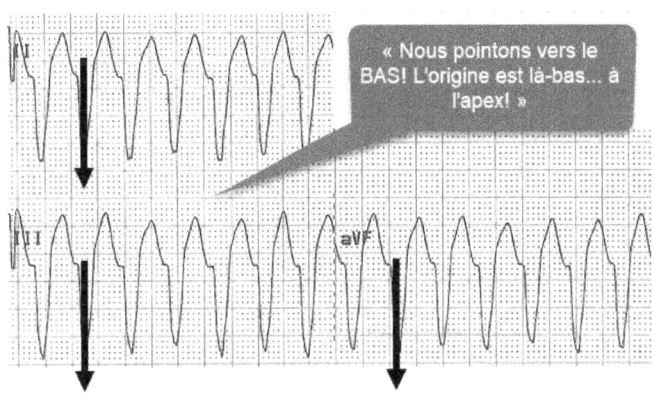

Figure 10-2

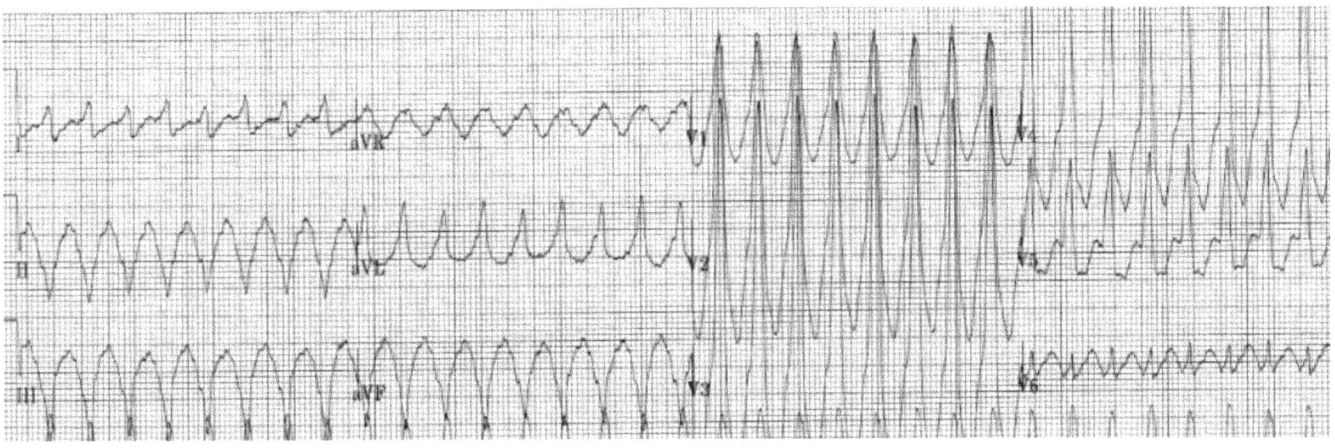

Figure 10-3

Ce n'était pas si difficile, n'est-ce pas? Le QRS de la dérivation V1 avait une morphologie de type BBD, ce qui nous indique que l'impulsion ventriculaire provenait du ventricule GAUCHE. Les complexes QRS de toutes les dérivations inférieures pointaient vers le bas (ondes S profondes), ce qui indiquait que l'impulsion provenait de l'apex et se déplaçait vers le haut – un axe supérieur. Essayons-en un autre...

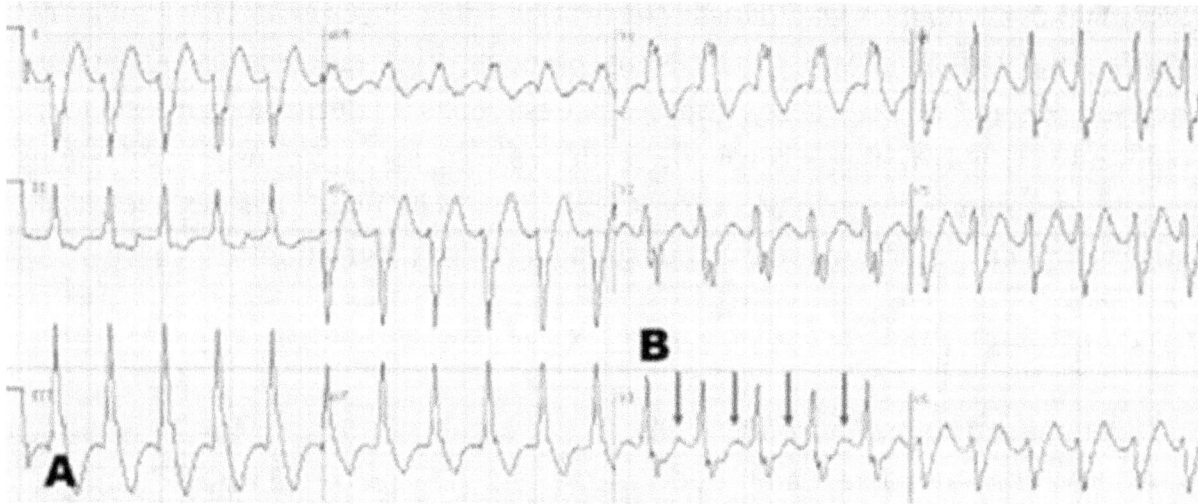

Figure 10-4

(Figure 10-4) Ne faites pas attention aux lettres et aux marquages. La dérivation V1 présente un QRS avec une morphologie de type BBD, ce qui signifie que l'impulsion ventriculaire provient du ventricule gauche. Tous les complexes QRS des dérivations inférieures présentent de grandes ondes R pointant vers la zone du ventricule où se trouve l'origine de l'impulsion, dans ce cas, la voie de sortie. Le ventricule droit possède une voie de sortie (VSVD) et le ventricule gauche possède également une voie de sortie (VSVG). Ainsi, l'impulsion activant le ventricule gauche provient de la voie de sortie du ventricule gauche (VSVG). Les tachycardies provenant de la voie de sortie droite ou gauche ont les mêmes caractéristiques et le même pronostic et sont prises en charge de la même manière.

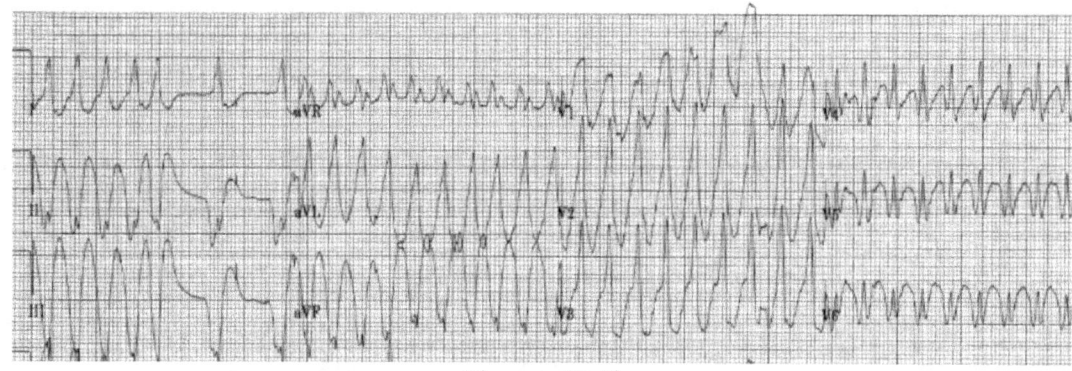

Figure 10-5

Avec la figure 10-5, l'ECG est devenu plus complexe. Cependant, un rapide coup d'œil à la dérivation V1 révèle une morphologie de type BBD (provenant du ventricule gauche) et des ondes QS dans les dérivations inférieures, indiquant que l'origine de l'impulsion se situe à l'apex du ventricule gauche.

N'OUBLIEZ PAS! | Les complexes QRS avec de grandes ondes R dans les dérivations inférieures indiquent que l'impulsion provient de la partie supérieure du ventricule (voie de sortie) et les complexes QRS avec des ondes S profondes dans les dérivations inférieures signifient que l'impulsion provient de la partie inférieure du ventricule (apex).

Voyons si vous pouvez maintenir votre vitesse alors que les ECG deviennent encore plus compliqués.

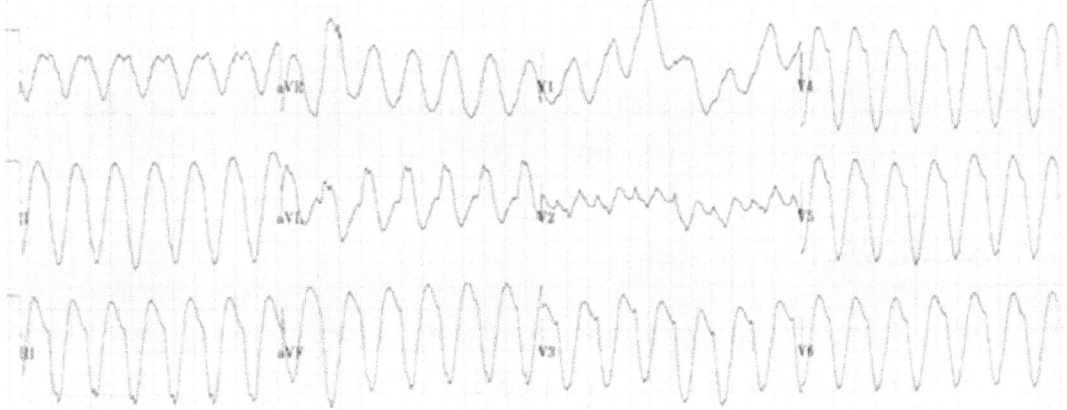

Figure 10-6

(Figure 10-6) La dérivation V1 présente un complexe QRS vertical monophasique qui indique une morphologie de type BBD (et une origine dans le ventricule gauche) et toutes les dérivations inférieures présentent des complexes QS indiquant une origine dans l'apex du ventricule gauche.

OK... La prochaine (Figure 10-7) nécessite une certaine réflexion. Je vais augmenter un peu la complexité...

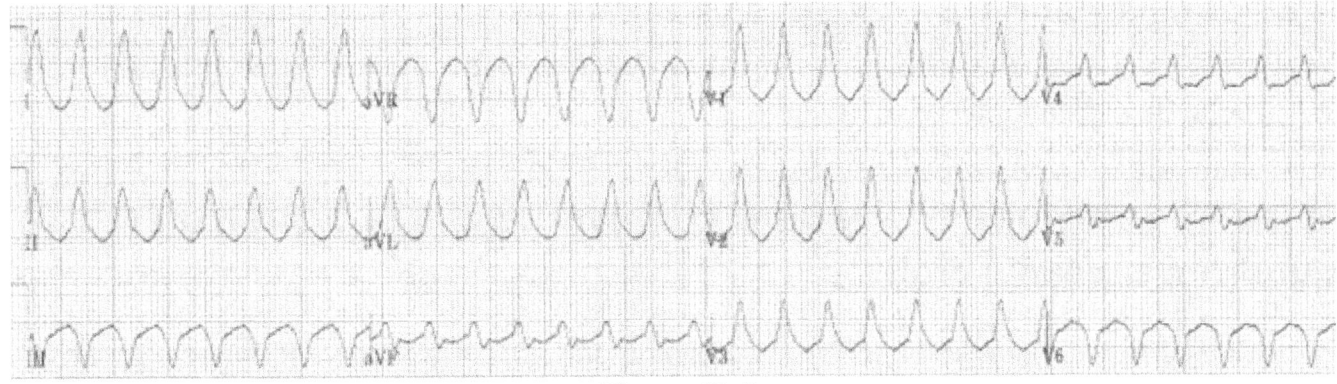

Figure 10-7

Les complexes QRS des dérivations inférieures vous ont-ils embrouillé? Les dérivations II et aVF ont des complexes QRS verticaux, mais la dérivation III a un complexe QRS inversé.

Dans cet ECG (Figure 10-7), vous êtes confronté à une situation dans laquelle toutes les dérivations inférieures ne concordent pas: deux sont verticales et une est négative. Le vecteur moyen de toutes les dérivations inférieures ne va pas pointer aussi droit vers le bas qu'avant. Voici un conseil pour vous:

CONSEIL | La dérivation aVF est la dérivation supérieure-inférieure par excellence. Elle n'a pas de vecteur droit ou gauche. Lorsque les dérivations inférieures ne sont pas toutes concordantes, basez votre décision sur la dérivation aVF.

En fin de compte, il n'est pas nécessaire que toutes les dérivations inférieures pointent vers le haut pour avoir un axe inférieur (ou un site d'origine de la voie de sortie). Dans ce cas, l'axe QRS moyen dans le plan frontal est situé entre +30° et 0°.

Étape 3 – Transition précordiale

À ce stade, je vérifie la transition précordiale pour valider mon impression et localiser plus précisément le foyer ectopique. C'est rapide et facile tant que vous savez interpréter la transition, alors voici - "en un mot": les foyers ectopiques du côté gauche auront des transitions précordiales précoces allant d'avant la dérivation V1 jusqu'à environ la dérivation V3. Plus la transition est précoce, plus l'emplacement du foyer ectopique dans le ventricule gauche est à gauche. Les foyers ectopiques du côté droit auront des transitions tardives, d'environ la dérivation V4 jusqu'au-delà de la dérivation V6. Plus la transition est tardive, plus le foyer ectopique est à droite dans le ventricule droit.

À quoi ressemble une transition du côté gauche avant la dérivation V1? Il y a une onde R dominante dans la dérivation V1 qui se poursuit tout au long des dérivations précordiales. Une transition tardive au-delà de la dérivation V6 manifestera un complexe rS dans la dérivation V6. Plus la transition est proche de la dérivation V3 (l'un ou l'autre ventricule), plus le foyer est proche du septum interventriculaire.

Étape 4 - Une onde R initiale dans la dérivation aVR ou ÂQRS dans le quadrant supérieur droit?

Ensuite, inspectez la dérivation aVR. Si la déflexion initiale est une onde R dominante, un diagnostic de tachycardie ventriculaire est fortement suggéré.

Vérifiez les dérivations I et aVF pour voir si l'axe QRS moyen (ÂQRS) se trouve dans le quadrant nord-ouest (« No Man's Land »), caractérisé par des complexes QRS négatifs dans les dérivations I et aVF. Si c'est le cas, c'est un bon indicateur d'un rythme ventriculaire ectopique (TV) - mais... ce n'est pas précis à 100%. Les médicaments anti-arythmiques de classe 1c à des niveaux toxiques - en particulier la flécaïnide - peuvent en être la cause.

L'hyperkaliémie peut également entraîner des axes QRS moyens dans le quadrant nord-ouest. Si vous savez que le patient ne prend aucun médicament anti-arythmique de classe 1c et ne souffre pas d'hyperkaliémie, vous pouvez certainement conserver votre impression de tachycardie ventriculaire.

Étape 5 – Bloc de branche classique dans les dérivations V1 ou V6?

Vérifiez les dérivations V1 et V6 pour voir si l'une d'elles représente une morphologie classique de BBD ou de BBG. Si une seule des deux dérivations présente un schéma classique, alors un diagnostic de tachycardie supraventriculaire avec aberration est fortement favorisé. Si ni la dérivation V1 ni la dérivation V6 ne présentent un schéma classique de bloc de branche, alors une tachycardie ventriculaire est très probable.

Résumé du « démarrage en 5 étapes »

1. Regardez la dérivation V1 et déterminez dans quel ventricule le rythme provient.

2. Regardez les dérivations II, III et aVF pour déterminer si l'impulsion provient de la voie de sortie ou de l'apex.

3. Vérifiez la transition précordiale pour déterminer plus précisément d'où provient l'impulsion ventriculaire.

4. Y a-t-il une onde R dominante dans la dérivation aVR ? Regardez les dérivations I et aVF pour voir si le vecteur d'impulsion est dirigé vers le « quadrant nord-ouest ». Si c'est le cas (et qu'il n'y a pas de médicaments antiarythmiques de classe I ou d'hyperkaliémie), cela suggérerait fortement une origine de l'impulsion dans le ventricule inférieur; ainsi, la tachycardie ventriculaire est favorisée.

5. Vérifiez les dérivations V1 et V6 pour voir si l'une d'elles manifeste un schéma classique de bloc de branche - droit ou gauche. Si une seule manifeste un schéma classique, la tachycardie supraventriculaire avec aberration est favorisée.

Juste pour qu'il n'y ait pas de malentendu | Le « démarrage en 5 étapes » est l'approche que j'utilise *avant de commencer un algorithme*. Il n'est pas proposé comme un algorithme testé ou éprouvé. Il ne remplace pas un algorithme. Je dépends toujours d'un ou de plusieurs algorithmes que j'ai appris à utiliser grâce à la pratique, la pratique et encore la pratique!

Lectures recommandées:

Lam P, MD, Saba S, MD. Approach to the Evaluation and Management of Wide Complex Tachycardias. Indian Pacing and Electrophysiology Journal. 2(4): 120-126 (2002).

J'ai trouvé que l'Indian Pacing and Electrophysiology Journal était une excellente source d'articles de synthèse se concentrant souvent sur des sujets destinés aux non-spécialistes.

Katritsis DG, and Brugada J. Differential Diagnosis of Wide QRS Tachycardias. Arrhythmia & Electrophysiology Review. 2020;9(3):155–60.

Kashou AH, MD, et al. Wide Complex Tachycardia Differentiation: A Reappraisal of the State-of-the-Art. J Am Heart Assoc. 2020;9:e016598. DOI: 10.1161/JAHA.120.016598.

Garner JB, Miller JM. Wide complex tachycardia—ventricular tachycardia or not ventricular tachycardia, that remains the question. Arrhythm Electrophysiol Rev. 2013;2:23–29.

Chapter 11

Les algorithmes et les méthodes

Éléments à surveiller dans chaque algorithme et méthode

Il existe de nombreux algorithmes, méthodes et critères pour diagnostiquer les tachycardies à larges complexes. Et de nouveaux algorithmes sont publiés chaque jour ! J'ai choisi de vous en parler et de vous former en profondeur en utilisant ceux qui sont plus faciles à utiliser dans des situations urgentes et émergentes. De nombreux algorithmes publiés ne sont pas utilisables dans des cas stressants et urgents. Certains nécessitent de mesurer jusqu'à sept critères, puis de leur attribuer des valeurs pondérées, tandis que d'autres ne sont rien de plus que des critères non validés, « triés sur le volet » parmi d'autres algorithmes et méthodes publiés. Beaucoup n'ont pas d'études de validation ou des études de validation qui ne parviennent pas à étayer les affirmations faites sur l'étude de dérivation. Voici quelques conseils pour évaluer les algorithmes et les méthodes en termes de faisabilité d'utilisation et de fiabilité.

Quelques paragraphes sont généralement inclus pour souligner que d'autres algorithmes et méthodes ne se sont pas révélés aussi précis dans les études de validation, mais que *les leurs* resteront en quelque sorte précis et fiables... jusqu'à ce que, bien sûr, la première étude de validation indépendante soit publiée, dans laquelle *leur méthode* se révèle tout aussi insensible, non spécifique et/ou inexacte que les autres.

Pourquoi cela se produit-il? Il y a plusieurs explications possibles: les auteurs originaux peuvent simplement être plus habiles et compétents dans l'utilisation de leur propre méthode, ou la population de patients qu'ils ont étudiée peut avoir produit par hasard des tachydysrythmies qui étaient plus faciles à reconnaître par leur algorithme ou leur méthode. Ou peut-être que l'omission sélectionnée de certains types de tachydysrythmies a augmenté la sensibilité et/ou la spécificité de leur méthode.

Parlons maintenant de certaines « études de validation ». Si vous avez lu autant d'études de « validation » que moi, vous commencerez à remarquer que certaines modifient en fait les méthodes utilisées dans les études de dérivation de sorte qu'elles ne sont plus le même algorithme ou la même méthode que dans l'article original; ou ils interprètent les méthodes d'une manière qui n'a jamais été prévue par les auteurs originaux. Exemple: certains auteurs critiquant l'algorithme de Brugada insistent pour affirmer que la première étape a été créée pour décider s'il y avait une concordance des dérivations précordiales – et c'est ce qu'ils recherchent dans la première étape. Cela doit être l'une des informations erronées les plus flagrantes et les plus flagrantes que j'aie jamais vues! Il n'y a absolument aucune mention de concordance dans l'article de Brugada et Brugadas et al. indiquent très clairement et précisément comment ils en sont venus à inclure la première étape... et cela n'avait rien à voir avec la concordance!

1. Comprenez que CHAQUE algorithme et méthode a une défaillance intégrée!

Comprenez bien que vous n'atteindrez jamais une précision de 100% avec aucun des algorithmes ou méthodes car la défaillance est intégrée. Voici pourquoi je dis cela: aucun des algorithmes ou méthodes ne prend en compte *tous* les types de tachycardies à complexes larges.

> **PERLE |** La TRAV antidromique n'est souvent pas incluse dans les études; les tachycardies fasciculaires et de branche ne sont souvent pas non plus incluses. De telles omissions auront pour conséquence qu'un algorithme ou une méthode donnée sera insensible à ces tachydysrythmies.

Pourquoi ces différentes tachydysrythmies sont-elles omises de l'étude de dérivation? Peut-être parce qu'elles rendraient la méthode trop difficile, trop lourde ou moins spécifique. Par leurs omissions, l'algorithme ou la méthode apparaîtra plus sensible et plus spécifique. Cela fait toujours bonne impression lorsque l'on essaie de promouvoir sa propre étude. Mais la réponse se trouve peut-être en fait dans le point n°2 (suivant)...

2. Les patients de l'étude de dérivation ne sont pas comme VOS patients.

Avouons-le... il est très difficile d'acquérir des patients qui ont des épisodes de tachycardies complexes larges pour les étudier, et il est particulièrement difficile de localiser et d'étudier les types les plus rares. Par conséquent, la majorité de ces patients avaient des études électrophysiologiques programmées, et de nombreuses tachydysrythmies ont été induites artificiellement dans le laboratoire EP. Beaucoup de ces patients peuvent ou non avoir une augmentation de la maladie cardiaque organique qui pourrait être différente de celle de vos patients. De plus, les conditions d'initiation des dysrythmies sont différentes de celles de vos patients.

3. Où trouver les informations qui viennent d'être évoquées

Vous pouvez généralement trouver des informations concernant les dysrythmies qui ont été exclues et la manière dont les enregistrements des dysrythmies ont été obtenus sous deux sous-titres dans tout article de journal: MÉTHODES et LIMITATIONS. Jetez toujours un œil à ces sections si vous avez des questions sur l'exactitude et/ou la fiabilité de l'algorithme ou de la méthode qu'ils promeuvent.

N'oubliez pas cela !

Gardez toujours à l'esprit que tous les algorithmes et méthodes ne permettent qu'un seul diagnostic: la tachycardie ventriculaire. « Mais attendez », dites-vous. « Si ce n'est pas une tachycardie ventriculaire, alors c'est une tachycardie supraventriculaire avec aberration! »

La tachycardie supraventriculaire n'est pas un diagnostic! C'est juste un terme général pour au moins dix diagnostics (peut-être plus). C'est comme dire à un patient: « Votre diagnostic est une maladie. »

S'agit-il d'une tachycardie sinusale, d'une tachycardie sinusale réentrante, d'une tachycardie atriale, d'un flutter atrial, d'une fibrillation atriale, d'une tachycardie jonctionnelle, d'une tachycardie atriale multifocale, d'une TRAV, d'une TRAV ou d'une tachycardie réciproque jonctionnelle permanente? Le pronostic et le traitement de ces différentes dysrythmies sont assez différents: certaines sont relativement bénignes tandis que d'autres peuvent entraîner des épisodes aux conséquences fatales. Certaines sont très propices à la cardiomyopathie induite par la tachycardie tandis que d'autres ne le sont pas.

La tachycardie supraventriculaire est un *pseudo-diagnostic*! Certes, si vous prenez en charge le patient aux urgences ou dans un centre de soins d'urgence, vous ne pourrez probablement pas établir un diagnostic définitif. Mais vous devez comprendre cela et il est très important qu'un diagnostic définitif soit finalement établi. Un diagnostic de TRIN est généralement bénin, mais une TRAV signifie que le patient a une voie accessoire qui pourrait s'avérer fatale en cas de fibrillation auriculaire ou de flutter auriculaire!

Lectures recommandées:

Alzand BS, Crijns HJ. Diagnostic criteria of broad QRS complex tachycardia: decades of evolution. Europace. 2011;13:465–472.

Kashou AH, MD, et al. Wide Complex Tachycardia Differentiation: A Reappraisal of the State-of-the-Art. J Am Heart Assoc. 2020;9:e016598. DOI: 10.1161/JAHA.120.016598.

Sousa PA, Pereira S, Candeias R, de Jesus I. The value of electrocardiography for differential diagnosis in wide QRS complex tachycardia. Rev Port Cardiol. 2014;33(3):165-173.

Wellens HJJ. Ventricular tachycardia: diagnosis of broad QRS complex tachycardia. Heart. 2001;86:579±585.

Chapter 12

L'algorithme de Brugada

L'algorithme de Brugada se compose de quatre étapes. Deux sont faciles, deux nécessiteront un peu de pratique et quelques-unes peuvent nécessiter l'utilisation d'un compas et/ou d'une loupe (si vous n'utilisez pas de compas numérique). La troisième étape (identifier la dissociation AV) nécessite de la pratique et de l'expérience. La quatrième étape (critères morphologiques) a toujours été considérée comme la plus problématique car les gens essaient de mémoriser les critères morphologiques et c'est tout simplement trop difficile à retenir, surtout sous stress! Je vais vous apprendre les quatre étapes et vous n'aurez aucun problème de mémoire. Voici comment fonctionne l'algorithme de Brugada: les trois premières étapes sont formulées de manière à ce que toute réponse « Oui! » indique une tachycardie ventriculaire. Vous vous arrêtez à la première réponse « Oui! » car vous avez votre diagnostic à ce stade; il n'est pas nécessaire d'aller plus loin. C'est très important car les étapes avec la meilleure spécificité et la plus grande précision sont placées en premier. Sinon, vous pourriez vous retrouver dans une situation paradoxale dans laquelle une réponse « Oui » à l'étape 2 indiquant un diagnostic de TV pourrait être suivie d'un résultat à l'étape 4 suggérant le diagnostic (incorrect) de TSV avec aberration. Évitez cela en vous arrêtant à la première réponse « Oui ».

À l'étape 4, une réponse « OUI! » diagnostiquera toujours une tachycardie ventriculaire en utilisant la « modification de Jones » de l'étape 4, mais la question sera posée différemment. C'est la même chose que la troisième étape de l'algorithme de Vereckei n°1 (2007).

Étape 1: Y a-t-il une absence de complexe RS dans toutes les dérivations précordiales?

Cela concerne les complexes rS, RS ou Rs, bien que vous verrez généralement un complexe rS s'il y en a. Certaines personnes interprètent cela comme signifiant que l'absence de complexes RS indique que les Brugadas recherchent une concordance.

C'est absolument faux!

ARRÊTEZ-VOUS IMMÉDIATEMENT! | La concordance précordiale signifie que les complexes QRS dans toutes les dérivations précordiales sont strictement monophasiques – soit des ondes R monophasiques, soit des ondes QS monophasiques et ont toutes la même polarité.

Dire que l'étape 1 est une recherche de concordance précordiale est une désinformation totale! On pourrait toujours avoir une onde QR ou une rSR'. Lorsque la concordance a été décrite pour la première fois, elle était définie comme tous les complexes QRS monophasiques positifs (c'est-à-dire des ondes R monophasiques) ou tous les complexes QRS monophasiques négatifs (c'est-à-dire des complexes QS monophasiques). Dernièrement, certaines personnes la définissent maintenant comme des complexes QRS « majoritairement » positifs ou des complexes QRS « majoritairement » négatifs dans la « plupart » des dérivations précordiales. Ce n'est pas correct! De plus, les personnes qui dépendent des définitions « majoritairement » ne suggèrent pas à quoi «majoritairement» fait référence. Dans leur article original dans lequel ils ont présenté ces critères, Brugadas et al. n'ont jamais mentionné ni même fait allusion au mot concordance. La concordance ne fait pas partie des critères ou de l'algorithme de Brugada.

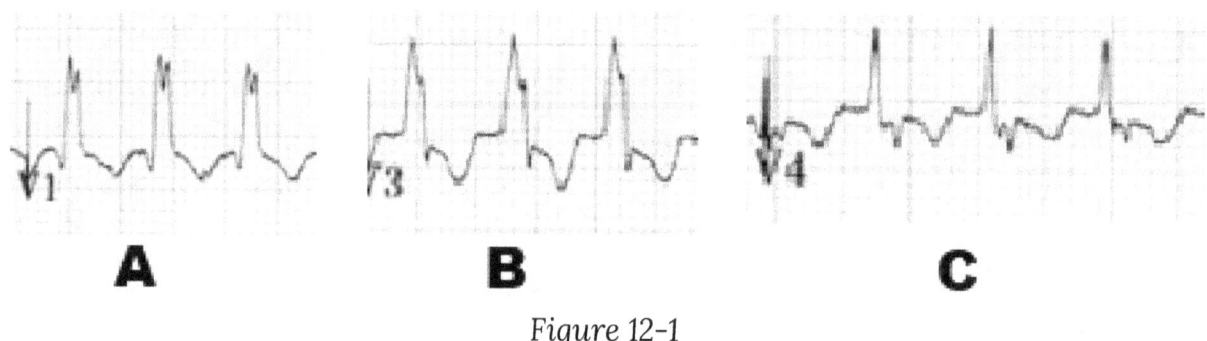

Figure 12-1

Pour rappel (Figure 12-1)...

A est un complexe qR. Il disqualifie automatiquement les dérivations précordiales de la prise en compte de la concordance car il n'est pas monophasique. Il établit également l'absence d'un BBD classique et complet dans la dérivation V1. Mais il peut toujours être présent et ne pas être compté comme un complexe RS.

B est un complexe Rs. Il conduit à une réponse « NON!» à l'étape 1 de l'algorithme de Brugada et il disqualifie également les dérivations précordiales de la prise en compte de la concordance. Remarquez-vous autre chose d'inhabituel dans dérivations A et B*?

C est également un complexe Rs avec les mêmes disqualifications. Il présente également la même constatation inhabituelle.**

PERLE | Lorsque vous voyez une onde T inversée immédiatement après une onde S, envisagez toujours la présence d'ischémie, qu'il y ait ou non une tachycardie. C'est ce qu'on appelle une anomalie de repolarisation primaire et c'est très anormal. L'ischémie est une cause connue de tachycardie ventriculaire.

*Le premier pic du R est plus grand que le second, indiquant l'ectopie.

Voici un exemple d'ECG sans aucun complexe RS dans les dérivations précordiales mais également sans aucune forme de concordance (Figure 12-2):

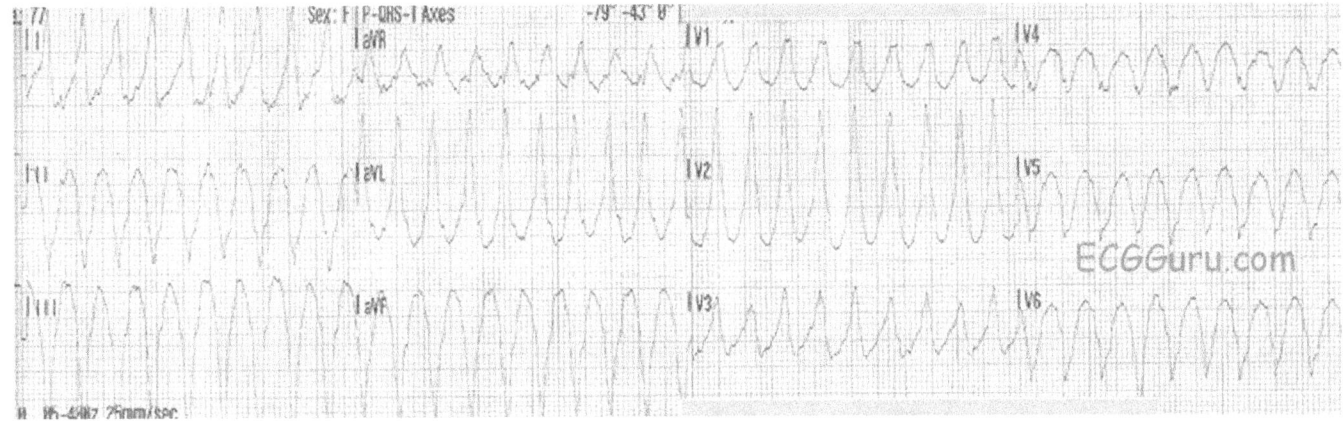

Figure 12-2

Retour à l'étape 1: Si la réponse est « Oui! », nous avons un diagnostic de tachycardie ventriculaire et nous ARRÊTONS; sinon, nous passons à...

Étape 2: Si un ou plusieurs complexes RS sont présents, l'un d'entre eux a-t-il un nadir R à S > 100 ms?

Veuillez noter que les Brugadas étaient très précis sur l'utilisation des mots supérieur à (>) et non « égal ou supérieur à » (≥). Cette mesure est effectuée à partir du début de l'onde R où elle quitte la ligne de base (et non le pic) jusqu'au nadir (le pic le plus bas) de l'onde S. Ne vous inquiétez pas de ce qu'il faut faire s'il y a une onde q car cette étape ne s'applique qu'aux complexes RS biphasiques. Le raisonnement derrière cette mesure est que dans la tachycardie ventriculaire, l'onde de dépolarisation prend naissance dans le myocarde et se propage à travers le myocarde par propagation de cellule à cellule. Cela va entraîner une inscription initiale plus lente sur le papier ECG. A l'inverse, une onde de dépolarisation provenant des oreillettes et pénétrant dans les ventricules par le système de His-Purkinje aura une inscription initiale sur l'ECG plus rapide en raison de la conduction par les voies conductrices normales jusqu'au moment où un blocage ou un retard est rencontré.

Il y a là un problème dans leur raisonnement: ce concept – certes raisonnable et valable – ne concerne que l'ectopie ventriculaire provenant du myocarde en activité. Mais trois tachycardies ventriculaires peuvent se développer au sein même du système de His-Purkinje (SHP): la tachycardie fasciculaire qui est bénigne et la tachycardie de branche et la tachycardie interfasciculaire qui sont très dangereuses. Toutes ces tachydysrythmies peuvent avoir des mesures R-to-S nadir inférieures à 100 msec (et souvent inférieures à 80 msec). Il est toujours possible qu'elles soient détectées par l'algorithme de Brugada et correctement diagnostiquées comme une tachycardie ventriculaire, mais il existe également un risque important qu'elles ne soient pas détectées.

L'algorithme de Brugada n'est pas non plus sensible aux impulsions entrant dans les ventricules par une voie accessoire antérograde. Les Brugadas n'ont pas fait de distinction entre une impulsion antérograde entrant dans les ventricules par une voie accessoire et une tachycardie ventriculaire puisque les deux impulsions provenaient du myocarde ventriculaire, de sorte qu'une TRAV antidromique sera comptée comme une tachycardie ventriculaire.

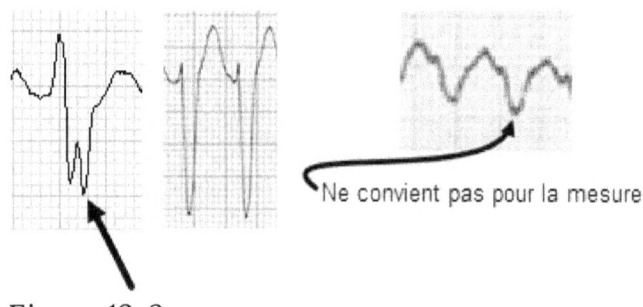

Ne convient pas pour la mesure

Figure 12-3

Veuillez noter dans la Figure 12-3 que s'il y a plus d'un nadir dans l'onde S, vous mesurez jusqu'au deuxième nadir car vous mesurez la durée. De plus, le nadir doit atteindre un point suffisant pour qu'une mesure exacte puisse être effectuée; un nadir arrondi ne peut pas être utilisé.

Les Brugadas indiquent également très clairement qu'un nadir R-to-S égal à 100 ms ne peut pas être considéré comme une réponse « OUI! » Ils ont eu plusieurs tachycardies supraventriculaires avec conduction aberrante qui étaient exactement de 100 ms. Toutes les tachycardies ventriculaires étaient supérieures à 100 ms. Ainsi, exactement 100 ms donnent une réponse « NON! »

Les deux extraits de la Figure 12-4 (ci-dessous) proviennent de la dérivation V1 (patients différents) enregistrés lors de tachycardies ventriculaires documentées. Dans A, il n'est pas nécessaire de prendre des mesures au compas. Vous pouvez facilement voir que le nadir R-to-S sera supérieur à 100 ms (soit 2,5 petits carrés). Le complexe rS en B est très proche de 100 ms. Voici la différence que vous devez apprendre: le QRS large s'est développé dans le myocarde ventriculaire et est large - probablement - pour deux raisons: 1) une conduction lente de cellule à cellule et 2) très probablement une maladie cardiaque structurelle rendant la conduction encore plus problématique. Cette TV est très dangereuse! Le rS plus étroit (B) provient de la voie de sortie du ventricule droit, très probablement sur ou très près du septum interventriculaire. Il existe des voies à proximité qui peuvent faciliter la conduction d'une impulsion, elle a donc tendance à être plus étroite et mieux formée. Comparez les deux ondes r et les deux descentes d'ondes S. Notez la différence subtile des pentes. Cette tachycardie ventriculaire est considérée comme bénigne (si elle ne survient pas trop fréquemment). Plus d'informations à ce sujet à partir du chapitre 19...

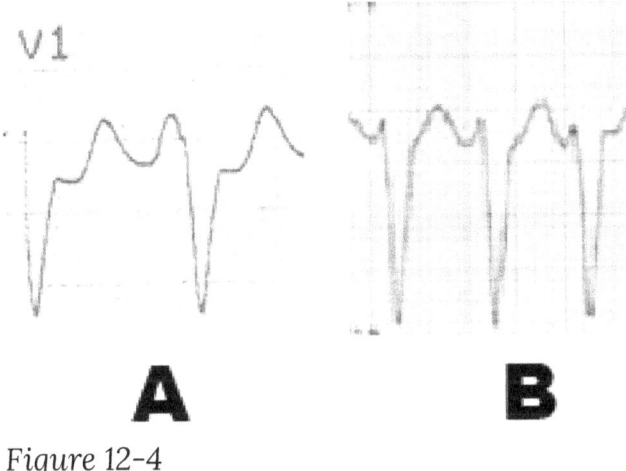

Figure 12-4

Si la réponse est « Oui! », nous avons un diagnostic de tachycardie ventriculaire et nous ARRÊTONS; sinon, nous passons à...

Étape 3: Existe-t-il des preuves de dissociation AV?

La reconnaissance de la dissociation AV et de la dissociation VA nécessite de l'étude, de la pratique et de l'expérience. Gardez à l'esprit que les preuves de dissociation AV ou VA ne sont visibles que dans environ 20% des tachycardies à complexes larges. Si des signes sont présents – et que vous avez l'expérience et les compétences nécessaires pour les reconnaître – il ne vous faudra pas plus de 20 secondes pour les localiser. Par conséquent, si vous n'avez pas l'expérience nécessaire pour reconnaître les signes de dissociation AV ou VA, ne passez pas plus de 20 secondes à les chercher si vous êtes en train de gérer un patient atteint d'une tachycardie à complexes larges. Ce manuel vous a donné les outils dont vous aurez besoin pour accomplir cette tâche (chapitres 9 et 24), alors recherchez en ligne des tachycardies à complexes larges et entraînez-vous, entraînez-vous, entraînez-vous! Nous avons déjà longuement parlé de la dissociation AV, donc si la réponse est « Oui! », nous avons un diagnostic de tachycardie ventriculaire et nous ARRÊTONS; sinon, nous passons à...

Étape 4: Les critères morphologiques de la tachycardie ventriculaire sont-ils présents à la fois dans la dérivation V1 et la dérivation V6?

C'est l'étape qui donne à l'algorithme de Brugada sa mauvaise réputation d'algorithme « difficile à retenir. » Il y a une énorme différence entre la mémorisation par cœur et la compréhension des concepts et des raisons qui se cachent derrière quelque chose.

PERLE | Si vous comprenez quelque chose, vous n'aurez pas à le mémoriser. Quand avez-vous oublié que le feu vous brûlera?

Si je vous donnais 100 morceaux de papier numérotés de 1 à 100, puis que j'en plaçais 96 au hasard dans la case A et 4 dans la case B, puis que je vous demandais de mémoriser le contenu de chaque case, essaieriez-vous sérieusement de mémoriser les 96 chiffres de la case A? Pourtant, de nombreuses personnes tentent de mémoriser les « 96 nombres de la case A » lorsqu'il s'agit d'apprendre la quatrième étape de l'algorithme de Brugada en essayant de mémoriser toutes les exceptions à un modèle de bloc de branche classique. Cependant, ne les blâmons pas; c'est un peu la façon dont cela est présenté dans l'article original des Brugada. Apprenons à utiliser les critères morphologiques de la quatrième étape.

Apprendre la quatrième étape de l'algorithme de Brugada

La première chose à faire est de décider de la morphologie du QRS dans la dérivation V1. Vous avez déjà appris à le faire. Après avoir décidé quelle morphologie est présente, vous n'avez que deux dérivations à considérer: V1 et V6. Nous n'évaluons pas les dérivations des membres dans l'algorithme de Brugada, sauf pendant l'étape 3 – la recherche de la dissociation AV.

Morphologie de type BBD

Tout autre motif que ce schéma en V1 avec ces deux schémas en V6 indique une tachycardie ventriculaire (Figure 12-5):

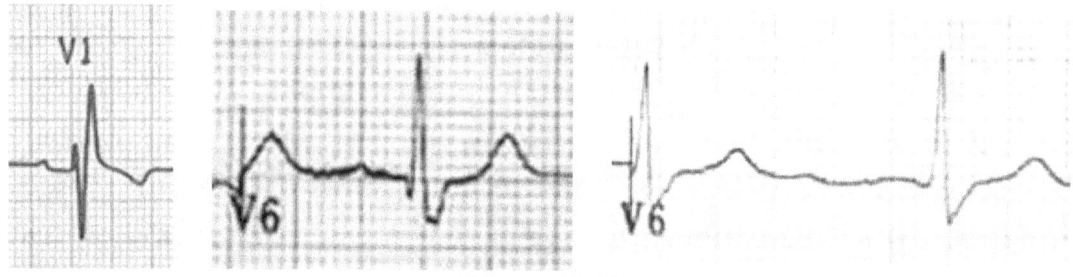

Figure 12-5

Ainsi, avec une morphologie de type BBD, si le complexe QRS de la dérivation V1 est autre chose que le rSR′ triphasique classique du BBD complet, la TV est favorisée.

Permettez-moi de souligner quelques points concernant le schéma classique de BBD complet (cBBD) de la dérivation V1:

Il est produit par des impulsions voyageant à travers le faisceau de His suivi du système de Purkinje (branches de faisceau, fascicules). Seules deux autres dysrythmies peuvent produire cette morphologie exacte et toutes deux sont rares : la tachycardie de branche de faisceau et la tachycardie fasciculaire. Heureusement, la tachycardie mortelle (la tachycardie de branche de faisceau) est la plus rare des deux.

Le schéma d'un BBD classique complet n'inclut pas d'onde r haute. Il inclut une onde R′ haute.

Une impulsion ectopique provenant du myocarde ventriculaire en activité ne peut pas produire le même schéma. Elle ne peut tout simplement pas le faire! Cependant, une tachycardie ventriculaire provenant d'une fibre conductrice ou à proximité de celle-ci le peut! La ressemblance la plus proche est simplement une déflexion du même côté de la ligne de base (de type BBD), qui n'a que très peu à voir avec l'origine de l'impulsion: elle nous indique simplement quel ventricule a été activé en premier! Une impulsion ectopique peut provenir de l'un ou l'autre ventricule et une impulsion supraventriculaire peut activer l'un ou l'autre ventricule en premier. Identifier quel ventricule a été activé en premier ne nous donne pas de diagnostic: cela nous donne simplement un point de départ dans notre analyse de la dysrythmie.

En passant à la dérivation V6, les mêmes critères s'appliquent, sauf pour un complexe RS. S'il existe un complexe RS, le rapport R/S doit être supérieur à 1,0 (hauteur de l'onde R supérieure à la profondeur de l'onde S) pour indiquer un schéma de BBD classique et complet dans la dérivation V6. N'oubliez pas: pour diagnostiquer une tachycardie ventriculaire, les critères de BBD classique et complet doivent être ABSENTS dans les deux dérivations, pas seulement dans une seule!

ASTUCE | Les critères morphologiques ont moins de spécificité que les première, deuxième ou troisième étapes. Pour une discussion plus détaillée, voir: « Lisez ceci! – Le problème que personne ne mentionne... » à la fin de ce chapitre.

Pour résumer:

Dérivation V1: tout autre élément qu'une variation de rSR' suggère une tachycardie ventriculaire. Un rSR', cependant, n'exclut pas une tachycardie ventriculaire.

Dérivation V6: tout autre élément qu'une variation de qRs suggère une tachycardie ventriculaire, sauf s'il s'agit d'un complexe RS, auquel cas l'onde R doit être plus haute que la profondeur de l'onde S pour confirmer le diagnostic de tachycardie supraventriculaire. Cette stipulation soulève toujours une question...

Que se passe-t-il s'il existe un complexe rS dans la dérivation V6 avec un motif classique de BBD dans la dérivation I et un motif de bloc fasciculaire antérieur noté dans les dérivations des membres? Cela crée-t-il un problème lors de l'utilisation de l'algorithme de Brugada? Après tout, l'algorithme de Vereckei (discuté plus tard) prend en compte le bloc fasciculaire antérieur.

La réponse est « Non, cela ne crée pas de problème ». Premièrement, la présence d'un schéma classique de BBD en dérivation V1 au cours de l'étape 4 entraînera automatiquement le diagnostic de TSV avec aberration. N'oubliez pas: une morphologie classique de branche de faisceau dans une seule des deux dérivations - V1 ou V6 - est tout ce qui est nécessaire pour ÉLIMINER une tachycardie ventriculaire. Un problème potentiel ici serait une tachycardie fasciculaire postérieure - une tachycardie ventriculaire survenant dans ou très près du faisceau postérieur du ventricule gauche.

> **PERLE |** Un BBD complet avec des complexes rS dans les dérivations II, III et aVF indique un bloc fasciculaire antérieur uniquement lorsqu'il y a une conduction normale au-dessus de la division du faisceau de His en branches droite et gauche). Lors d'un rythme ectopique, tel qu'une tachycardie ventriculaire, un tel schéma n'indique pas un bloc - il indique l'origine du rythme ectopique à partir du faisceau postérieur ou très près de celui-ci.

Morphologie de type BBD

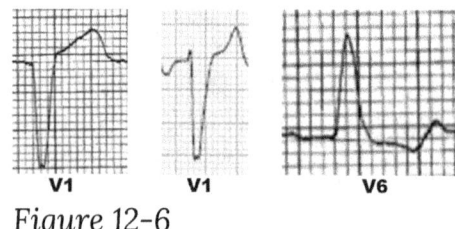

Figure 12-6

Avec une morphologie de type BBG, lorsque nous analysons la dérivation V1, nous devons faire un peu plus de mesures et comprendre également que nous allons maintenant faire la même mesure du nadir R à S d'apparition qu'à l'étape 2. À ce stade, puisque nous n'avons toujours pas posé de diagnostic de tachycardie ventriculaire (sinon nous ne ferions pas cette étape), les Brugadas vont nous permettre d'abaisser nos normes et autoriseront désormais une mesure supérieure à (>) 60 ms pour poser un diagnostic au lieu de supérieure à 100 ms. (Ceci est conforme aux critères Kindwall originaux qui ont établi les critères morphologiques du BBG en 1988.) Même si cela ne suffit pas, une onde r d'une durée supérieure à 30 ms dans la dérivation V1 suggère une tachycardie ventriculaire. Si cela ne fonctionne pas, toute encoche dans l'onde S sera qualifiée. N'oubliez pas: comme seule la dérivation V1 est prise en compte à ce stade, nous ne pouvons pas diagnostiquer une tachycardie ventriculaire à moins que la dérivation V6 ne présente également aucun signe de morphologie classique de BBG. Pour diagnostiquer une tachycardie ventriculaire, les DEUX dérivations V1 et V6 ne doivent présenter aucune déflexion indiquant un BBG classique. Si nécessaire, reportez-vous à la Figure 12-6 (extrait du milieu) pour vous rafraîchir la mémoire sur une morphologie classique de BBG.

Dans la dérivation V6, la principale chose à retenir est qu'un Q ou q ou QS est très évocateur de tachycardie ventriculaire. Les Brugadas ont également inclus la présence d'une onde R monophasique en dérivation V6 comme indication d'une tachycardie supraventriculaire avec conduction aberrante (une TSV-A, un schéma classique de BBG complet) plutôt que d'une

TV, mais ne vous fiez pas trop à cette constatation: il est vrai qu'elle était présente chez 31/31 (100%) patients atteints de TSV-A, mais elle était également présente chez 29/35 (83%) patients atteints de TV, ce qui n'est pas très discriminant du tout.

> **ASTUCE |** Pourquoi une encoche sur la pente descendante de l'onde S est-elle si importante, si ce n'est comme signe d'un infarctus du myocarde antérieur? En présence d'un BBG complet, l'onde S représente une activation tardive du ventricule gauche. L'emplacement de l'encoche sur la pente descendante de l'onde S localise spécifiquement l'ancien infarctus du myocarde dans le ventricule gauche, le site le plus courant des infarctus du myocarde. Sans BBG, vous ne pourriez pas le voir.

Les Brugadas n'ont pas précisé où sur l'onde S devait se trouver l'encoche, mais le signe de Cabrera (indiquant un MI antérieur en BBG) est une encoche sur la pente ascendante de l'onde S et le signe de Josephson est une encoche sur la pente descendante de l'onde S près du nadir. Il semble donc que les Brugadas s'appuient sur des statistiques.

Signe de Cabrera: encoche sur la pente ascendante de l'onde S dans la dérivation V1 mais seulement en présence de BBG complet

Signe de Josephson: encoche sur la pente descendante de l'onde S « près » du nadir (également seulement pendant un BBG complet)

> **ASTUCE |** La question de l'encoche comme aide au diagnostic ne concerne que l'encoche observée avec une morphologie de type bloc de branche gauche. Le fait que les encoches soient soit sur la pente descendante près du nadir, soit sur la pente ascendante de l'onde S indique la partie du QRS représentative de l'activation ventriculaire gauche. Les 40 premières ms environ représenteraient l'activation du ventricule droit.

Pour résumer :

Dérivation V1: signes de propagation lente initiale en raison d'une origine dans le myocarde périphérique – nadir R à S > 60 ms, durée de l'onde R > 30 ms dans un complexe rS ou une encoche dans l'onde S

Dérivation V6: présence d'une onde Q ou q (y compris QS)

La modification de Jones de l'étape 4

La question change un peu: « LES DEUX dérivations V1 et V6 ne parviennent-elles pas à démontrer une morphologie de bloc de branche classique?»

Si « OUI! », le diagnostic est alors une tachycardie ventriculaire. Si « NON! », le diagnostic est alors une tachycardie supraventriculaire avec aberration (TSV-A). Cela maintient le schéma original de « OUI!» = TV et « NON!» = TSV-A.

Bien qu'il soit utile de connaître toutes les présentations possibles des complexes QRS des critères morphologiques, ce n'est pas nécessaire. Apprenez simplement – en détail – à quoi ressemblent les critères classiques du BBD et du BBG dans les DEUX dérivations V1 et V6 et sachez que tout ce qui diffère soutient la tachycardie ventriculaire. La méthode Jones de l'étape 4 ne consiste pas à apprendre toutes les exceptions, mais à apprendre la RÈGLE!

Au cours de mes années d'enseignement, j'ai constaté que si la plupart de mes étudiants connaissent bien les schémas classiques de la dérivation V1, ils n'ont souvent aucune idée de ce à quoi devrait ressembler le schéma classique de la dérivation V6 – quelle que soit la morphologie du bloc de branche. Apprenez-le maintenant pour ne pas avoir à vous en soucier lorsqu'un vrai patient WCT arrive.

Plus de réflexions sur l'algorithme de Brugada

Plus vous avancez dans l'algorithme, moins les critères sont discriminants. Les trois premières étapes sont très efficaces pour faire la distinction entre la tachycardie supraventriculaire avec conduction aberrante (TSV-A) et la TV. Cependant, au moment où vous arrivez aux critères morphologiques, la différence entre les deux dysrythmies devient de moins en moins distinctive. Par exemple, dans une morphologie de type BBG, un R monophasique dans la dérivation V6 est censé favoriser la TSV-A par rapport à la TV car 100% des patients (31 sur 31) atteints de TSV-A ont présenté ceésultat; Cependant, 83% des patients atteints de TV (29 sur 35) avaient également une onde R monophasique. Cela signifie que vous n'avez qu'une chance sur cinq de poser un diagnostic sûr et correct de TSV-A sur la base de ce critère.

Qu'est-ce que la modification de Jones de l'étape 4 exactement? **La modification de Jones stipule simplement qu'au lieu de rechercher toutes les différentes exceptions à un bloc de branche classique dans les dérivations V1 et V6, rappelez-vous simplement à quoi devrait ressembler exactement un bloc de branche classique dans les deux dérivations**. Toute différence signifie qu'il ne s'agit pas d'un bloc de branche classique. En d'autres termes, pourquoi apprendre les schémas classiques PLUS toutes les exceptions imaginables alors que vous n'avez qu'à connaître les schémas classiques?

Tous les nombres impliqués dans les mesures comparatives sont supérieurs à (>), non égaux ou supérieurs à (≥). Cela inclut

1. le nadir R-S dans toute dérivation précordiale > 100 ms (schéma de type BBD, étape 2),

2. le nadir R-S dans la dérivation V1 > 60 ms (schéma de type BBG, critères morphologiques : étape 4) et

3. l'onde R dans la dérivation V1 > 30 ms (schéma de type BBG, critères morphologiques : étape 4).

Malgré tous les différents schémas morphologiques impliqués, vous n'avez besoin de mémoriser que six complexes (et vous les connaissez déjà tous ou la plupart) :

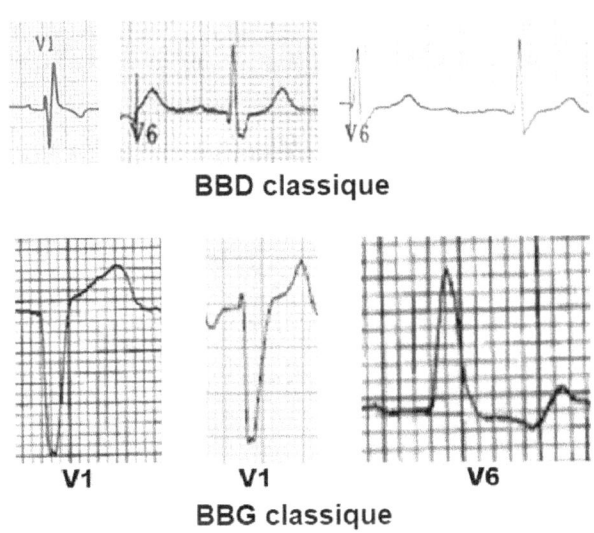

BBD classique

BBG classique

Figure 12-7

L'onde triphasique classique (rSR') en dérivation V1 et les qRs ou Rs en dérivation V6 pour la morphologie classique du BBD et la rS ou QS en dérivation V1 et l'onde R monophasique en dérivation V6 pour la morphologie classique du BBG. Si ces schémas manquent dans les DEUX dérivations V1 et V6, le diagnostic est celui d'une tachycardie ventriculaire.

Vous devez vous souvenir de trois chiffres seulement: 100, 60 et 30 (qui sont tous des ms)

La mesure R à S nadir apparaît deux fois:

1. La première fois qu'elle apparaît à l'étape 2 où la coupure est > 100 ms (nos normes sont encore élevées à ce stade). La mesure de l'étape 2 s'applique à toute dérivation précordiale (et uniquement aux dérivations précordiales).

2. La deuxième fois qu'elle apparaît est à l'étape 4 (critères morphologiques, dérivation V1) pour une morphologie de type BBG où la coupure est abaissée à 60 ms. La mesure de l'étape 4 s'applique uniquement à la dérivation V1 et à la morphologie de type BBG.

Lisez ceci! – Le problème que personne ne mentionne...

Selon la quatrième étape de l'algorithme de Brugada, si la dérivation V1 ou la dérivation V6 présente un schéma classique de BBD, le diagnostic est alors une tachycardie supraventriculaire avec conduction aberrante (TSV-A). Mais il y a un problème que je ne vois jamais mentionné concernant les critères de Brugada :

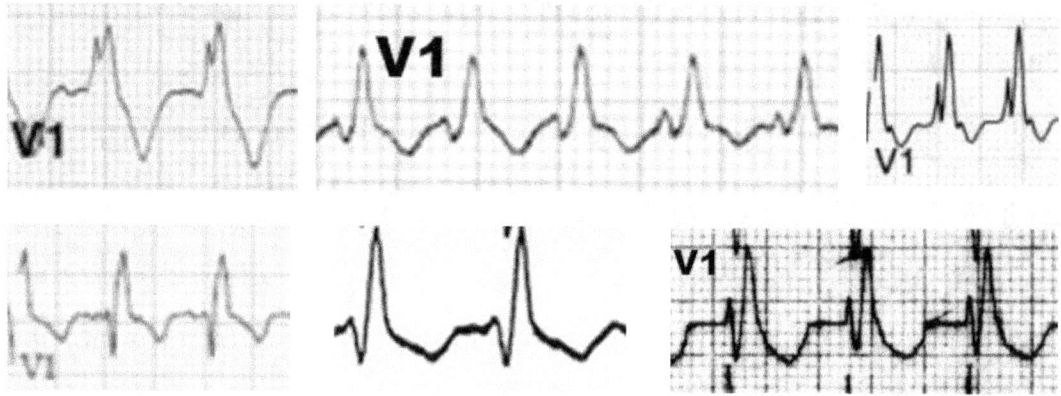

Figure 12-8 | Tous les extraits proviennent de tachycardies ventriculaires documentées !

La tachycardie ventriculaire – dans certaines circonstances et selon le type de tachycardie – peut également se présenter avec un schéma classique de BBD en dérivation V1 (Figure 12-8). Si vous basez votre diagnostic sur la quatrième étape et spécifiquement sur le fait qu'il existe une morphologie classique de BBD en dérivation V1 – vous pourriez diagnostiquer une tachycardie ventriculaire comme une TSV. C'est une erreur très dangereuse! Cela peut également se produire lors de l'utilisation de la méthode du temps d'inscription de l'onde R (dérivation II).

Un diagnostic erroné d'une TSV comme TV ne présentera aucun danger immédiat pour le patient. Si vous diagnostiquez à tort une TSV et la traitez comme une TV, qu'avez-vous fait? Vous venez de traiter une TSV, car le traitement est très similaire – ou le même!

Cependant, si vous diagnostiquez à tort une TV comme une TSV, que pourrait-il se passer? Disons que vous administrez plusieurs doses d'adénosine et que cela ne fonctionne pas. Beaucoup essaieraient alors le vérapamil – ce qui pourrait s'avérer désastreux!

Si vous vous fiez à la quatrième étape de l'algorithme de Brugada pour établir votre diagnostic (et il existe une morphologie classique de BBD en dérivation V1), soyez très, très prudent. Validez votre impression avec d'autres critères ou algorithmes. Si vous doutez toujours de votre diagnostic, effectuez une cardioversion DC.

NE DONNEZ JAMAIS de vérapamil à un patient présentant une tachycardie à complexes larges si...

1. vous n'êtes pas convaincu du diagnostic d'une tachycardie fasciculaire ou même d'une tachycardie de sortie, et

2. vous avez peu d'expérience dans la prise en charge d'un patient présentant un collapsus cardiovasculaire profond.

Lectures recommandées:

Brugada P, Brugada J, Mont L, Smeets J, Andries EW. A new approach to the differential diagnosis of a regular tachycardia with a wide QRS complex. Circulation. 1991;83:1649–1659.

Classique! Il s'agit de la première méthode permettant de différencier les tachycardies à complexes larges avec une approche étape par étape.

Jastrzebski M, Kukla P, Czarnecka D, and Kawecka-Jaszcz K. Comparison of five electrocardiographic methods for differentiation of wide QRS-complex tachycardias. Europace. (2012) 14, 1165–1171 doi:10.1093/europace/eus015.

Kindwall KE, MD, Brown J, RN, Josephson ME, MD. Electrocardiographic Criteria for Ventricular Tachycardia in Wide Complex Left Bundle Branch Block Morphology Tachycardias. Am J Cardiol. 1988;61:1279-1283.

Pratiquer avec l'algorithme de Brugada

Algorithme de Brugada

1. Y a-t-il un manque de complexes RS dans toutes les dérivations précordiales ?

2. Si un ou plusieurs complexes RS sont présents, l'un d'entre eux présente-t-il un nadir R/S > 100 ms ?

3. Existe-t-il des signes de dissociation AV dans l'une des douze dérivations de l'ECG ?

4. Les critères morphologiques de TV sont-ils remplis à la fois dans V1 et V6 ?

Critères morphologiques pour un schéma de BBD (recherche de TV)

1. Existe-t-il autre chose qu'un schéma rSR' triphasique classique dans V1 ?

2. Existe-t-il autre chose qu'un schéma qRs triphasique classique dans V6 ?
   a. Si oui, s'agit-il d'un complexe RS ?
   b. Si un complexe RS est présent, le rapport R/S est-il < 1,0 (la profondeur de l'onde S est-elle supérieure à la hauteur de l'onde R) ?

Critères morphologiques pour un schéma de BBG (recherche de TV)

1. Le nadir R vers S est-il > 60 ms dans V1 ?
   a. Si ce n'est pas le cas, l'onde r dans V1 est-elle > 30 ms ?
   b. Si ce n'est pas le cas, y a-t-il une encoche de l'onde S dans V1 ?

2. Y a-t-il un Q ou un QS présent dans V6 ?

ECG n°1

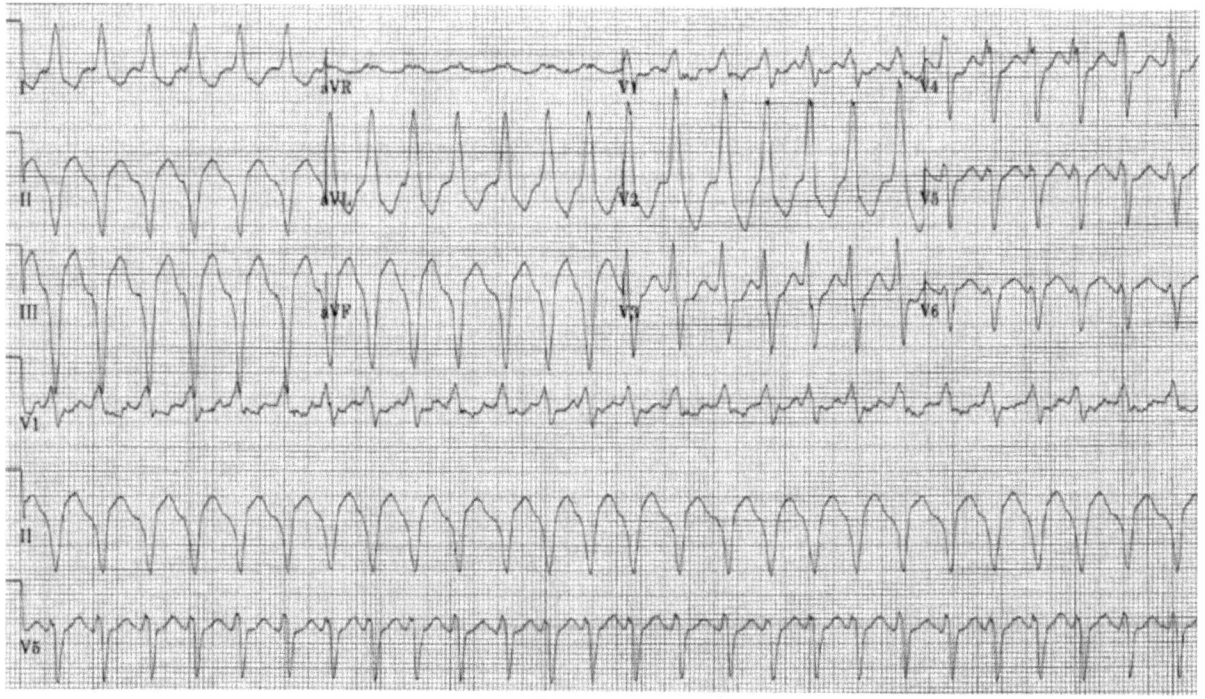

Figure 12-9

Algorithme de Brugada

1. Y a-t-il un manque de complexes RS dans toutes les dérivations précordiales ?

2. Si un ou plusieurs complexes RS sont présents, l'un d'entre eux présente-t-il un nadir R/S > 100 ms ?

3. Existe-t-il des signes de dissociation AV dans l'une des douze dérivations de l'ECG ?

4. Les critères morphologiques de TV sont-ils remplis à la fois dans V1 et V6 ?

Critères morphologiques pour un schéma de BBD (recherche de TV)

1. Existe-t-il autre chose qu'un schéma rSR' triphasique classique dans V1 ?

2. Existe-t-il autre chose qu'un schéma qRs triphasique classique dans V6 ?
   a. Si oui, s'agit-il d'un complexe RS ?
   b. Si un complexe RS est présent, le rapport R/S est-il < 1,0 (la profondeur de l'onde S est-elle supérieure à la hauteur de l'onde R) ?

Critères morphologiques pour un schéma de BBG (recherche de TV)

1. Le nadir R vers S est-il > 60 ms dans V1 ?
   a. Si ce n'est pas le cas, l'onde r dans V1 est-elle > 30 ms ?
   b. Si ce n'est pas le cas, y a-t-il une encoche de l'onde S dans V1 ?

2. Y a-t-il un Q ou un QS présent dans V6 ?

ECG n°2

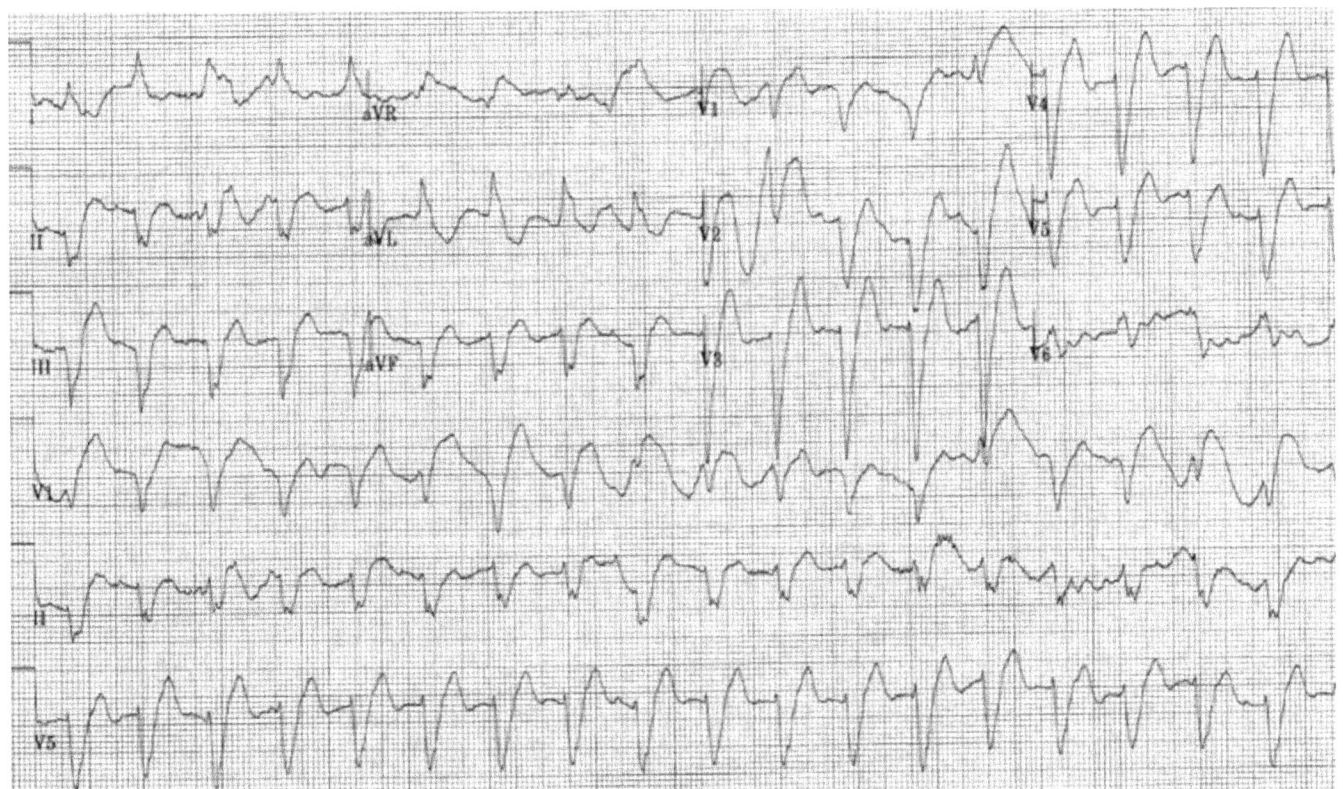

Figure 12-10

Algorithme de Brugada

1. Y a-t-il un manque de complexes RS dans toutes les dérivations précordiales ?

2. Si un ou plusieurs complexes RS sont présents, l'un d'entre eux présente-t-il un nadir R/S > 100 ms ?

3. Existe-t-il des signes de dissociation AV dans l'une des douze dérivations de l'ECG ?

4. Les critères morphologiques de TV sont-ils remplis à la fois dans V1 et V6 ?

Critères morphologiques pour un schéma de BBD (recherche de TV)

1. Existe-t-il autre chose qu'un schéma rSR' triphasique classique dans V1 ?

2. Existe-t-il autre chose qu'un schéma qRs triphasique classique dans V6 ?
   a. Si oui, s'agit-il d'un complexe RS ?
   b. Si un complexe RS est présent, le rapport R/S est-il < 1,0 (la profondeur de l'onde S est-elle supérieure à la hauteur de l'onde R) ?

Critères morphologiques pour un schéma de BBG (recherche de TV)

1. Le nadir R vers S est-il > 60 ms dans V1 ?
   a. Si ce n'est pas le cas, l'onde r dans V1 est-elle > 30 ms ?
   b. Si ce n'est pas le cas, y a-t-il une encoche de l'onde S dans V1 ?

2. Y a-t-il un Q ou un QS présent dans V6 ?

ECG n°3

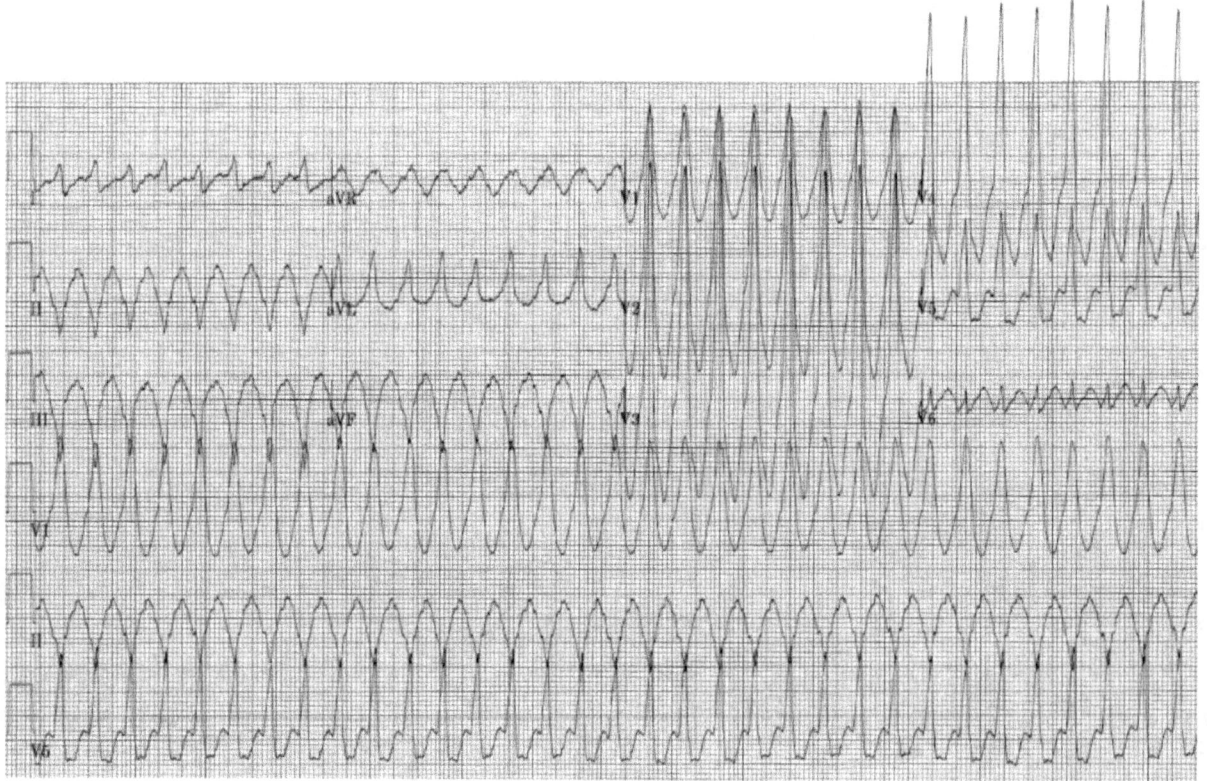

Figure 12-11

Algorithme de Brugada

1. Y a-t-il un manque de complexes RS dans toutes les dérivations précordiales ?

2. Si un ou plusieurs complexes RS sont présents, l'un d'entre eux présente-t-il un nadir R/S > 100 ms ?

3. Existe-t-il des signes de dissociation AV dans l'une des douze dérivations de l'ECG ?

4. Les critères morphologiques de TV sont-ils remplis à la fois dans V1 et V6 ?

Critères morphologiques pour un schéma de BBD (recherche de TV)

1. Existe-t-il autre chose qu'un schéma rSR' triphasique classique dans V1 ?

2. Existe-t-il autre chose qu'un schéma qRs triphasique classique dans V6 ?
   a. Si oui, s'agit-il d'un complexe RS ?
   b. Si un complexe RS est présent, le rapport R/S est-il < 1,0 (la profondeur de l'onde S est-elle supérieure à la hauteur de l'onde R) ?

Critères morphologiques pour un schéma de BBG (recherche de TV)

1. Le nadir R vers S est-il > 60 ms dans V1 ?
   a. Si ce n'est pas le cas, l'onde r dans V1 est-elle > 30 ms ?
   b. Si ce n'est pas le cas, y a-t-il une encoche de l'onde S dans V1 ?

2. Y a-t-il un Q ou un QS présent dans V6 ?

ECG n°4

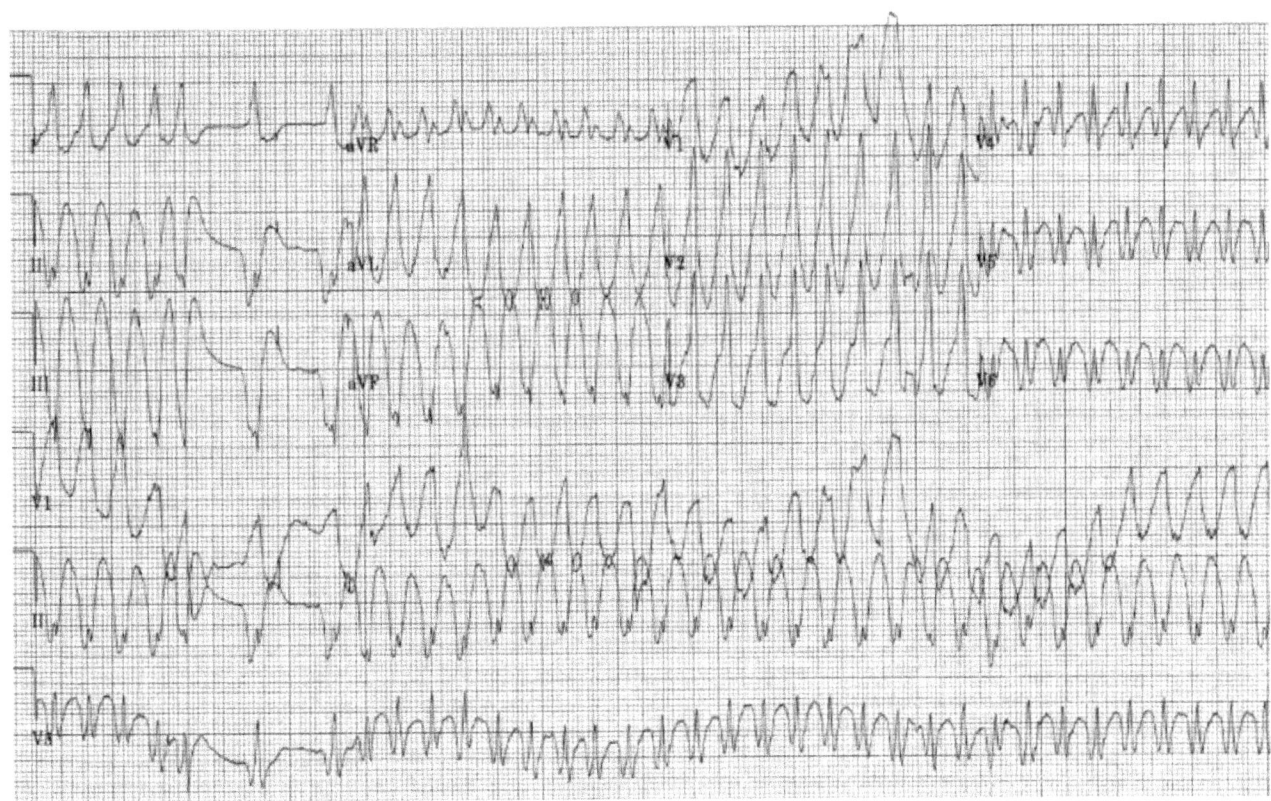

Figure 12-12

Algorithme de Brugada

1. Y a-t-il un manque de complexes RS dans toutes les dérivations précordiales ?

2. Si un ou plusieurs complexes RS sont présents, l'un d'entre eux présente-t-il un nadir R/S > 100 ms ?

3. Existe-t-il des signes de dissociation AV dans l'une des douze dérivations de l'ECG ?

4. Les critères morphologiques de TV sont-ils remplis à la fois dans V1 et V6 ?

Critères morphologiques pour un schéma de BBD (recherche de TV)

1. Existe-t-il autre chose qu'un schéma rSR' triphasique classique dans V1 ?

2. Existe-t-il autre chose qu'un schéma qRs triphasique classique dans V6 ?
   a. Si oui, s'agit-il d'un complexe RS ?
   b. Si un complexe RS est présent, le rapport R/S est-il < 1,0 (la profondeur de l'onde S est-elle supérieure à la hauteur de l'onde R) ?

Critères morphologiques pour un schéma de BBG (recherche de TV)

1. Le nadir R vers S est-il > 60 ms dans V1 ?
   a. Si ce n'est pas le cas, l'onde r dans V1 est-elle > 30 ms ?
   b. Si ce n'est pas le cas, y a-t-il une encoche de l'onde S dans V1 ?

2. Y a-t-il un Q ou un QS présent dans V6 ?

ECG n°5

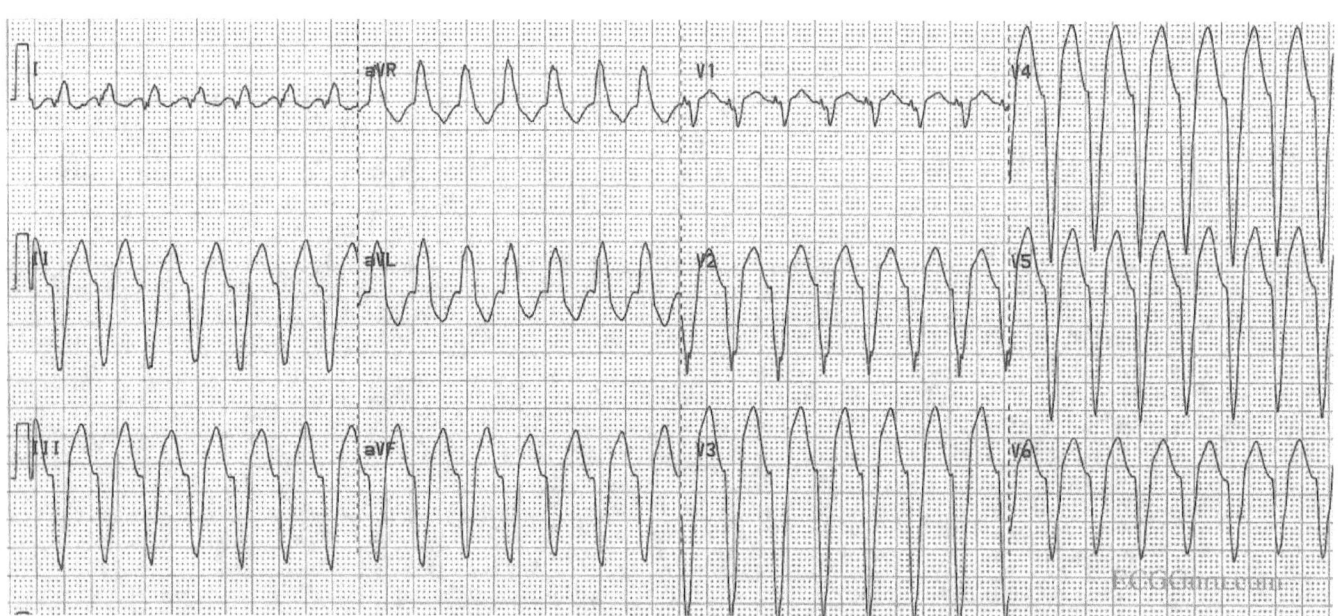

Figure 12-13

Algorithme de Brugada

1. Y a-t-il un manque de complexes RS dans toutes les dérivations précordiales ?

2. Si un ou plusieurs complexes RS sont présents, l'un d'entre eux présente-t-il un nadir R/S > 100 ms ?

3. Existe-t-il des signes de dissociation AV dans l'une des douze dérivations de l'ECG ?

4. Les critères morphologiques de TV sont-ils remplis à la fois dans V1 et V6 ?

Critères morphologiques pour un schéma de BBD (recherche de TV)

1. Existe-t-il autre chose qu'un schéma rSR' triphasique classique dans V1 ?

2. Existe-t-il autre chose qu'un schéma qRs triphasique classique dans V6 ?
   a. Si oui, s'agit-il d'un complexe RS ?
   b. Si un complexe RS est présent, le rapport R/S est-il < 1,0 (la profondeur de l'onde S est-elle supérieure à la hauteur de l'onde R) ?

Critères morphologiques pour un schéma de BBG (recherche de TV)

1. Le nadir R vers S est-il > 60 ms dans V1 ?
   a. Si ce n'est pas le cas, l'onde r dans V1 est-elle > 30 ms ?
   b. Si ce n'est pas le cas, y a-t-il une encoche de l'onde S dans V1 ?

2. Y a-t-il un Q ou un QS présent dans V6 ?

ECG n°6

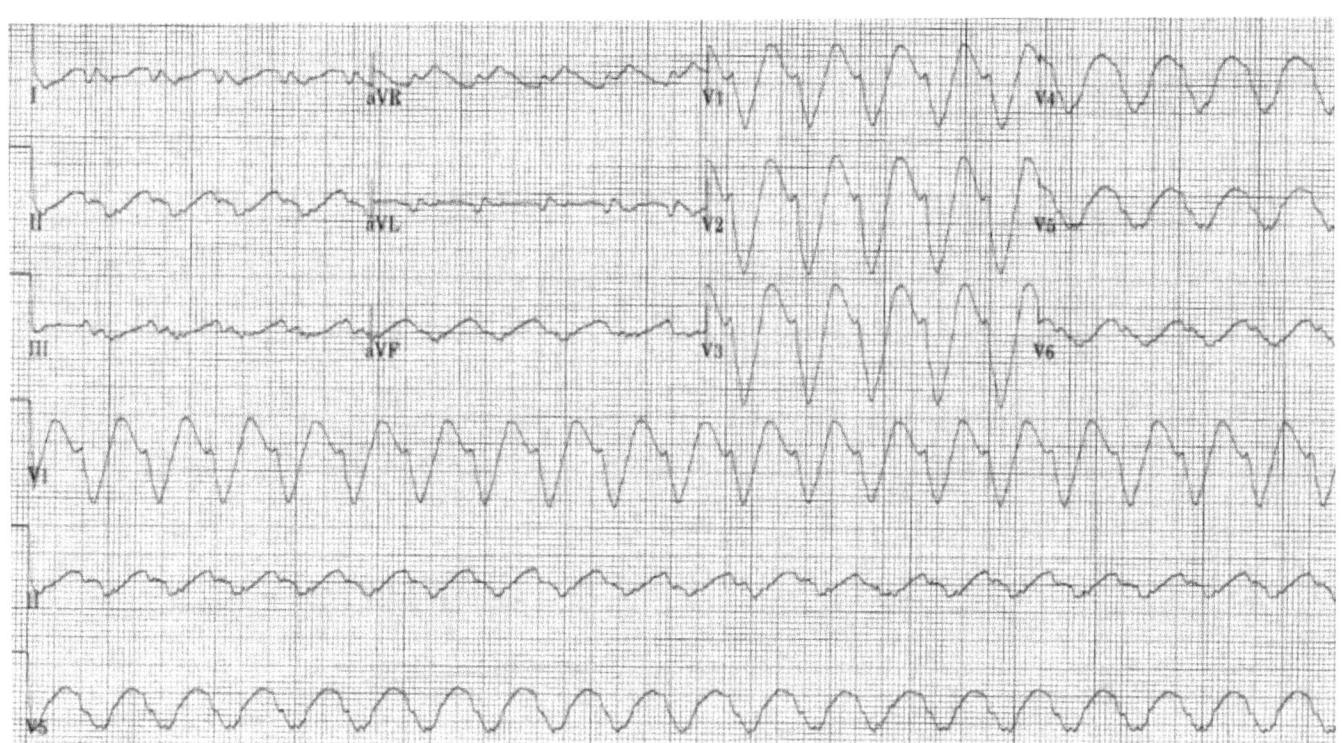

Figure 12-14

Algorithme de Brugada

1. Y a-t-il un manque de complexes RS dans toutes les dérivations précordiales ?

2. Si un ou plusieurs complexes RS sont présents, l'un d'entre eux présente-t-il un nadir R/S > 100 ms ?

3. Existe-t-il des signes de dissociation AV dans l'une des douze dérivations de l'ECG ?

4. Les critères morphologiques de TV sont-ils remplis à la fois dans V1 et V6 ?

Critères morphologiques pour un schéma de BBD (recherche de TV)

1. Existe-t-il autre chose qu'un schéma rSR' triphasique classique dans V1 ?

2. Existe-t-il autre chose qu'un schéma qRs triphasique classique dans V6 ?
   a. Si oui, s'agit-il d'un complexe RS ?
   b. Si un complexe RS est présent, le rapport R/S est-il < 1,0 (la profondeur de l'onde S est-elle supérieure à la hauteur de l'onde R) ?

Critères morphologiques pour un schéma de BBG (recherche de TV)

1. Le nadir R vers S est-il > 60 ms dans V1 ?
   a. Si ce n'est pas le cas, l'onde r dans V1 est-elle > 30 ms ?
   b. Si ce n'est pas le cas, y a-t-il une encoche de l'onde S dans V1 ?

2. Y a-t-il un Q ou un QS présent dans V6 ?

ECG n°7

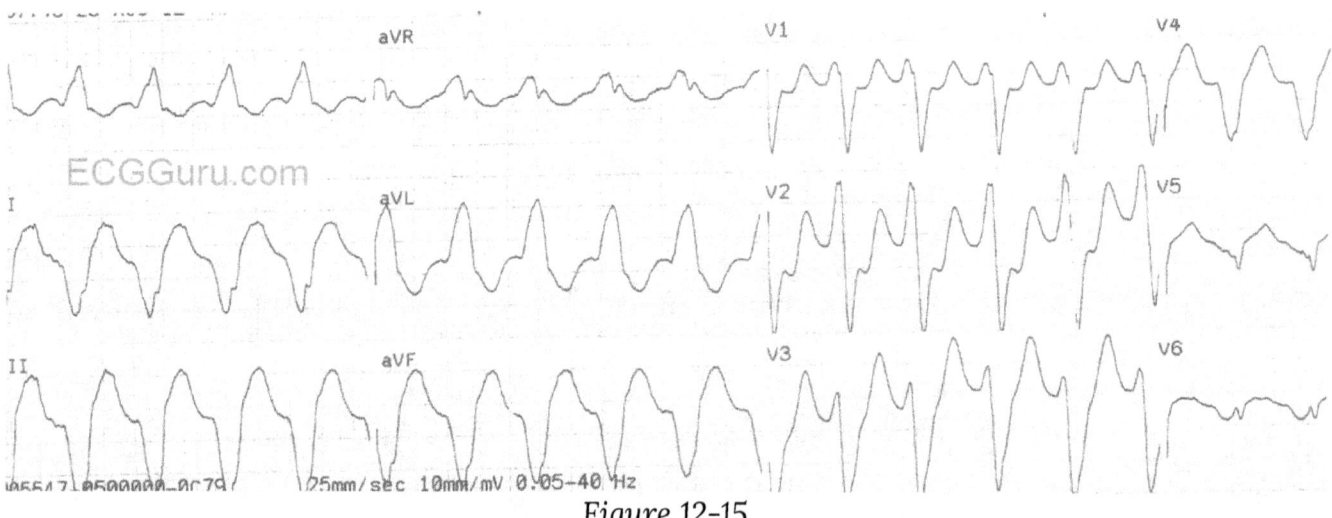

Figure 12-15

Algorithme de Brugada

1. Y a-t-il un manque de complexes RS dans toutes les dérivations précordiales ?

2. Si un ou plusieurs complexes RS sont présents, l'un d'entre eux présente-t-il un nadir R/S > 100 ms ?

3. Existe-t-il des signes de dissociation AV dans l'une des douze dérivations de l'ECG ?

4. Les critères morphologiques de TV sont-ils remplis à la fois dans V1 et V6 ?

Critères morphologiques pour un schéma de BBD (recherche de TV)

1. Existe-t-il autre chose qu'un schéma rSR' triphasique classique dans V1 ?

2. Existe-t-il autre chose qu'un schéma qRs triphasique classique dans V6 ?
   a. Si oui, s'agit-il d'un complexe RS ?
   b. Si un complexe RS est présent, le rapport R/S est-il < 1,0 (la profondeur de l'onde S est-elle supérieure à la hauteur de l'onde R) ?

Critères morphologiques pour un schéma de BBG (recherche de TV)

1. Le nadir R vers S est-il > 60 ms dans V1 ?
   a. Si ce n'est pas le cas, l'onde r dans V1 est-elle > 30 ms ?
   b. Si ce n'est pas le cas, y a-t-il une encoche de l'onde S dans V1 ?

2. Y a-t-il un Q ou un QS présent dans V6 ?

ECG n°8

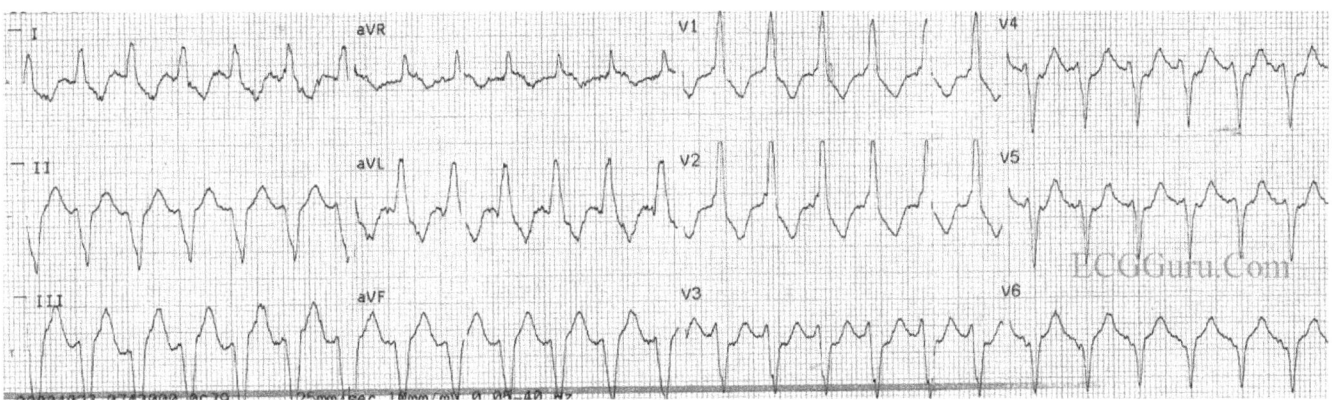

Figure 12-16

Algorithme de Brugada

1. Y a-t-il un manque de complexes RS dans toutes les dérivations précordiales ?

2. Si un ou plusieurs complexes RS sont présents, l'un d'entre eux présente-t-il un nadir R/S > 100 ms ?

3. Existe-t-il des signes de dissociation AV dans l'une des douze dérivations de l'ECG ?

4. Les critères morphologiques de TV sont-ils remplis à la fois dans V1 et V6 ?

Critères morphologiques pour un schéma de BBD (recherche de TV)

1. Existe-t-il autre chose qu'un schéma rSR' triphasique classique dans V1 ?

2. Existe-t-il autre chose qu'un schéma qRs triphasique classique dans V6 ?
   a. Si oui, s'agit-il d'un complexe RS ?
   b. Si un complexe RS est présent, le rapport R/S est-il < 1,0 (la profondeur de l'onde S est-elle supérieure à la hauteur de l'onde R) ?

Critères morphologiques pour un schéma de BBG (recherche de TV)

1. Le nadir R vers S est-il > 60 ms dans V1 ?
   a. Si ce n'est pas le cas, l'onde r dans V1 est-elle > 30 ms ?
   b. Si ce n'est pas le cas, y a-t-il une encoche de l'onde S dans V1 ?

2. Y a-t-il un Q ou un QS présent dans V6 ?

ECG n°9

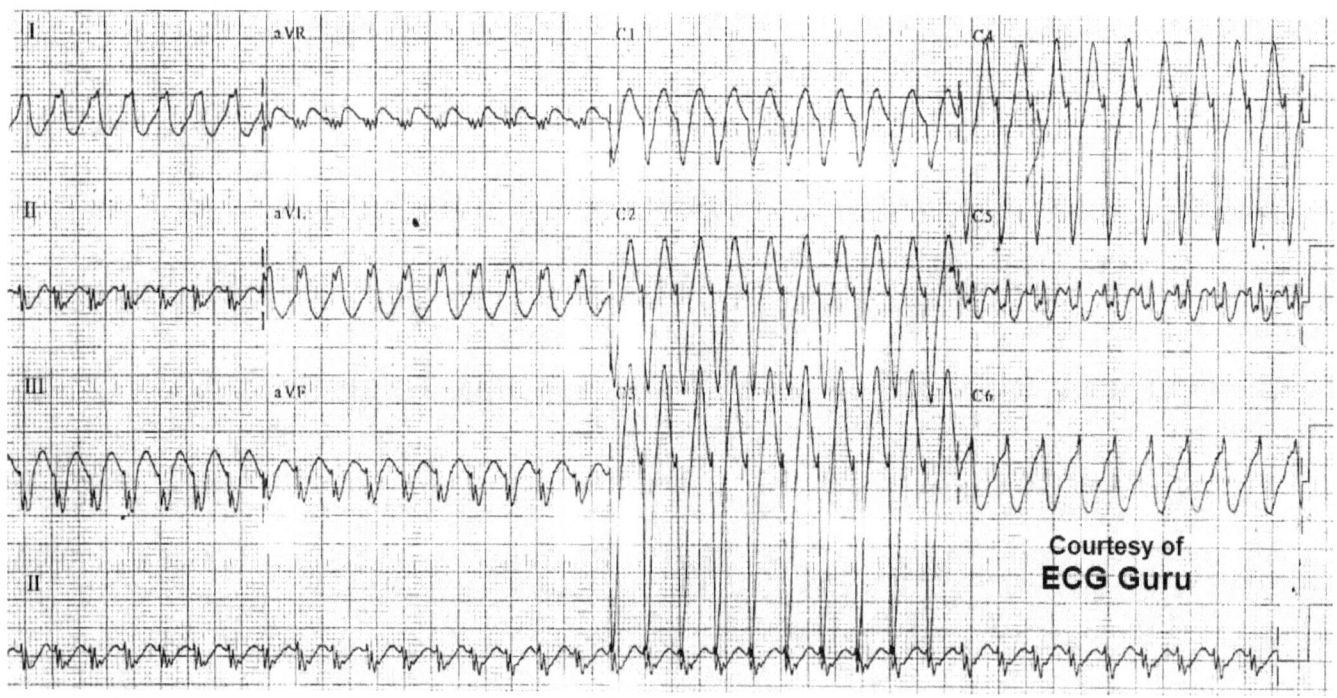

Figure 12-17

Algorithme de Brugada

1. Y a-t-il un manque de complexes RS dans toutes les dérivations précordiales ?

2. Si un ou plusieurs complexes RS sont présents, l'un d'entre eux présente-t-il un nadir R/S > 100 ms ?

3. Existe-t-il des signes de dissociation AV dans l'une des douze dérivations de l'ECG ?

4. Les critères morphologiques de TV sont-ils remplis à la fois dans V1 et V6 ?

Critères morphologiques pour un schéma de BBD (recherche de TV)

1. Existe-t-il autre chose qu'un schéma rSR' triphasique classique dans V1 ?

2. Existe-t-il autre chose qu'un schéma qRs triphasique classique dans V6 ?
   a. Si oui, s'agit-il d'un complexe RS ?
   b. Si un complexe RS est présent, le rapport R/S est-il < 1,0 (la profondeur de l'onde S est-elle supérieure à la hauteur de l'onde R) ?

Critères morphologiques pour un schéma de BBG (recherche de TV)

1. Le nadir R vers S est-il > 60 ms dans V1 ?
   a. Si ce n'est pas le cas, l'onde r dans V1 est-elle > 30 ms ?
   b. Si ce n'est pas le cas, y a-t-il une encoche de l'onde S dans V1 ?

2. Y a-t-il un Q ou un QS présent dans V6 ?

ECG n°10

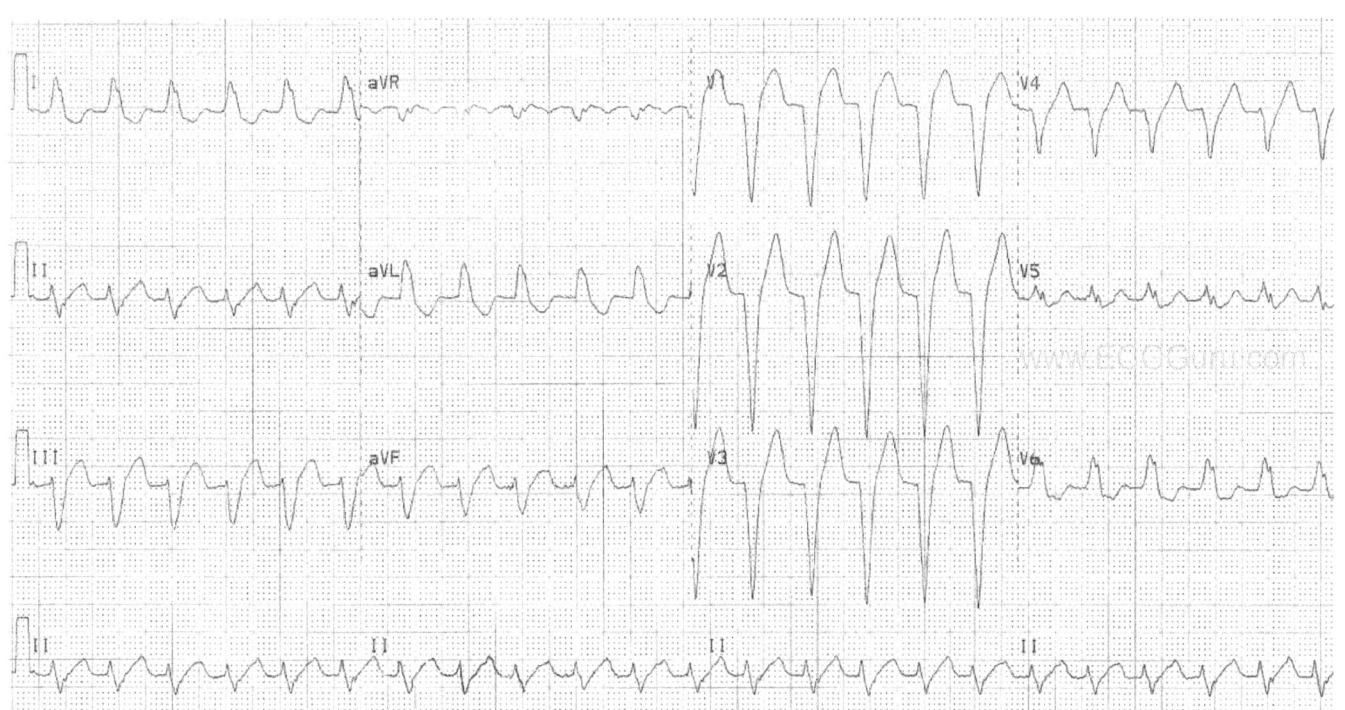

Figure 12-18

Chapter 13

Les algorithmes de Vereckei

Algorithme de Vereckei n°1 (2007, non limité à la dérivation aVR)

En 2007, le Dr Andras Vereckei a présenté le premier des deux algorithmes pour le diagnostic différentiel des tachycardies à complexes larges. Comme l'algorithme de Brugada, il se compose de quatre étapes dans un format d'arbre de décision par étapes. Vereckei a estimé que l'utilisation des critères morphologiques dans l'algorithme de Brugada rendait son utilisation difficile dans des situations cliniques pratiques et contribuait peut-être à une moindre précision. Son objectif était de créer un algorithme qui ne dépendait pas des critères morphologiques... et il y est (presque) parvenu!

Étape 1: Existe-t-il des preuves de dissociation AV?

Cette étape est la même que l'étape 3 de l'algorithme de Brugada et souffre des mêmes problèmes. La dissociation AV n'est diagnostiquée que dans environ 20% des tachycardies à complexes larges. Elle est observée presque exclusivement dans les tachycardies ventriculaires. Soit elle n'est tout simplement pas présente, soit elle est présente mais souvent difficile à détecter sauf par l'électrocardiographe le plus expérimenté et le plus compétent (c'est-à-dire VOUS!). Bien qu'il ne soit pas prouvé à 100% que la tachycardie ventriculaire en soit la cause, les conditions autres que la tachycardie ventriculaire provoquant une dissociation AV au cours d'une tachycardie à complexes larges sont si rares que leur probabilité est négligeable.

Faites attention à ne pas confondre l'association VA avec la dissociation AV.

> **PERLE |** La présence d'ondes P ou P′ dans une tachycardie à complexes larges ne prouve pas nécessairement quoi que ce soit. Par conséquent, vous devez savoir les interpréter lorsque vous les trouvez!

Avec l'association VA, une onde P′ rétrograde apparaît au même intervalle R-P′ après chaque complexe QRS. Ces ondes P′ sont produites par une impulsion remontant le faisceau de His, traversant le nœud AV de manière rétrograde, puis excitant les oreillettes. «Mais attendez une minute!» vous exclamez-vous. «N'est-ce pas la preuve d'une tachycardie ventriculaire?» Malheureusement, non. Une TRAV antidromique se présentant comme une tachycardie à complexes larges peut avoir le même effet ! Même une tachycardie orthodromique avec un bloc de branche fixe ou lié à la fréquence peut se présenter de cette façon.

Cependant, si des ondes P′ apparaissent à un intervalle R-P′ fixe et qu'une d'entre elles disparaît soudainement, regardez très attentivement ! S'il n'y a aucun changement dans le rythme ventriculaire, vous voyez un bloc ventriculo-auriculaire et une preuve de dissociation AV ! Un bloc VA est une preuve certaine d'un rythme ventriculaire ectopique, encore plus qu'une dissociation AV !

> **Pour information |** Si la dissociation AV ne garantit pas à 100% la tachycardie ventriculaire, quelles autres dysrythmies pourraient en être la cause? 1) TRIN avec un blocage de la voie commune supérieure PLUS une conduction aberrante et 2) une tachycardie jonctionnelle (très rare!) PLUS une conduction aberrante AVEC un blocage rétrograde dans les oreillettes.

Comme je l'ai déjà recommandé, si vous êtes très expérimenté et habile à reconnaître la dissociation AV, vous la trouverez probablement en 20 secondes environ. Sinon, et que vous êtes en train de gérer un patient souffrant actuellement d'une tachycardie complexe large, ne passez pas plus de 20 secondes à la chercher avant de poursuivre la prise en charge de votre patient (ce qui comprend la réalisation du reste de l'algorithme ou le passage à la cardioversion électrique).

Tout comme avec l'algorithme de Brugada, si votre réponse à l'étape 1 est « OUI! », alors ARRÊTEZ. Vous venez de diagnostiquer une tachycardie ventriculaire.

Étape 2 : une onde R initiale est-elle présente dans la dérivation aVR?

Encore une fois, soyez très prudent ici! Cela semble être une question très simple, mais ce n'est PAS le cas! Ce que la plupart des discussions sur cette étape du premier algorithme de Vereckei omettent de mentionner, c'est que Vereckei ne fait pas référence à TOUTES les ondes R, mais uniquement aux ondes R monophasiques et aux ondes RS où l'onde R est grande et au moins similaire en amplitude à l'onde S. Il exclut spécifiquement les complexes rS! La raison de l'exclusion des complexes rS est qu'ils peuvent survenir:

1. comme une variante normale,

2. au cours d'une tachycardie supraventriculaire avec un vecteur initial dirigé vers le haut,

3. en raison d'un infarctus du myocarde inférieur antérieur, et

4. en raison de l'activation du ventricule par un faisceau de dérivation accessoire (faisceaux auriculofasciculaire et nodofasciculaire).

Que pensez-VOUS de ces complexes QRS de la dérivation aVR (Figure 13-1) ? Les ondes R sont-elles éligibles à une utilisation dans le premier algorithme de Vereckei ? Choisissez « OUI! » ou « NON! »

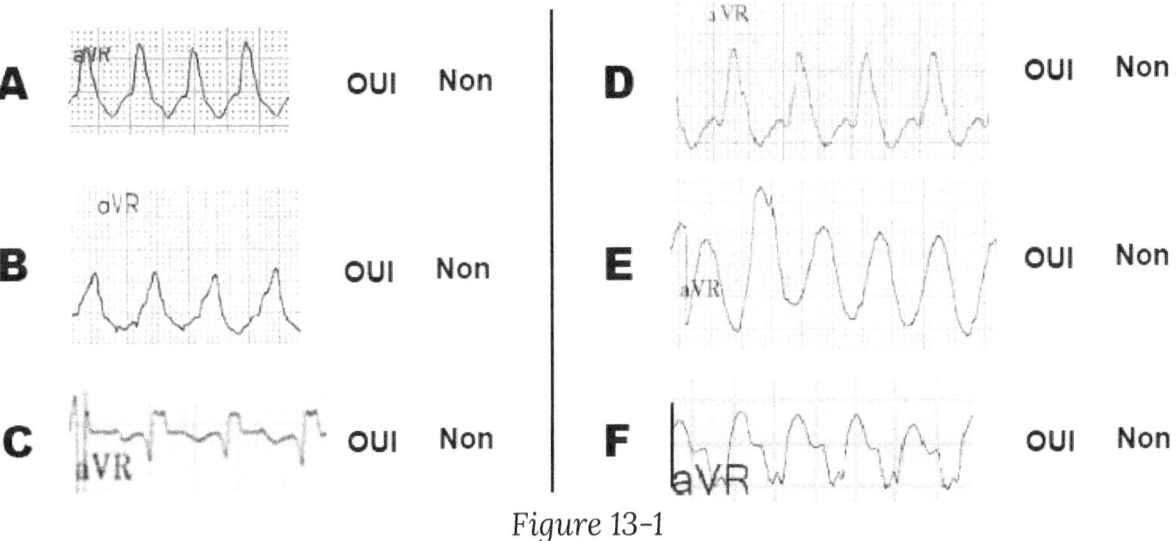

Figure 13-1

Réponses à la figure 13-1:

(A) Oui

(B) Oui

(C) Non, il y a une onde Q initiale

(D) Non, il y a une onde Q initiale

(E) Oui

(F) Non, il y a un complexe rS

Si votre réponse à l'étape 2 est « OUI! », alors ARRÊTEZ. Vous venez de diagnostiquer une tachycardie ventriculaire.

Étape 3: La morphologie du QRS est-elle différente du bloc de branche classique ou du bloc fasciculaire antérieur ou postérieur classique?

Alors, qu'avons-nous ici? Ce ne sont rien de plus que les critères morphologiques – mais Vereckei l'aborde « par la porte arrière » (pour ainsi dire) – tout comme je l'ai fait avec la modification de Jones à l'étape 4 de l'algorithme de Brugada. Au lieu de vous demander de vérifier toutes les morphologies QRS possibles autres que la morphologie classique, il va droit au but et vous demande simplement si la morphologie du bloc de branche classique est présente ou non. Il inclut également la morphologie classique des blocs fasciculaires antérieurs et postérieurs qui ne sont pas mentionnés dans l'algorithme de Brugada (ni dans l'article original, d'ailleurs). Notez qu'il ne mentionne aucune dérivation spécifique – en particulier la dérivation V1.

Si votre réponse à l'étape 3 est « OUI! » alors ARRÊTEZ. Vous venez de diagnostiquer une tachycardie ventriculaire.

Étape 4 : Le rapport de vitesse d'activation ventriculaire (Vi/Vt)

OK… Vereckei s'est plaint de la complexité de la quatrième étape de l'algorithme de Brugada (bien que certainement avec une certaine justification), c'est donc ici que la plupart des gens se plaignent de la complexité des algorithmes Vereckei n° 1 et n° 2. Il y a de fortes chances que – lorsque vous utilisez l'un ou l'autre de ces algorithmes – vous vous retrouviez ici à l'étape 4 environ 50 à 60% du temps et que vous deviez gérer cette étape! Il y aura de nombreuses fois où vous ne pourrez tout simplement pas terminer cette étape en raison du type ou de la qualité des morphologies QRS sur le tracé WCT.

« Eh bien », dites-vous. « Je vais simplement trouver un bon exemple d'onde R monophasique, mesurer 0,04 seconde (un petit carré) à partir du début et un petit carré à partir de la fin du QRS. Si la mesure du début (Vi) est plus grande, alors le WCT est une tachycardie supraventriculaire. Si le début (Vi) est de la même hauteur ou plus court que la mesure de fin (Vt), alors il s'agit d'une tachycardie ventriculaire. Simple… non?

NON! Voici le problème… à aucun moment dans l'étude de dérivation du premier algorithme de Vereckei (2007), Vereckei et al n'ont utilisé un R monophasique pour calculer (Vi / Vt). Tous les calculs utilisant le rapport de vitesse d'activation ventriculaire (Vi / Vt) n'ont utilisé que des complexes QRS biphasiques ou multiphasiques. Et ils ont été très clairs à ce sujet!

Pourquoi? Ils ne l'ont jamais précisé, mais à mon avis, une onde R monophasique dans la dérivation aVR aurait diagnostiqué une tachycardie ventriculaire à l'étape 2; un R monophasique dans toute autre dérivation suggérerait fortement une impulsion s'éloignant du pôle positif de la dérivation aVR (épaule droite) qui serait plus évocatrice d'une tachycardie ventriculaire avec aberration.

> **Souvenez-vous! |** Vereckei et al. tentent de prouver que le WCT est une tachycardie ventriculaire. Une tachycardie supraventriculaire avec aberration sera un diagnostic d'exclusion.

Les instructions de cet algorithme de Vereckei 1 consistent à trouver le QRS dont l'apparition est la plus visible et la plus rapide. Et vous pouvez utiliser n'importe quelle dérivation, pas seulement la dérivation aVR! Le diagramme QRS de la figure 13-2 est très similaire à celui utilisé dans l'article original de 2007. Voir la section suivante, « Algorithme de Vereckei n° 2 (2008, L'algorithme aVR) » pour une discussion de la morphologie QRS choisie dans cette version de l'algorithme.

CONSEIL | À aucun moment dans l'un ou l'autre des algorithmes de Vereckei, le rapport de vitesse d'activation ventriculaire (Vi/Vt) n'est calculé à l'aide d'une onde R monophasique. Je sais que ce serait plus simple, mais ce n'est pas possible!

Calcul du rapport Vi/Vt

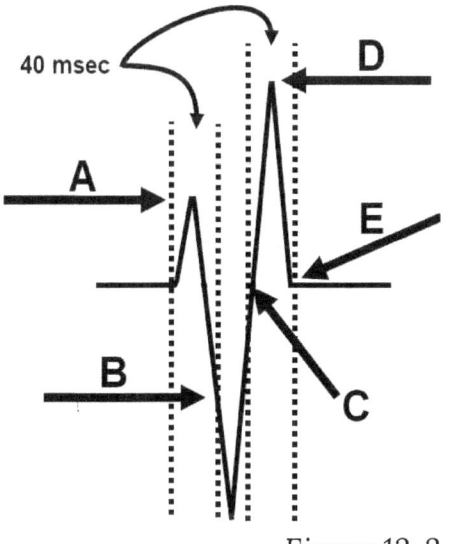

Figure 13-2

1. Mesurez à partir de la ligne de base jusqu'au point A.

2. Mesurez du point A au point B.

3. Additionnez les deux longueurs en utilisant leurs valeurs absolues (sans signe moins). La somme = Vi.

4. Mesurez du point C au point D.

5. Mesurez du point D jusqu'à la ligne de base au point E.

6. Additionnez les deux longueurs en utilisant leurs valeurs absolues (sans signe moins). La somme = Vt.

7. Divisez maintenant Vi / Vt.

Si elle est égale ou inférieure à 1,0: tachycardie ventriculaire

Si elle est supérieure à 1,0: TSV avec aberration

Si votre réponse à l'étape 4 est ≤ 1,0, vous venez de diagnostiquer une tachycardie ventriculaire. Sinon, le diagnostic est une tachycardie supraventriculaire par exclusion.

Autres réflexions sur l'algorithme de Vereckei n°1

Alors que l'algorithme de Brugada n'utilisait que les dérivations précordiales, à l'exception de l'étape 3 (recherche de dissociation AV), l'algorithme de Vereckei n°1 ne se limite pas aux dérivations précordiales ou des membres, à l'exception de l'étape 2 qui ne traite que de la dérivation aVR.

Algorithme de Vereckei n°2 (2008, L'algorithme aVR)

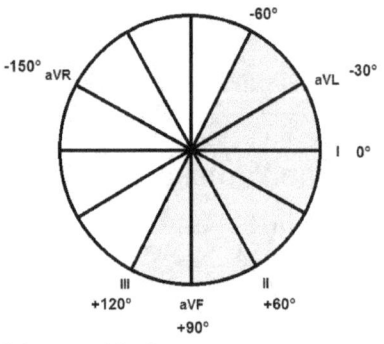

Figure 13-3

En 2008, Vereckei et al. ont produit une deuxième version de leur algorithme. Ce qui était unique à l'époque dans cet algorithme était qu'il se limitait à l'examen d'une seule dérivation, la dérivation aVR. Ils se sont concentrés sur la dérivation aVR car, pendant un rythme sinusal normal et la plupart des tachycardies supraventriculaires, l'activation des ventricules s'éloignait de l'électrode du bras droit (pôle positif aVR), produisant une onde QS dans cette dérivation (Figure 13-3). Par conséquent, ils ont déduit qu'une impulsion ectopique ventriculaire se déplacerait dans la direction opposée.

Un vecteur se déplaçant vers le haut et vers la droite, verticalement vers le haut, ou vers le haut et vers la gauche (zone blanche sur le GRH, Figure 13-3), s'enregistrerait toujours comme une onde R initiale dans la dérivation aVR tant que le vecteur se trouvait entre +120° et -60° sur la grille de référence hexaxiale (Figure 13-3, zone ombrée) et du même côté que le pôle positif de la dérivation aVR. Et ils avaient raison. Le seul problème: les dysrythmies autres que la tachycardie ventriculaire peuvent entraîner les mêmes vecteurs, comme la tachycardie fasciculaire postérieure, la tachycardie de branche, les infarctus du myocarde antérieurs et les voies de pontage accessoires.

Étape 1: Existe-t-il une onde R initiale?

Encore une fois, cela ne fait référence qu'à une onde R monophasique ou à une onde RS mais pas à une onde rS - jusqu'à l'étape 2. L'onde R doit être au moins aussi grande ou plus grande que l'onde S (R ≥ S).

Si votre réponse à l'étape 1 est « OUI! », alors ARRÊTEZ. Vous venez de diagnostiquer une tachycardie ventriculaire.

Étape 2: Existe-t-il une onde r ou q initiale > 40 ms?

Dans certains critères, vous pouvez voir une valeur telle que > 30 ms alors qu'un autre article indiquera la même valeur comme > 40 ms. Ce n'est pas si inhabituel, et la raison est pratique: mesurer 40 ms sur un ECG imprimé à 12 dérivations est plus facile et plus fiable que d'essayer de mesurer 30 ms sans utiliser de compas numérique. Une largeur > 40 ms indique un début lent de la dépolarisation, ce qui suggère que son origine se trouve dans le myocarde ventriculaire en activité. Ce concept a été repris des critères de Kindwall et al de

1988. Il s'agissait de quatre critères qui ont été développés pour diagnostiquer les tachycardies à complexes larges avec une morphologie de type BBG. Ils n'ont pas été organisés selon un algorithme par étapes, mais simplement une liste de quatre critères.

Si votre réponse à l'étape 2 est « OUI! », alors ARRÊTEZ. Vous venez de diagnostiquer une tachycardie ventriculaire.

Étape 3: Y a-t-il une encoche sur la branche descendante d'un début négatif et d'un QRS principalement négatif?

L'identification d'une encoche sur la pente descendante de l'onde S comme signe suggérant une tachycardie ventriculaire a été initialement introduite par le Dr Mark Josephson en 1988 avec les critères de Kindwall (Josephson était également l'un des auteurs). Cependant, elle était réservée aux dérivations V1 et V2 dans les tachycardies à larges complexes avec une morphologie de type bloc de branche gauche. Elle était significative en tant que signe d'un infarctus du myocarde antérieur du ventricule gauche. Les infarctus laissent des cicatrices dans le myocarde qui peuvent devenir un foyer de tachycardie par réentrée. Lorsqu'elle ne sert pas de foyer de réentrée, elle peut agir comme une cause de ralentissement de la conduction et, par conséquent, d'apparition d'une encoche dans la pente descendante de l'onde S.

Vereckei applique le concept d'une pente descendante entaillée de l'onde S à la dérivation aVR en l'utilisant comme signe général de conduction ralentie.

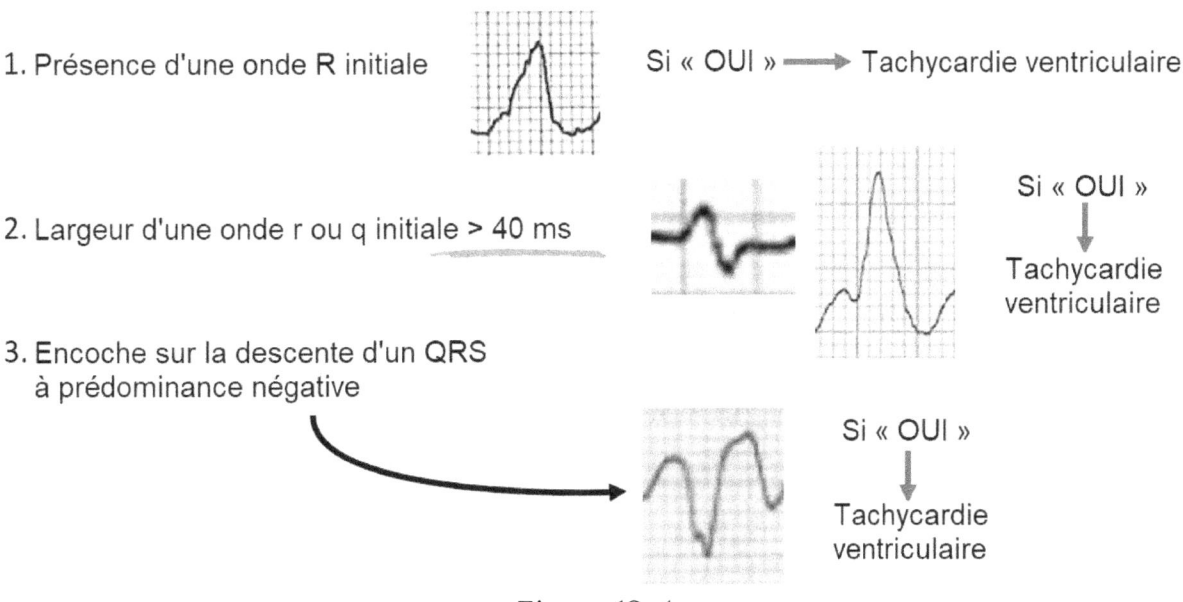

Figure 13-4

Si votre réponse à l'une des parties de l'étape 3 est « OUI! », alors ARRÊTEZ. Vous venez de diagnostiquer une tachycardie ventriculaire.

Étape 4 : Le rapport de vitesse d'activation ventriculaire

Cela reste le même que dans l'algorithme de Vereckei n° 1, sauf que seul le QRS de la dérivation aVR – et uniquement la dérivation aVR – peut être utilisé (reportez-vous à la figure 13-2). On suppose que le QRS sera biphasique ou multiphasique, car s'il est monophasique, le diagnostic de tachycardie ventriculaire aurait déjà été posé à l'étape 1.

Si votre réponse à l'étape 4 est ≤ 1,0, alors vous venez de diagnostiquer une tachycardie ventriculaire. Sinon, le diagnostic est une tachycardie supraventriculaire.

Plus de réflexions sur l'algorithme de Vereckei n° 2

Le problème avec la quatrième étape de l'algorithme de Vereckei n° 2 est le même qu'avec l'algorithme de Vereckei n° 1.

Deux algorithmes limitent l'utilisation à une seule dérivation: l'algorithme Vereckei n° 2 utilisant la dérivation aVR et la méthode Pava du temps d'inscription de l'onde R de la dérivation II (qui sera abordée dans le prochain chapitre). L'utilisation de l'une ou l'autre méthode dépend de la capacité à visualiser avec précision les déflexions des dérivations. Et n'oubliez pas que lorsque vous utilisez l'étape 4 des algorithmes Vereckei, vous devez utiliser un QRS biphasique ou multiphasique. Vous ne devez pas effectuer de mesures du rapport Vi/Vt sur des ondes R monophasiques dans la dérivation aVR lorsque vous utilisez cet algorithme. Si c'est le cas, vous avez raté le diagnostic deux étapes plus tôt!

En utilisant l'un ou l'autre des algorithmes Vereckei, la tachycardie supraventriculaire antidromique sera probablement diagnostiquée comme une tachycardie ventriculaire. Cela se produit également avec l'algorithme Brugada.

Le deuxième algorithme Vereckei (aVR) divise les tachycardies ventriculaires en deux groupes à des fins de diagnostic à l'aide de cet algorithme. Le premier groupe comprend les tachydysrythmies qui naissent dans la zone apicale et qui sont caractérisées par une onde R dominante initiale en dérivation aVR. Le deuxième groupe comprend les tachydysrythmies qui surviennent ailleurs dans le myocarde en activité et qui se présentent avec un ralentissement initial du complexe QRS.

Bien que nous souhaitions tous être aussi précis que possible dans nos diagnostics, confondre une TSV avec une TV ne devrait pas entraîner de mauvais résultats pour le patient. Le patient se portera généralement plutôt bien. Cependant, confondre une TV avec une TSV peut entraîner un très mauvais résultat pour le patient. Soyez très prudent avec tout algorithme, méthode ou critère dans lequel une erreur entraînera probablement le diagnostic d'une TV comme une TSV!

Lectures recommandées:

Dendi R, Josephson ME. A new algorithm in the differential diagnosis of wide complex tachycardia – Editorial. European Heart Journal. (2007) 28, 525–526.

Kindwall KE, MD, Brown J, RN, Josephson ME, MD. Electrocardiographic Criteria for Ventricular Tachycardia in Wide Complex Left Bundle Branch Block Morphology Tachycardias. Am J Cardiol. 1988;61:1279-1283.

Vereckei A, Duray G, Szenasi G, Altemose GT, Miller JM. Application of a new algorithm in the differential diagnosis of wide QRS complex tachycardia. Eur Heart J. 2007;28:589–600.

Vereckei A, Duray G, Szenasi G, Altemose GT, Miller JM. New algorithm using only lead aVR for differential diagnosis of wide QRS complex tachycardia. Heart Rhythm. 2008;5:89–98.

Vereckei A, MD, et al. The Application of a New, Modified Algorithm for the Differentiation of Regular Ventricular and Pre-Excited Tachycardias. Heart, Lung and Circulation. (2023) 32, 719–725.

Pratiquer avec les algorithmes de Vereckei (n°1 et n°2)

Algorithme de Vereckei n°1

Étape 1 : une dissociation AV est-elle présente ?
Étape 2 : une onde R initiale est-elle présente dans l'aVR? (Ne peut pas être un rS)
Étape 3 : la morphologie du QRS est-elle différente du bloc BBB ou fasciculaire classique?
Étape 4 : rapport de vitesse d'activation ventriculaire (Vi/Vt)

Algorithme de Vereckei n°2 (aVR uniquement)

Étape 1 : une onde R initiale est-elle présente ? (Ne peut pas être un rS)
Étape 2 : une onde r ou q initiale > 40 ms ?
Étape 3 : une encoche est-elle présente sur la branche descendante d'un début négatif et d'un QRS principalement négatif ?
Étape 4 : rapport de vitesse d'activation ventriculaire (Vi/Vt)

ECG n°1

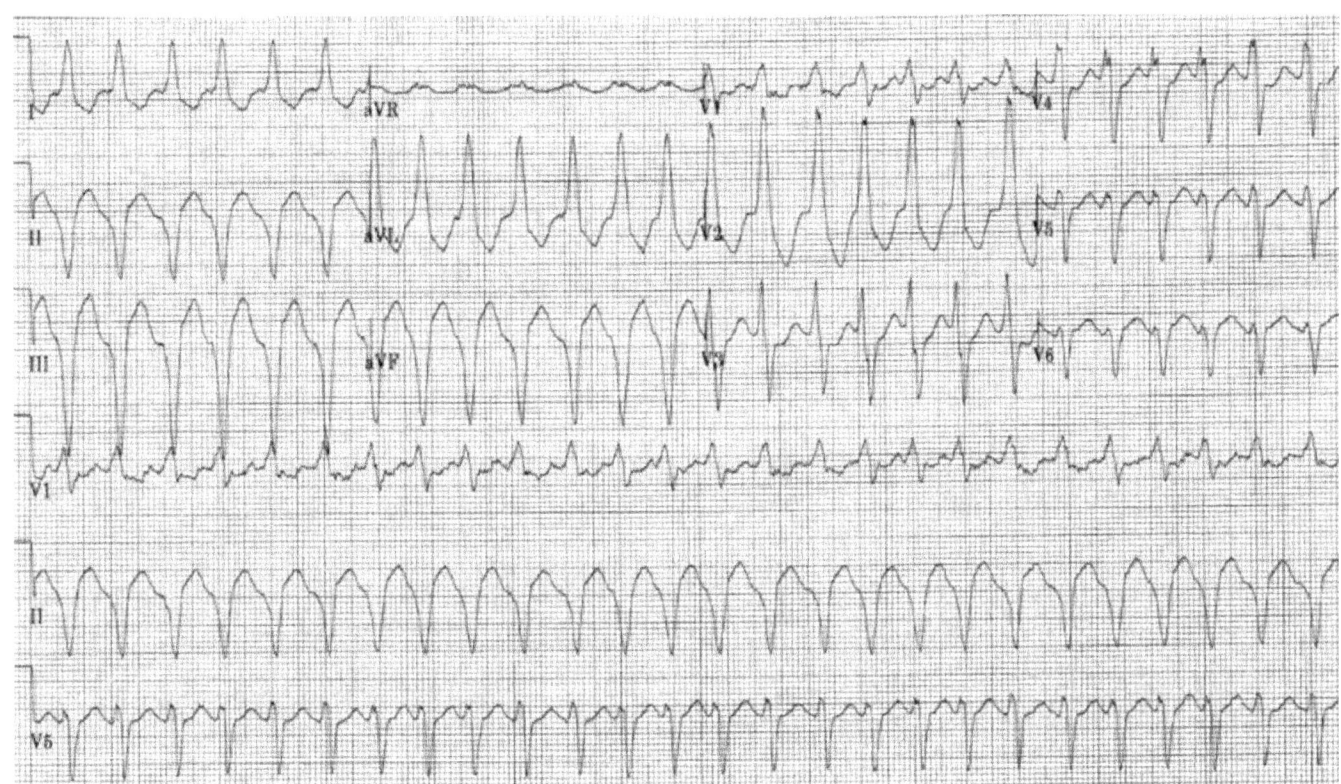

Figure 13-5

Algorithme de Vereckei n°1

Étape 1 : une dissociation AV est-elle présente ?
Étape 2 : une onde R initiale est-elle présente dans l'aVR? (Ne peut pas être un rS)
Étape 3 : la morphologie du QRS est-elle différente du bloc BBB ou fasciculaire classique?
Étape 4 : rapport de vitesse d'activation ventriculaire (Vi/Vt)

Algorithme de Vereckei n°2 (aVR uniquement)

Étape 1 : une onde R initiale est-elle présente ? (Ne peut pas être un rS)
Étape 2 : une onde r ou q initiale > 40 ms ?
Étape 3 : une encoche est-elle présente sur la branche descendante d'un début négatif et d'un QRS
            principalement négatif ?
Étape 4 : rapport de vitesse d'activation ventriculaire (Vi/Vt)

ECG n°2

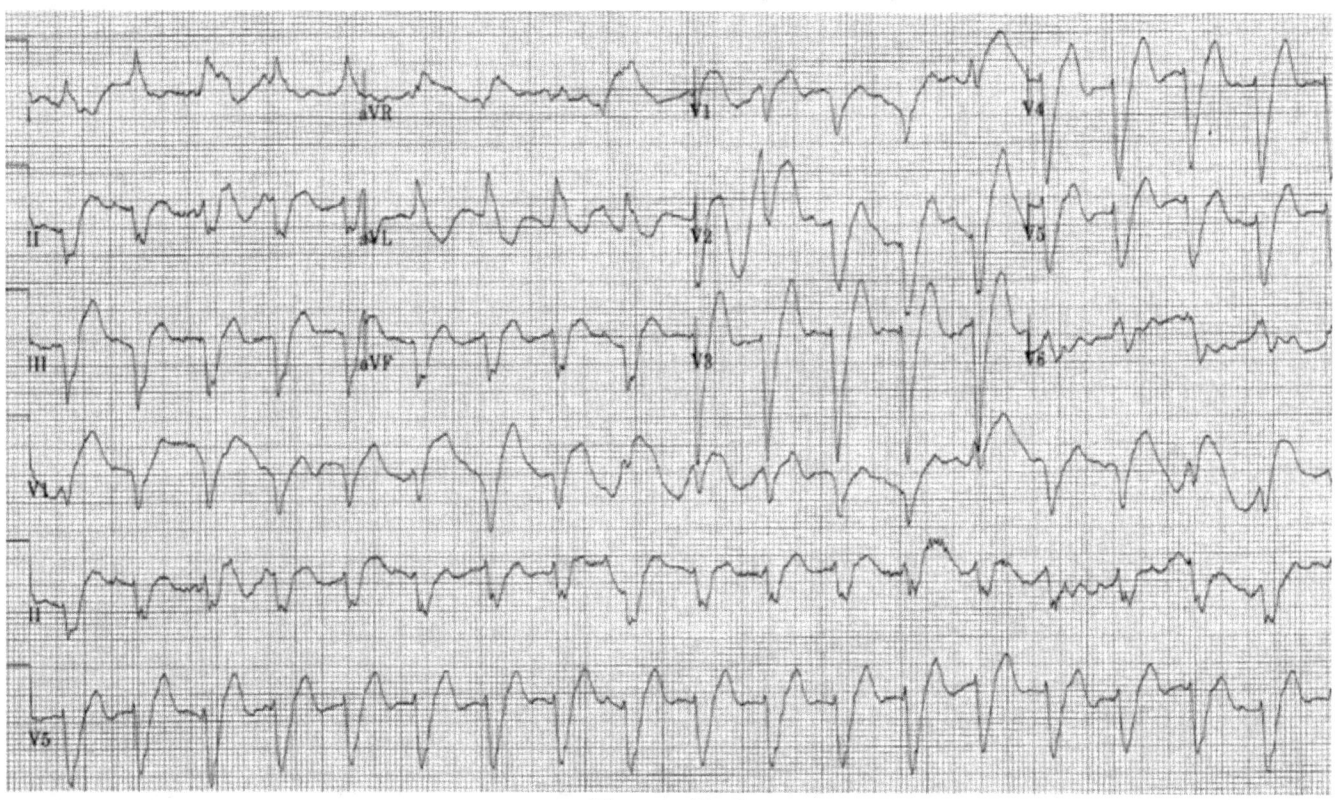

Figure 13-6

Algorithme de Vereckei n°1

Étape 1 : une dissociation AV est-elle présente ?
Étape 2 : une onde R initiale est-elle présente dans l'aVR? (Ne peut pas être un rS)
Étape 3 : la morphologie du QRS est-elle différente du bloc BBB ou fasciculaire classique?
Étape 4 : rapport de vitesse d'activation ventriculaire (Vi/Vt)

Algorithme de Vereckei n°2 (aVR uniquement)

Étape 1 : une onde R initiale est-elle présente ? (Ne peut pas être un rS)
Étape 2 : une onde r ou q initiale > 40 ms ?
Étape 3 : une encoche est-elle présente sur la branche descendante d'un début négatif et d'un QRS
         principalement négatif ?
Étape 4 : rapport de vitesse d'activation ventriculaire (Vi/Vt)

ECG n°3

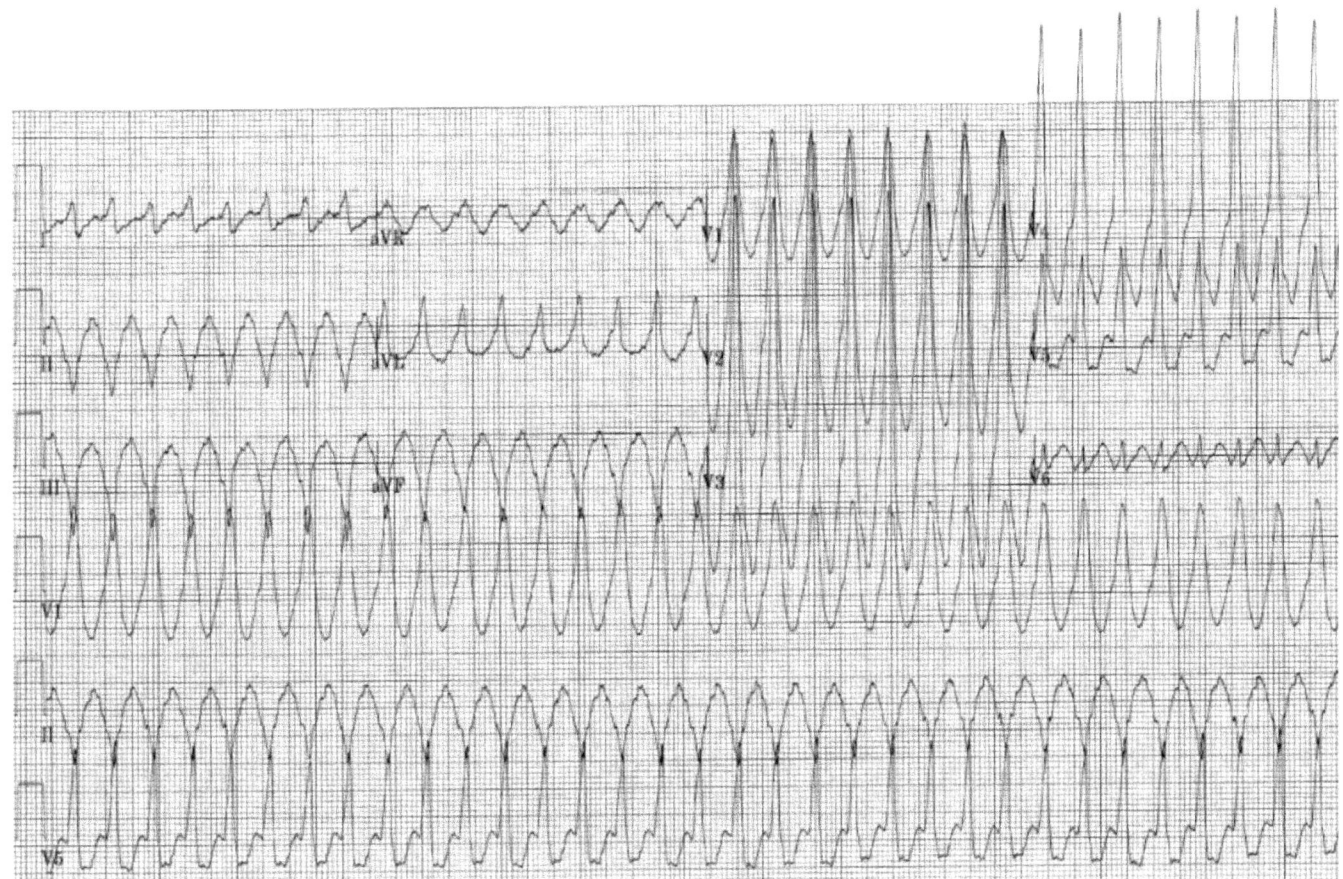

Figure 13-7

Algorithme de Vereckei n°1

Étape 1 : une dissociation AV est-elle présente ?
Étape 2 : une onde R initiale est-elle présente dans l'aVR? (Ne peut pas être un rS)
Étape 3 : la morphologie du QRS est-elle différente du bloc BBB ou fasciculaire classique?
Étape 4 : rapport de vitesse d'activation ventriculaire (Vi/Vt)

Algorithme de Vereckei n°2 (aVR uniquement)

Étape 1 : une onde R initiale est-elle présente ? (Ne peut pas être un rS)
Étape 2 : une onde r ou q initiale > 40 ms ?
Étape 3 : une encoche est-elle présente sur la branche descendante d'un début négatif et d'un QRS
           principalement négatif ?
Étape 4 : rapport de vitesse d'activation ventriculaire (Vi/Vt)

ECG n°4

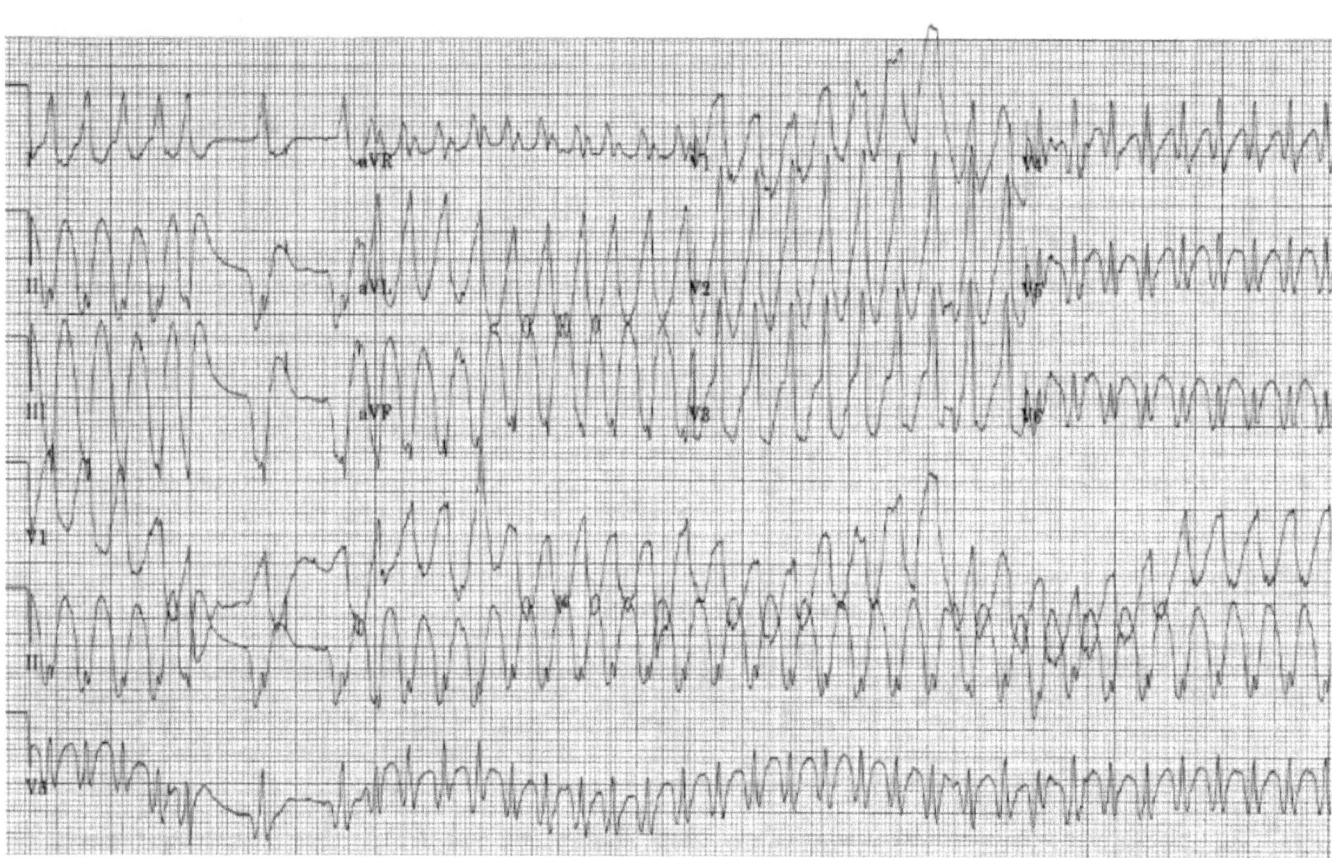

Figure 13-8

Algorithme de Vereckei n°1

Étape 1 : une dissociation AV est-elle présente ?
Étape 2 : une onde R initiale est-elle présente dans l'aVR? (Ne peut pas être un rS)
Étape 3 : la morphologie du QRS est-elle différente du bloc BBB ou fasciculaire classique?
Étape 4 : rapport de vitesse d'activation ventriculaire (Vi/Vt)

Algorithme de Vereckei n°2 (aVR uniquement)

Étape 1 : une onde R initiale est-elle présente ? (Ne peut pas être un rS)
Étape 2 : une onde r ou q initiale > 40 ms ?
Étape 3 : une encoche est-elle présente sur la branche descendante d'un début négatif et d'un QRS principalement négatif ?
Étape 4 : rapport de vitesse d'activation ventriculaire (Vi/Vt)

ECG n°5

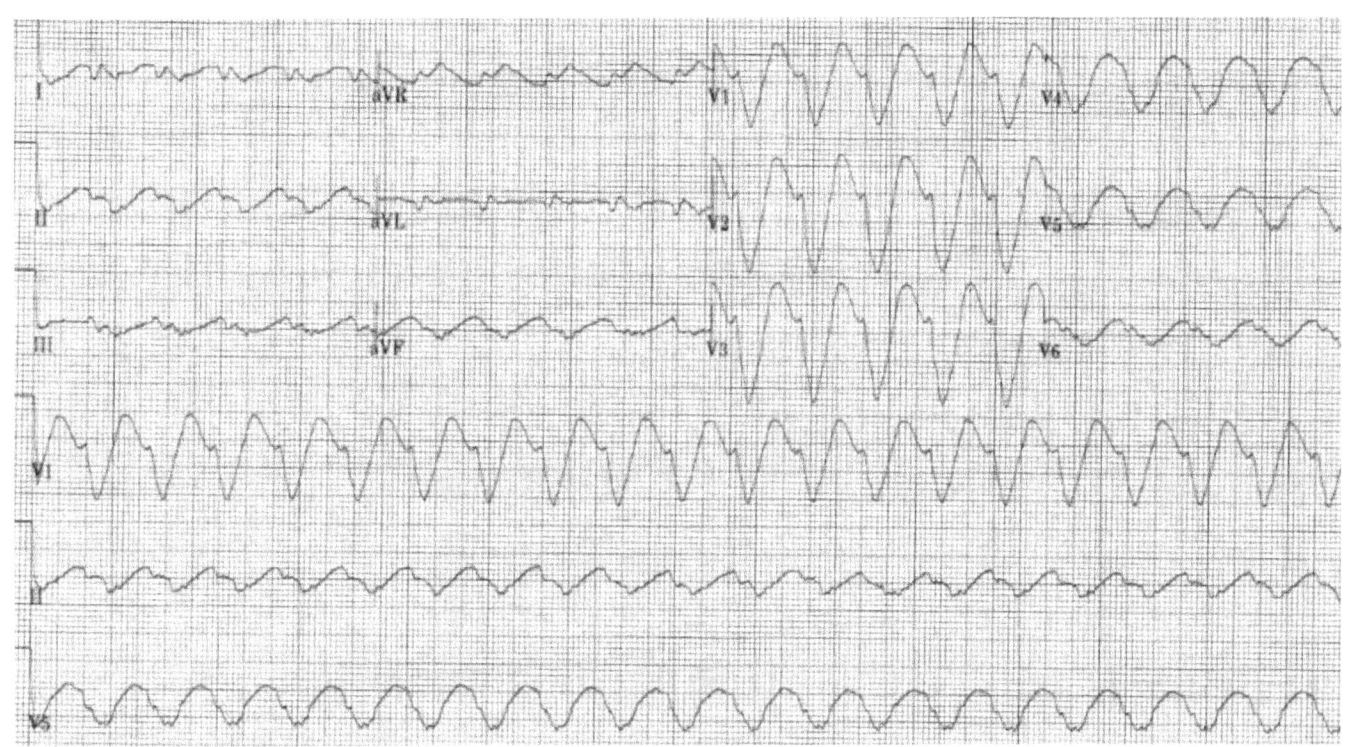

Figure 13-9

Algorithme de Vereckei n°1

Étape 1 : une dissociation AV est-elle présente ?
Étape 2 : une onde R initiale est-elle présente dans l'aVR? (Ne peut pas être un rS)
Étape 3 : la morphologie du QRS est-elle différente du bloc BBB ou fasciculaire classique?
Étape 4 : rapport de vitesse d'activation ventriculaire (Vi/Vt)

Algorithme de Vereckei n°2 (aVR uniquement)

Étape 1 : une onde R initiale est-elle présente ? (Ne peut pas être un rS)
Étape 2 : une onde r ou q initiale > 40 ms ?
Étape 3 : une encoche est-elle présente sur la branche descendante d'un début négatif et d'un QRS principalement négatif ?
Étape 4 : rapport de vitesse d'activation ventriculaire (Vi/Vt)

ECG n°6

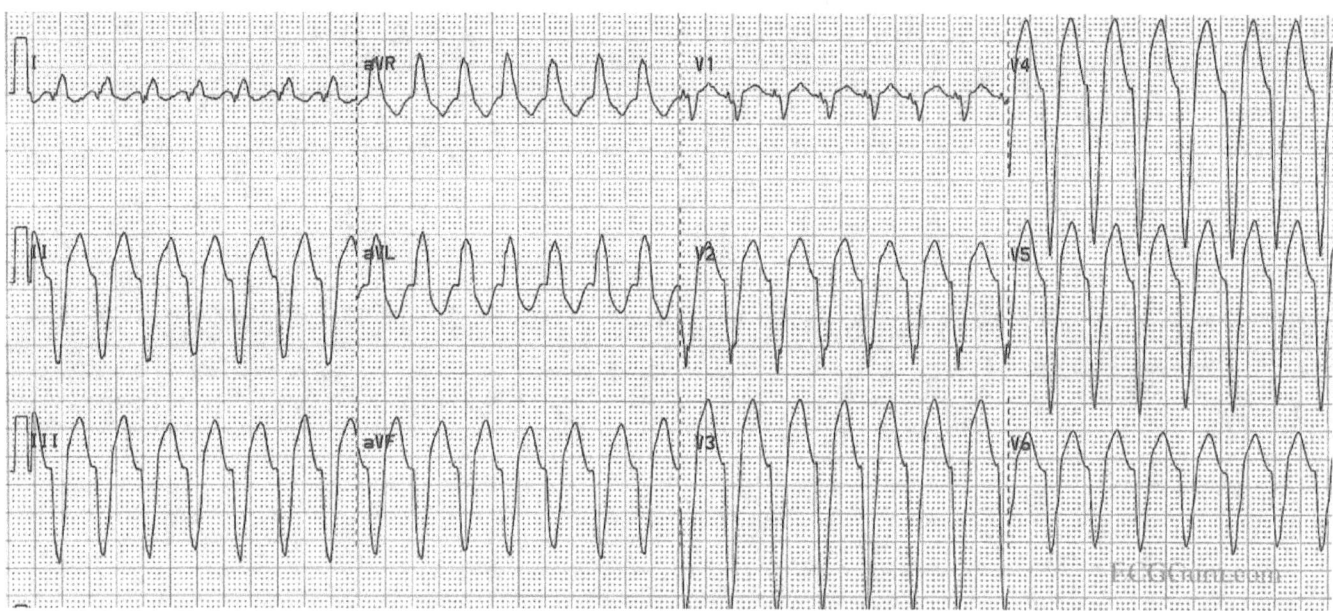

Figure 13-10

Algorithme de Vereckei n°1

Étape 1 : une dissociation AV est-elle présente ?
Étape 2 : une onde R initiale est-elle présente dans l'aVR? (Ne peut pas être un rS)
Étape 3 : la morphologie du QRS est-elle différente du bloc BBB ou fasciculaire classique?
Étape 4 : rapport de vitesse d'activation ventriculaire (Vi/Vt)

Algorithme de Vereckei n°2 (aVR uniquement)

Étape 1 : une onde R initiale est-elle présente ? (Ne peut pas être un rS)
Étape 2 : une onde r ou q initiale > 40 ms ?
Étape 3 : une encoche est-elle présente sur la branche descendante d'un début négatif et d'un QRS
principalement négatif ?
Étape 4 : rapport de vitesse d'activation ventriculaire (Vi/Vt)

ECG n°7

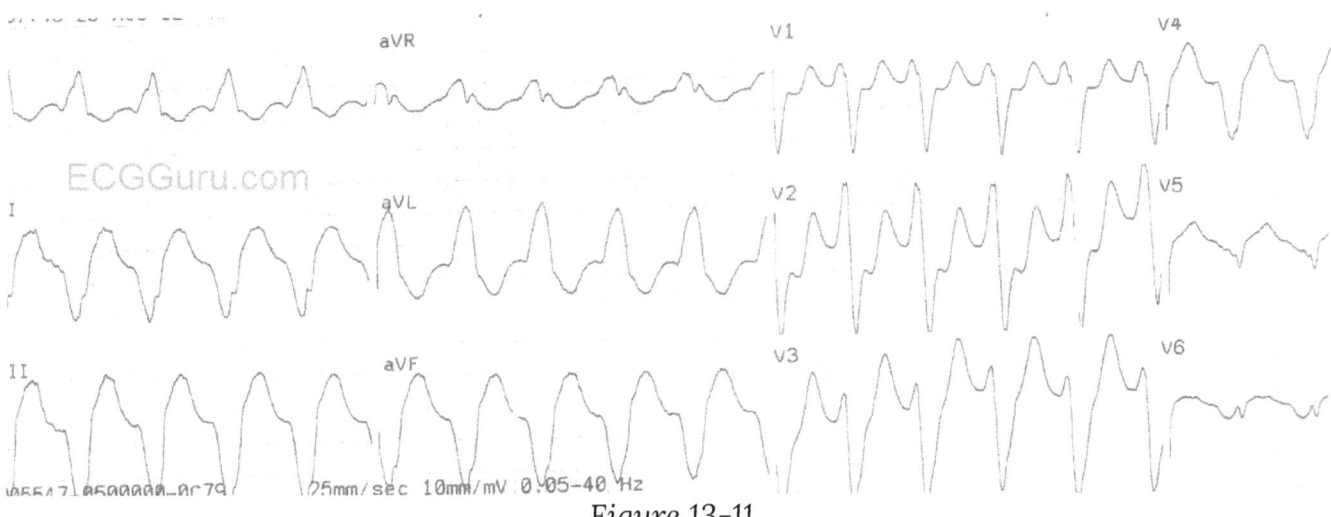

Figure 13-11

Algorithme de Vereckei n°1

Étape 1 : une dissociation AV est-elle présente ?
Étape 2 : une onde R initiale est-elle présente dans l'aVR? (Ne peut pas être un rS)
Étape 3 : la morphologie du QRS est-elle différente du bloc BBB ou fasciculaire classique?
Étape 4 : rapport de vitesse d'activation ventriculaire (Vi/Vt)

Algorithme de Vereckei n°2 (aVR uniquement)

Étape 1 : une onde R initiale est-elle présente ? (Ne peut pas être un rS)
Étape 2 : une onde r ou q initiale > 40 ms ?
Étape 3 : une encoche est-elle présente sur la branche descendante d'un début négatif et d'un QRS
             principalement négatif ?
Étape 4 : rapport de vitesse d'activation ventriculaire (Vi/Vt)

ECG n°8

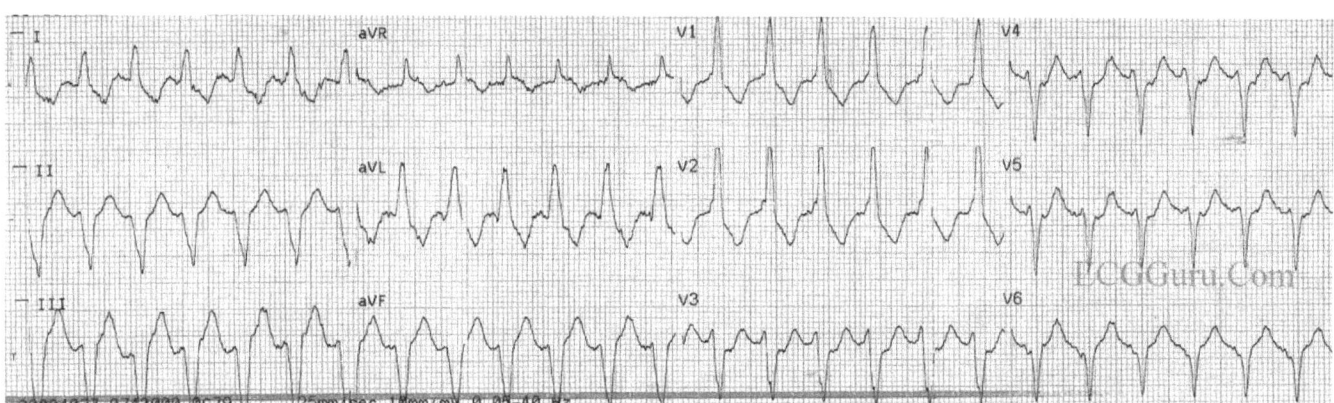

Figure 13-12

Algorithme de Vereckei n°1

Étape 1 : une dissociation AV est-elle présente ?
Étape 2 : une onde R initiale est-elle présente dans l'aVR? (Ne peut pas être un rS)
Étape 3 : la morphologie du QRS est-elle différente du bloc BBB ou fasciculaire classique?
Étape 4 : rapport de vitesse d'activation ventriculaire (Vi/Vt)

Algorithme de Vereckei n°2 (aVR uniquement)

Étape 1 : une onde R initiale est-elle présente ? (Ne peut pas être un rS)
Étape 2 : une onde r ou q initiale > 40 ms ?
Étape 3 : une encoche est-elle présente sur la branche descendante d'un début négatif et d'un QRS principalement négatif ?
Étape 4 : rapport de vitesse d'activation ventriculaire (Vi/Vt)

ECG n°9

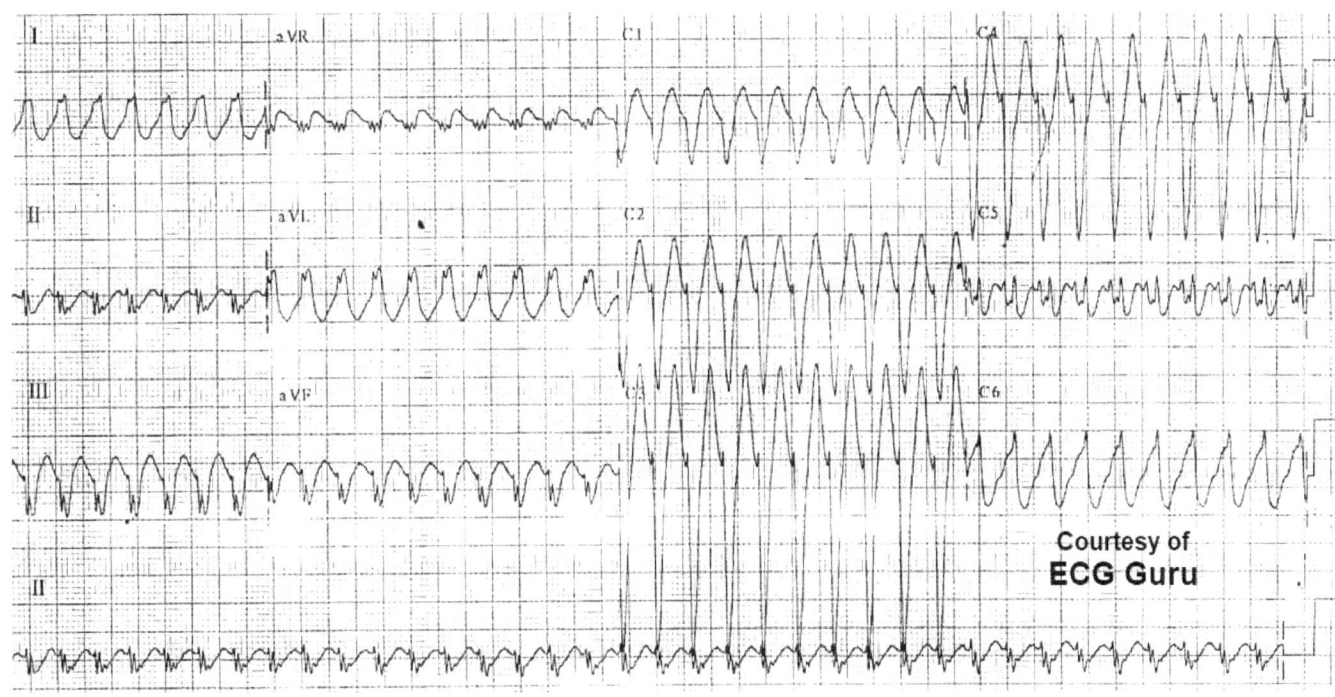

Figure 13-13

Algorithme de Vereckei n°1

Étape 1 : une dissociation AV est-elle présente ?
Étape 2 : une onde R initiale est-elle présente dans l'aVR? (Ne peut pas être un rS)
Étape 3 : la morphologie du QRS est-elle différente du bloc BBB ou fasciculaire classique?
Étape 4 : rapport de vitesse d'activation ventriculaire (Vi/Vt)

Algorithme de Vereckei n°2 (aVR uniquement)

Étape 1 : une onde R initiale est-elle présente ? (Ne peut pas être un rS)
Étape 2 : une onde r ou q initiale > 40 ms ?
Étape 3 : une encoche est-elle présente sur la branche descendante d'un début négatif et d'un QRS
principalement négatif ?
Étape 4 : rapport de vitesse d'activation ventriculaire (Vi/Vt)

ECG n°10

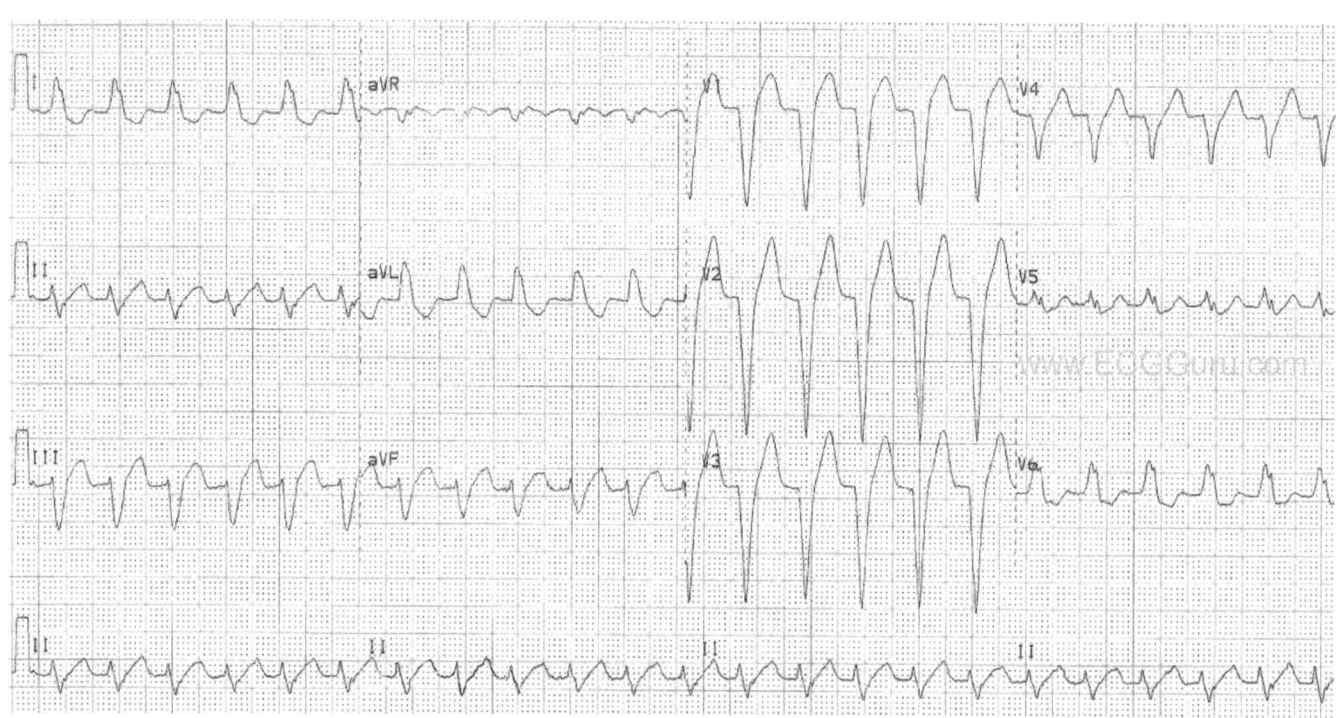

Figure 13-14

Chapter 14

Temps d'inscription de l'onde R

Indice de Pava

Comment mesurer le temps d'inscription de l'onde R (indice de Pava)

Le temps d'inscription de l'onde R (TIR), ou « indice de Pava », a été introduit en 2010. En plus de l'algorithme Vereckei n°2, il est basé sur les résultats d'une seule dérivation: la dérivation II. La base de cette valeur est très similaire au rapport de vitesse d'activation ventriculaire: les rythmes ventriculaires ectopiques seront lents dès le début de la déflexion car l'impulsion est transmise de cellule à cellule. Le temps de pointe de l'onde R remplace l'ancienne terminologie: déflexion intrinsèque.

Il y a une petite « bizarrerie » concernant le TIR... malgré son nom, il ne nécessite pas la présence d'une onde R. Comme Pava et al l'ont défini comme: « [la] durée du QRS depuis le début de la dépolarisation jusqu'au premier changement de polarité, indépendamment du fait que la déflexion du QRS soit positive ou négative. » Et, contrairement au rapport de vitesse d'activation ventriculaire, il n'y a aucune restriction sur la morphologie du QRS à utiliser.

Comment mesurer le TIR (Figure 14-1) :

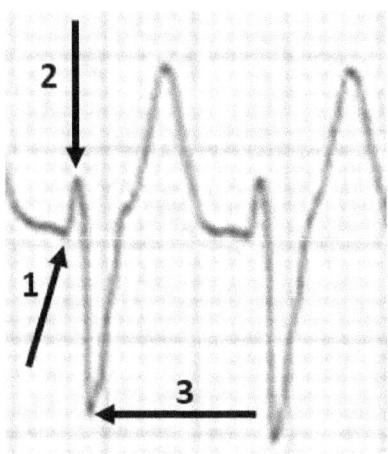

Figure 14-1

Mesurez à partir du début de la première déflexion du QRS, qu'il s'agisse d'un Q, d'un R ou d'un S (flèche étiquetée « 1 »). Identifiez ensuite le premier changement de polarité (flèche étiquetée « 2 »). Notez que dans ce cas, le premier changement de polarité se situe à l'endroit où la pente ascendante de l'onde R atteint son pic, puis commence une pente descendante. Il ne se situe pas au nadir de l'onde S (flèche étiquetée « 3 »). Pouvez-vous déterminer combien de ms se trouvent entre la première flèche (1) et la deuxième flèche (2)? Est-ce ≥ 50 ms? En êtes-vous sûr, même avec la dérivation II agrandie plusieurs fois?

Voici une dérivation II négative (Figure 14-2). Vous devez d'abord identifier le début du QRS. Il doit être aussi précis que possible, car nous mesurons en millisecondes! Nous mesurons à partir du début de la déflexion du QS jusqu'à son nadir, qui représente le premier changement de polarité.

Soyez très prudent dans vos mesures. Voici deux choses que vous ne pouvez pas faire :

1. Vous NE POUVEZ PAS passer à une autre dérivation où la mesure sera plus facile. Vous devez utiliser la dérivation II et UNIQUEMENT la dérivation II!

2. Vous NE POUVEZ PAS « ignorer » un changement de polarité car il est faible et/ou au début de la déflexion!

Voici un exemple (Figure 14-2):

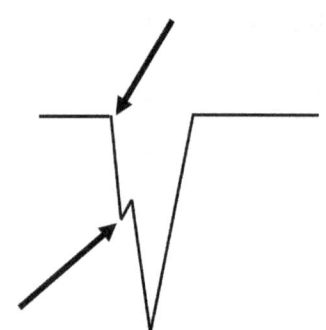

Ne soyez pas tenté de mesurer depuis le début du QRS jusqu'au nadir de l'onde S. De même, si le QRS commence par une onde Q, le début du QRS correspond au début de l'onde Q et le premier changement de polarité correspondra au nadir de l'onde Q.

Figure 14-2

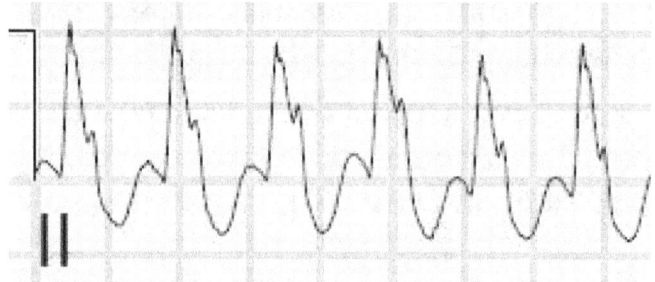

Figure 14-3

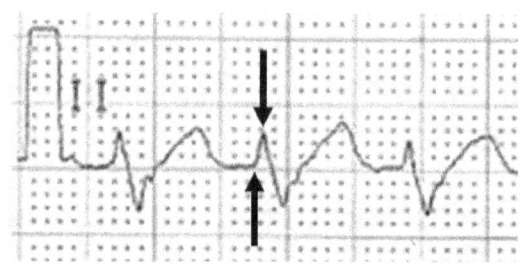

Figure 14-4

Regardons la Figure 14-3. Cette morphologie est une onde qR avec une onde R entaillée. Voici une question pour vous: où commence l'onde q? Le premier changement de polarité serait le nadir de l'onde q, mais à partir de quoi mesure-t-on? Vous ne pourrez pas utiliser cette dérivation II, vous feriez donc mieux d'avoir un autre algorithme acceptable que vous pouvez utiliser à la place. La Figure 14-4 est beaucoup plus simple.

ASTUCE | Ce n'est pas parce qu'une seule dérivation est impliquée que l'utilisation de l'algorithme ou de la méthode sera facile! Vous feriez mieux de savoir utiliser un deuxième algorithme (différent) si nécessaire.

Lectures recommandées:

Jastrzebski M, Kukla P, Czarnecka D, and Kawecka-Jaszcz K. Comparison of five electrocardiographic methods for differentiation of wide QRS-complex tachycardias. Europace. (2012) 14, 1165–1171 doi:10.1093/europace/eus015.

Pava LF, Perafan P, Badiel M, et al. R-Wave peak time at DII: a new criterion for differentiating between wide complex QRS tachycardias. Heart Rhythm. 2010;7:922–926.

Szelényi ZDG, Katona G, Fritúz G, et al. Comparison of the "real-life" diagnostic value of two recently published electrocardiogram methods for the differential diagnosis of wide QRS complex tachycardias. Acad Emerg Med. 20(11); November 2013; pp. 1121-1130.

Pratique de la méthode du pic de l'onde R (Pava)

Mesurez la durée depuis le début de la première déflexion du QRS jusqu'au premier change-ment de polarité, qu'il soit positif ou négatif. Si la durée est ≥ 50 ms, le diagnostic est celui d'une tachycardie ventriculaire; sinon, il s'agit d'une tachycardie supraventriculaire. Je vous facilite la tâche: j'ai agrandi ces extraits, mais j'ai également placé une taille plus réaliste à côté du premier (si vos ECG sont imprimés sur papier)! N'oubliez pas: le pic de l'onde R doit être d'au moins 50 ms; 49 ms ne sont pas admissibles!

Extrait d'ECG n°1

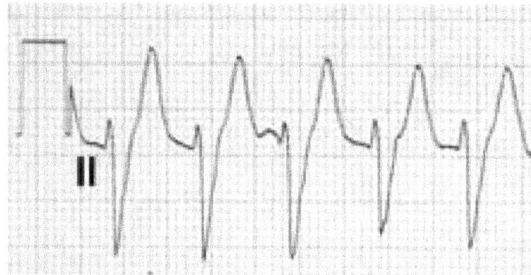

Figure 14-5

Extrait d'ECG n°2

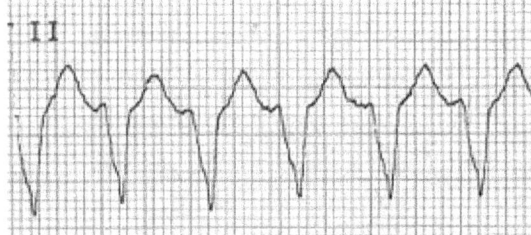

Figure 14-6

Extrait d'ECG n°3

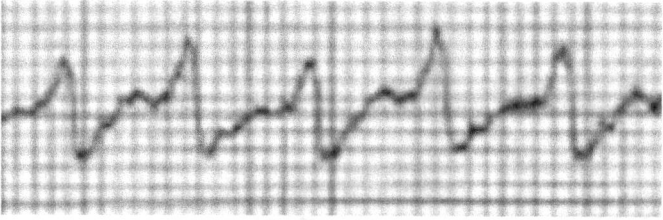

Figure 14-7

Extrait d'ECG n°4

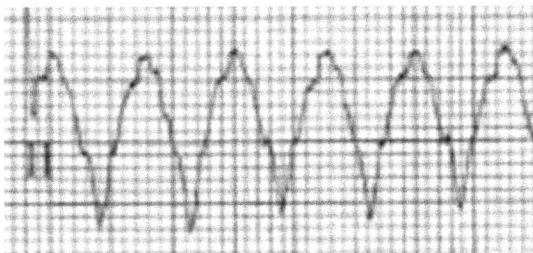

Figure 14-8

Extrait d'ECG n°5

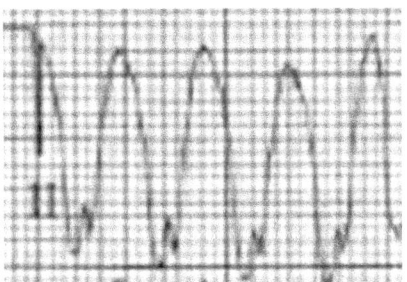

Figure 14-9

Extrait d'ECG n°6

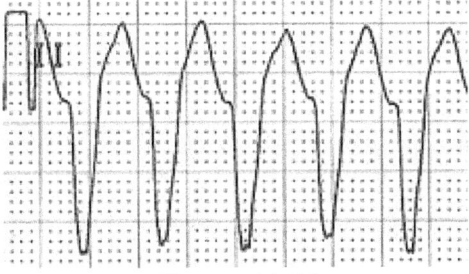

Figure 14-10

Extrait d'ECG n°7

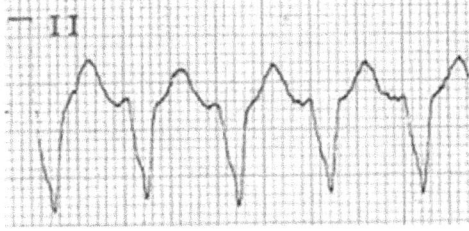

Figure 14-11

Extrait d'ECG n°8

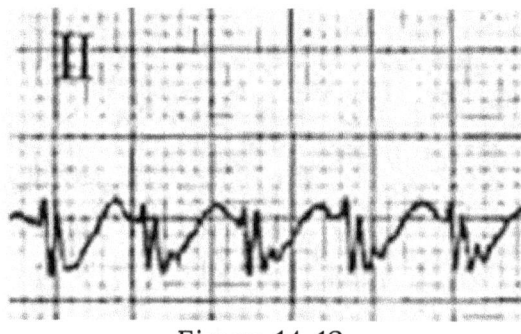

Figure 14-12

Extrait d'ECG n°9

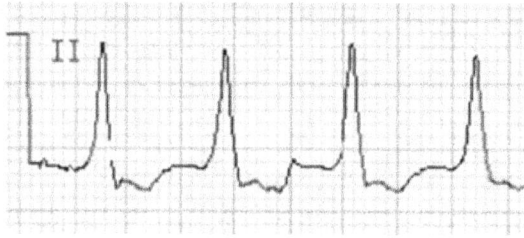

Figure 14-13

Extrait d'ECG n°10

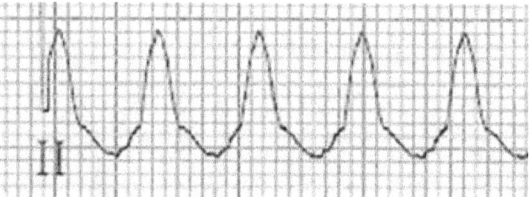

Figure 14-14

Chapter 15

Indice de Chen

QRS en frontales

2019 a vu l'apparition d'un nouvel algorithme permettant de distinguer la tachycardie ventriculaire (TV) de la tachycardie supraventriculaire avec conduction aberrante (TSV-A). Il a été publié dans la revue de la prestigieuse Heart Rhythm Society, « Heart Rhythm ». Dix-sept auteurs ont été répertoriés – un groupe très international. Le postulat semble plausible et il est certainement utilisable dans des situations tendues et émergentes. Sa seule faiblesse semble être plusieurs exceptions non couvertes par l'algorithme et un manque d'études de validation indépendantes.

Critères de l'indice de Chen

L'indice de Chen se compose de trois (3) critères. Si UN critère est rempli, alors le diagnostic est une TV. Les critères sont les suivants:

Étape 1: Présence d'une onde R monophasique dans la dérivation aVR

Vereckei et al. ont présenté un critère similaire en 2007 (ils ont également autorisé une onde Rs). Cela représente une impulsion ventriculaire ectopique se déplaçant directement vers le pôle positif de la dérivation aVR – ce qu'une impulsion supraventriculaire entrant dans les ventricules via le nœud AV et les branches du faisceau serait très peu susceptible de faire.

Étape 2 : Complexes QRS majoritairement NÉGATIFS dans les dérivations standard I, II et III

La morphologie exacte des complexes QRS dans ces dérivations n'est pas importante tant que les complexes QRS sont majoritairement (nets) NÉGATIFS. Il n'est pas nécessaire qu'il s'agisse de complexes QS monophasiques. Cela ressemble beaucoup au syndrome S1S2S3 et indique un axe QRS moyen très à droite.

Étape 3 : Complexes QRS opposés dans les dérivations des membres (OQL)

Complexes QRS concordants monophasiques dans toutes les dérivations INFÉRIEURES (dérivations II, III et aVF), soit monophasiques R, soit monophasiques QS.

Complexes QRS concordants monophasiques impliquant deux ou plusieurs des dérivations des membres restantes (I, aVR et aVL) de POLARITÉ OPPOSÉE aux dérivations inférieures.

> **CONSEIL |** Observez la grille de référence hexaxiale (GRH) : la seule zone de la grille où les trois dérivations des membres opposées (I, aVR, aVL) seront positives se situe entre -60° et -90°.

Voici un ECG (dérivations des membres uniquement) qui démontre des « complexes QRS opposés dans les dérivations des membres (OQL) » (Figure 15-1):

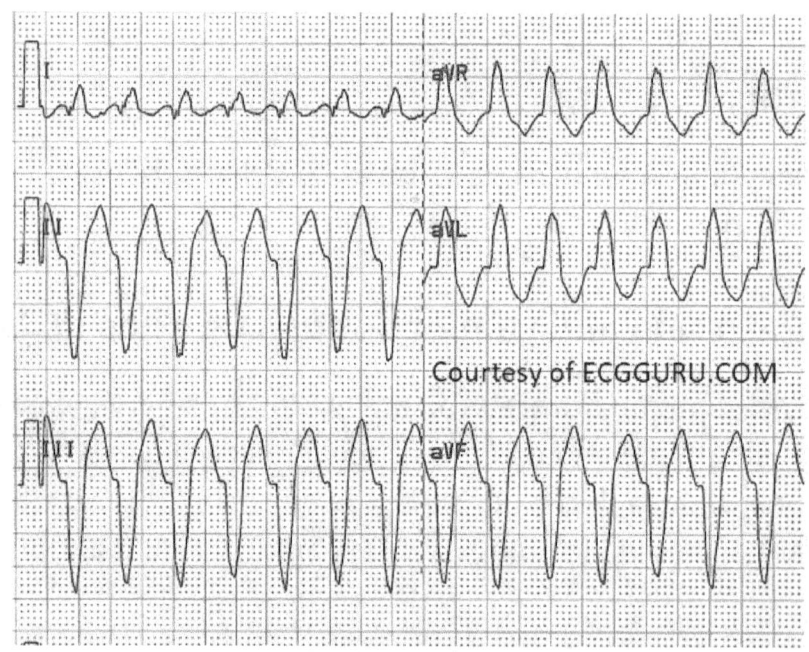

Figure 15-1

L'étape 3 (OQL) est basée sur les différentes directions de dépolarisations prises par les TSV entrant dans les ventricules par le nœud AV et le système His-Purkinje et les TV qui ont tendance à provenir soit du ventricule supérieur (voie de sortie) soit du ventricule inférieur (apex). Bien que la spécificité soit élevée, la sensibilité était faible. L'étape 1 (« R monophasique dans la dérivation aVR ») et l'étape 2 (« complexes QRS principalement négatifs dans les dérivations I, II et III ») ont été ajoutées pour augmenter la sensibilité. L'étape 1 est basée sur l'algorithme de Vereckei qui suggère qu'une impulsion ventriculaire générée de manière ectopique pointera vers le pôle positif de la dérivation aVR. L'étape 2 est basée sur la même hypothèse (« axe QRS moyen dans le quadrant nord-ouest »).

Réfléchissons à cela...

L'étape 1 consiste à rechercher un vecteur moyen qui sera situé entre +120° et -60°. Cela inclura la zone ombrée sur cette grille de référence hexaaxiale (Figure 15-2):

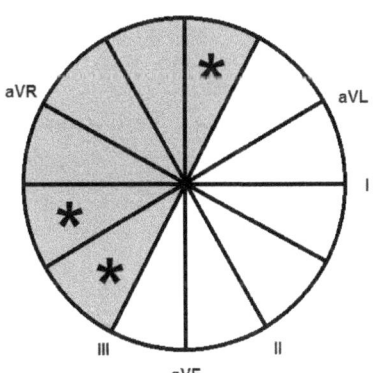

Figure 15-2

L'étape 2 consiste à rechercher un vecteur moyen qui sera situé entre -150° et -90° (Figure 15-3):

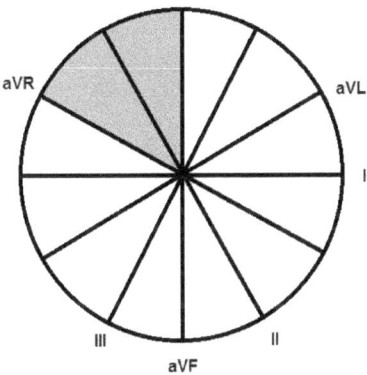

Figure 15-3

La zone ombrée est plus restrictive et représente la seule zone de la grille de référence hexaaxiale qui entraînerait des complexes QRS négatifs nets dans toutes les dérivations standard des membres (dérivations I, II et III).

Une onde R dominante dans la dérivation aVR inclurait des vecteurs en dehors du quadrant supérieur droit (« nord-ouest ») (notez les astérisques sur la figure 15-2). L'étape 2 serait évidemment beaucoup plus spécifique pour les vecteurs dans le quadrant supérieur droit.

PERLE | La figure 15-3 est un diagramme dont vous devez vous souvenir si vous souhaitez sérieusement en apprendre davantage sur l'électrocardiographie. Vous rencontrerez éventuellement le résultat S1-S2-S3 qui est généralement mentionné en ce qui concerne une tension cardiaque droite sévère – souvent en association avec un cœur pulmonaire aigu et comme signe d'émobilisme pulmonaire. Lorsque des ondes S profondes sont présentes dans les trois dérivations standard (dérivations I, II et III), cela indique que le ventricule droit se dépolarise tardivement car il est soumis à une forte tension! Cela enverra le vecteur QRS moyen (ÂQRS) vers la droite dans cette partie du quadrant supérieur droit de la grille de référence hexaaxiale.

Lectures recommandées:

Chen Q, Xu J, Gianni C, et al. [published online September 20, 2019]. Heart Rhythm. doi: 10.1016/j.hrthm.2019.09.021

Sison CP, MD. ECG Limb Lead Algorithm: Sensitive, Specific for Wide Complex Tachycardia Diagnosis.

https://www.thecardiologyadvisor.com//home/topics/arrhythmia/limb-lead-algorithm-sensitive-specific-for-wide-qrs-complex-tachycardia-diagnosis-on-electrocardiogram/

Algorithme pour les dérivations des membres (OQL)

Étape 1 : Présence d'une onde R monophasique dans l'aVR

Étape 2 : Complexes QRS principalement NÉGATIFS dans les dérivations standard

Étape 3 : Complexes QRS opposés dans les dérivations des membres

Complexes QRS monophasiques concordants dans toutes les dérivations INFERIEURES (II, III et aVF), soit R monophasique, soit QS monophasique.

Complexes QRS monophasiques concordants impliquant au moins deux des autres dérivations des membres (I, aVR et aVL) de POLARITÉ OPPOSÉE aux dérivations inférieures.

ECG n°1

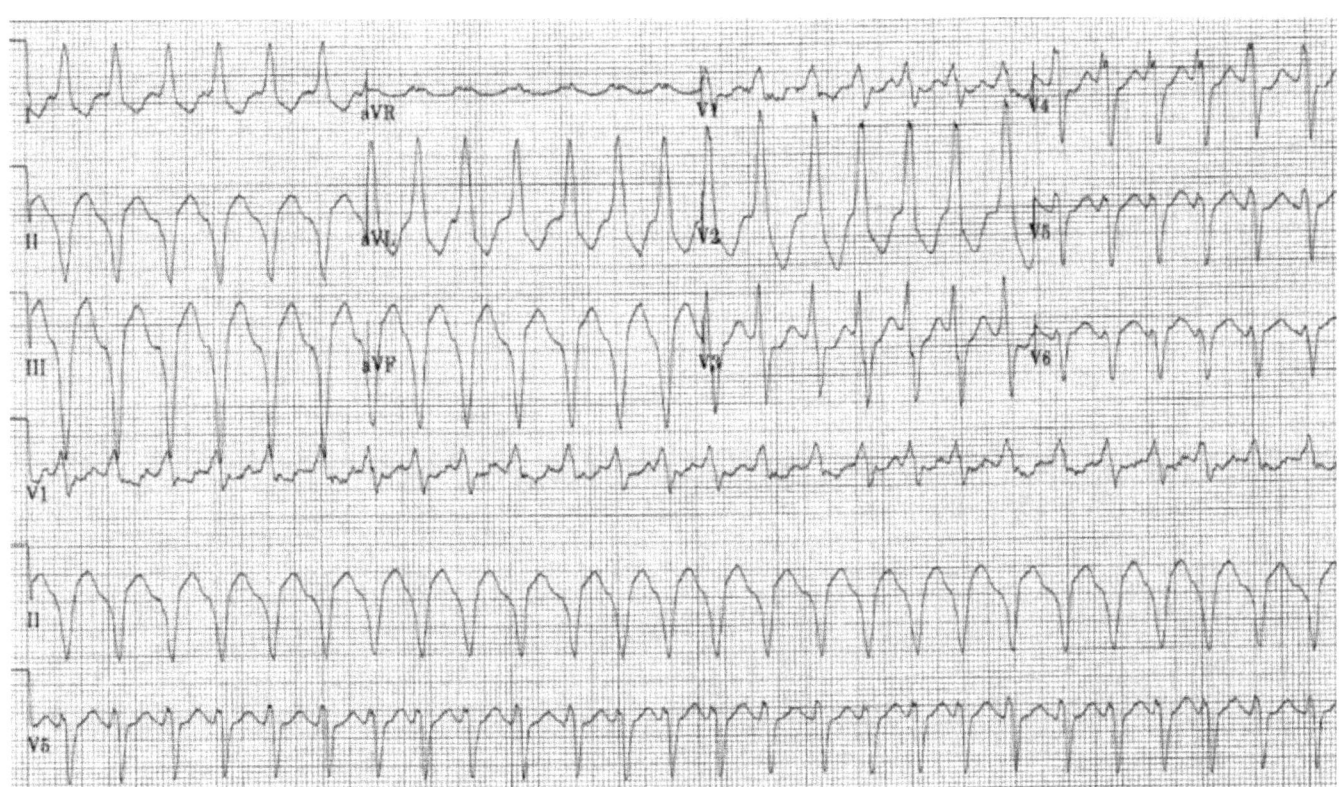

Figure 15-4

Algorithme pour les dérivations des membres (OQL)

Étape 1 : Présence d'une onde R monophasique dans l'aVR

Étape 2 : Complexes QRS principalement NÉGATIFS dans les dérivations standard

Étape 3 : Complexes QRS opposés dans les dérivations des membres

Complexes QRS monophasiques concordants dans toutes les dérivations INFÉRIEURES (II, III et aVF), soit R monophasique, soit QS monophasique.

Complexes QRS monophasiques concordants impliquant au moins deux des autres dérivations des membres (I, aVR et aVL) de POLARITÉ OPPOSÉE aux dérivations inférieures.

ECG n°2

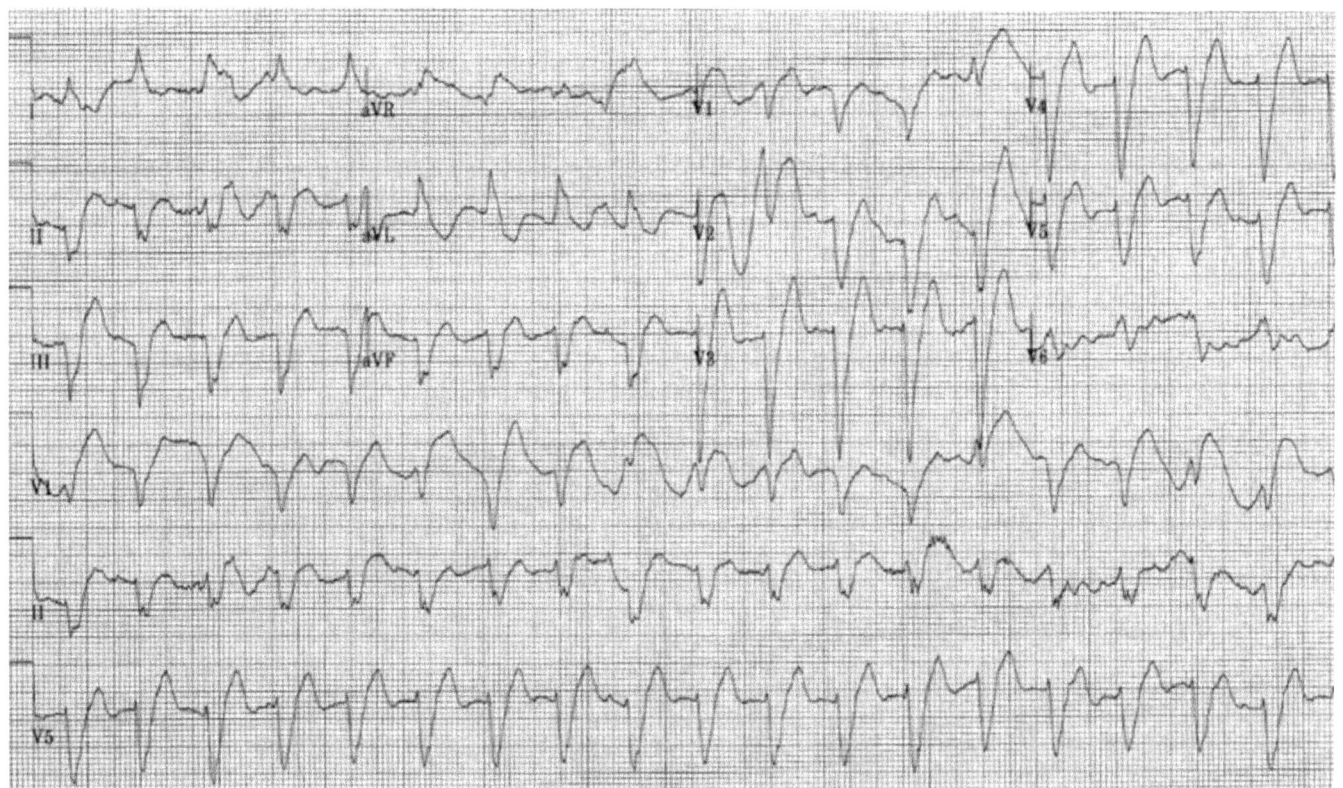

Figure 15-5

Algorithme pour les dérivations des membres (OQL)

Étape 1 : Présence d'une onde R monophasique dans l'aVR

Étape 2 : Complexes QRS principalement NÉGATIFS dans les dérivations standard

Étape 3 : Complexes QRS opposés dans les dérivations des membres

Complexes QRS monophasiques concordants dans toutes les dérivations INFERIEURES (II, III et aVF), soit R monophasique, soit QS monophasique.

Complexes QRS monophasiques concordants impliquant au moins deux des autres dérivations des membres (I, aVR et aVL) de POLARITÉ OPPOSÉE aux dérivations inférieures.

ECG n°3

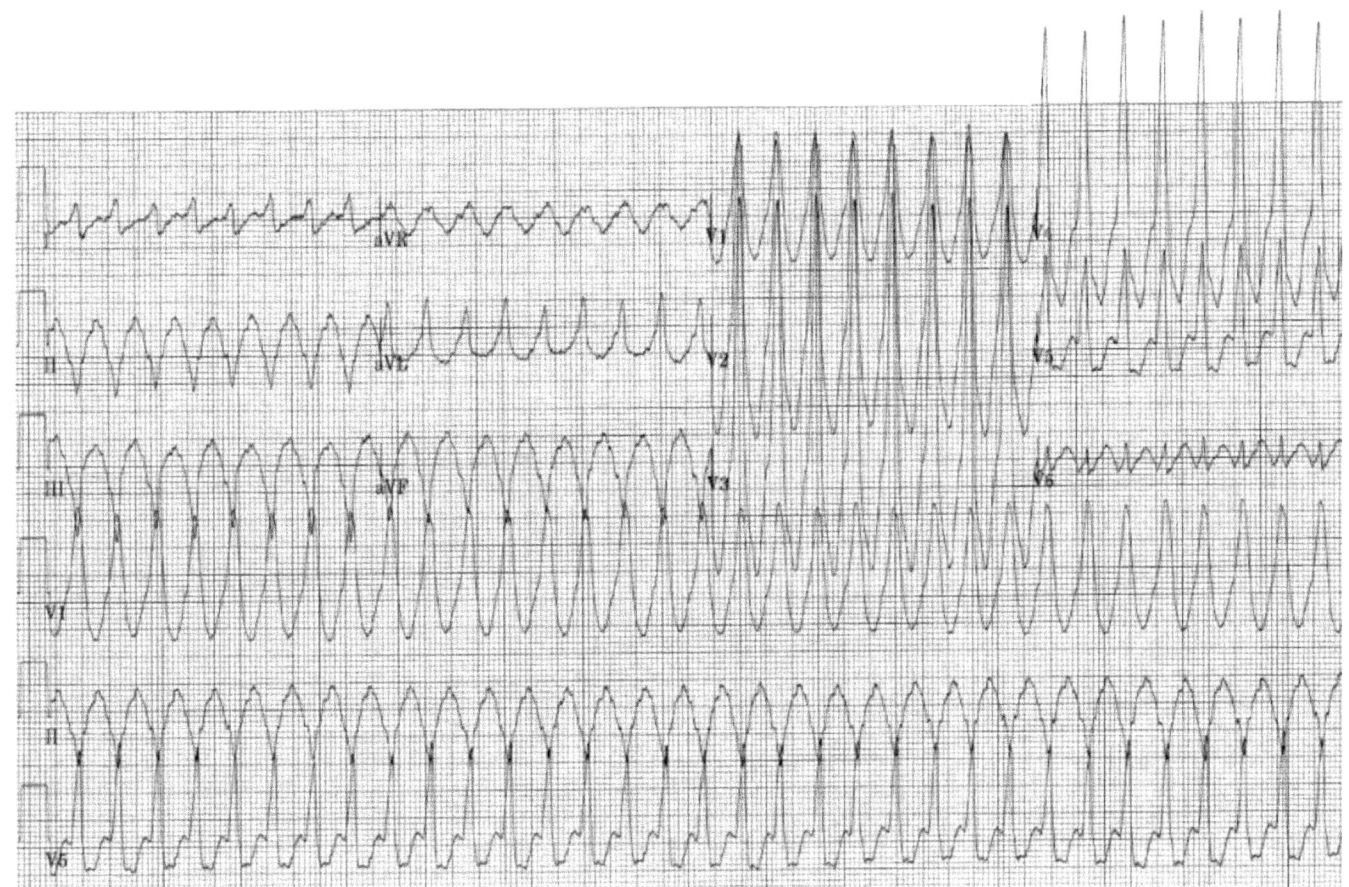

Figure 15-6

Algorithme pour les dérivations des membres (OQL)

Étape 1 : Présence d'une onde R monophasique dans l'aVR

Étape 2 : Complexes QRS principalement NÉGATIFS dans les dérivations standard

Étape 3 : Complexes QRS opposés dans les dérivations des membres

Complexes QRS monophasiques concordants dans toutes les dérivations INFERIEURES (II, III et aVF), soit R monophasique, soit QS monophasique.

Complexes QRS monophasiques concordants impliquant au moins deux des autres dérivations des membres (I, aVR et aVL) de POLARITÉ OPPOSÉE aux dérivations inférieures.

ECG n°4

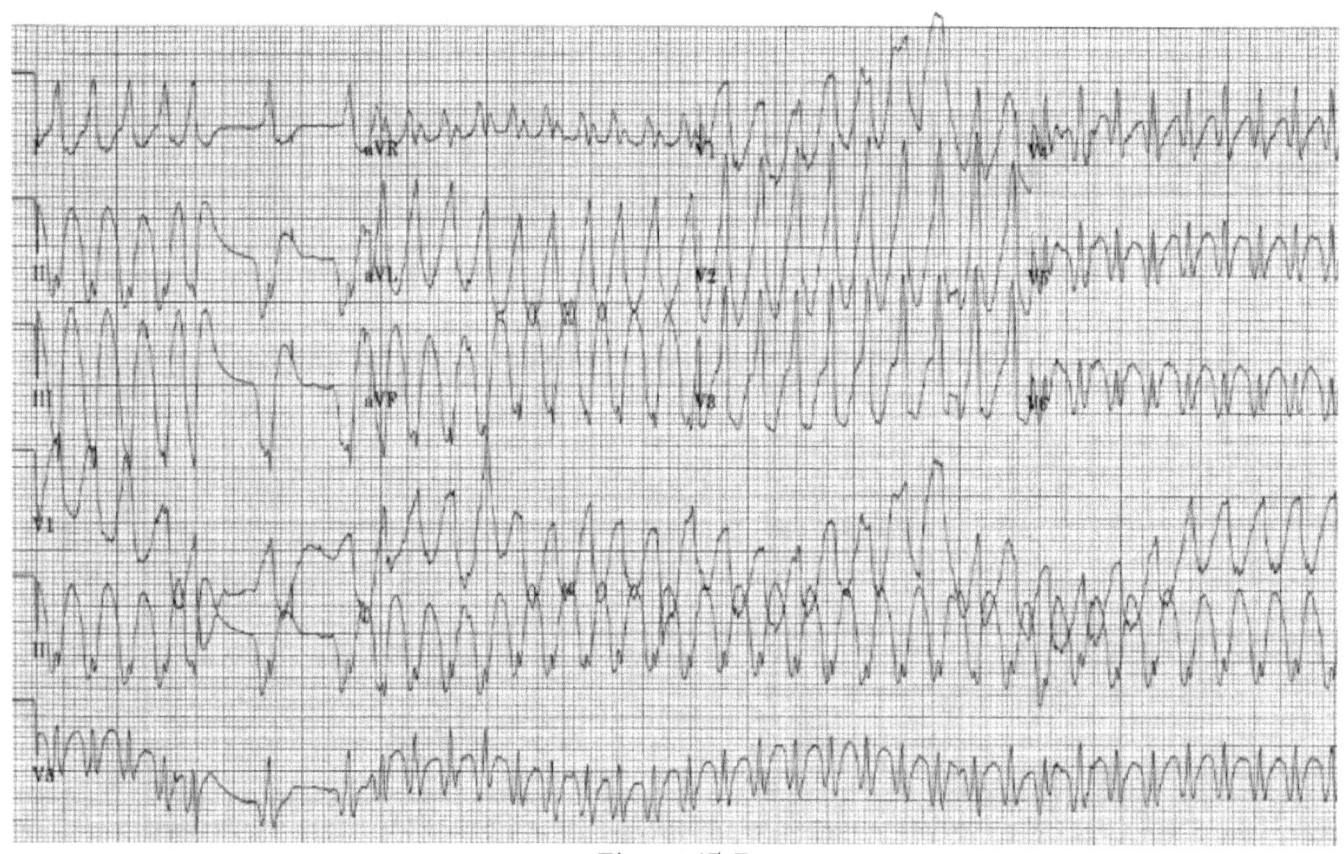

Figure 15-7

Algorithme pour les dérivations des membres (OQL)

Étape 1 : Présence d'une onde R monophasique dans l'aVR

Étape 2 : Complexes QRS principalement NÉGATIFS dans les dérivations standard

Étape 3 : Complexes QRS opposés dans les dérivations des membres

Complexes QRS monophasiques concordants dans toutes les dérivations INFÉRIEURES (II, III et aVF), soit R monophasique, soit QS monophasique.

Complexes QRS monophasiques concordants impliquant au moins deux des autres dérivations des membres (I, aVR et aVL) de POLARITÉ OPPOSÉE aux dérivations inférieures.

ECG n°5

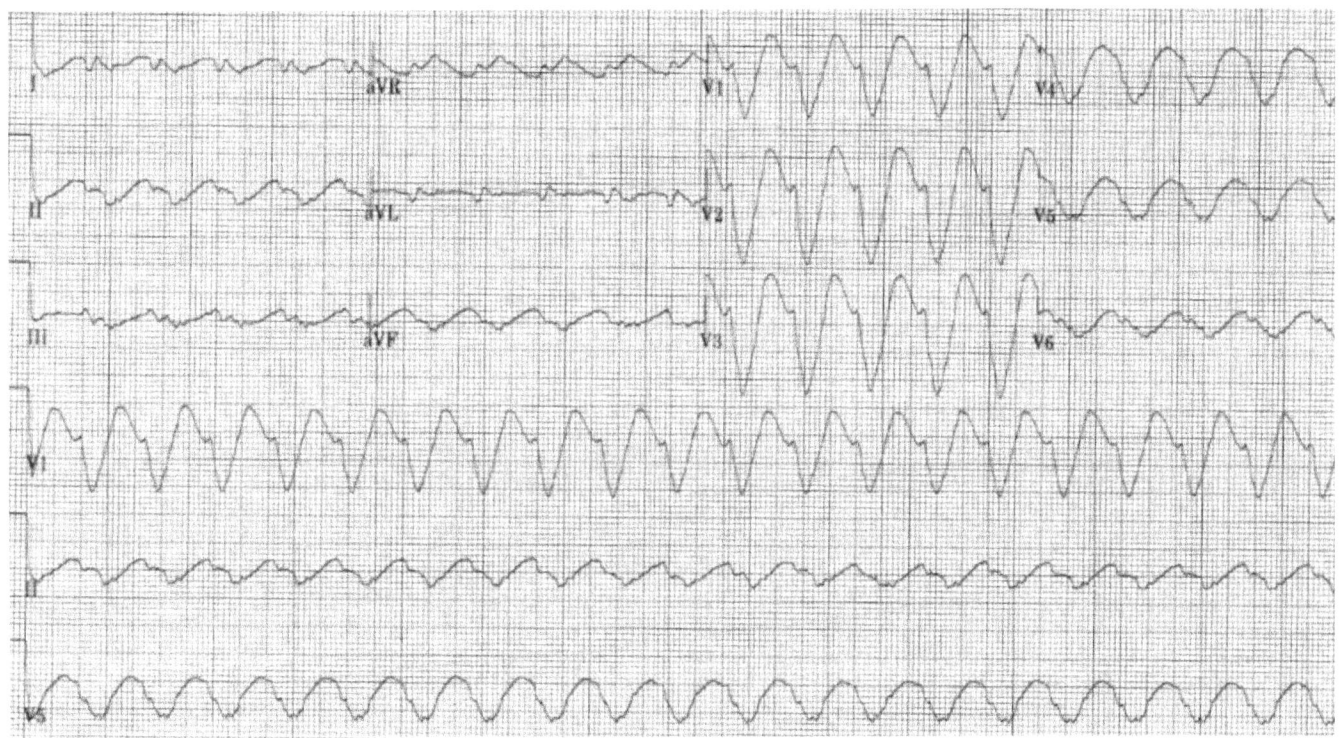

Figure 15-8

Algorithme pour les dérivations des membres (OQL)

Étape 1 : Présence d'une onde R monophasique dans l'aVR

Étape 2 : Complexes QRS principalement NÉGATIFS dans les dérivations standard

Étape 3 : Complexes QRS opposés dans les dérivations des membres

Complexes QRS monophasiques concordants dans toutes les dérivations INFERIEURES (II, III et aVF), soit R monophasique, soit QS monophasique.

Complexes QRS monophasiques concordants impliquant au moins deux des autres dérivations des membres (I, aVR et aVL) de POLARITÉ OPPOSÉE aux dérivations inférieures.

ECG n°6

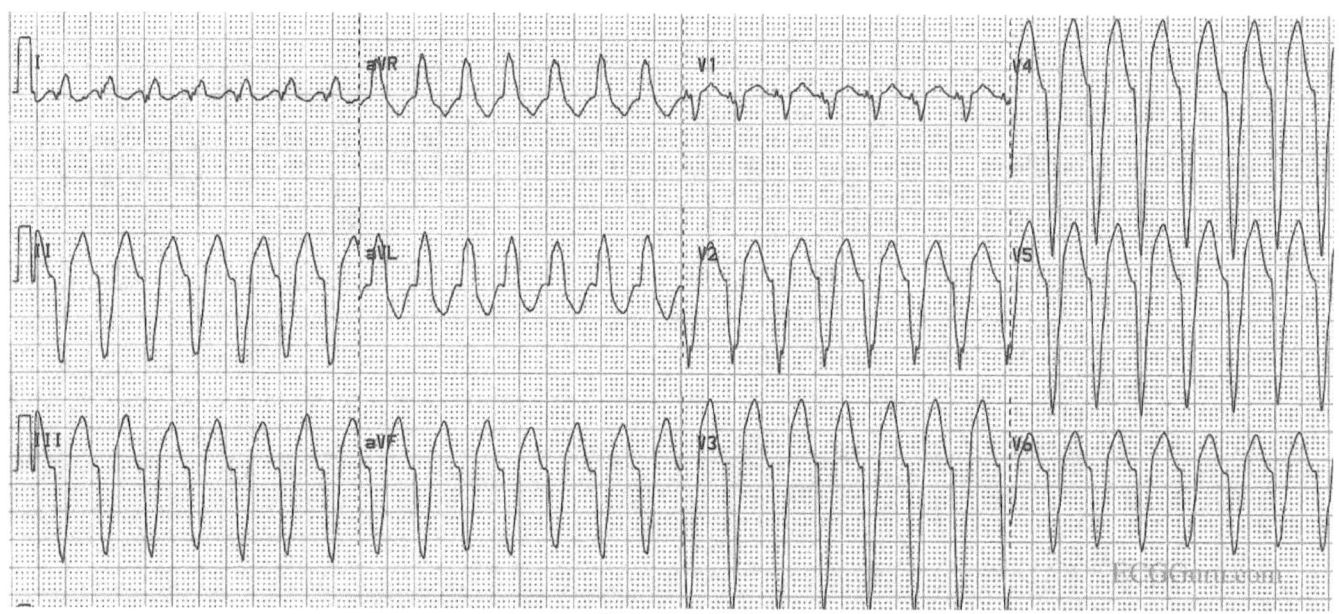

Figure 15-9

Algorithme pour les dérivations des membres (OQL)

Étape 1 : Présence d'une onde R monophasique dans l'aVR

Étape 2 : Complexes QRS principalement NÉGATIFS dans les dérivations standard

Étape 3 : Complexes QRS opposés dans les dérivations des membres

Complexes QRS monophasiques concordants dans toutes les dérivations INFERIEURES (II, III et aVF), soit R monophasique, soit QS monophasique.

Complexes QRS monophasiques concordants impliquant au moins deux des autres dérivations des membres (I, aVR et aVL) de POLARITÉ OPPOSÉE aux dérivations inférieures.

ECG n°7

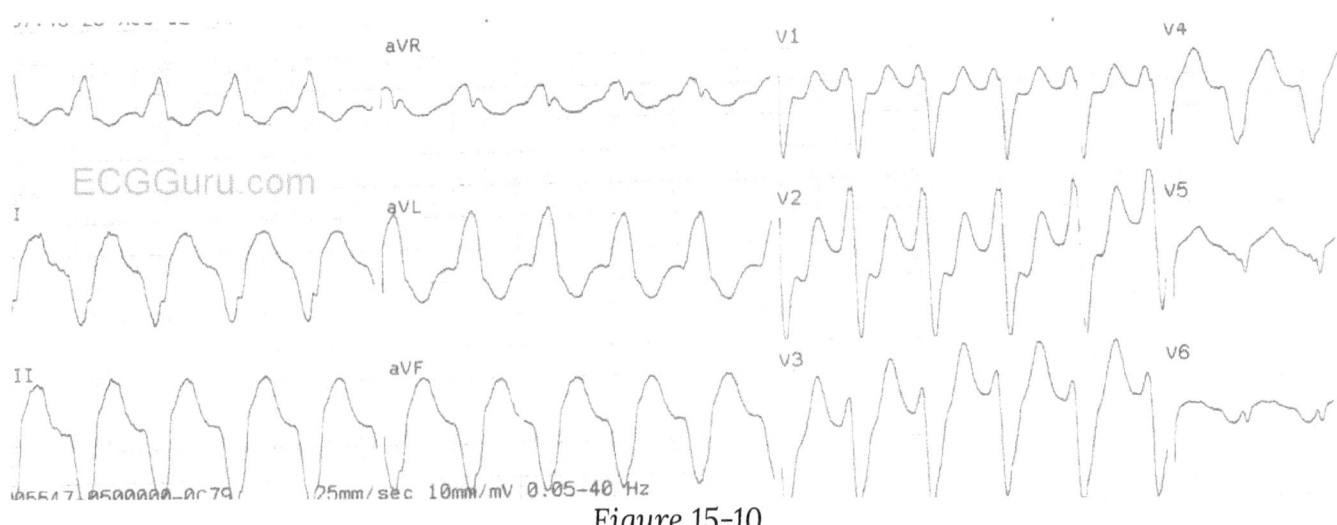

Figure 15-10

Algorithme pour les dérivations des membres (OQL)

Étape 1 : Présence d'une onde R monophasique dans l'aVR

Étape 2 : Complexes QRS principalement NÉGATIFS dans les dérivations
standard

Étape 3 : Complexes QRS opposés dans les dérivations des membres

Complexes QRS monophasiques concordants dans toutes les dérivations
INFERIEURES (II, III et aVF), soit R monophasique, soit QS monophasique.

Complexes QRS monophasiques concordants impliquant au moins deux
des autres dérivations des membres (I, aVR et aVL) de POLARITÉ
OPPOSÉE aux dérivations inférieures.

ECG n°8

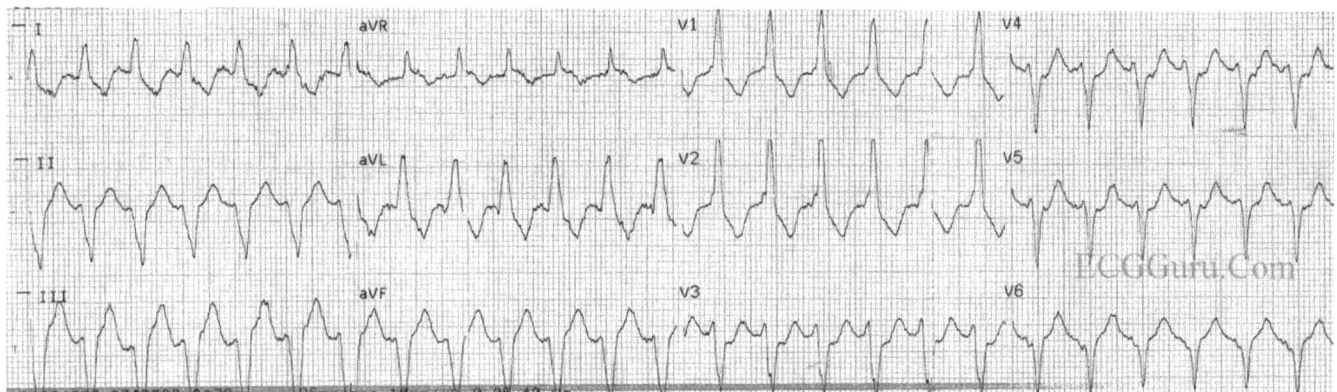

Figure 15-11

Algorithme pour les dérivations des membres (OQL)

Étape 1 : Présence d'une onde R monophasique dans l'aVR

Étape 2 : Complexes QRS principalement NÉGATIFS dans les dérivations standard

Étape 3 : Complexes QRS opposés dans les dérivations des membres

Complexes QRS monophasiques concordants dans toutes les dérivations INFERIEURES (II, III et aVF), soit R monophasique, soit QS monophasique.

Complexes QRS monophasiques concordants impliquant au moins deux des autres dérivations des membres (I, aVR et aVL) de POLARITÉ OPPOSÉE aux dérivations inférieures.

ECG n°9

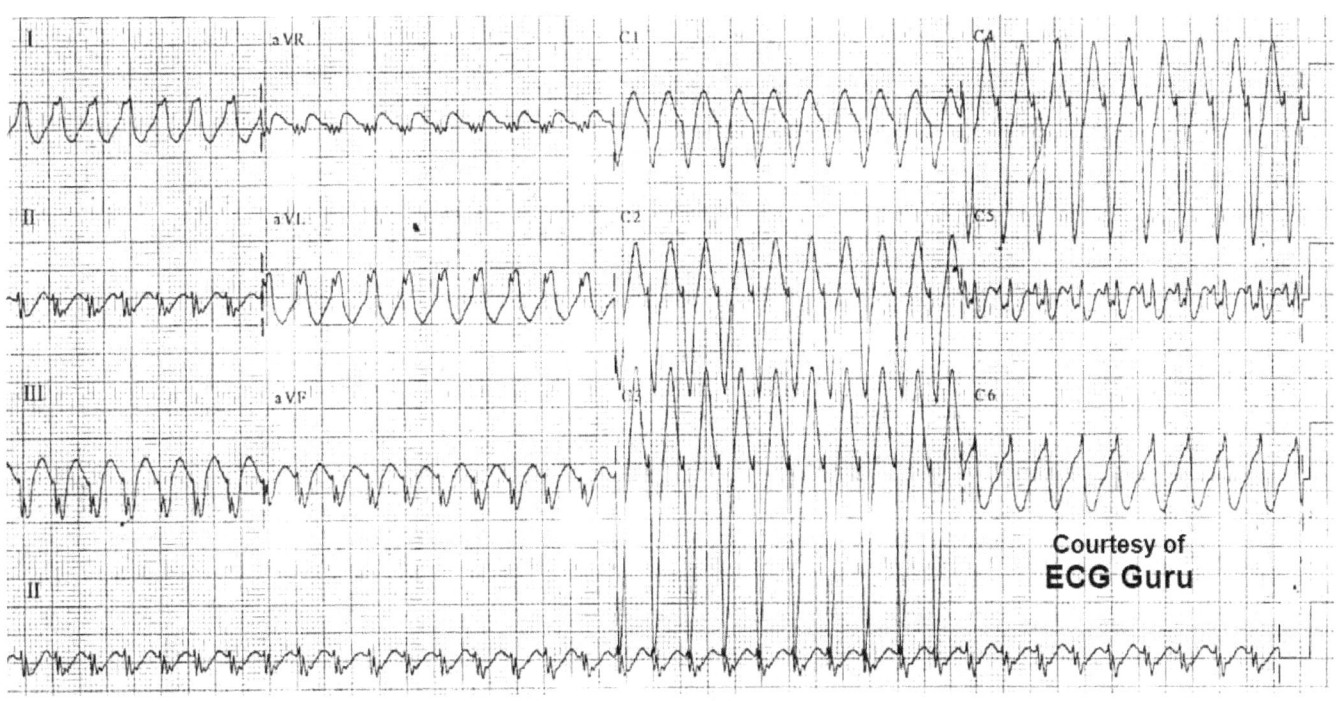

Figure 15-12

Algorithme pour les dérivations des membres (OQL)

Étape 1 : Présence d'une onde R monophasique dans l'aVR

Étape 2 : Complexes QRS principalement NÉGATIFS dans les dérivations
standard

Étape 3 : Complexes QRS opposés dans les dérivations des membres

Complexes QRS monophasiques concordants dans toutes les dérivations
INFERIEURES (II, III et aVF), soit R monophasique, soit QS monophasique.

Complexes QRS monophasiques concordants impliquant au moins deux
des autres dérivations des membres (I, aVR et aVL) de POLARITÉ
OPPOSÉE aux dérivations inférieures.

ECG n°10

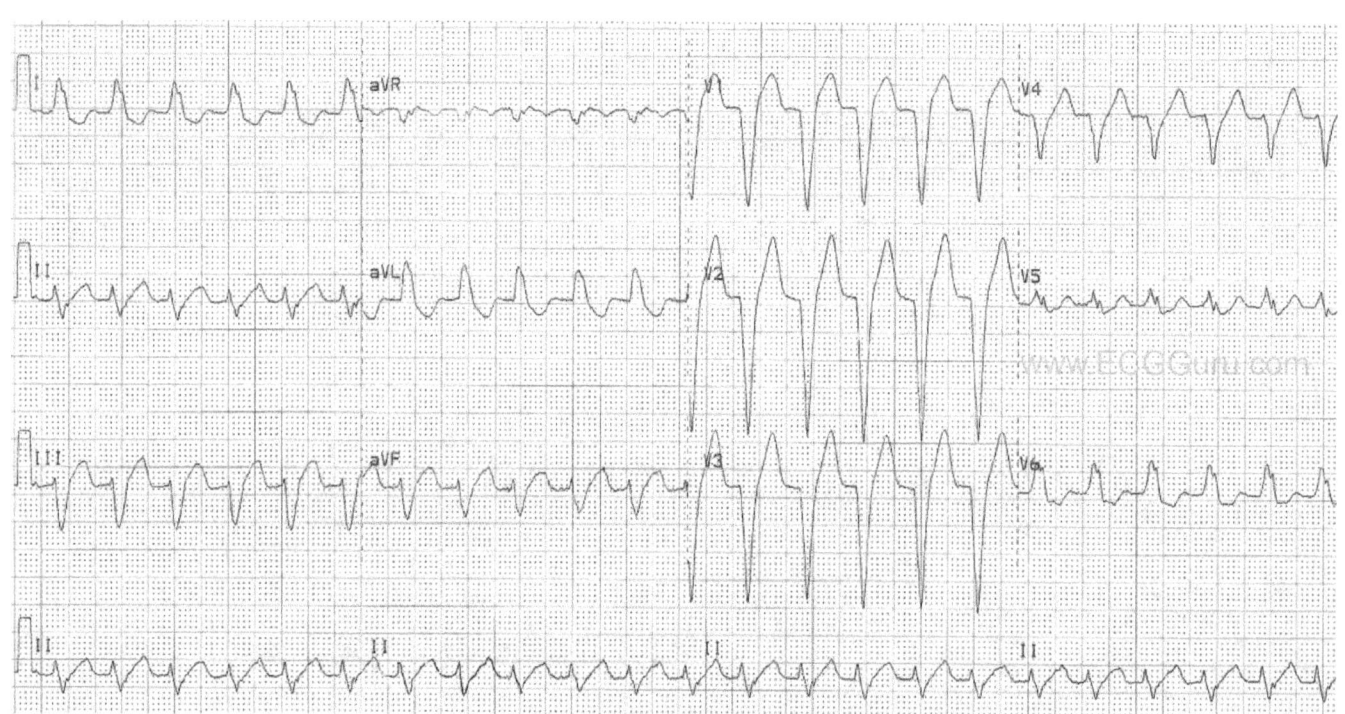

Figure 15-13

Chapter 16

L'algorithme de Bâle

L'algorithme le plus récent est l'algorithme de Bâle introduit en 2022. Il se compose de trois étapes seulement. Une réponse affirmative à deux des trois étapes permet de diagnostiquer une tachycardie ventriculaire. Il est simple et a même l'aval et l'approbation du Dr Pedro Brugada lui-même. Cet algorithme est unique en raison du premier critère. Le premier critère, l'étape 1, est une question clinique! Aucun des autres algorithmes ou méthodes ne pose de question clinique. Cette étape a des implications importantes. Voici pourquoi:

Disons qu'on vous présente une taychcardie complexe large et qu'on ne vous dit rien sur le patient. Si vous devinez une tachycardie ventriculaire sans rien savoir du patient, vous aurez raison 80% du temps! Si, en revanche, on vous présente le même ECG et on vous dit que le patient souffre d'une forme quelconque de maladie cardiaque structurelle – antécédent d'infarctus du myocarde, cardiomyopathie avec une fraction d'éjection ≤ 35%, insuffisance cardiaque congestive ou épisodes d'angine de poitrine – et que vous diagnostiquez ensuite une tachycardie ventriculaire, vous aurez raison dans 95% des cas! 95%! Vous n'aurez tort que cinq fois sur cent! Ainsi, si la réponse à la première question de l'algorithme de Bâle (« Le patient souffre-t-il d'une forme quelconque de maladie cardiaque structurelle? ») est « OUI! », alors vous avez déjà diagnostiqué une tachycardie ventriculaire avec une précision de 95%! Quel autre algorithme ou méthode est aussi précis? Laissez-moi répondre à cette question pour vous: « AUCUN! »

Cette question a été posée comme solution au problème de la distinction entre la tachycardie ventriculaire et la tachycardie supraventriculaire il y a de nombreuses années. À ma connaissance, cette théorie n'a jamais été réfutée, mais elle n'a jamais été sérieusement acceptée par les « autorités » médicales.

ASTUCE | Comme on l'apprend rapidement en médecine, on ne peut pas faire confiance à des données qui ne sont pas complexes, déroutantes ou légèrement trompeuses.

Même le Dr Pedro Brugada s'est demandé à quel point l'algorithme de Brugada serait plus précis si cette question était posée en premier.

Pourtant, l'algorithme de Bâle n'est pas précis à 100%, mais il est simple, très facile à utiliser en situation de stress, très rapide pour arriver à un diagnostic et à peu près aussi précis que l'algorithme de Brugada.

Étape 1 : Présence de caractéristiques cliniques à haut risque (c.-à-d. preuve d'une forme quelconque de cardiopathie structurelle)

Les caractéristiques cliniques à haut risque signifient, en particulier, des antécédents d'infarctus du myocarde, des antécédents d'insuffisance cardiaque congestive avec fraction d'éjection ventriculaire gauche ≤ 35% ou un cardioverteur-défibrillateur implantable ou une thérapie de resynchronisation cardiaque/défibrillateur.

Étape 2 : Temps d'inscription de dérivation II jusqu'au premier changement de polarité > 40 ms

Cette étape peut ressembler à la méthode du temps d'inscription de l'onde R de dérivation II (Pava) – mais ce n'est pas le cas. Dans cette méthode, la limite pour le « début du premier changement de polarité » est ≥ 50 ms. Ici, elle est > 40 ms (notez que le « égal » a disparu).

> **ASTUCE |** Bien que l'algorithme de Bâle utilise DEUX dérivations au lieu d'une, l'exigence d'une morphologie QRS susceptible d'être analysée est toujours d'actualité et, malheureusement, n'est pas toujours présente.

Étape 3 : temps de l'aVR menant au premier changement de polarité > 40 ms

Bien que l'étape 3 de l'algorithme de Basel soit censée être similaire à l'étape 2 de l'algorithme de Vereckei n° 1, elle est différente. Dans l'algorithme de Vereckei n° 1, il n'est pas fait mention du « pic » ou du « premier changement de polarité » supérieur ou inférieur à 40 ms. Les étapes 2 et 3 de l'algorithme de Basel mentionnent le « temps jusqu'au pic », mais plus loin dans l'article original, les auteurs précisent que « pic » signifie en réalité « premier changement dc polarité », tout comme dans la méthode Pava. Dans l'algorithme de Basel, cependant, « premier changement de polarité » s'applique à la fois à l'étape 2 et à l'étape 3. Ici, j'ai pris la liberté de remplacer « pic » par les mots « premier changement de polarité » pour éviter toute confusion.

L'algorithme de Basel fonctionnera-t-il pour vous? Essayez-le en utilisant les exemples WCT suivants et découvrez par vous-même!

N'OUBLIEZ PAS! | Vous devez répondre affirmativement à au moins deux des trois étapes pour diagnostiquer une tachycardie ventriculaire.

Avec les exercices ECG suivants, c'est à vous de décider si le patient présente des symptômes cliniques caractéristiques d'une maladie cardiaque structurelle (angine de poitrine, insuffisance cardiaque congestive, antécédents d'infarctus du myocarde, etc.).

Lectures recommandées:

Moccetti F, et al. Simplified integrated clinical and electrocardiographic algorithm for differentiation of wide QRS-complex tachycardia: the Basel algorithm. J Am Coll Cardiol EP. 2022;8(7):831–839

Algorithme de Bâle

Étape 1 : Présence de caractéristiques cliniques à haut risque
(c.-à-d. preuve d'une forme de cardiopathie structurelle)

    a. Antécédents d'infarctus du myocarde

    b. Antécédents d'insuffisance cardiaque congestive avec fraction
d'éjection ventriculaire gauche ≤ 35 %

    c. Antécédents d'implantation d'un défibrillateur cardioverteur

    d. Thérapie de resynchronisation cardiaque par défibrillateur

Étape 2 : Temps QRS dans la dérivation II depuis le début jusqu'au premier
changement de polarité > 40 ms

Étape 3 : Temps QRS dans la dérivation aVR depuis le début jusqu'au premier
changement de polarité > 40 ms

ECG n°1

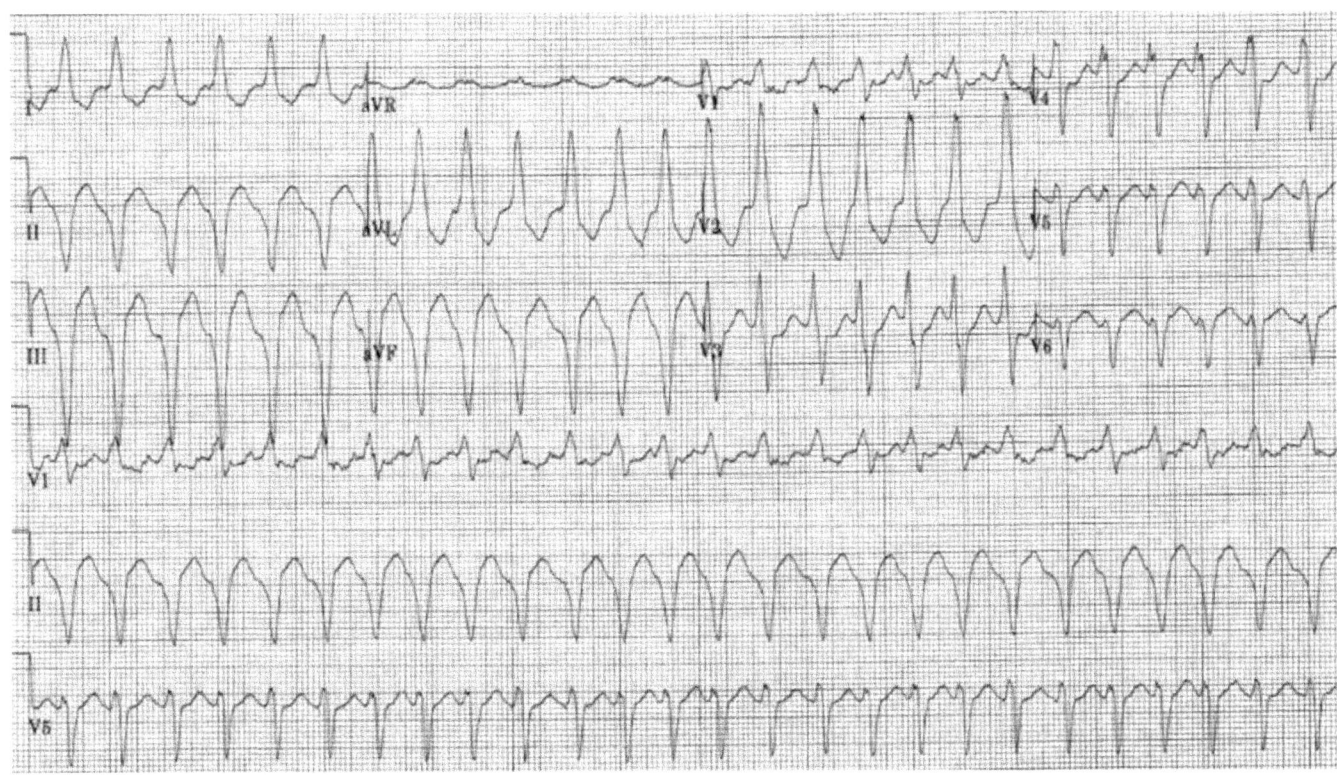

Figure 16-1

Algorithme de Bâle

Étape 1 : Présence de caractéristiques cliniques à haut risque
(c.-à-d. preuve d'une forme de cardiopathie structurelle)

a. Antécédents d'infarctus du myocarde
b. Antécédents d'insuffisance cardiaque congestive avec fraction d'éjection ventriculaire gauche ≤ 35 %
c. Antécédents d'implantation d'un défibrillateur cardioverteur
d. Thérapie de resynchronisation cardiaque par défibrillateur

Étape 2 : Temps QRS dans la dérivation II depuis le début jusqu'au premier changement de polarité > 40 ms

Étape 3 : Temps QRS dans la dérivation aVR depuis le début jusqu'au premier changement de polarité > 40 ms

ECG n°2

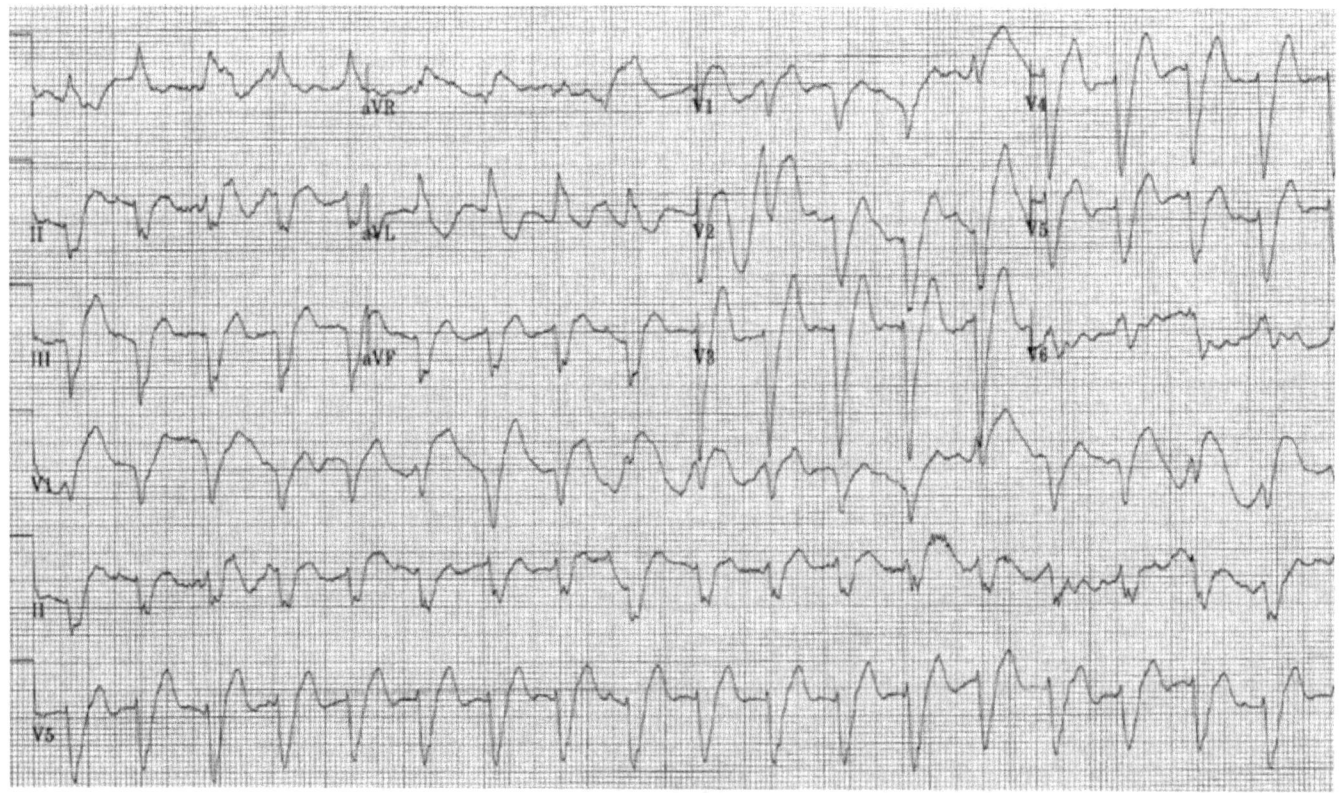

Figure 16-2

Algorithme de Bâle

Étape 1 : Présence de caractéristiques cliniques à haut risque
(c.-à-d. preuve d'une forme de cardiopathie structurelle)

a. Antécédents d'infarctus du myocarde
b. Antécédents d'insuffisance cardiaque congestive avec fraction d'éjection ventriculaire gauche ≤ 35 %
c. Antécédents d'implantation d'un défibrillateur cardioverteur
d. Thérapie de resynchronisation cardiaque par défibrillateur

Étape 2 : Temps QRS dans la dérivation II depuis le début jusqu'au premier changement de polarité > 40 ms

Étape 3 : Temps QRS dans la dérivation aVR depuis le début jusqu'au premier changement de polarité > 40 ms

ECG n°3

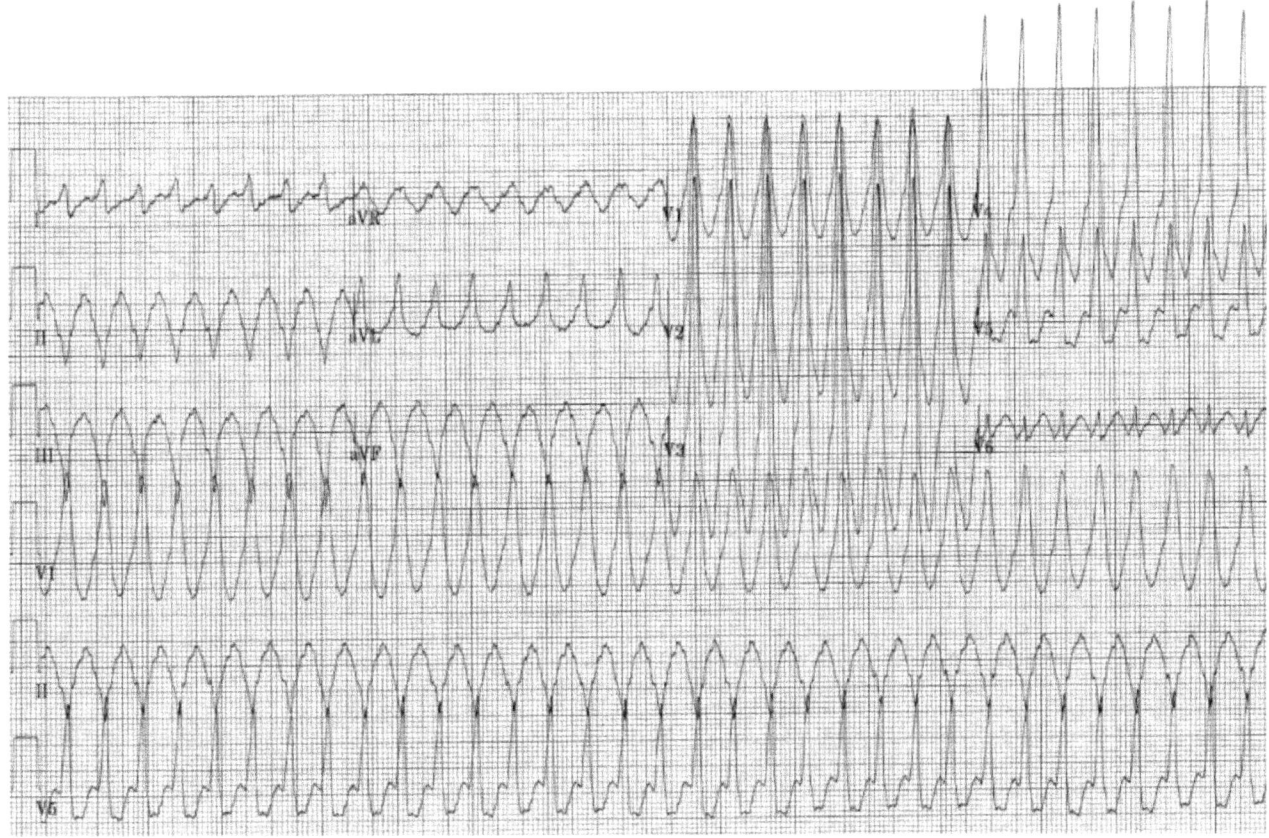

Figure 16-3

Algorithme de Bâle

Étape 1 : Présence de caractéristiques cliniques à haut risque
(c.-à-d. preuve d'une forme de cardiopathie structurelle)

a. Antécédents d'infarctus du myocarde

b. Antécédents d'insuffisance cardiaque congestive avec fraction
d'éjection ventriculaire gauche ≤ 35 %

c. Antécédents d'implantation d'un défibrillateur cardioverteur

d. Thérapie de resynchronisation cardiaque par défibrillateur

Étape 2 : Temps QRS dans la dérivation II depuis le début jusqu'au premier
changement de polarité > 40 ms

Étape 3 : Temps QRS dans la dérivation aVR depuis le début jusqu'au premier
changement de polarité > 40 ms

ECG n°4

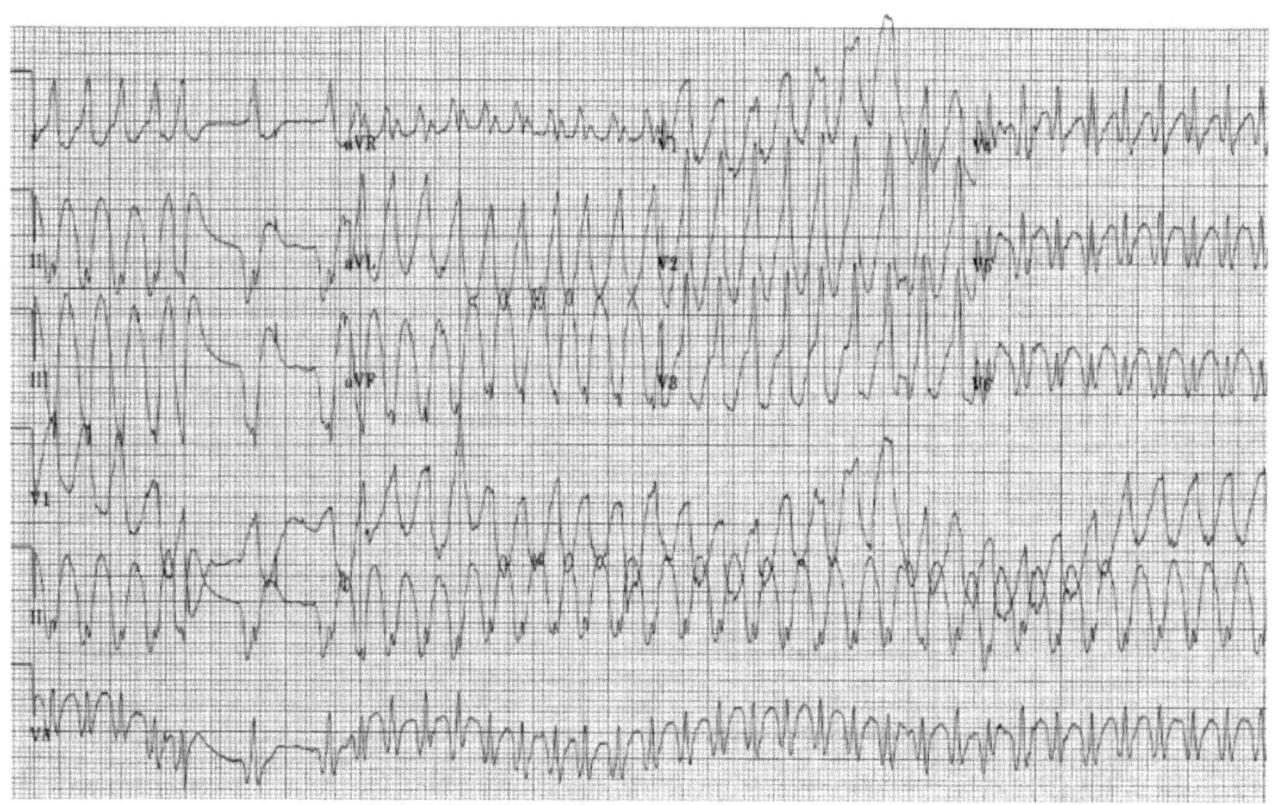

Figure 16-4

Algorithme de Bâle

Étape 1 : Présence de caractéristiques cliniques à haut risque
(c.-à-d. preuve d'une forme de cardiopathie structurelle)

a. Antécédents d'infarctus du myocarde
b. Antécédents d'insuffisance cardiaque congestive avec fraction
d'éjection ventriculaire gauche ≤ 35 %
c. Antécédents d'implantation d'un défibrillateur cardioverteur
d. Thérapie de resynchronisation cardiaque par défibrillateur

Étape 2 : Temps QRS dans la dérivation II depuis le début jusqu'au premier
changement de polarité > 40 ms

Étape 3 : Temps QRS dans la dérivation aVR depuis le début jusqu'au premier
changement de polarité > 40 ms

ECG n°5

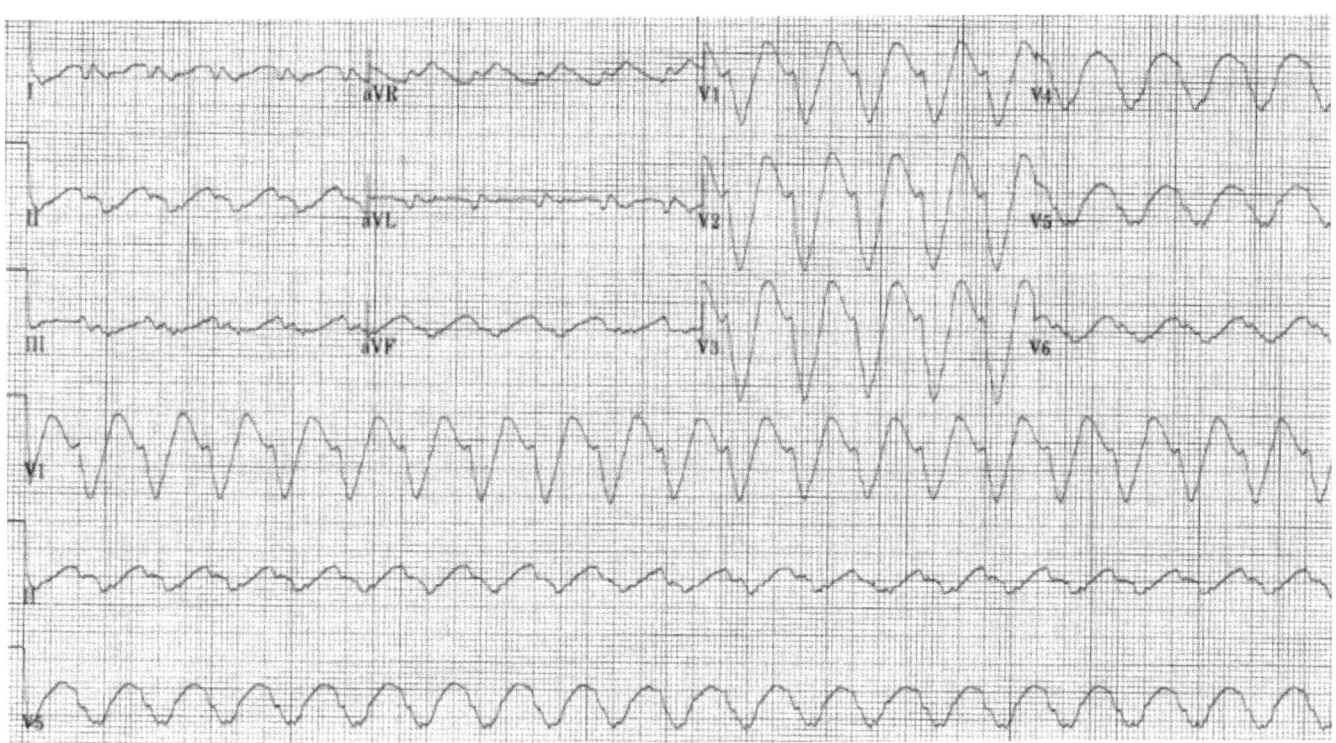

Figure 16-5

Algorithme de Bâle

Étape 1 : Présence de caractéristiques cliniques à haut risque
(c.-à-d. preuve d'une forme de cardiopathie structurelle)

a. Antécédents d'infarctus du myocarde
b. Antécédents d'insuffisance cardiaque congestive avec fraction d'éjection ventriculaire gauche ≤ 35 %
c. Antécédents d'implantation d'un défibrillateur cardioverteur
d. Thérapie de resynchronisation cardiaque par défibrillateur

Étape 2 : Temps QRS dans la dérivation II depuis le début jusqu'au premier changement de polarité > 40 ms

Étape 3 : Temps QRS dans la dérivation aVR depuis le début jusqu'au premier changement de polarité > 40 ms

ECG n°6

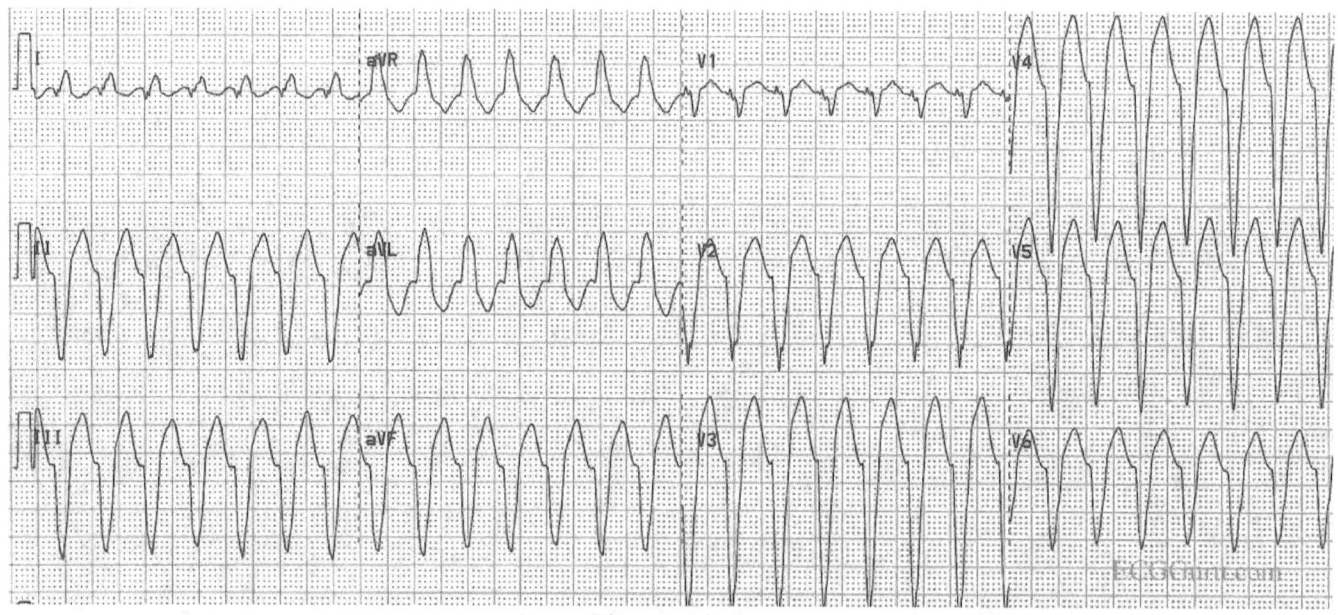

Figure 16-6

Algorithme de Bâle

Étape 1 : Présence de caractéristiques cliniques à haut risque
(c.-à-d. preuve d'une forme de cardiopathie structurelle)

    a. Antécédents d'infarctus du myocarde

    b. Antécédents d'insuffisance cardiaque congestive avec fraction d'éjection ventriculaire gauche ≤ 35 %

    c. Antécédents d'implantation d'un défibrillateur cardioverteur

    d. Thérapie de resynchronisation cardiaque par défibrillateur

Étape 2 : Temps QRS dans la dérivation II depuis le début jusqu'au premier changement de polarité > 40 ms

Étape 3 : Temps QRS dans la dérivation aVR depuis le début jusqu'au premier changement de polarité > 40 ms

ECG n°7

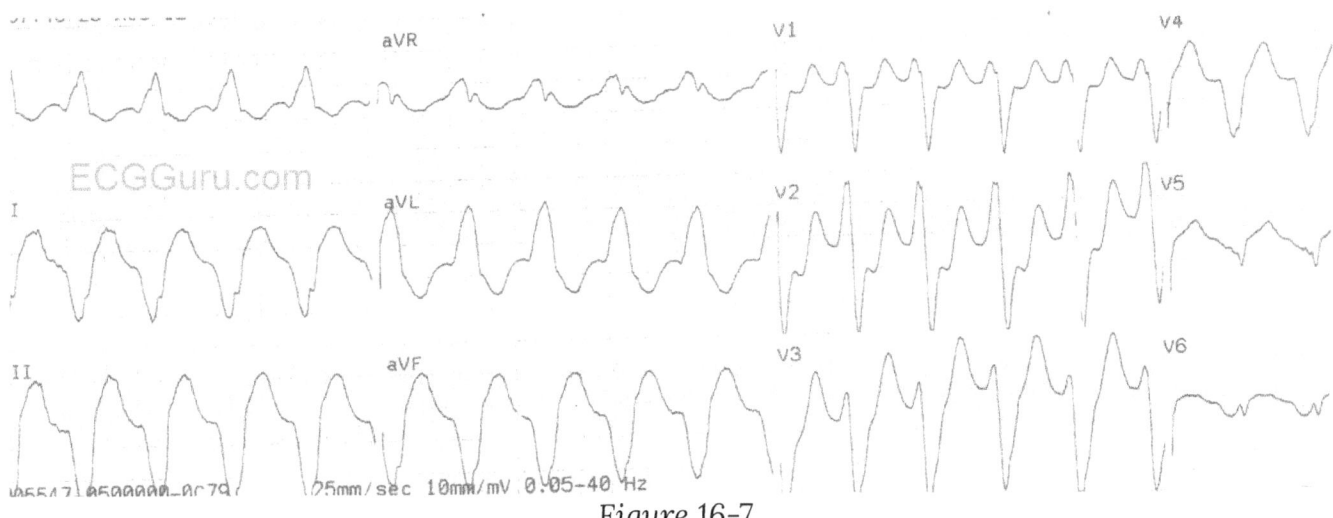

Figure 16-7

Algorithme de Bâle

Étape 1 : Présence de caractéristiques cliniques à haut risque
(c.-à-d. preuve d'une forme de cardiopathie structurelle)

a. Antécédents d'infarctus du myocarde
b. Antécédents d'insuffisance cardiaque congestive avec fraction
    d'éjection ventriculaire gauche ≤ 35 %
c. Antécédents d'implantation d'un défibrillateur cardioverteur
d. Thérapie de resynchronisation cardiaque par défibrillateur

Étape 2 : Temps QRS dans la dérivation II depuis le début jusqu'au premier
changement de polarité > 40 ms

Étape 3 : Temps QRS dans la dérivation aVR depuis le début jusqu'au premier
changement de polarité > 40 ms

ECG n°8

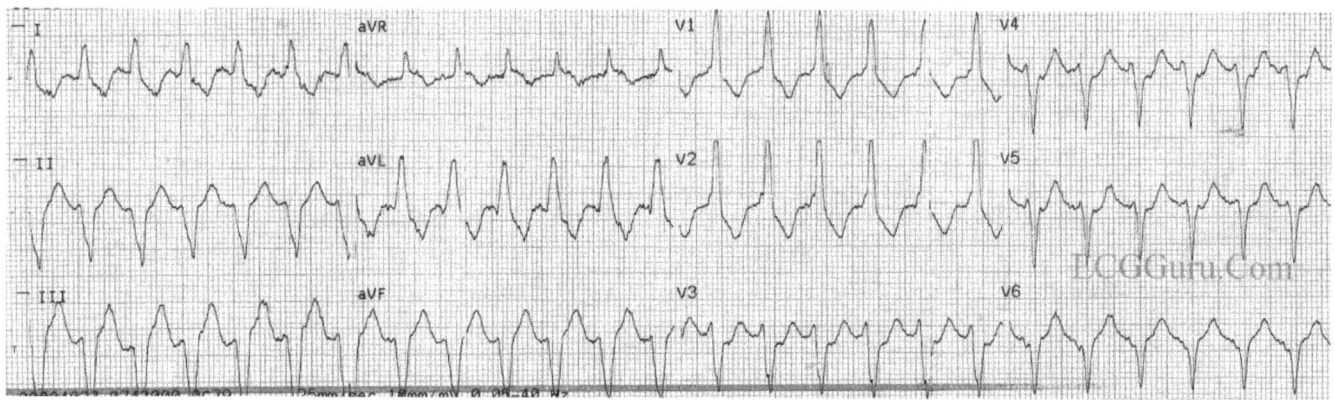

Figure 16-8

Algorithme de Bâle

Étape 1 : Présence de caractéristiques cliniques à haut risque
(c.-à-d. preuve d'une forme de cardiopathie structurelle)

   a. Antécédents d'infarctus du myocarde
   b. Antécédents d'insuffisance cardiaque congestive avec fraction
   d'éjection ventriculaire gauche ≤ 35 %
   c. Antécédents d'implantation d'un défibrillateur cardioverteur
   d. Thérapie de resynchronisation cardiaque par défibrillateur

Étape 2 : Temps QRS dans la dérivation II depuis le début jusqu'au premier
changement de polarité > 40 ms

Étape 3 : Temps QRS dans la dérivation aVR depuis le début jusqu'au premier
changement de polarité > 40 ms

ECG n°9

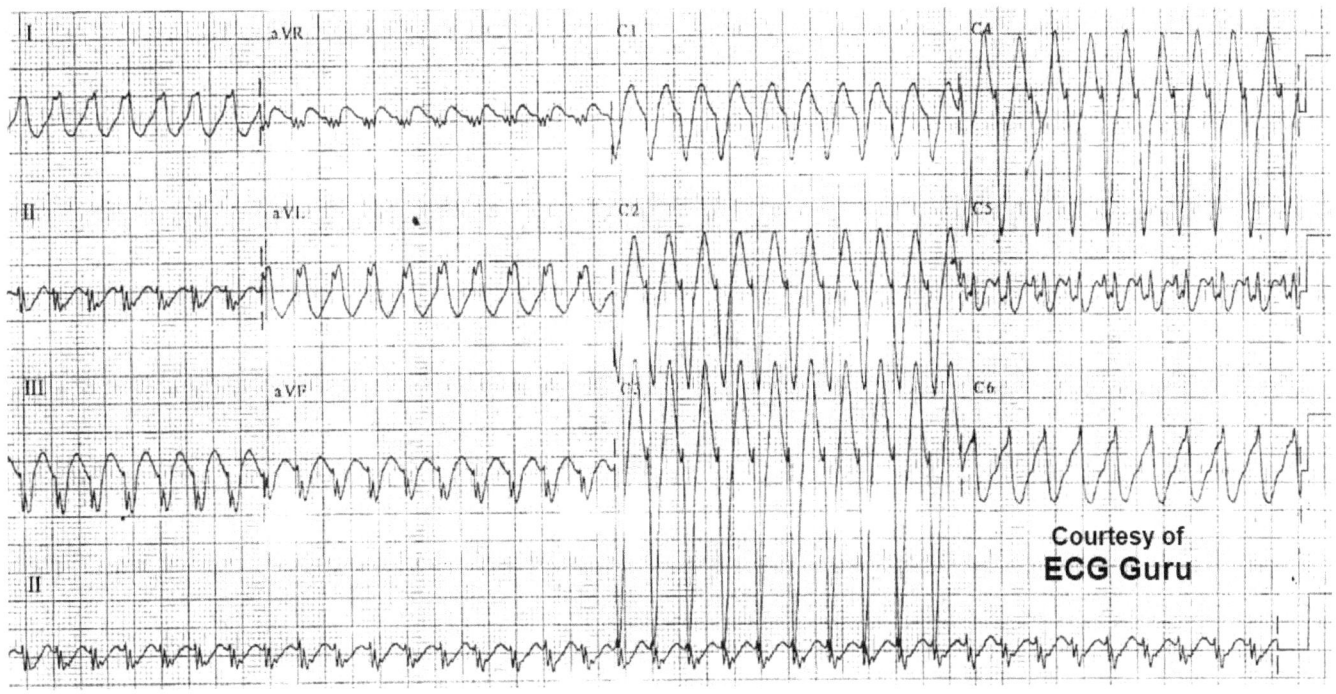

Figure 16-9

Algorithme de Bâle

Étape 1 : Présence de caractéristiques cliniques à haut risque
(c.-à-d. preuve d'une forme de cardiopathie structurelle)

a. Antécédents d'infarctus du myocarde
b. Antécédents d'insuffisance cardiaque congestive avec fraction
    d'éjection ventriculaire gauche ≤ 35 %
c. Antécédents d'implantation d'un défibrillateur cardioverteur
d. Thérapie de resynchronisation cardiaque par défibrillateur

Étape 2 : Temps QRS dans la dérivation II depuis le début jusqu'au premier
changement de polarité > 40 ms

Étape 3 : Temps QRS dans la dérivation aVR depuis le début jusqu'au premier
changement de polarité > 40 ms

ECG n°10

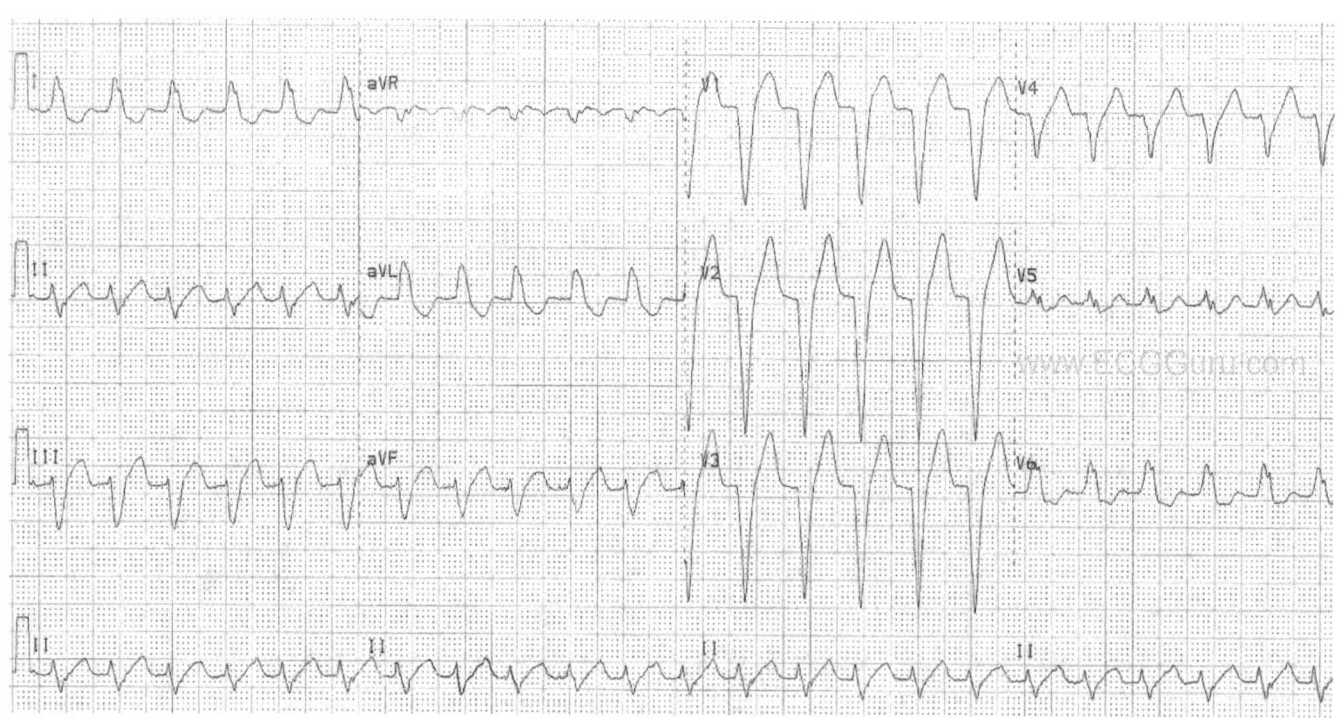

Figure 16-10

Chapter 17

Comparaison des algorithmes et des méthodes

Nous allons comparer ces différents algorithmes et méthodes pour:

Sensibilité (Sn) / Spécificité (Sp)

Précision

Method	Sn / Sp	Accuracy
Algorithme de Brugada	89.0% / 59.2%[1]	77.5%[1]
Algorithme de Vereckei - 1	Note - 1	90.3%[4]
Algorithme de Vereckei (aVR) - 2	87.1% / 48.0%[1]	71.9%[1]
Temps de pointe de l'onde Lead II R (Pava)	60.0% / 82.7%[1]	68.8%[1]
Les dérivations des membres (OQL)	66.3% / 59.6%[2]	88.0%[2]
Algorithme de Bâle	93.0% / 90.0%[3]	93.0%[3]

Table 17-1

Jastrzebski M, Kukla P, Czarnecka D, and Kawecka-Jaszcz K. Comparison of five electro-cardiographic methods for differentiation of wide QRS-complex tachycardias. Europace. 2012 Aug;14(8):1165-71

Chen Q, et al. Simple Electrocardiographic Criteria for Rapid Identification of Wide QRS Complex Tachycardia: The New Limb Lead Algorithm. Heart Rhythm (2019)

Moccetti F, et al. Simplified integrated clinical and electrocardiographic algorithm for differentiation of wide QRS-complex tachycardia: the Basel algorithm. J Am Coll Cardiol EP. 2022;8(7):831–839

Vereckei A. Current algorithms for the diagnosis of wide QRS complex tachycardias. Curr Cardiol Rev. 2014 Aug;10(3):262-76.

Remarque – 1 | Aucun article de validation distinct n'a été trouvé pour le premier algorithme de Vereckei. Des articles de validation ont été trouvés pour le deuxième algorithme de Vereckei (aVR) et les résultats ont indiqué moins de Sn, Sp et de précision que ceux publiés dans l'article original.

Voici mes recommandations...

L'algorithme de Brugada

L'algorithme de Brugada nécessite l'identification de la dissociation AV à l'étape 3, ce qui est problématique pour les personnes ayant moins de formation et d'expérience en électrocardiographie. L'étape 4 originale a également été difficile à mémoriser pour de nombreuses personnes. Cependant, l'utilisation de la méthode de Jones de l'étape 4 rend la mémorisation plus facile, plus rapide et moins difficile. La méthode de Jones pour l'étape 4 de l'algorithme de Brugada est essentiellement la même que l'étape 3 du premier algorithme de Vereckei.

L'algorithme de Vereckei n°1 (2007)

Le premier des deux algorithmes de Vereckei nécessite l'identification de la dissociation AV et le calcul du rapport de vitesse d'activation ventriculaire. Le rapport de vitesse d'activation ventriculaire est obtenu en divisant la valeur absolue de la tension positive ou négative obtenue pendant les 40 premières ms de dépolarisation (complexe QRS) par la tension obtenue pendant les 40 dernières ms de dépolarisation. Cela semble assez simple, mais il y a quelques réserves importantes :

1. Vous ne pouvez pas mesurer une onde R monophasique ou un complexe QS monophasique. La déflexion mesurée doit être au moins biphasique et peut avoir plus de deux déflexions (Rs ou rSR').

2. Il y a aussi le problème de la mesure de 40 ms. Ce serait assez facile si la déflexion commençait ou se terminait sur l'une des lignes verticales de la grille sur le papier ECG, mais ce n'est souvent pas le cas! Des loupes ou des pieds à coulisse numériques peuvent être nécessaires.

L'algorithme de Vereckei n° 2 (2008)

Cette deuxième itération de l'algorithme de Vereckei est facile pour les trois premières étapes. Mais comme mentionné précédemment, 50 à 60% des personnes utilisant cette méthode se retrouveront finalement à l'étape 4.

Méthode du temps de pointe d'inscription de l'onde R de la dérivation II (Pava)

Lorsque vous utilisez une méthode qui n'implique qu'une seule dérivation, vous prenez le risque qu'une seule dérivation contienne toutes les informations dont vous avez besoin pour diagnostiquer ou exclure une tachycardie ventriculaire. La dérivation en question ici est la dérivation II. Vous avez déjà vu les problèmes liés à la recherche d'un complexe QRS de la dérivation II qui se prête à la mesure depuis le début du QRS jusqu'au premier changement de polarité.

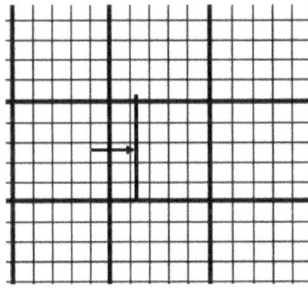

Voici un agrandissement d'une grille d'ECG (Figure 17-1). Dans le grand carré du milieu, j'ai marqué 50 ms à partir de la ligne noire verticale épaisse. Pour mesurer 50 ms, vous devez ajouter un petit carré (40 ms) et 10 ms à partir du petit carré suivant. Ce diagramme est considérablement agrandi. Comment vous en sortirez-vous à une taille normale (Figure 17-2)...?

Figure 17-1

Et si le premier changement de polarité se produit à 52 ms? Le verrez-vous... aux urgences... pendant la prise en charge d'un patient? Avant de supposer qu'il sera plus facile d'utiliser une seule dérivation, demandez-vous si vous pourrez ou non effectuer une mesure, car si ce n'est pas le cas, vous ne pourrez pas non plus effectuer de mesure avec une autre dérivation. Et n'oubliez jamais: vous pariez la vie du patient sur une seule dérivation!

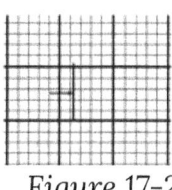

Figure 17-2

L'Indice de Chen (OQL)

Bien que l'indice de Chen puisse nécessiter un peu de familiarité avant de l'utiliser, ses principaux avantages sont que 1) vous n'avez pas à rechercher de dissociation AV, 2) vous n'avez pas à effectuer de mesures ou de calculs et 3) vous ne serez pas beaucoup affecté par des morphologies QRS irrégulières ou inhabituelles. Cependant, la sensibilité et la spécificité sont quelque peu médiocres avec une précision d'environ 88% – et ce, selon leurs propres calculs!

L'algorithme de Bâle

L'algorithme de Bâle ne comporte que trois étapes, faciles à utiliser et à mémoriser. DE PLUS, il comporte la première étape clinique qui ajoute sensibilité et spécificité, mais seulement si la réponse est « OUI! »

L'étape 2 est similaire à la méthode du temps de pointe de l'onde R de la dérivation II (Pava), elle héritera donc des problèmes associés à la nécessité d'un QRS facilement mesurable. Il en va de même pour l'étape 3. Sa sensibilité et sa spécificité sont très bonnes et il a été approuvé par le Dr Pedro Brugada qui a participé à l'étude de dérivation qui a produit le célèbre algorithme de Brugada. Cependant, il n'existe pas encore d'études de validation.

> **PERLE |** Ce n'est pas parce qu'un patient atteint d'une tachycardie à complexes larges est stable au moment de l'examen qu'il le restera. Les patients atteints de TV liée à une cicatrice peuvent être stables pendant un certain temps, mais il existe une forte probabilité qu'ils s'effondrent à tout moment.

Mes recommandations:

1. L'algorithme de Brugada

Cet algorithme est destiné aux interprètes d'ECG expérimentés. Si vous devez diagnostiquer des tachycardies à complexes larges, vous devez être suffisamment avancé pour repérer rapidement une dissociation AV lorsqu'elle est présente et suffisamment confiant pour reconnaître rapidement lorsqu'elle n'est pas présente. L'étape 4 ne devrait pas poser de problème lors de l'utilisation de la modification de Jones (qui est essentiellement la même que l'étape 3 du premier algorithme de Vereckei). Aucun algorithme ou méthode n'est plus précis que l'algorithme de Brugada selon une étude de validation indépendante.

2. L'algorithme de Bâle

Bien qu'il n'existe pas d'études de validation à ce jour, l'algorithme de Bâle est facile à utiliser en situation de stress et bénéficie d'une excellente approbation.

3. L'Indice de Chen (OQL)

Là encore, il n'existe aucune étude de validation indépendante. Cependant, il ne s'agit pas d'une approche difficile des tachycardies à complexes larges et il n'y a pas d'avertissements majeurs autres que les habituels (voir ci-dessous).

4. Algorithme de Vereckei n°1 et algorithme de Vereckei (aVR) n°2

Si vous pouvez établir un diagnostic au cours des trois premières étapes, alors ces algorithmes sont très bons et faciles à utiliser, mais ce ne sont que les trois premières étapes ! Cependant, 50 à 60% du temps, le diagnostic dépendra de l'utilisation de l'étape 4: le rapport de vitesse d'activation ventriculaire. Cela sera trop difficile à gérer pour la majorité des cliniciens, compte tenu du stress et du temps limité associés à la gestion d'un patient atteint d'une tachycardie à complexes larges. Avec l'étape 1 du premier algorithme de Vereckei, vous devrez rechercher une dissociation AV, ce qui nécessitera une expertise intermédiaire à avancée.

5. Critère du temps d'inscription de l'onde R (TIR, ou indice de Pava)

Je n'utilise pas ce critère comme méthode de première intention pour trois raisons:

1. Je ne me sens pas à l'aise pour prendre une décision critique basée sur un seul QRS, qui peut être d'une clarté sous-optimale et peu fiable si le temps de pointe est proche de 50 ms.

2. La mesure requise peut conduire à une erreur.

3. Un mauvais diagnostic est susceptible d'entraîner le diagnostic d'une tachycardie ventriculaire comme une tachycardie supraventriculaire, ce qui pourrait conduire à une prise en charge très compliquée ou problématique.

Si le temps d'inscription de l'onde R est large et facilement perçu comme étant sans équivoque supérieur à 50 ms, je l'utilise généralement pour valider l'impression que j'ai déjà obtenue en utilisant un algorithme ou une méthode différente.

Beaucoup de ces études échoueront lorsqu'elles seront présentées avec une tachycardie TRAV antidromique, une tachycardie de branche, une tachycardie fasciculaire, une tachy-cardie interfasciculaire ou certaines tachycardies réentrantes de Mahaim (atriofasciculaires ou nodofasciculaires). La bonne nouvelle est que ces tachycardies sont soit assez rares, soit du moins très, très peu fréquentes. Concernant la tachycardie TRAV antidromique: le syndrome de WPW dû à une tachycardie TRAV orthodromique, bien que peu fréquent, pourrait difficilement être considéré comme rare ; le WPW dû à une tachycardie TRAV antidromique est assez rare. "À quel point rare?" demandez-vous. De nombreux médecins prendront leur retraite sans jamais avoir vu une tachycardie TRAV orthodromique!

Mettons les choses en perspective...

La majorité des tachycardies supraventriculaires avec aberration que nous essayons de distinguer de la tachycardie ventriculaire auront une conduction aberrante principalement due à une aberration préexistante, fixe ou à une aberration liée à la fréquence. La TRAV antidromique sera tout en bas de la liste!

Dois-je utiliser un algorithme ou une méthode?

Aucune loi ne vous oblige à utiliser l'un des algorithmes ou l'une des méthodes, mais si vous essayez de gérer un patient sans le faire et que le résultat est mauvais, vous aurez des explications très difficiles à fournir. Je vous recommanderais d'utiliser l'un des algorithmes dont j'ai parlé, ne serait-ce que pour valider votre impression.

Une suggestion que j'entends souvent est: « Pourquoi ne pas supposer que chaque tachycardie complexe large est une tachycardie ventriculaire et simplement cardiovertir tout le monde? » Je serais certainement d'accord si le patient était instable – mais pas s'il est éveillé, ne présente aucune détresse aiguë autre que des plaintes de palpitations et présente une tachycardie susceptible d'être traitée par des médicaments. Toutes les tachycardies ventriculaires ne sont pas dangereuses; certaines répondent assez bien à l'adénosine, à l'amiodarone, au sotalol, aux bêtabloquants ou au vérapamil.

Supposer que tous les WCT sont des TV revient automatiquement à mal diagnostiquer et à mal étiqueter jusqu'à 20% de vos patients. Nous pouvons faire mieux que cela! Cependant, si vous lisez des ECG à un niveau d'introduction et que vous avez peu d'expérience dans l'interprétation des tachycardies à larges complexes, alors je serais d'accord pour dire que la cardioversion électrique serait la forme de prise en charge la plus sûre pour le patient. J'ai toujours soutenu que le plus grand danger lors d'une cardioversion électrique correctement mise en œuvre proviendrait d'une complication du médicament utilisé pour la sédation et non du choc de 360 J.

UNE OBSERVATION | Au cours de mes années en tant que médecin urgentiste dans divers hôpitaux universitaires, j'ai parfois rencontré des membres du personnel hospitalier qui pensaient que le simple fait d'assoupir légèrement le patient était suffisant pour le sédatif. Ce n'est pas le cas! J'ai également observé des patients recevant des décharges électriques immédiatement après le retrait de l'aiguille du port de la tubulure intraveineuse et avant que le médicament ne fasse effet. NE FAITES PAS ÇA!

Lectures recommandées:

Jastrzebski M, Kukla P, Czarnecka D, and Kawecka-Jaszcz K. Comparison of five electrocardiographic methods for differentiation of wide QRS-complex tachycardias. Europace. (2012) 14, 1165–1171 doi:10.1093/europace/eus015.

Vereckei A. Current algorithms for the diagnosis of wide QRS complex tachycardias. Curr Cardiol Rev. 2014 Aug;10(3):262-76.

Chapter 18

Tachycardie ventriculaire due à une maladie cardiaque structurelle

Nous avons étudié les principaux algorithmes, méthodes et critères permettant de différencier les tachycardies supraventriculaires avec conduction aberrante des tachycardies ventriculaires. Parlons maintenant de la tachycardie ventriculaire en particulier.

La tachycardie ventriculaire n'est pas une dysrythmie unique, mais un ensemble de dysrythmics qui trouvent leur origine dans un ventricule ou dans l'autre. Et elles existent sur un spectre très large de gravité: certaines sont rapidement mortelles et nécessitent que le patient soit immédiatement cardioverté ou défibrillé, tandis que d'autres sont si bénignes qu'elles ne nécessitent aucun traitement.

Il existe plusieurs façons différentes de classer les tachycardies ventriculaires. Je vais commencer par les diviser en deux types de tachydysrythmies:

1. Tachycardies ventriculaires dues à une maladie cardiaque structurelle

2. Tachycardies ventriculaires idiopathiques (pas de maladie cardiaque structurelle)

Qu'entend-on par maladie cardiaque structurelle? La cardiopathie structurelle fait référence à une altération physique du myocarde (y compris du système de conduction) par un processus pathologique.

1. Cicatrices dues à des infarctus du myocarde antérieurs, à une intervention chirurgicale antérieure ou à des ablations antérieures

2. Fibrose due à lésions, une cardiomyopathie ou au vieillissement

3. Dépôts fibro-graisseux dans le myocarde dus à une cardiomyopathie ventriculaire droite arythmogène

4. discrètes (nodules sarcoïdes, dépôts amyloïdes, métastases)

Le terme idiopathique dans le contexte de la tachycardie ventriculaire est utilisé un peu différemment de son contexte habituel. Normalement, idiopathique signifie de cause ou d'origine inconnue. Ce n'est pas le cas ici. Au début, les médecins ont commencé à re-marquer que certaines tachycardies ventriculaires survenaient chez des personnes sans antécédents de maladie cardiaque. La raison de cela - à l'époque - était inconnue, donc ces tachycardies ont été qualifiées d'« idiopathiques ». Aujourd'hui, nous connaissons les origines et les causes de ces tachycardies ventriculaires dites « idiopathiques »... mais nous les appelons toujours idiopathiques. C'est dans ce groupe de tachycardies ventric-ulaires que se trouvent certaines des tachyarythmies les plus mortelles et certaines des plus bénignes.

Commençons notre discussion sur la tachycardie ventriculaire par celles dues à une cardiopathie structurelle...

1. Tachycardie ventriculaire due à une cardiopathie structurelle

La tachycardie ventriculaire chez un patient atteint d'une cardiopathie structurelle est presque invariablement causée par la réentrée. Quelles sont certaines des caractéris-tiques électrocardiographiques d'une tachycardie ventriculaire par réentrée due à une cardiopathie structurelle, c'est-à-dire quelle est sa signature électrocardiographique?

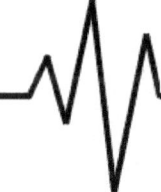

Signature électrocardiographique

Régularité

Complexes QRS monomorphes

Complexes QRS larges (souvent > 160 ms)

Axe du plan frontal anormal

Régularité

Lorsque j'étais résident en médecine interne dans les années 70, on nous enseignait encore que la tachycardie ventriculaire était un rythme *irrégulier*. C'est *en partie* vrai. Plusieurs TV idiopathiques sont effectivement irrégulières de manière caractéristique, mais très peu de TV réentrantes dues à une cardiopathie structurelle sont irrégulières. « S'ils sont réentrants, comment peuvent-ils être irréguliers? », demandez-vous.

Chaque foyer réentrant possède *un circuit de réentrée* et *des voies d'entrée* et *de sortie* (Figure 18-1). Dans de rares cas, un bloc peut se développer dans la voie de sortie – *un bloc de sortie*. Par bloc, je fais référence à un bloc de sortie Mobitz I ou Mobitz II. Pourquoi pas un bloc de sortie de premier degré ou un bloc de sortie de troisième degré? Pensez-y un instant. Comment sauriez-vous que l'un de ces deux est présent? Vous ne le sauriez pas!

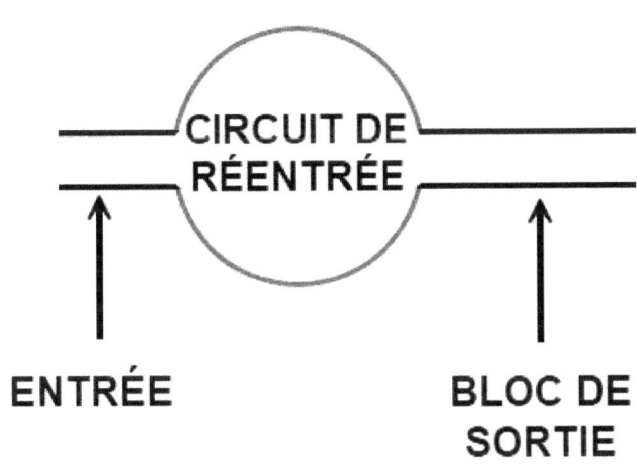

Figure 18-1

Cependant, la principale raison pour laquelle on a cru que les tachycardies ventriculaires étaient irrégulières remonte à une époque où les voies accessoires n'étaient pas largement connues. De nombreux cas de fibrillation auriculaire utilisant une voie accessoire comme voie de passage (une voie entre les oreillettes et les ventricules qui n'agit pas comme une partie d'un circuit de réentrée mais plutôt comme une porte ouverte) ont produit des tachycardies complexes très irrégulières qui ont été interprétées à tort comme une tachycardie ventriculaire, comme celle-ci (Figure 18-2):

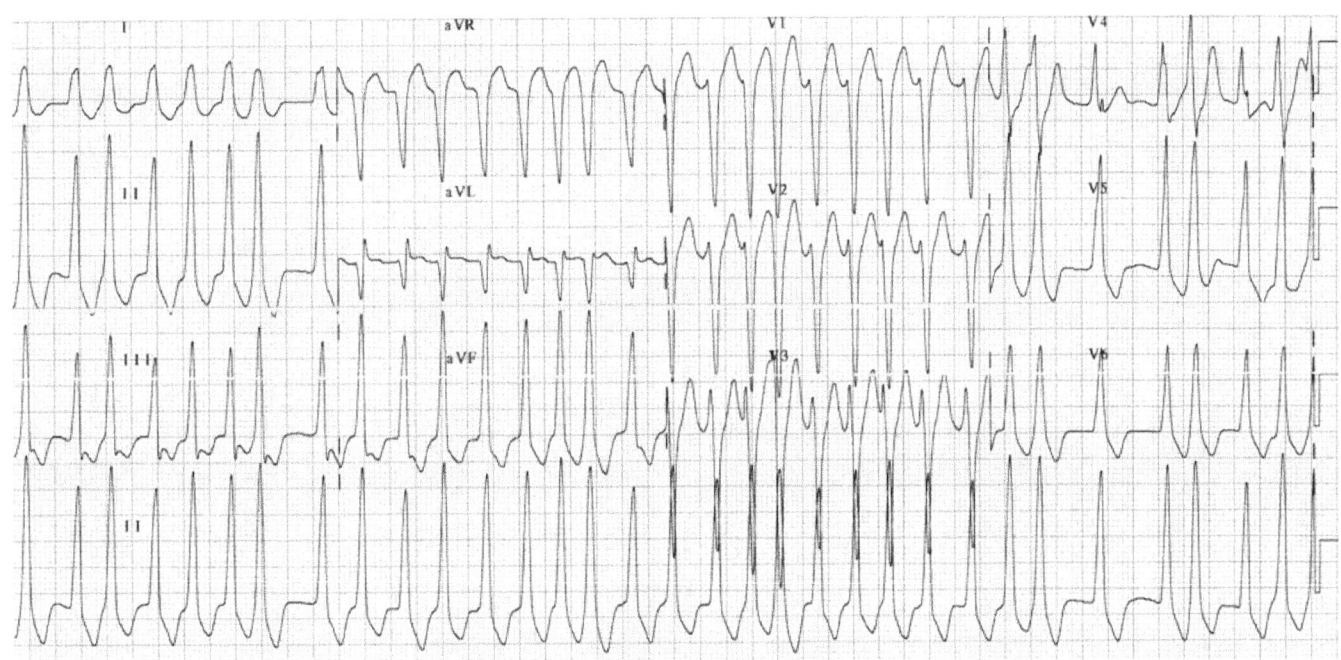

Figure 18-2

PERLE | Polymorphic ventricular tachycardias are typically very irregular but very unlikely to be mistaken for atrial fibrillation. Monomorphic ventricular tachycardias are usually very regular.

Complexes QRS monomorphes

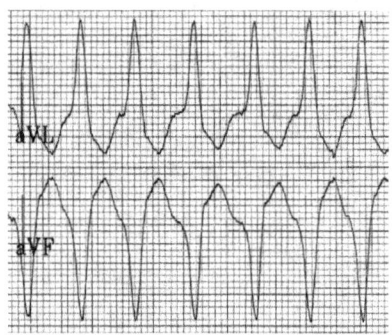

Figure 18-3

Les tachycardies ventriculaires réentrantes sont presque toujours monomorphes. Ne confondez pas le terme *monomorphe* avec *monophasique*. *Monomorphe* signifie que tous les complexes QRS *dans une dérivation donnée* auront la même morphologie. *Monophasique* signifie qu'un complexe QRS est soit entièrement POSITIF sans onde q ou S, soit entièrement NÉGATIF sans onde R ou r'. C'est un ABSOLU! Les deux dérivations (aVL et aVF) (Figure 18-3) à gauche présentent TOUTES DEUX un QRS *monomorphe* (le QRS est *exactement le même* dans chaque dérivation - cela n'inclut pas l'onde T ou la ligne de base!). De plus, les deux dérivations présentent des complexes QRS *monophasiques* - il n'y a qu'une seule et unique déviation comprenant chaque complexe QRS.

J'ai dit "presque toujours" monomorphe. Encore une fois, dans de très rares occasions, il peut y avoir *plus d'une voie de sortie*, ce qui pourrait entraîner *une morphologie QRS différente* du reste des complexes QRS. Mais comme une irrégularité dans le rythme d'une tachycardie ventriculaire par réentrée, cela se produit *très rarement*. Considérez simplement que *toutes les TV par réentrée dues à une maladie cardiaque structurelle sont régulières et monomorphes.*

Complexes QRS larges

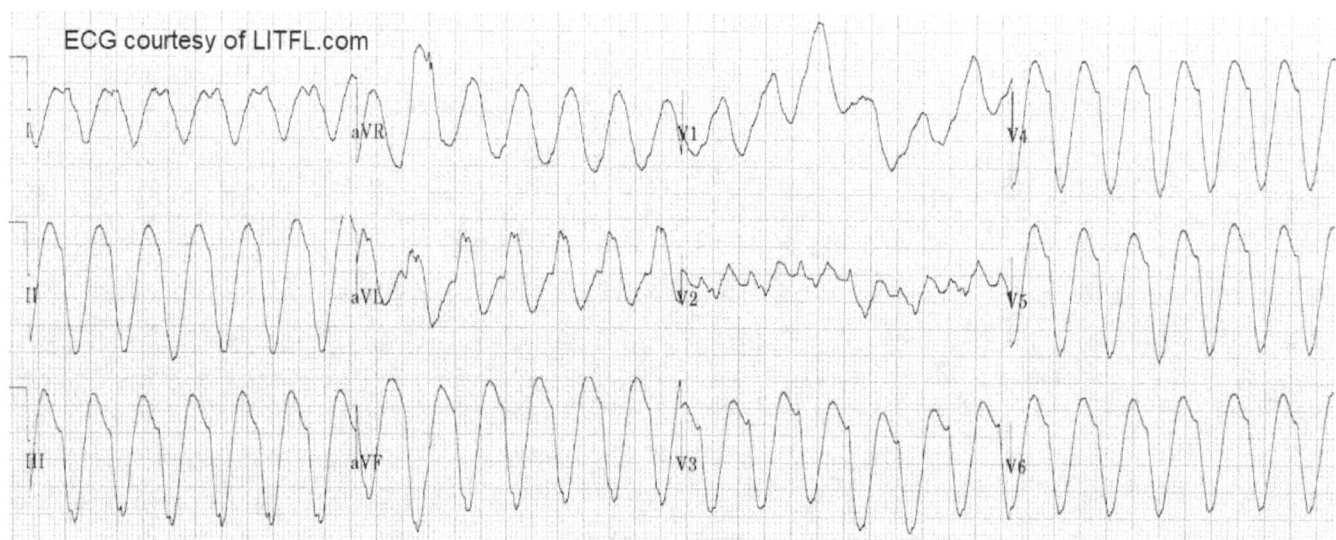

Figure 18-4

Les tachycardies ventriculaires dues à une cardiopathie structurelle ont tendance à avoir des complexes QRS plus larges (Figure 18-4). Malheureusement, il n'existe pas de limite exacte entre la TV idiopathique, la TV due à une cardiopathie structurelle et la TSV avec conduction anormale. Il existe de nombreux chevauchements. Cependant, plus le QRS est large, plus il est probable qu'il s'agisse d'une TV due à une cardiopathie structurelle. Son principal facteur de confusion sera une TRAV antidromique qui débute également dans le myocarde ventriculaire fonctionnel et peut être très large. Tenez toujours compte de l'hyperkaliémie. Une autre possibilité est la toxicité des inhibiteurs des canaux sodiques. De nombreux médicaments non cardiaques ont une action similaire aux médicaments antiarythmiques: les antidépresseurs tricycliques, certains antibiotiques macrolides et même la diphénhydramine. La plupart (mais certainement pas TOUTES) des tachycardies ventriculaires idiopathiques débutent dans le système de Purkinje ou à proximité immédiate de celui-ci, de sorte qu'elles auront tendance à avoir des complexes QRS plus étroits. Je vous suggère fortement, si la durée du QRS est supérieure à 160 ms, de limiter votre diagnostic différentiel à une TRAV antidromique, une toxicité des inhibiteurs des canaux sodiques, une hyperkaliémie et une tachycardie ventriculaire liée à une cicatrice.

> **ASTUCE |** Pour mettre les choses en perspective, les TRAV antidromiques sont rares – pas « occasionnelles » ou « peu fréquentes », mais rares! De nombreux médecins prendront leur retraite sans en avoir jamais vu une. Au cours de mes presque 40 ans de pratique de la médecine interne et de la médecine d'urgence, je n'ai personnellement vu aucun cas! Ne vous précipitez donc pas pour poser immédiatement un diagnostic de TRAV antidromique. Elle sera bien en bas de la liste de vos diagnostics différentiels.

Une durée du QRS > 160 ms n'est peut-être pas diagnostique, mais elle est certainement en faveur d'une tachycardie ventriculaire. En général, plus l'origine d'un rythme ventriculaire est *périphérique*, plus il sera *large* car il est situé à distance du système de His-Purkinje (SHP) à conduction rapide. Plus l'origine d'un rythme ventriculaire est *proche* du septum, plus il sera *étroit* car il est situé plus près des fibres à conduction rapide du système de His-Purkinje. Les tachycardies ventriculaires focales qui naissent dans l'épicarde sont généralement larges car il faut du temps pour que l'impulsion se propageant de cellule à cellule pour atteindre l'endocarde et les fibres de Purkinje. Les fibres de Purkinje sont situées dans le tiers interne de la paroi ventriculaire. Dans de tels cas, la partie initiale du complexe QRS est brouillée ou élargie et peut ressembler à une onde delta.

Axe du plan frontal

La plupart des tachycardies supraventriculaires, avec ou sans aberration, auront des axes normaux... mais ce n'est pas obligatoire! Des anomalies dans le système de conduction peuvent entraîner une déviation de l'axe droit ou gauche. Pour tout complexe pénétrant dans les ventricules par le nœud AV et le système His-Purkinje, il est pratiquement impossible d'atteindre un axe dans le quadrant supérieur droit (nord-ouest) sans autres anomalies associées du système de conduction ou l'influence de conditions extracardiaques (hyperkaliémie, toxicité des inhibiteurs des canaux sodiques). Cependant, un foyer de réentrée dans l'apex de l'un des ventricules peut facilement entraîner un axe QRS moyen dans le quadrant supérieur droit. Un tel axe lors d'une tachycardie à complexes larges est un excellent indicateur de tachycardie ventriculaire, *bien qu'il y ait des exceptions*. N'oubliez pas: c'est la base du deuxième algorithme de Vereckei (aVR) ou de l'étape 1 de la méthode des dérivations des membres.

Les tachycardies ventriculaires provenant de la partie supérieure du ventricule auront un axe inférieur, ce qui signifie que les complexes QRS dans les dérivations inférieures seront constitués d'ondes R hautes indiquant que l'origine de l'impulsion est située en haut. Les tachycardies ventriculaires provenant de la région apicale inférieure du ventricule auront un axe supérieur, ce qui signifie que les dérivations inférieures auront des ondes S profondes. Les tachycardies qui proviennent de la paroi libre gauche manifesteront des ondes S dominantes dans les dérivations I et aVL car l'impulsion se déplace en s'éloignant des pôles positifs de ces dérivations et souvent un axe QRS moyen droit (ou vers la droite) car l'impulsion se déplace vers la droite. Une impulsion qui provient du septum supérieur (septum basal) manifestera des ondes R dominantes dans les dérivations I et aVL car l'impulsion se déplace vers ces dérivations. Il y aura un axe QRS moyen gauche (ou vers la gauche) car l'impulsion se déplace vers la gauche.

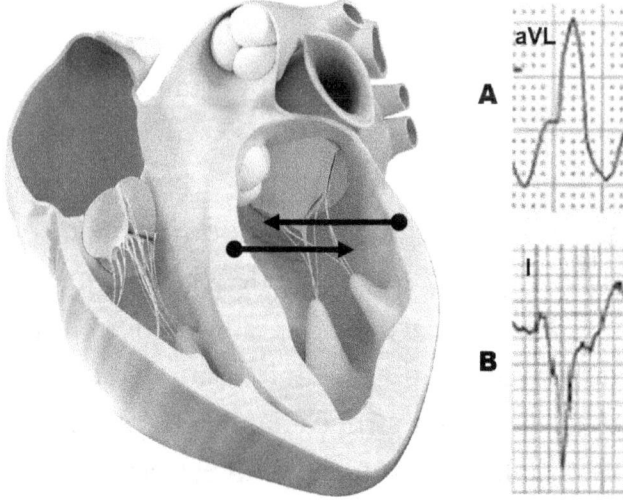

Figure 18-5

Comme vous pouvez le voir sur l'illustration de gauche (Figure 18-5), l'impulsion qui s'est développée dans le septum et qui se déplace vers l'électrode de la dérivation aVL produit une onde R monophasique large (A). L'impulsion qui s'est développée au milieu de la paroi latérale gauche du ventricule gauche a envoyé un grand vecteur vers la droite et un plus petit vecteur vers la gauche, ce qui a donné lieu à un complexe rS dans la dérivation I (B). Si l'impulsion provenait de l'épicarde, elle n'aurait pas pu envoyer de vecteur vers la gauche car il n'y a pas de myocarde à cet endroit! Elle aurait voyagé exclusivement vers la droite, créant un complexe QS dans la dérivation I (non représenté sur cette illustration).

ASTUCE | Voici une astuce que j'ai apprise il y a de nombreuses années. Elle vous aidera à mieux comprendre les impulsions dans les ventricules et à rendre une grande partie de ce que vous apprenez plus intuitif: fermez les yeux et visualisez une impulsion se déplaçant de la paroi latérale du ventricule gauche vers la droite, avec la grille de référence hexaxiale en arrière-plan. Si elle se déplace vers la droite, elle quitte la zone des dérivations I et aVL et se dirige vers la dérivation aVR (et éventuellement la dérivation III également). En même temps, imaginez qu'un complexe QS se développe dans les dérivations I et aVL et que des ondes R apparaissent dans les dérivations aVR et III. Il vous suffit de faire cela quelques fois avant que cela devienne si intuitif que lorsque vous voyez le QRS dans une dérivation, vous savez presque immédiatement à quoi devraient ressembler les autres dérivations.

Réentrée: maladie cardiaque structurelle vs. tachycardies ventriculaires idiopathiques

Gardez à l'esprit que nous discutons des tachycardies ventriculaires réentrantes causées par une maladie cardiaque structurelle. On parle parfois de tachycardie ventriculaire liée à une cicatrice. La réentrée, cependant, peut également se produire dans certaines des tachycardies ventriculaires idiopathiques et elles aussi seront régulières et monomorphes. Mais voici la différence: presque toutes les tachycardies dues à une maladie cardiaque structurelle sont réentrantes alors que ce n'est pas le cas de la plupart des TV idiopathiques. La plupart des TV idiopathiques sont basées sur une activité déclenchée.

Pour mettre les choses en perspective, si le tracé ECG manifeste un motif de type BBD, alors la tachycardie ventriculaire provient du ventricule GAUCHE. Quatre-vingt-dix pour cent de toutes les tachycardies ventriculaires sont dues à une maladie cardiaque structurelle et 10% sont dues à des tachycardies ventriculaires idiopathiques. Et 90% de toutes les tachycardies ventriculaires idiopathiques proviennent du ventricule DROIT en tant qu'activité déclenchée et seulement 10% proviennent du ventricule GAUCHE. Ainsi... de toutes les tachycardies ventriculaires provenant du ventricule gauche, moins de 1% ne seront pas des tachycardies réentrantes dues à une maladie cardiaque structurelle.

> **PERLE |** Si une tachycardie ventriculaire présente un motif monomorphe large et régulier avec une morphologie de type BBD en dérivation V1, pensez à une TV réentrante liée à une cicatrice jusqu'à preuve du contraire.

Il y a moins de tachycardies ventriculaires réentrantes dues à une cardiopathie structurelle prenant naissance dans le ventricule droit. Et pourquoi? C'est parce qu'il y a moins d'infarctus du myocarde du ventricule droit: les parois sont beaucoup plus fines, elles fonctionnent sous beaucoup moins de pression et elles peuvent augmenter leur apport sanguin à partir du sang intracavitaire. Cependant, il existe des foyers de fibrose (comme les cicatrices), de graisse et de nodules sarcoïdes qui peuvent entraîner les tachycardies ventriculaires réentrantes caractéristiques des tachycardies liées à une cicatrice – et qui sont tout aussi dangereuses. Heureusement, ces types sont très rares.

Apprendre d'un véritable ECG

Examinons une tachycardie ventriculaire liée à une cicatrice et voyons ce que nous pouvons en apprendre (Figure 18-6):

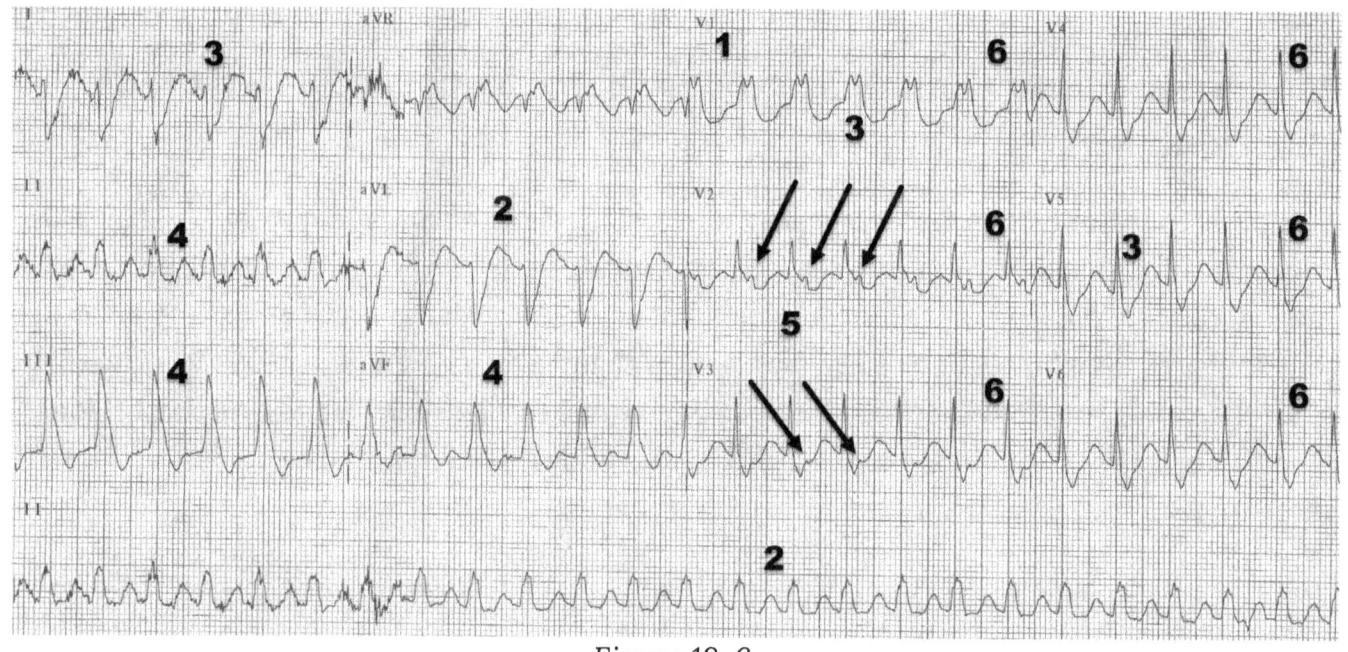

Figure 18-6

Qu'est-ce qui fait que cet ECG nous amène à privilégier la TV par rapport à la TSV avec aberration, avant même de recourir à l'un des algorithmes ou méthodes évoqués précédemment?

Cet ECG présente une morphologie de type BBD dans la dérivation V1, ce qui indique que la tachycardie provient du ventricule gauche. *La plupart des tachycardies ventriculaires, et certainement la plupart des TV dues à une cardiopathie structurelle, surviennent dans le ventricule gauche.* En effet, la plupart des infarctus du myocarde surviennent dans le ventricule gauche, laissant des cicatrices qui deviennent un substrat pour les TV réentrantes liées à la cicatrice.

La tachycardie est monomorphe: chaque QRS dans une dérivation est identique aux autres complexes QRS de la même dérivation, ce qui la rend plus susceptible d'être réentrante.

PERLE | Les tachycardies ventriculaires monomorphes sont régulières. Les tachycardies ventriculaires polymorphes sont irrégulières. Bien qu'il s'agisse d'une autre « règle empirique », il existe très peu d'exceptions à celle-ci.

Regardez les dérivations V3 et V4. Si vous ne voyiez que ces deux dérivations, seriez-vous impressionné de savoir qu'elles font partie d'une tachycardie à complexes larges? Ou feriez-vous comme beaucoup d'autres et ne regarderiez-vous que les ondes R étroites et ignoreriez-vous les ondes S, qui ajoutent beaucoup plus de largeur (durée) au QRS? La dérivation V1 montre clairement qu'il s'agit d'une tachycardie à complexes larges.

CONSEIL | Il est essentiel de diagnostiquer une tachycardie (complexe QRS large ou étroit) à partir d'un ECG à douze dérivations et jamais à partir d'une bande rythmique! Les tachycardies étroites peuvent rarement se faire passer pour des tachycardies à complexes larges (principalement lorsqu'elles sont associées à une élévation du segment ST), mais il n'est pas difficile pour une véritable tachycardie à complexes larges de se faire passer pour une tachycardie étroite - parfois avec des résultats désastreux!

Le complexe QRS dure 170 ms. C'est large! Bien qu'il ne soit pas pathognomonique de la tachycardie ventriculaire, il soutient certainement la limitation de notre diagnostic différentiel à la TV ou à la TRAV antidromique (et vous vous souvenez à quel point la TRAV antidromique est rare).

Les dérivations inférieures dans le plan frontal de cet ECG indiquent un axe inférieur – les grandes ondes R dans les dérivations II, III et aVF pointent vers le haut, vers l'origine de l'impulsion. N'oubliez pas: les complexes QRS dans les dérivations inférieures dans le plan frontal pointent toujours vers l'ORIGINE de l'impulsion – pas vers sa DESTINATION! Ils pointent vers l'endroit d'où vient l'impulsion – pas vers où elle va! Ainsi, si l'impulsion provient du ventricule supérieur, elle doit alors se déplacer vers le bas (inférieurement) vers l'apex – ce qui donne un axe inférieur.

Si vous regardez les dérivations V2 et V3, vous pouvez voir de petites déflexions verticales au même intervalle R-P′ après chaque complexe QRS (flèches). Il s'agit d'une association ventriculo-auriculaire (AV). Une impulsion provenant du ventricule pénètre dans les oreillettes via le nœud AV de manière rétrograde. Bien qu'il semble que cela devrait indiquer une tachycardie ventriculaire, croyez-moi, ce n'est pas le cas! Notez que j'ai dit une impulsion provenant du ventricule et non une impulsion provenant du ventricule. Certes, une tachycardie ventriculaire pourrait produire une telle conduction AV, mais il en va de même pour une TRAV orthodromique ou antidromique ainsi que pour une tachycardie jonctionnelle réciproque permanente (TRJP)! Nous savons qu'il ne s'agit pas d'une dissociation AV car il n'y a pas de dissociation! Ces ondes P' ont une relation fixe avec le QRS précédent. Cela nous indique que le QRS – ou tout ce qui produit le QRS – produit ces ondes P'. Une tachycardie jonctionnelle avec conduction aberrante pourrait-elle produire un tel schéma? Oui!

PERLE | Permettez-moi de vous révéler « un secret bien gardé »: la plupart des médecins, même ceux qui lisent un nombre important d'ECG chaque semaine, prendront un jour leur retraite sans avoir jamais vu une véritable tachycardie jonctionnelle!

Certes, ils peuvent voir de temps à autre un complexe jonctionnel prématuré ou un rythme d'échappement jonctionnel, mais les tachycardies jonctionnelles sont très rares. Qui les voit? Les cardiologues, en particulier les cardiologues pédiatriques, et les professionnels de santé qui prennent en charge des patients ayant subi une chirurgie cardiaque pour une cardiopathie congénitale. À part eux, très peu d'autres. J'ai pratiqué la médecine interne et la médecine d'urgence pendant près de 40 ans, dont une grande partie à l'hôpital du Texas Heart Institute, et je n'ai jamais rencontré une seule véritable tachycardie jonctionnelle au cours de mes années de pratique. J'ai vu des complexes jonctionnels prématurés, des rythmes idiojonctionnels (idionodaux) et des rythmes d'échappement jonctionnels, mais aucune tachycardie jonctionnelle! Sachez que de nombreuses personnes qualifient la TRIN et la TRAV de « tachycardies jonctionnelles ». Ce n'est pas correct!

PERLE | Les extrasystoles atriales (ESA) sont beaucoup plus fréquentes que les ESJ. Si vous pensez voir un ESJ – et c'est certainement le cas de temps en temps (ils peuvent être peu fréquents mais pas rares) – assurez-vous que vous ne voyez pas un ESA avec une onde P' cachée.

La transition précordiale semble se produire avant la dérivation V1. Il s'agit donc certainement d'une transition très précoce. Le rapport R/S semble diminuer.

PERLE | Plus la transition est PRÉCOCE, plus l'origine du rythme est à GAUCHE (ou postérieure). Plus la transition est TARDIVE (à ou après la dérivation V4), plus l'origine du rythme est à DROITE (ou antérieure). Si la transition précordiale se produit avant la dérivation V1, l'origine du foyer ectopique se trouve probablement dans la paroi libre du ventricule gauche. Si la transition précordiale se produit après la dérivation V6, le foyer ventriculaire se trouve probablement dans la paroi libre du ventricule droit.

Étant donné que cette transition précordiale s'est produite avant la dérivation V1, l'origine du rythme est très à gauche (postérieure), ce qui concorde avec notre diagnostic d'une tachycardie originaire du ventricule gauche.

Sans revenir à l'ECG (Figure 18-6), et - en me rappelant ce qui vient d'être dit à propos de la transition précordiale suggérant une origine dans la paroi libre du ventricule gauche - à quoi devrait ressembler la dérivation I si le foyer ectopique se trouvait dans l'endocarde de la paroi libre? Dans l'épicarde de la paroi libre? S'il se trouve dans la couche endocardique, la dérivation I devrait manifester un complexe rS ; s'il se trouve dans l'épicarde, la dérivation I devrait manifester un complexe QS. Regardez maintenant l'ECG.

PERLE | Dans des conditions normales, pendant le rythme sinusal, la première activation ventriculaire se produit sur le côté gauche du septum interventriculaire. Étant donné que la transition précordiale normale se situe entre les dérivations V3 et V4, les deux dérivations étant incluses. Ainsi, lors d'une TCL, si la transition précordiale se situe sur ou entre ces dérivations, le foyer ectopique se situera sur le septum, probablement du côté gauche.

2. Cardiomyopathie arythmogène (CA, anciennement CVDA/D)

Infundibulum Droit

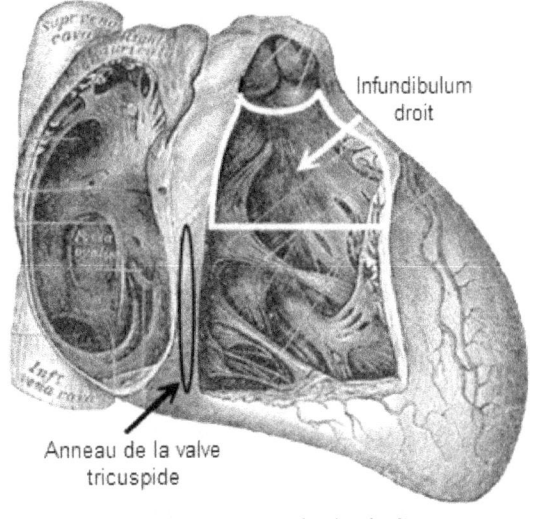

Intérieur du ventricule droit

Figure 18-7

Voici une PERLE très importante que je souhaite souligner à ce stade:

> **PERLE |** Lorsque nous comparons la magnitude de deux complexes QRS, par exemple, nous comparons généralement la hauteur des ondes R ou la profondeur des ondes S. Veuillez comprendre que de telles observations ne sont rien de plus que des approximations grossières. Ce que nous devrions comparer, c'est la somme algébrique de toutes les superficies à l'intérieur des déflexions comprenant le QRS - à la fois positives et négatives. Ne paniquez pas et ne compliquez pas les choses! Ce dont vous devez être conscient, c'est que lorsqu'il y a une onde R relativement haute mais très fine et une onde S peu profonde mais très large, le QRS est probablement une déflexion négative. Peu importe quelle déflexion est la plus haute ou la plus profonde - *c'est la superficie à l'intérieur de la déflexion qui compte le plus!*

Signature électrocardiographique

Motif en forme de branche gauche en dérivation V1

Habituellement un axe supérieur dans le plan frontal (mais parfois un axe inférieur)

Ondes Epsilon, observées seulement dans 10 % à 37 % des cas - mais pathognomoniques

Durée du QRS en dérivation I > 120 ms

Temps de pic de l'onde R > 80 ms dans une ou plusieurs dérivations

Encoche QRS dans une ou plusieurs dérivations

Transition précordiale en dérivation V6 ou plus tard

Comme le terme CVDA/D est toujours utilisé, j'utiliserai à la fois CA (la cardiomyopathie arythmogène) et CVDA/D. Vous n'avez peut-être jamais entendu parler de cette cardiomyopathie particulière (anciennement connue sous le nom de cardiomyopathie/dysplasie arythmogène du ventricule droit, ou CVDA/D), mais si vous voulez en savoir plus sur les tachycardies ventriculaires, vous devez connaître celle-ci! Voici pourquoi: dans le prochain chapitre, vous en apprendrez davantage sur les tachycardies ventriculaires idiopathiques et vous apprendrez que certaines tachycardies ventriculaires sont bénignes (oui, vous avez bien lu!) et que certaines ne nécessitent même aucun traitement (oui, vous avez bien lu, aussi!). Ces tachycardies ventriculaires bénignes se situent principalement dans la voie de sortie du ventricule droit (Figure 18-7), des feuillets de la valve pulmonaire jusqu'au sommet de l'anneau de la valve tricuspide (c'est-à-dire la partie supérieure du ventricule droit), principalement sur ou immédiatement à côté du septum supérieur, même si elle comprend toute la circonférence du ventricule droit supérieur.

La cardiomyopathie arythmogène est une tachycardie ventriculaire potentiellement mortelle due à une maladie cardiaque structurelle qui se situe également principalement dans le ventricule droit. Mais la plupart du temps, elle prend naissance dans le ventricule droit inférieur, autour de l'apex, et surtout dans la paroi libre latérale sous la VSVD. Il existe donc deux types de tachycardies ventriculaires dans le ventricule droit: une TV bénigne qui prend naissance dans la partie supérieure du ventricule et une TV maligne qui se développe dans la partie inférieure du ventricule droit. (Remarque : il existe d'autres types de cardiopathie structurelle dans le ventricule droit autres que la CA, comme la sarcoïdose.)

Une impulsion provenant de la zone supérieure bénigne se déplacera vers le bas en direction des dérivations inférieures (II, III, aVF), ce qui entraînera de grandes ondes R dans ces dérivations, pointant vers le HAUT en direction de l'origine de l'impulsion. En revanche, une impulsion provenant de la zone apicale inférieure, plus mortelle, se déplacera vers le haut et s'éloignera des dérivations inférieures (II, III aVF), ce qui entraînera des ondes S profondes dans ces dérivations, les faisant pointer vers le BAS en direction de l'apex et de l'origine de l'impulsion.

Donc, à ce stade, les choses semblent assez claires et simples, du moins en présence d'une tachycardie ventriculaire avec un motif de type BBG en dérivation V1 (indiquant une origine dans le ventricule droit): si les complexes QRS dans les dérivations inférieures sont des ondes R hautes, alors la tachycardie ventriculaire est bénigne ; mais si les complexes QRS dans les dérivations inférieures sont des ondes S profondes, alors la tachycardie ventriculaire est très dangereuse.

Je souhaite vraiment que ce soit le cas! Je le souhaite vraiment!

Malheureusement, dans de rares cas, la cardiomyopathie arythmogène maligne peut également provenir de la partie supérieure du ventricule droit (voie de sortie du ventricule droit, ou l'infundibulum) et se présenter avec une morphologie de type BBG et un axe inférieur (ondes R hautes) dans les dérivations inférieures. Cela ressemblera beaucoup au type bénin de tachycardie ventriculaire. Mais... certaines différences peuvent aider à distinguer l'une de l'autre lorsque la cardiomyopathie arythmogène provient de la voie de sortie du ventricule droit. Je vous explique comment procéder dans le chapitre 23, « TCL similaires et comment les distinguer... »

La cardiomyopathie arythmogène est une maladie génétiquement héréditaire. Elle est présente même chez le fœtus. Elle affecte spécifiquement le gène qui produit les desmosomes – les minuscules fibrilles qui maintiennent les myocytes ensemble en groupes. Si les desmosomes sont défectueux, les cellules individuelles commencent à se séparer et l'espace qui se développe entre elles se remplit de fibrine et de graisse. Cela commence dans le ventricule droit et le ventricule droit est principalement affecté. Cependant, la cardiomyopathie peut également affecter le ventricule gauche et les deux ventricules peuvent être impliqués simultanément. C'est pourquoi les mots « ventriculaire droit » ont été retirés de son nom d'origine (cardiomyopathie ventriculaire droite arythmogène).

Les petits foyers de graisse et de fibrine répartis dans les parois ventriculaires ne sont pas conducteurs, formant des barrières qui peuvent ralentir la conduction à travers le ventricule. Il s'agit d'un excellent substrat pour la tachycardie ventriculaire réentrante due à une cardiopathie structurelle!

Il existe deux signes caractéristiques de la cardiomyopathie arythmogène *visibles uniquement pendant le rythme sinusal*: les déflexions post-dépolarisation appelées *ondes epsilon (ε)* et *les inversions d'ondes T dans les dérivations V1 à V3* (généralement accompagnées également d'inversions d'ondes T dans les dérivations inférieures) qui peuvent également être observées occasionnellement pendant la tachycardie. Les ondes epsilon sont pathognomoniques : la spécificité est excellente (100%) mais la sensibilité est faible (entre 10 et 37%). Les inversions d'ondes T sont assez spécifiques mais sont également communes aux emboles pulmonaires aigus et aux inversions d'ondes T juvéniles. Là encore, ces signes ne sont observés que pendant le rythme sinusal.

À quoi ressemble la CVDA/D pendant le rythme sinusal?

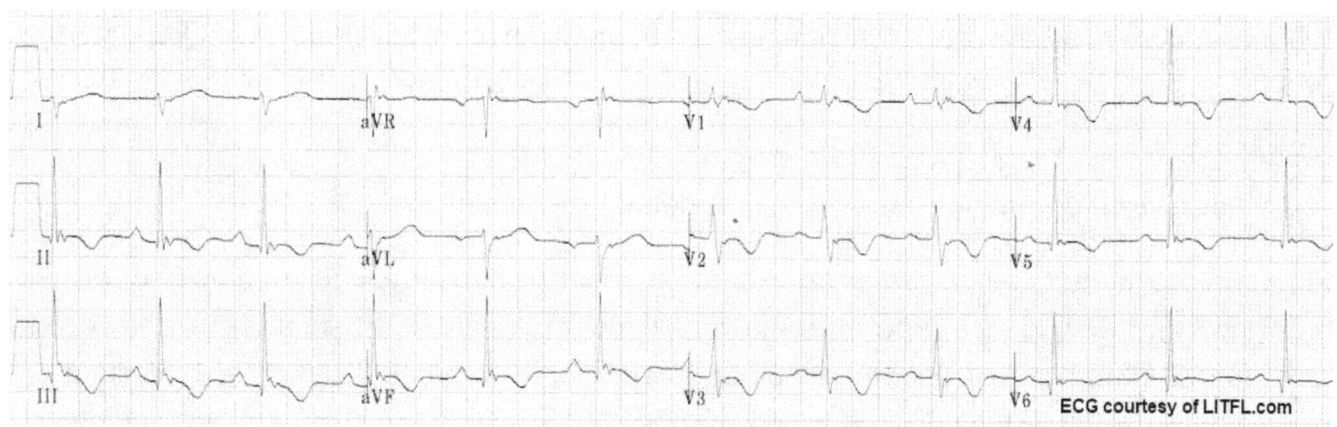

Figure 18-8

Comme vous pouvez le voir sur la Figure 18-8, il y a une inversion de l'onde T non seulement dans les dérivations V1 à V5 (notamment dans V1 à V3) mais aussi dans les dérivations inférieures. Il existe également des ondes epsilon (ε) qui sont pathognomoniques pour la

CVDA/D (ou de nos jours, CA) mais qui ne sont généralement pas présentes. Certains articles indiquent qu'elles ne sont présentes que dans les dérivations précordiales droites, mais, d'après mon expérience, je les ai également observées dans les dérivations du plan frontal inférieur. Voici un exemple agrandi de cet ECG (Figure 18-9):

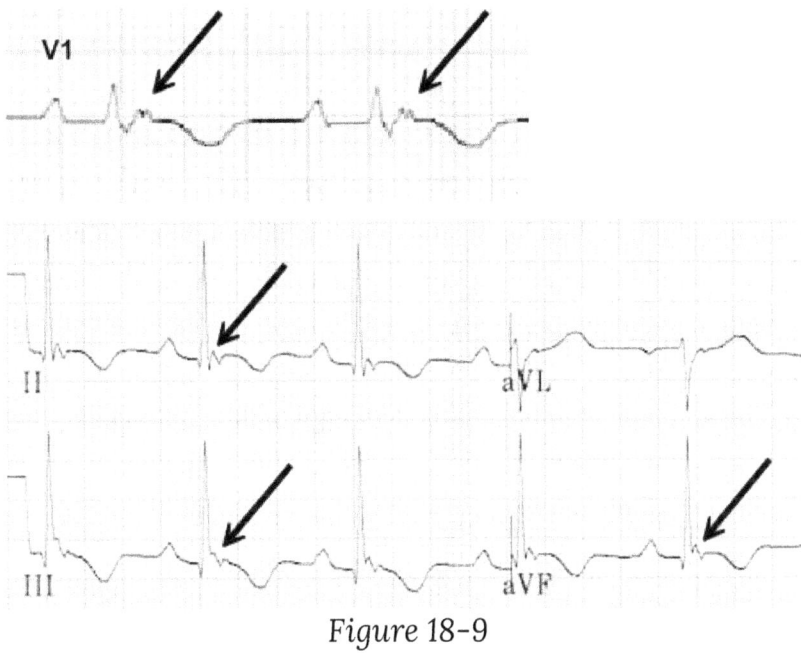

Figure 18-9

Les flèches indiquent les ondes epsilon qui sont des déflexions post-dépolarisation – comme les ondes J – et ne font pas partie du complexe QRS. Parfois, les ondes epsilon apparaissent au point J; à d'autres moments, l'onde epsilon peut être légèrement séparée du point J. Dans mes cours, je parle de ce phénomène comme d'un peu de « lumière du jour » entre le point J et l'onde epsilon.

Voici à quoi ressemble une cardiomyopathie arythmogène (CA) pendant une tachycardie ventriculaire (Figure 18-10):

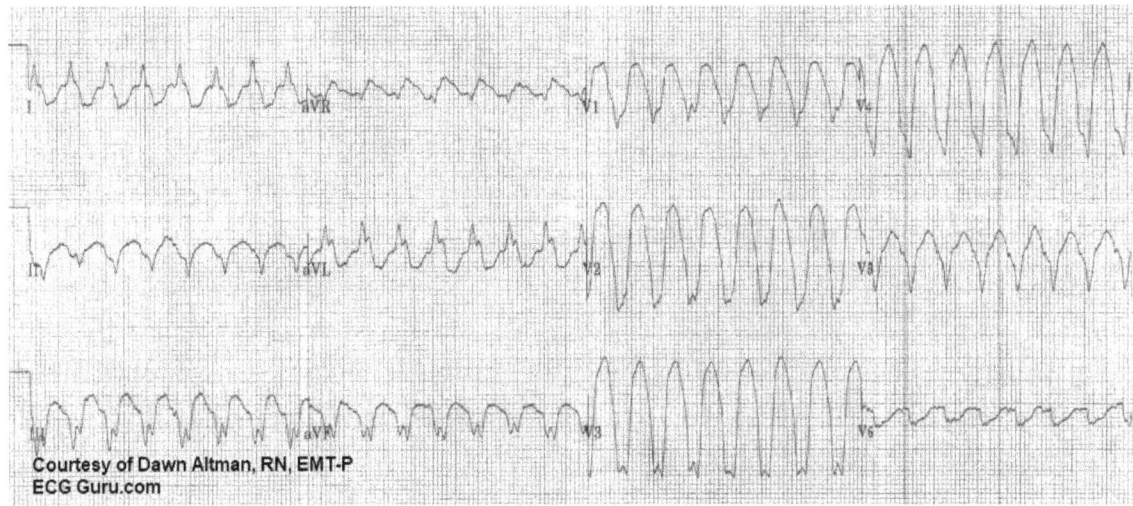

Courtesy of Dawn Altman, RN, EMT-P
ECG Guru.com

Figure 18-10

Ceci a une signature typique pour une tachycardie provenant de l'apex ventriculaire droit – le propre voisinage de la CA! Il y a une morphologie de type BBG dans la dérivation V1 indiquant une origine dans le ventricule droit. Qu'est-ce qui indique d'autre une origine ventriculaire droite? La transition précordiale se produit très tard – probablement au-delà de la dérivation V6! Vous ne verrez probablement pas d'ondes epsilon ou d'inversions d'ondes T précordiales droites pendant la tachycardie ventriculaire. Le grand indice, cependant, que cela est probablement dû à une cardiomyopathie arythmogène est l'axe supérieur manifesté par les ondes S dominantes dans les trois dérivations inférieures. Il s'agit d'une tachycardie réentrante (comment savons-nous qu'elle est réentrante?) chez un patient atteint d'une maladie cardiaque structurelle (CA est une maladie cardiaque structurelle!). Quelle est la probabilité que cet ECG provienne d'un patient atteint de CA? Très bien! Les tachycardies ventriculaires provenant du ventricule droit sont rares en général. Vous pouvez en trouver beaucoup en ligne car lorsque quelqu'un en trouve une, il la publie immédiatement. Cette tachycardie provient de la partie inférieure de la voie de sortie du ventricule droit et pointe vers la CA. Un autre type de tachycardie ventriculaire pourrait-il se produire ici? C'est possible, mais cela est très caractéristique de la cardiomyopathie arythmogène. Elle est gérée selon les protocoles ACLS.

Les dérivations de Fontaine

Pour maximiser l'effort d'enregistrement des ondes epsilon, qui ne sont présentes que 10 à 37% du temps, nous pouvons réorganiser les électrodes des dérivations du plan frontal et enregistrer trois nouvelles dérivations: F1, F2 et F3. Ce sont les dérivations de Fontaine (F=Fontaine) (Figure 18-11):

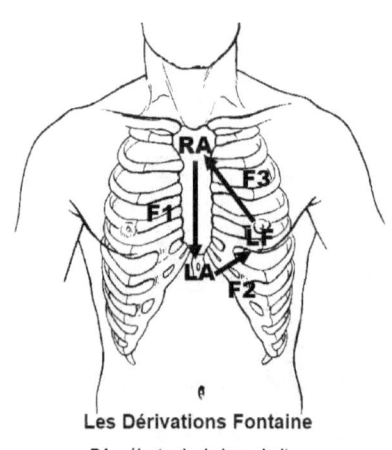

Les Dérivations Fontaine
RA = électrode du bras droit
LA = électrode du bras gauche

Figure 18-11

L'électrode du bras droit (RA) est placée sur le manubrium.

L'électrode du bras gauche (LA) est placée sur le processus xiphoïde.

L'électrode du pied gauche (LF) est placée dans la même position que la dérivation V4. (Remarque: vous ne pouvez pas utiliser le fil d'électrode précordial normal pour V4; vous devez fixer le fil d'électrode du pied gauche à l'électrode V4 sur la paroi thoracique.)

Contrairement à la dérivation de Lewis, qui n'est qu'une seule dérivation et est lue dans la dérivation I, il existe TROIS dérivations de Fontaine, nous devons donc les nommer...

F 1 – Lisez ceci dans la dérivation I sur le tracé ECG

F 2 – Lisez ceci dans la dérivation III sur le tracé ECG

F 3 – Lisez ceci dans la dérivation II sur le tracé ECG

Attention! Le numéro de la dérivation de Fontaine ne correspond pas nécessairement au numéro de la dérivation du membre (F2 est la dérivation III et F3 est la dérivation II).

Lorsque vous enregistrez les dérivations de Fontaine, la vitesse du papier doit être augmentée à 50 mm/sec et la tension réglée à 20 mm/mV. Utilisez un réglage de filtre de 40 Hz.

Les ondes epsilon sont des déflexions positives (jamais négatives) apparaissant à la fin du complexe QRS, parfois légèrement séparées du point J, mais seulement de quelques millisecondes. Elles ont une apparence très irrégulière, il ne faut donc pas les confondre avec les ondes P′ rétrogrades. Elles sont considérées comme la preuve de l'activation retardée de myocytes vivants dispersés parmi les nodules de graisse et de fibres situés dans les parois ventriculaires et sont pathognomoniques de la cardiomyopathie arythmogène.

> **REMARQUE |** L'onde epsilon de la dérivation V1 de la figure 18-9 peut donner l'impression d'une plus grande séparation du QRS, mais c'est uniquement parce que le QRS se termine par une onde S. L'onde epsilon est toujours située au point J!

3. Tachycardie ventriculaire de branche à branche (TVBB)

La tachycardie ventriculaire de branche à branche (TVBB) est l'une des tachycardies ventriculaires les plus mortelles. Bien qu'elle ait été signalée chez des patients sans maladie cardiaque structurelle, ce qui la qualifierait de tachycardie ventriculaire idiopathique, elle est presque toujours associée à une cardiomyopathie dilatée (ischémique et non ischémique) ou à une valvulopathie, ce qui en fait également une tachycardie ventriculaire due à une maladie cardiaque structurelle. La cardiomyopathie dilatée non ischémique est le substrat le plus courant de la tachycardie de branche. Elle est également observée chez les patients atteints de dystrophie myotonique chez lesquels une minorité de patients atteints de cette maladie développent une dégénérescence progressive du système de conduction ventriculaire.

La tachycardie ventriculaire de branche à branche n'est pas une tachydysrythmie que vous êtes susceptible de diagnostiquer aux urgences ou en unité de soins intensifs. En général, elle est diagnostiquée lors d'un test électrophysiologique. Cependant, il existe quelques indices qui indiquent que vous avez affaire à cette dysrythmie très dangereuse.

PERLE | L'impulsion qui se déplace le long de la voie descendante activera d'abord le ventricule de ce côté. Si la branche droite est la voie descendante, alors l'activation du ventricule droit en premier entraînera un schéma de BBG. Ainsi, le type de schéma de bloc de branche dans la dérivation V1 indiquera la voie descendante.

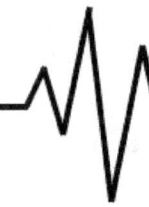

Signature électrocardiographique

Morphologie du BBG en dérivation V1 (rarement une morphologie de BBD)

Monomorphe, présentant généralement une morphologie classique de BBG (ou rarement de BBD)

Intervalle PR prolongé (un ECG pendant que le patient est en rythme sinusal est nécessaire pour le voir)

Fréquences très rapides - généralement > 200 battements/minute et parfois approchant 300 battements/minute

Il existe trois types de tachycardie ventriculaire de branche à branche (TVBB) (Figure 18-12):

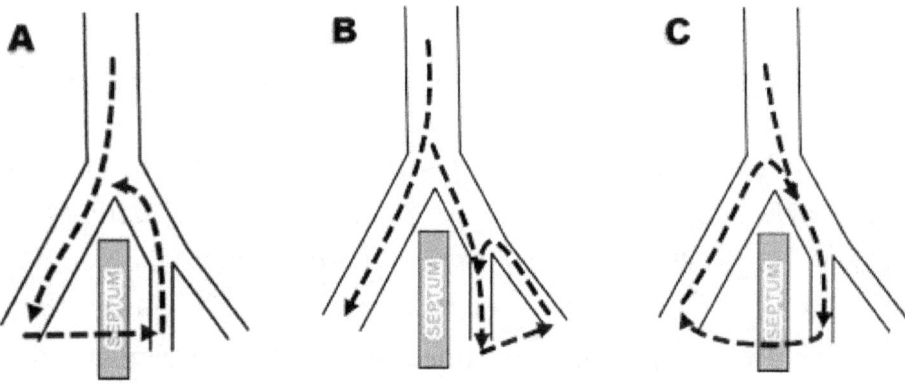

Figure 18-12

Le premier type est bien sûr **le type** A dans lequel la tachycardie de branche utilise la branche droite comme branche antérograde du circuit de tachycardie. D'après le diagramme A, il est évident que le seul moment où l'impulsion de tachycardie ne se trouve pas dans les fibres à conduction rapide du système His-Purkinje est au point de retournement inférieur où elle doit traverser le myocarde en activité du septum interventriculaire pour accéder au faisceau postérieur et finalement, remonter jusqu'à la branche commune gauche du faisceau. Ainsi, il est facile de comprendre pourquoi ces tachycardies sont si rapides. Il n'y a pas de voies conductrices traversant le septum interventriculaire transversalement (de droite à gauche ou de gauche à droite); toute conduction transseptale se fait de cellule à cellule.

Que se passerait-il selon vous si, hypothétiquement, au lieu que le point de retournement inférieur soit le myocarde septal à conduction lente, il était composé de fibres de Purkinje à conduction plus rapide? Pensez-vous que cela pourrait faire monter le rythme cardiaque à près de 300 battements par minute... ou même plus vite? La tachycardie de branche s'éteindrait probablement automatiquement! Les cellules myocardiques à conduction plus lente dans le septum retardent la conduction suffisamment longtemps pour que le reste du circuit se repolarise et soit disponible pour conduire l'impulsion suivante.

> **PERLE |** Chaque circuit de réentrée doit prévoir un délai à un moment donné du circuit – aussi léger soit-il – pour permettre à la repolarisation de se terminer et à la réfractarité causée par l'impulsion précédente de prendre fin. Sinon, l'impulsion se heurterait à la réfractarité du battement précédent et la tachycardie s'arrêterait automatiquement. Une cardiomyopathie dilatée augmente la longueur du circuit de tachycardie, ce qui contribue à maintenir le mécanisme de réentrée, et une maladie au sein du système de conduction provoquant un ralentissement à certains points entraînera également un certain délai et contribuera à maintenir la tachycardie.

Le type suivant de tachycardie de branche est **le type C**, dans lequel la branche antérograde est le faisceau commun gauche et (généralement) le faisceau postérieur puisqu'il longe le côté gauche du septum. Il est très similaire, sauf que la morphologie du QRS dans la dérivation V1 présente une morphologie BBD. Le type C est très rare.

Le type B ne repose pas sur un circuit impliquant les branches principales du faisceau, mais utilise plutôt les faisceaux postérieurs et antérieurs. On parle alors de tachycardie interfasciculaire. Là encore, on pourrait penser que cette tachycardie serait extrêmement rapide, mais elle aussi est quelque peu limitée en fréquence: elle doit être suffisamment lente pour laisser le temps aux deux faisceaux de se repolariser afin d'éviter de heurter des fibres réfractaires. Le point de retournement inférieur correspond à la longueur du myocarde actif entre les bases des muscles papillaires antérieurs et postérieurs, qui sert à ajouter un certain délai dans le circuit de réentrée et à permettre l'achèvement de la repolarisation.

Les types A et C envoient tous deux des impulsions rétrogrades dans le faisceau de His jusqu'aux oreillettes.

Vous vous demandez peut-être: « Comment un circuit réentrant qui comprend une branche de faisceau bloquée permet-il la réentrée? » La réponse se trouve dans la prochaine PERLE:

PERLE | Il s'agit d'une tachycardie ventriculaire. Les blocs de branche ne sont des « blocs » que lorsque l'impulsion est descendue dans le faisceau de His et est entrée dans les ventricules à partir d'une origine supraventriculaire – auriculaire ou jonctionnelle. Lorsqu'un schéma de bloc de branche apparaît pendant une tachycardie ventriculaire ectopique, *il s'agit d'une indication de l'origine de la dysrythmie et non d'une manifestation d'un bloc!*

En plus de la cardiomyopathie dilatée et de la valvulopathie cardiaque, il doit y avoir une maladie concomitante dans le système de conduction ventriculaire. Cela peut également permettre un délai de conduction suffisant pour maintenir le circuit de réentrée.

La tachycardie ventriculaire de branche à branche répondra à la cardioversion DC, mais vous devez vous rappeler que le substrat qui a précipité et maintenu la tachycardie est toujours présent! Rien de ce que vous avez fait n'a changé cela! Les médicaments ne préviennent ni ne mettent fin à ce type de tachycardie ventriculaire. L'ablation est la première ligne de traitement permanent et s'effectue en ablant la branche droite du faisceau!

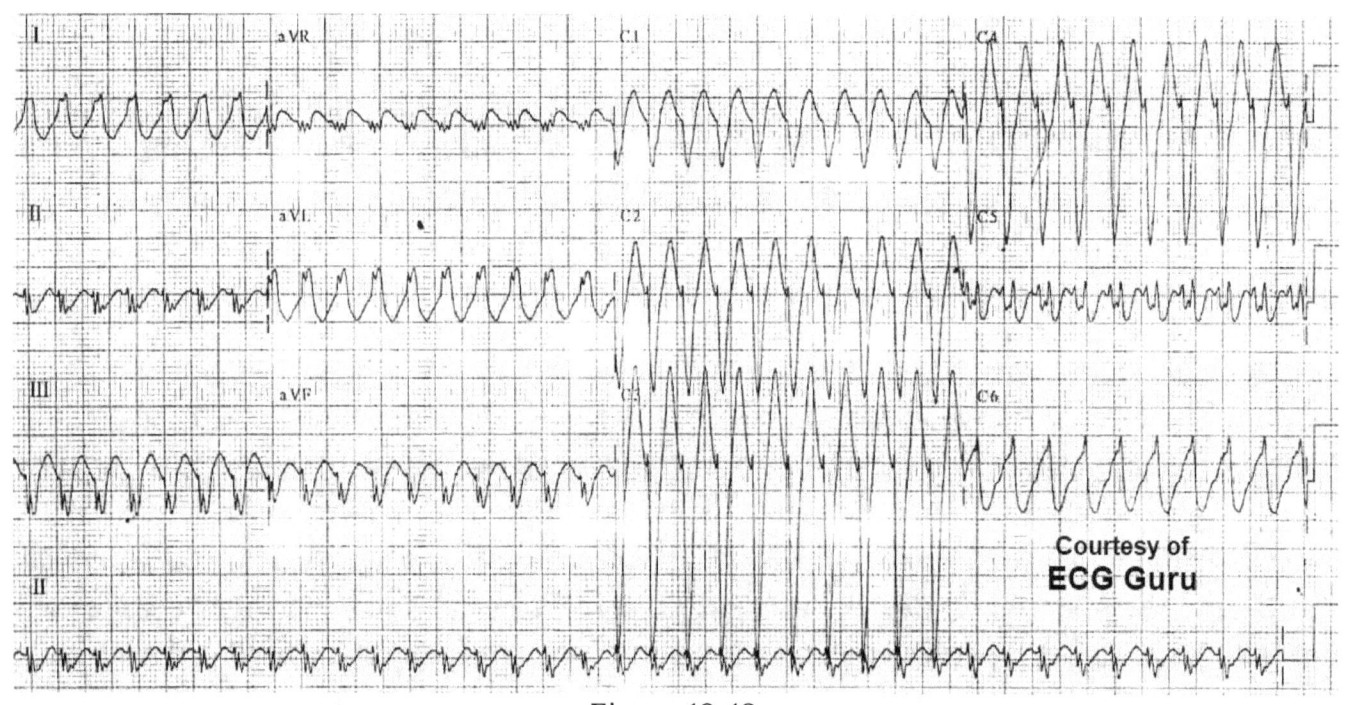

Figure 18-13

Voici un ECG à 12 dérivations (Figure 18-13) qui peut représenter une tachycardie ventriculaire de branche à branche. Rappelons que le diagnostic réel est établi à la suite d'un test électro-physiologique, mais c'est exactement ce à quoi cela ressemble sur le papier.

Remarque | le schéma de bloc de branche gauche de la dérivation V1 ne suggère pas qu'il y ait un problème avec la branche gauche. Il apparaît parce que la branche droite s'active AVANT la branche gauche. Sur papier ou sur un moniteur, cela donne l'impression d'un bloc de branche alors qu'il n'y en a pas.

Comment cela se produit-il? Un bloc de branche gauche et un battement ectopique dans le ventricule droit ont quelque chose en commun: ils entraînent tous deux l'activation du ventricule droit AVANT le ventricule gauche!

Un exercice pour vérifier votre compréhension

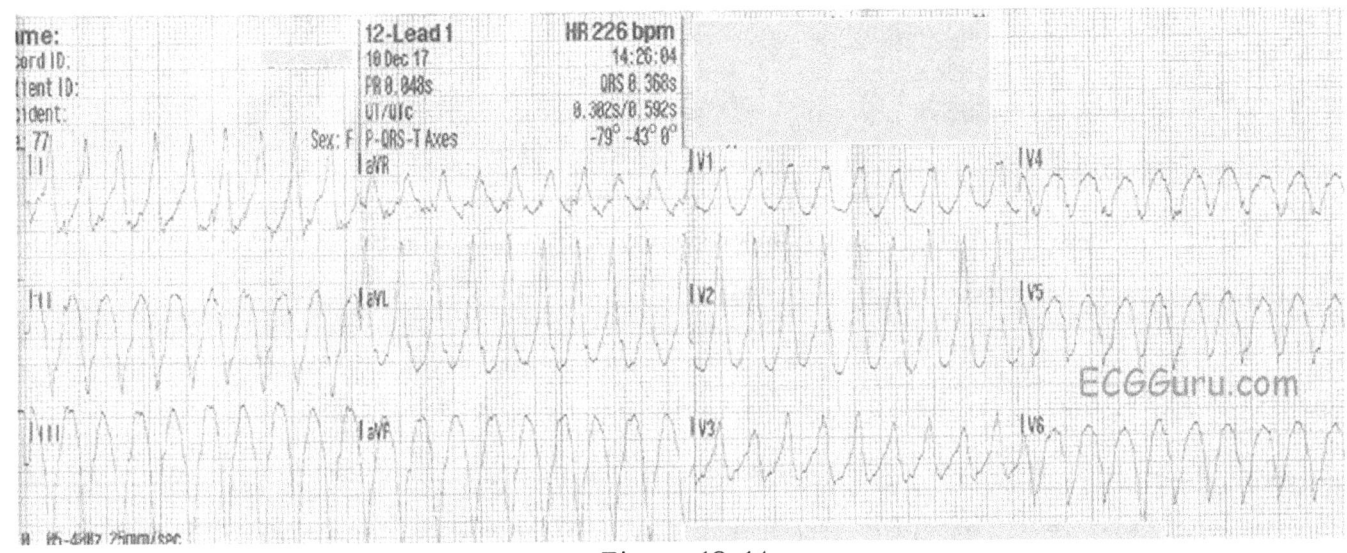

Figure 18-14

Combien de signes de tachycardie ventriculaire due à une maladie cardiaque structurelle voyez-vous sur cet ECG? (Ce n'est pas un piège! C'est vraiment dû à une maladie cardiaque structurelle.)

(Suggestions après les « Lectures recommandées »)

Lectures recommandées:

Corrado D, MD, Link MS, MD, Calkins H, MD. Review Article: Arrhythmogenic Right Ventricular Cardiomyopathy. N Engl J Med. 2017;376:61-72. DOI: 10.1056/NEJMra1509267

Corrado D, Basso C, Thiene G. Arrhythmogenic right ventricular cardiomyopathy: diagnosis, prognosis, and treatment. Heart. 2000;83:588±595.

Jastrzębski M, Moskal P, Kukla P, Fijorek K, Kisiel R, Czarnecka D. Specificity of wide QRS complex tachycardia criteria and algorithms in patients with ventricular preexcitation. Ann Noninvasive Electrocardiol. 2018;23:e12493.

Kusa S, MD et al. Bundle Branch Reentrant Ventricular Tachycardia With Wide and Narrow QRS Morphology. Circ Arrhythm Electrophysiol. 2013;6:e87-e91.

Wijnmaalen AP. ECG Identification of Scar-Related Ventricular Tachycardia With a Left Bundle-Branch Block Configuration. Circ Arrhythm Electrophysiol. 2011;4:486-493.

de Riva M, MD, Watanabe M, MD, Zeppenfeld K, MD. Twelve-Lead ECG of Ventricular Tachycardia in Structural Heart Disease. Circ Arrhythm Electrophysiol. 2015;8:951-962.

Roberts JD, MD et al. Bundle Branch Re-Entrant Ventricular Tachycardia – Novel Genetic Mechanisms in a Life-Threatening Arrhythmia. JACC: Clinical Electrophysiology. Vol. 3, No. 3, 2017; 276-288.

Réponses suggérées à l'exercice (Figure 18-14) :

1. Origine dans le ventricule gauche (plus d'IDM fournissent plus de substrat pour la TV)

2. Complexes QRS larges (suggérant une conduction lente à travers le myocarde en activité)

3. Rythme régulier (suggérant une réentrée)

4. Monomorphe

Chapter 19

Les tachycardies ventriculaires idiopathiques « bénignes »

Les tachycardies ventriculaires idiopathiques sont des tachycardies ventriculaires qui ne sont pas dues à une maladie cardiaque structurelle. Lorsque la première de ce type de tachycardie a été découverte, les chercheurs et les cardiologues étaient confus quant à son origine. Ils les ont donc appelées « idiopathiques, » ce qui signifie « de cause inconnue ». Au fur et à mesure que de plus en plus de ces tachydysrythmies très hétérogènes ont été découvertes, des progrès ont rapidement été réalisés dans la détermination de leurs origines. Aujourd'hui, nous savons comment ces dysrythmics se produisent et pourtant nous appelons toujours ce groupe « idiopathique. »

Bien que les tachycardies ventriculaires soient divisées en celles dues à une maladie cardiaque structurelle et celles qui n'en sont pas (idiopathiques), la catégorie idiopathique peut être divisée en bénignes et potentiellement mortelles. Certaines sont dues à une activité déclenchée tandis que d'autres sont dues à une réentrée. L'activité déclenchée produit des tachycardies bénignes (les voies de sortie droites et gauches) et malignes (torsades de pointes) et la réentrée produit des tachycardies bénignes (fasciculaires) et malignes (branches du faisceau).

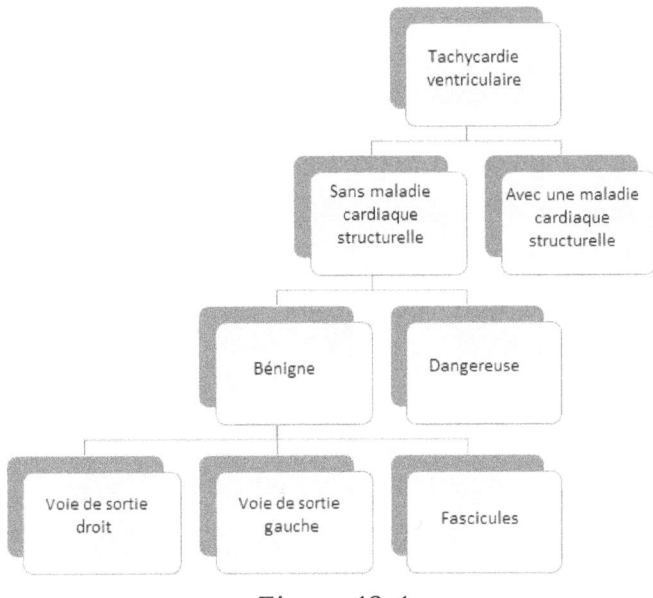

Figure 19-1

Les tachycardies ventriculaires idiopathiques bénignes proviennent de trois endroits: la voie de sortie du ventricule droit (VSVD, également connu sous le nom d'*infundibulum*), la voie de sortie du ventricule gauche (VSVG) et les faisceaux postérieur et antérieur (mais surtout le faisceau postérieur).

Tachycardies de la voie de sortie (l'infundibulum) du ventricule droit

Commençons par montrer ce que comprend la voie de sortie droite (Figure 19-2):

La voie de sortie du ventricule droit – Qu'est-ce que c'est et où se trouve-t-elle?

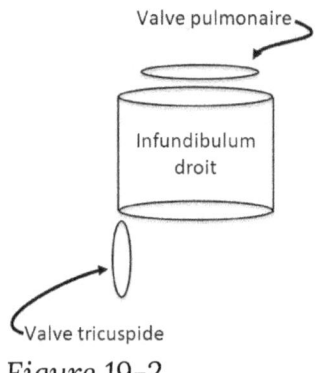

Figure 19-2

La voie de sortie du ventricule droit (VSVD) est la zone délimitée en haut par la valve pulmonaire et en bas par le sommet de la valve tricuspide, qui forme elle-même la voie d'entrée. La valve pulmonaire et les valves tricuspides sont orientées à angle droit, la valve pulmonaire étant orientée horizontalement et la valve tricuspide étant orientée verticalement. Le but du schéma de gauche (19-2) est de vous montrer que la VSVD s'étend complètement autour du ventricule supérieur droit. Une représentation plus réaliste est présentée ci-dessous (19-3). Bien que la VSVD soit de forme conique, nous la considérons comme divisée en deux côtés: droit, antérieur (ensemble, appelés paroi libre), gauche et postérieur (ensemble, appelés septal). Cela peut être simplifié davantage en une zone postéro-médiale (« septale ») et une zone antérolatérale (« paroi libre »), une désignation très courante. N'oubliez pas: le septum est orienté presque parallèlement au plan frontal, il formerait donc davantage une paroi postérieure pour la voie de sortie du ventricule droit plutôt qu'une paroi latérale.

Il existe également une voie de sortie du ventricule GAUCHE (VSVG) que vous découvrirez plus tard, mais voici quelque chose que vous n'aviez peut-être pas prévu: une partie de la voie de sortie du ventricule DROIT (VSVD) est située à GAUCHE et la voie de sortie du ventricule GAUCHE (VSVG) est située à DROITE! (Utilisez ce petit jeu de questions pour voir si vous pouvez gagner une tasse de café de vos collègues!)

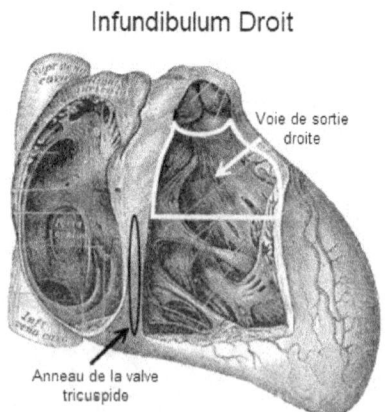

Figure 19-3

CONSEIL | La plupart des impulsions provenant de la VSVD se trouveront sur le côté droit du septum ou très près de celui-ci. Elles seront plus proches des fibres de Purkinje à conduction rapide (c'est-à-dire des branches du faisceau) et auront par con-séquent tendance à avoir des complexes QRS mieux formés qui auront tendance à être plus étroits que ceux qui sont liés à la cicatrice. Cependant, ils ne seront pas aussi étroits ou bien formés que les complexes QRS des tachycardies qui naissent dans le système de Purkinje!

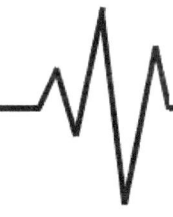

Signature électrocardiographique

Morphologie du BBG en dérivation V1

Axe inférieur (ondes R hautes en dérivations II, III et aVF) dans le plan frontal

QRS en dérivation I < 120 ms

Transitions précordiales qui peuvent être un peu plus précoces (à ou avant la dérivation V3) que prévu pour une impulsion ventriculaire droite

*La durée du QRS en dérivation I inférieure à 120 ms n'est pas vraiment un élément diag-nostique de la tachycardie VSVD (certaines peuvent avoir des durées plus longues), mais elle permet de la différencier de son « sosie » le plus proche, la tachycardie réentrante de la cardiomyopathie arythmogène.

La VSVD a une relation très particulière avec la VSVG, ce qui conduit parfois à une certaine confusion. Bien que le septum interventriculaire sépare la VSVD de la VSVG, nous oublions souvent que le septum n'est pas toujours une paroi épaisse et musculaire comme la paroi libre du ventricule gauche - il existe également une section fine et membraneuse de la première partie du septum au début de la séparation en deux ventricules:

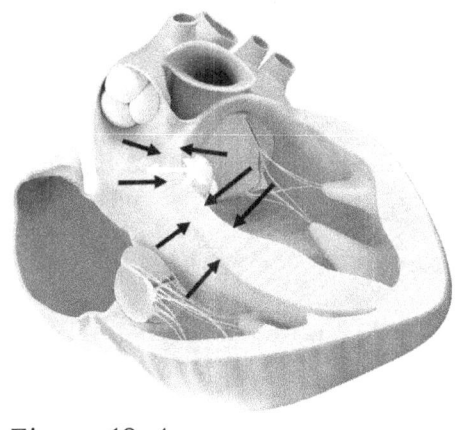

Ce diagramme (Figure 19-4) montre la VSVD et la VSVG avec un septum qui s'amincit progressivement, indiqué par les flèches. Le septum interventriculaire est visible séparant la VSVD de la VSVG. La partie inférieure de la VSVD (qui se trouve toujours dans la partie supérieure du ventricule droit) est séparée de la VSVG par la paroi musculaire épaisse du septum. La partie supérieure de la VSVD, en revanche, est séparée de la VSVG par une membrane relativement fine. Le « X » indique un foyer ectopique dans la voie de sortie du ventricule gauche (VSVG) qui sort en fait dans la voie de sortie du ventricule droit (VSVD)! Cela crée le paradoxe

Figure 19-4

unique dans lequel un battement ectopique provenant du VENTRICULE GAUCHE présente un schéma de BBG! Alors, voici une autre façon de gagner une tasse de café auprès de vos collègues: demandez-leur si une impulsion provenant du VENTRICULE GAUCHE peut avoir un schéma de BBG! (mais ne l'essayez pas sur vos amis électrophysiologistes – vous leur offrirez une tasse de café!)

Il y a plusieurs choses à savoir sur les tachydysrythmies VSVD:

Présentation courante

Les patients sont généralement plus jeunes au début – 20 à 40 ans – mais la tachycardie peut continuer à réapparaître jusqu'à un âge avancé (60 et 70 ans). La plainte la plus courante est des palpitations et parfois des étourdissements si les épisodes deviennent persistants – rarement une syncope. Les épisodes sont cependant généralement très courts – juste quelques battements puis une fin spontanée. Ils peuvent survenir plusieurs fois par jour ou seulement occasionnellement. Le plus grand danger pour le patient est le développement d'une cardiomyopathie due à des épisodes persistants appelés cardiomyopathie induite par la tachycardie, ou CIT (plus d'informations à ce sujet dans un instant).

Quelles sont les causes de la tachycardie VSVD?

La tachycardie est causée par des post-dépolarisations retardées qui conduisent à une activité déclenchée. Il n'y a pas d'intervalle QT prolongé et la dysrythmie n'est pas liée à des torsades de pointes. Bien que ces tachycardies ne soient pas dues à une maladie cardiaque structurelle, une maladie cardiaque structurelle peut être présente.

Elles sont considérées comme bénignes (non, ce n'est pas une erreur de frappe!). La plupart des traitements visent à réduire la gêne occasionnée par des palpitations fréquentes. Les patients présentant une faible charge ectopique (épisodes peu fréquents de tachycardie ou d'ESV) qui ne présentent aucun symptôme ou ne considèrent pas leurs symptômes comme un problème sont parfois laissés sans traitement.

Si elles sont maintenues (ce qui est très rare), elles répondront assez efficacement à l'adéno-sine! Mais elles répondent également aux inhibiteurs calciques, aux bêtabloquants, à l'amio-darone et même (parfois) aux manœuvres vagales. L'ablation réussit dans plus de 90% des cas et les récidives sont rares.

Bien que certaines tachycardies ventriculaires idiopathiques soient bénignes (tachycardies de la voie de sortie, tachycardies fasciculaires) et que d'autres soient très dangereuses (torsades de pointes, TV polymorphes catécholaminergiques), toutes les tachycardies ventriculaires dues à une cardiopathie structurelle sont dangereuses et potentiellement mortelles!

Il existe une tachycardie ventriculaire due à une cardiopathie structurelle qui peut rarement se présenter dans la voie de sortie du ventricule droit et qui ressemble beaucoup aux tachycardies bénignes de la VSVD: il s'agit de la cardiomyopathie arythmogène (voir le chapitre 18, section « Cardiomyopathie arythmogène ...). Cette maladie est rare et prend généralement naissance dans la région apicale du ventricule droit, mais peut, dans de rares cas, se développer dans la VSVD. La distinction entre ces deux tachycardies aux traitements et pronostics très différents est abordée au chapitre 23 (« WCT similaires et comment les distinguer ... »).

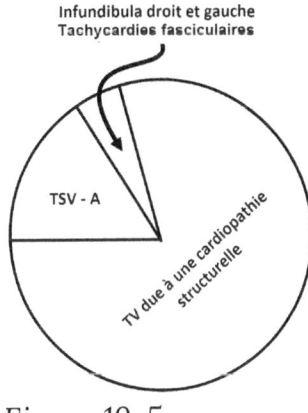

Figure 19-5

Mais ne perdons pas de vue notre perspective: les tachycardies ventriculaires idiopathiques sont très rares, ne représentant que 10% de toutes les tachycardies ventriculaires. Les VSVD représentent 80 à 90% de toutes les TV idiopathiques (ce qui représente 8 à 9% de toutes les tachycardies ventriculaires (Figure 19-5). Cela laisse environ 1% pour les tachycardies ventriculaires gauches. Il est facile de trouver des exemples de VSVD et de tachycardies fasciculaires postérieures sur Internet, mais c'est parce que lorsque quelqu'un en rencontre une, elle est généralement publiée pour que tout le monde puisse la voir. Ne laissez pas cela déformer votre conception de la véritable fréquence de ces tachydysrythmies. Si vous voyez beaucoup de patients cardiaques atteints de dysrythmies, vous en rencontrerez probablement une de temps en temps. Cependant, la grande majorité des tachycardies ventriculaires que vous gérerez seront dues à une maladie cardiaque structurelle et ce seront des dysrythmies très dangereuses!

Jetons un œil à un ECG de tachycardie VSVD...

Tachycardie de la voie de sortie du ventricule droit (VSVD) n° 1

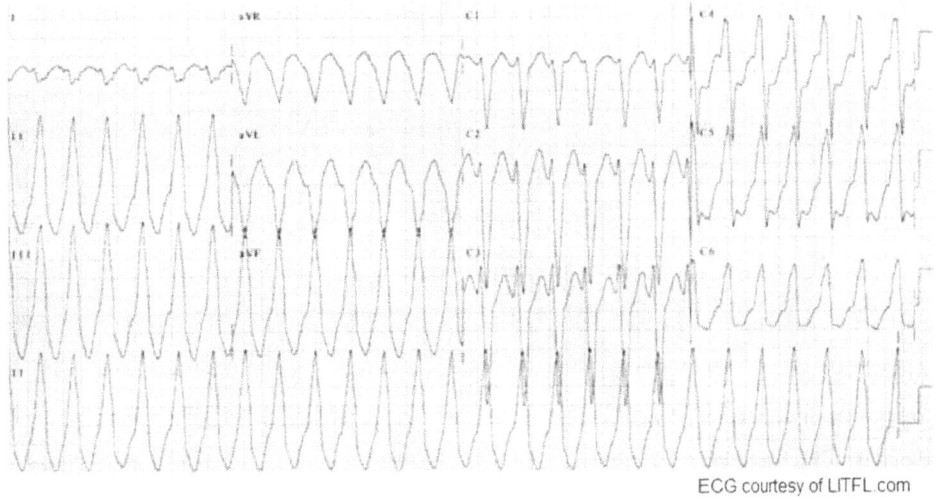

ECG courtesy of LITFL.com

Figure 19-6

Il y a plusieurs choses à noter à propos des tachycardies VSVD sur le tracé ECG (Figure 19-6):

Bien qu'elles soient essentiellement bénignes, elles peuvent néanmoins avoir un aspect très effrayant!

Les complexes QRS dans les dérivations inférieures (II, III, aVF) sont constitués de grandes ondes R. Cela indique que l'origine de l'impulsion se trouve dans la voie de sortie. Considérez les ondes R comme pointant vers l'origine de l'impulsion.

PERLE | Je n'ai jamais compris pourquoi tant d'auteurs de manuels et d'articles de revues insistent pour mentionner un « axe inférieur » comme condition requise pour le diagnostic de tachycardie de la voie de sortie du ventricule droit. Le terme indique la direction dans laquelle l'impulsion se déplace. À partir de là, vous êtes censé décider d'où provient l'impulsion. Pourquoi ne pas simplement regarder les complexes QRS dans les dérivations inférieures – en particulier la dérivation aVF – et dire que « la tachycardie provient de la voie de sortie »? Nous devons connaître l'origine de l'impulsion. Peu importe où va l'impulsion – c'est son origine qui nous dit ce que nous voulons savoir!

La transition précordiale est située à la dérivation V4 (C4 sur cet ECG, Figure 19-6). Les impulsions (vecteurs) provenant du ventricule droit montreront généralement une transition précordiale de la dérivation V4 vers la dérivation V6 et parfois au-delà. Parfois, dans le cas de tachycardies ou d'ESV de la VSVD, elles passeront par la dérivation V3. Une transition précordiale à la dérivation V3 ou V4 indique un emplacement sur ou très près du côté droit du septum interventriculaire supérieur, un emplacement plus à gauche mais toujours dans le ventricule droit. Une transition précordiale à la dérivation V6, par exemple, pourrait suggérer un emplacement du foyer ectopique plus à droite dans le ventricule droit – très probablement sur la paroi libre.

PERLE | Vous souvenez-vous à quoi ressemble la VSVD dans la VSVD supérieure? (Voir Figure 17-4) À ce stade, le septum interventriculaire n'est qu'une fine membrane séparant la VSVD de la VSVG. On pourrait s'attendre à ce qu'un foyer originaire du septum supérieur GAUCHE ait une transition précordiale autour de la dérivation V3, alors pourquoi ne pas un foyer sur la partie supérieure du VSVD dans la partie qui se courbe vers la GAUCHE du VSVG? Par conséquent, il n'est pas trop surprenant qu'une impulsion provenant de la partie supérieure du VSVD puisse avoir une transition précordiale plus précoce que prévu pour une structure ventriculaire droite.

Étant donné que la tachycardie VSVD est essentiellement bénigne, pourquoi la traiter? Le mot clé ici est « essentiellement ».

Tout d'abord, les palpitations peuvent être très dérangeantes pour le patient. De plus, bien que ce rythme soit toléré par une personne en bonne santé, imaginez si le patient avait une sténose aortique, une maladie coronarienne ou une grave broncho-pneumopathie chronique obstructive (BPCO). Cela ne lui semblera pas si bénin! Et il y a toujours le risque d'une cardiomyopathie induite par la tachycardie (CIT) en raison d'épisodes fréquents de tachycardie. Une cardiomyopathie induite par la tachycardie peut survenir chez toute personne présentant des épisodes fréquents de tachycardie ou même des extrasystoles ventriculaires très fréquentes (appelées « charge élevée en extrasystoles ventriculaires »).

CONSEIL | Une tachycardie idiopathique n'est bénigne que si le patient est en bonne santé. Un patient souffrant d'une maladie cardiopulmonaire grave peut ne pas tolérer les tachycardies.

Si elle n'est pas traitée, l'état du patient se détériorera lentement et finira probablement par s'avérer fatal. Cependant, il y a une bonne nouvelle! Si la tachycardie ou les extrasystoles ventriculaires excessives sont traitées – généralement par ablation – le patient peut récupérer complètement sa fonction ventriculaire et retrouvera sa fraction d'éjection du ventricule gauche d'avant la cardiomyopathie dans un délai d'environ 4 à 6 mois. La CIT peut également survenir dans d'autres tachydysrythmies – la tachycardie réciproque jonctionnelle permanente (RTJP) est connue pour provoquer une CIT chez les enfants, parfois mortelle.

PERLE | Les tachycardies bénignes et idiopathiques de la voie de sortie ventriculaire sont dites « bénignes » car il est extrêmement peu probable qu'elles entraînent un collapsus cardiovasculaire ou une mort cardiaque subite. Il y a cependant deux problèmes:

1) si la TV de la voie de sortie se produit trop fréquemment, elle peut mener à une cardiomyopathie induite par la tachycardie (CIT), et

2) bien que la TV de la voie de sortie elle-même soit bénigne, si l'impulsion trouve une cicatrice, elle peut devenir une tachycardie liée à une cicatrice avec tous les dangers associés. Ne vous y trompez pas – le fait que la tachycardie ventriculaire soit de type bénin et idiopathique en raison d'une activité déclenchée n'exclut pas la présence d'une maladie cardiaque.

Tachycardie de la voie de sortie du ventricule droit (VSVD) n° 2

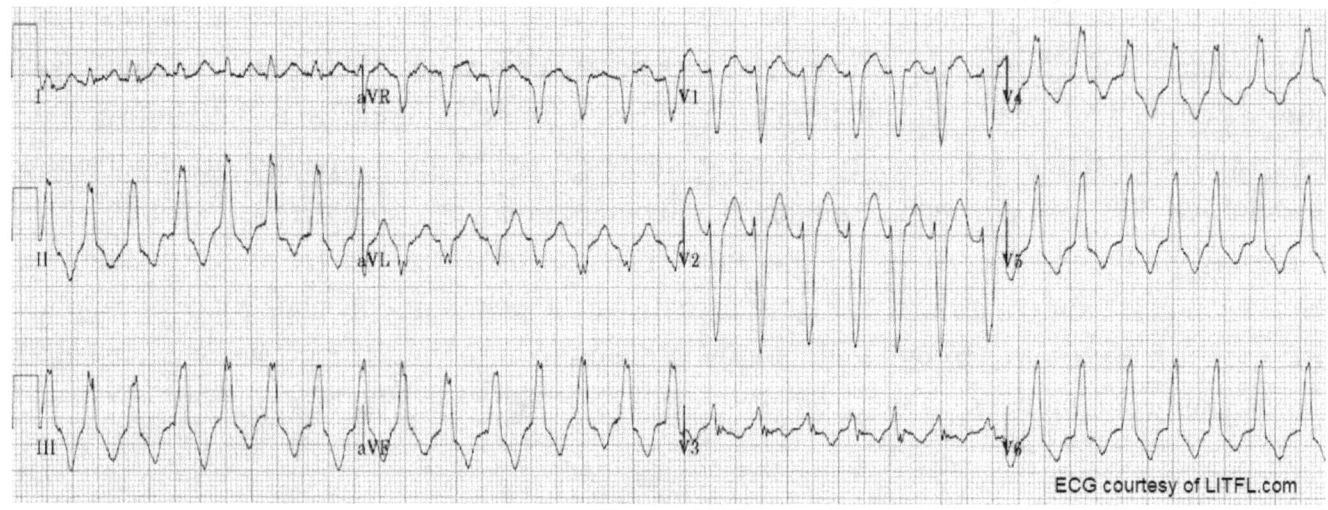

Figure 19-7

Voici un récapitulatif de ce que vous avez appris plus tôt.

Quelles dérivations inspectez-vous en premier sur un ECG à 12 dérivations pour tachycardie à complexes larges?

- **Dérivation V1**: pour déterminer dans quel ventricule la tachyarythmie provient

- **Dérivations II, III et aVF**: pour déterminer l'axe vertical de l'impulsion ectopique (vient-elle de la voie de sortie – généralement bénigne, ou de l'apex – jamais bon?)

- **Dérivation aVR**: pour déterminer la présence d'une onde R initiale et un diagnostic immédiat de tachycardie ventriculaire

Dans les figures 19-6 et 19-7, l'impulsion provient du VENTRICULE DROIT car il y a un QRS de type BBG dans la dérivation V1. Tournons notre attention vers la figure 19-7:

Il y a de grandes ondes R dans les dérivations inférieures pointant vers le HAUT en direction de l'origine de l'impulsion; par conséquent, l'impulsion provient de la voie de sortie (ventricule supérieur droit).

Il y a une onde QS monophasique dans la dérivation aVR (les complexes QS eux-mêmes sont monomorphes – tous exactement les mêmes dans la dérivation aVR). Cela ne contribue malheureusement pas au diagnostic. Une onde R monophasique ou une qR dans laquelle le q dure au moins 40 ms favoriserait fortement la tachycardie ventriculaire – mais nous ne le voyons pas ici.

OK… maintenant, où dans la partie supérieure du ventricule droit l'impulsion se produit-elle? Nous pouvons voir que la transition précordiale se situe entre les dérivations V2 et V3 – une

transition très précoce pour une impulsion provenant du ventricule droit. À moins que...
elle ne vienne de la zone septale supérieure où le septum est plus une membrane fine
qu'une structure musculaire épaisse et la VSVD s'enroule autour de l'aorte vers la gauche.
Rappelez-vous: plus la transition précordiale est tardive, plus l'origine de l'impulsion est
à droite. Je soupçonne que ce rythme ectopique provient de la zone de la voie de sortie
supérieure droite.

Voyez avec quelle rapidité vous pouvez parvenir à un diagnostic de VSVD grâce à cet ECG
(Figure 19-8). Suivez ces cinq étapes:

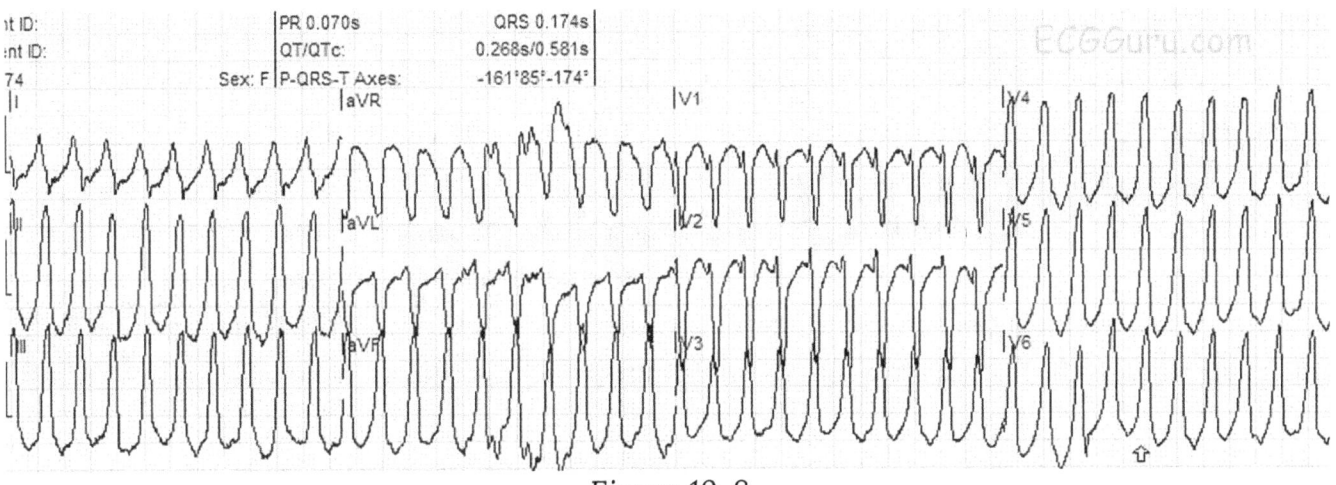

Figure 19-8

1. **Localisation dans le cœur** : quel ventricule?

2. **Localisation dans le ventricule** : voie de sortie ou apex?

3. **Diagnostic rapide** : existe-t-il une onde R monophasique dans la dérivation aVR?

4. **Diagnostic final** : quel est votre diagnostic?

5. **Confirmation** : où se situe la transition précordiale et est-elle cohérente avec votre
   diagnostic?

Étant donné la transition précordiale, dans quelle partie du VSVD pensez-vous que le foyer
se situe?

La transition précordiale est située entre les dérivations V2 et V3, car la dérivation V3 est déjà
une onde R monophasique. C'est précoce pour une impulsion provenant du ventricule droit.
Cependant, cela peut facilement se produire si le foyer est situé sur le septum interventriculaire supérieur droit dans la partie supérieure gauche du VSVD, où le septum est très fin et
où il y a peu de séparation entre le VSVD et le VSVG.

CONSEIL | Si vous pensez que le patient présente l'une des TV idiopathiques bénignes, assurez-vous que les complexes QRS sont de 140 ms ou moins. Un QRS plus large peut être idiopathique, mais il devrait vous alerter de la probabilité d'une TV liée à une cicatrice et d'une tachycardie beaucoup plus dangereuse.

Tachycardies de la voie de sortie du ventricule gauche (VSVG)

Cette section est courte car presque tout ce qui a été dit sur les tachycardies de la voie de sortie du ventricule droite (VSVD) s'applique aux tachycardies de la voie de sortie du ventricule gauche (VSVG). La seule copie d'un ECG à 12 dérivations d'un patient présentant une tachycardie de la voie de sortie du ventricule gauche (VSVG) documentée en ma possession est celle avec une morphologie de BBG en dérivation V1 – elle ressemble donc exactement à une voie de sortie du ventricule gauche! Les tachycardies de la voie de sortie du ventricule gauche (VSVG) partagent les mêmes caractéristiques, le même traitement et le même pronostic que les tachycardies de la voie de sortie du ventricule gauche (VSVD). Leur seule différence est que la signature électrocardiographique de la tachycardie de la voie de sortie du ventricule gauche (VSVG) est généralement une morphologie de type BBD en dérivation V1. Bien entendu, elles présentent toutes deux de grandes ondes R en dérivations II, III et aVF. Alors que les tachycardies ventriculaires idiopathiques ne représentent qu'environ 10% de toutes les tachycardies ventriculaires, 90% d'entre elles surviennent dans le ventricule droit et 10% dans le ventricule gauche. Dans le ventricule gauche, les tachycardies fasciculaires (sujet suivant) sont de loin les plus courantes des tachycardies ventriculaires gauches idiopathiques, alors ne prévoyez pas de diagnostiquer une tachycardie VSVG très bientôt.

Anecdote intéressante | Étant donné qu'un foyer ectopique situé en haut de la voie de sortie du ventricule gauche peut sortir dans le ventricule droit, une impulsion survenant dans le ventricule gauche peut présenter une morphologie de BBG en dérivation V1. Cela ne vous préoccupera jamais, mais c'est quelque chose que l'électrophysiologiste devra prendre en compte avant une procédure d'ablation.

CONSEIL | Vous verrez parfois le terme tachycardie ventriculaire gauche idiopathique (TVGI) comme diagnostic. Bien que le terme inclut les tachycardies VSVG, il fait plus souvent référence plus spécifiquement aux tachycardics fasciculaires qui sont les plus courantes des tachycardies idiopathiques du ventricule gauche.

Il ne faut pas confondre les tachycardies VSVG avec les tachycardies fasciculaires postérieures (de loin le type de tachycardie fasciculaire le plus courant). Dans le cas des tachycardies VSVG, les complexes QRS dans les dérivations inférieures seront tous de grandes ondes R; les tachycardies fasciculaires postérieures auront exactement l'effet opposé: elles auront des ondes S profondes dans les dérivations inférieures. De plus, les tachycardies fasciculaires auront un début plus net et plus doux des complexes QRS puisqu'elles se produisent dans le tissu conducteur.

Tachycardies fasciculaires

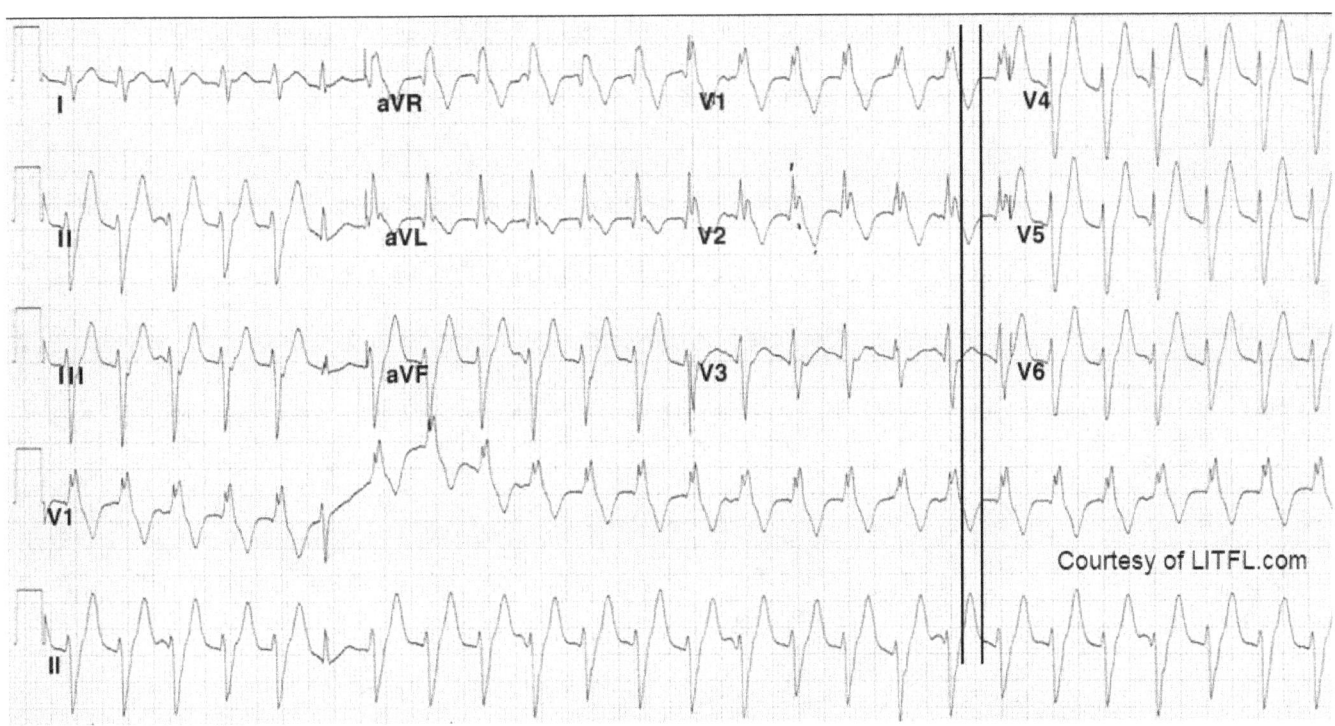

Figure 19-9

Les tachycardies fasciculaires sont très intéressantes car...

1. elles font partie des tachycardies idiopathiques « bénignes »

2. elles sont parfois si étroites qu'on les confond avec des tachycardies supraventriculaires avec aberration

3. elles répondent au vérapamil (ce qui ajoute à les confondre avec une tachycardie supraventriculaire de type A)

Quel mécanisme provoque une tachycardie fasciculaire? Et pourquoi répond-elle au vérapamil alors que les tachycardies ventriculaires liées à une cicatrice développeront un collapsus cardiovasculaire profond si on leur administre du vérapamil?

PERLE | Juste pour garder les choses en perspective – les tachycardies fasciculaires postérieures sont TRÈS RARES, mais les tachycardies fasciculaires antérieures sont EXTRÊMEMENT RARES!

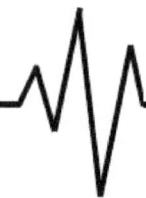

Signature électrocardiographique

BBD en dérivation V1

Déviation de l'axe gauche avec ondes rS en dérivations II, III et aVF,

Déviation de l'axe droit avec ondes qR en dérivations II, III et aVF (très rare !)

Complexes QRS relativement étroits (≤ 140 ms, généralement ≤ 130 ms)

Temps de pic R (anciennement déflexion intrinsèque) en V1 < 80

Transition précordiale précoce (avant dérivation V1)

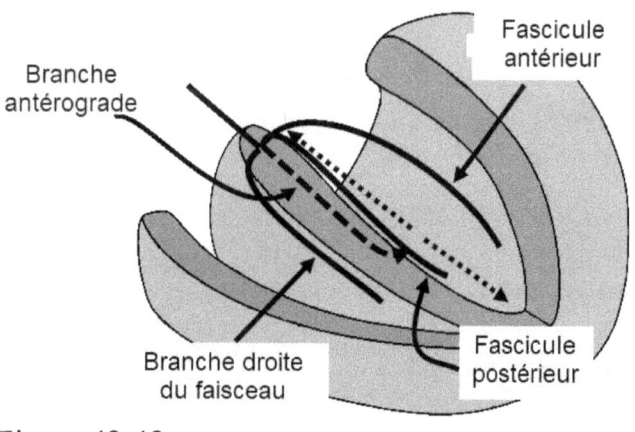

Figure 19-10

Les tachycardies fasciculaires sont localisées soit dans le faisceau postérieur (plus fréquent), soit dans le faisceau antérieur (rare). Des cas de tachycardie fasciculaire septale ont été signalés, mais c'est assez rare et vous n'avez pas à vous en préoccuper. De loin, la tachycardie fasciculaire la plus fréquente est la tachycardie fasciculaire postérieure. Dans ces tachycardies, le faisceau postérieur agit comme branche rétrograde et une autre voie – pas encore clairement définie – agit comme branche antérograde. Le retournement proximal est la jonction des branches droite et gauche du faisceau à l'extrémité du faisceau de His. Le retournement distal se situe probablement quelque part dans le septum, entre le septum moyen et le septum apical. C'est là que la branche antérograde rejoint le faisceau postérieur et l'active. Encore une fois, notez que le mot « ventriculaire » ne fait pas partie de la nomenclature ici. Le terme « ventriculaire » est utilisé car les faisceaux postérieur et antérieur ne sont pas situés dans les oreillettes.

Consultez le schéma des voies conductrices (Figure 19-10) et localisez la branche antérograde: il s'agit de la flèche avec les tirets les plus gros qui descend au milieu du septum. Comme vous pouvez le voir, elle se connecte au faisceau postérieur avant de se terminer au niveau du muscle papillaire postérieur. À ce stade, vous voyez deux flèches plus petites avec des tirets beaucoup plus petits. Une flèche pointe vers le proximal et l'autre vers le distal. Cela signifie qu'au point de connexion, une impulsion se déplace vers le haut du faisceau postérieur pour continuer le circuit de réentrée tandis qu'en même temps, une autre impulsion se déplace vers le distal pour activer le ventricule gauche. Il devrait être évident que la partie du fascicule postérieur qui conduit de manière distale ne participe pas à la boucle de réentrée – seule la partie du fascicule postérieur allant de la connexion avec la branche antérograde de manière proximale jusqu'au sommet du circuit fait partie de la boucle de réentrée.

PERLE | Étant donné que le fascicule postérieur est activé avant le fascicule antérieur, l'ECG aura l'apparence d'un bloc fasciculaire antérieur (BBD ou morphologie de type BBD dans la dérivation V1 et complexes QRS négatifs dans les dérivations inférieures). Mais il n'y a pas de bloc fasciculaire antérieur présent! Il s'agit d'une tachycardie ectopique et les morphologies QRS représentent soit l'origine de la dysrythmie, soit l'ordre d'activation – mais pas un bloc!

Bien qu'il existe un circuit de réentrée, la conduction reste principalement dans le système His-Purkinje et le complexe QRS n'est souvent pas beaucoup plus large que s'il y avait un bloc fasciculaire antérieur. Regardez attentivement le diagramme pour comprendre le mécanisme de la tachycardie.

Maintenant POURQUOI cette tachycardie ventriculaire réagit-elle au vérapamil alors que le vérapamil peut être si mortel s'il est administré à une tachycardie ventriculaire liée à une cicatrice? La raison en est que la voie antérograde traverse le myocarde qui utilise les canaux calciques lents de type L pour initier le potentiel d'action. Le fonctionnement de ces canaux calciques n'est pas basé sur l'activation de la voie de l'AMP cyclique (AMPc), donc l'adénosine n'aura aucun effet. Bien sûr, le vérapamil, étant un inhibiteur des canaux calciques, provoquera la terminaison du circuit de réentrée.

PERLE | Les complexes QRS les plus étroits lors d'une tachycardie ventriculaire sont ces tachycardies très rares qui naissent dans le septum basal et pénètrent immédiatement et simultanément dans les deux branches du faisceau. Les tachycardies fasciculaires sont les deuxièmes plus étroites et en troisième position les tachycardies de la voie de sortie.

Voici un exemple (Figure 19-11, page suivante) d'une tachycardie fasciculaire antérieure (très rare!)...

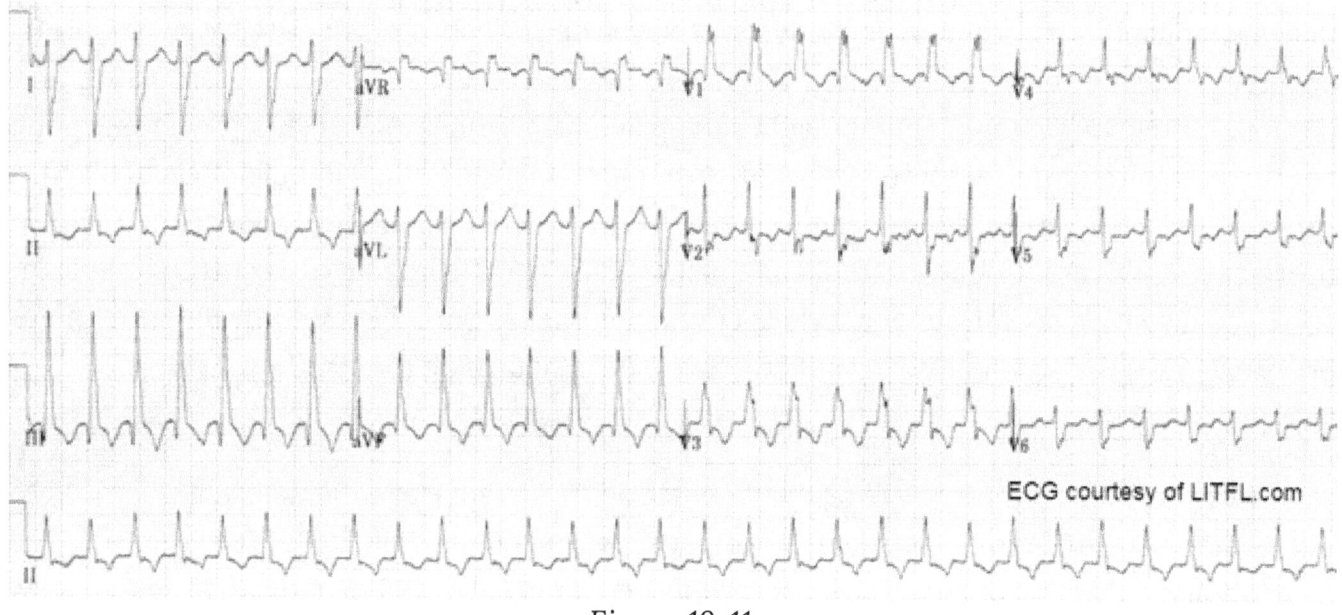

Figure 19-11

Notez qu'il existe toujours une morphologie de type BBD dans la dérivation V1, mais maintenant une déviation de l'axe droit. Les dérivations inférieures manifestent un axe inférieur avec des complexes QRS pointant vers le haut.

« Mais il y a un problème, » vous exclamez-vous. « C'est la même description qu'une tachycardie VSVG! Comment pouvez-vous différencier une tachycardie VSVG d'une tachycardie fasciculaire antérieure? » La réponse se trouve au chapitre 23!

Où se trouve la transition précordiale et que vous indique-t-elle? La transition précordiale s'est produite avant la dérivation V1. Cela indique que l'impulsion provient du ventricule gauche, probablement plus latéralement que la zone du septum interventriculaire. Cela est conforme à la distribution du fascicule antérieur (antérolatéralement).

ASTUCE | Recherchez une durée QRS inférieure à 140 ms et généralement inférieure à 130 ms) et un temps de pic R inférieur à 80 ms. Une morphologie de type BBD et une déviation de l'axe gauche avec un QRS large sont très peu susceptibles d'être une tachycardie fasciculaire!

EN PLUS! | Il y a des signes de dissociation AV dans cet extrait (Figure 19-12). Pouvez-vous les trouver?

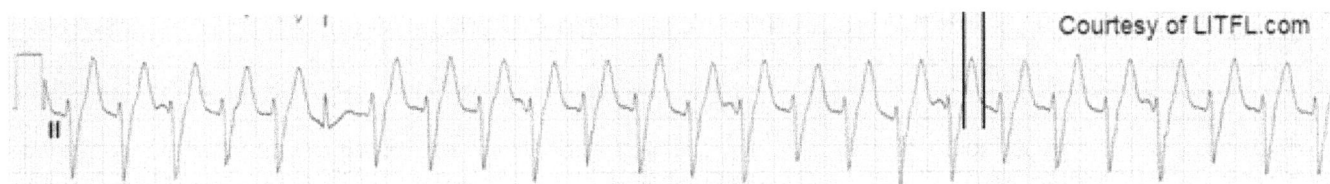

Figure 19-12

Il y a un battement de capture et des ondes P périodiques qui apparaissent assez régulièrement.

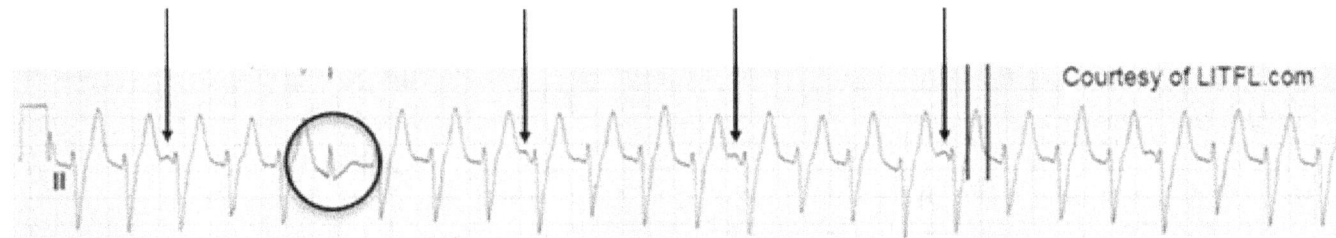

Figure 19-13

Les ondes P sont verticales et apparaissent en dérivation II, elles ne sont donc pas rétrogrades et doivent provenir de l'oreillette droite, très probablement du nœud sinusal. Cependant, elles apparaissent régulièrement et au même endroit à chaque fois. Il s'agit très probablement d'un rapport isorythmique fixe et coïncident entre le nœud sinusal et le circuit de tachycardie fasciculaire.

Maintenant, faites attention: voici l'une de mes recommandations les plus sérieuses...

IMPORTANT! | NE DONNEZ PAS de vérapamil ou tout autre inhibiteur calcique à un patient atteint d'une tachycardie à complexes larges si vous n'êtes pas absolument certain de votre diagnostic de tachycardie fasciculaire ou si vous n'avez aucune expérience dans la prise en charge d'un patient en collapsus cardiovasculaire profond. Bien que je ne pense PAS que TOUS les patients atteints d'une tachycardie à complexes larges doivent être automatiquement cardioversés, permettez-moi d'être le premier à dire que si vous n'êtes pas sûr de gérer les tachycardies à complexes larges – mais que vous vous trouvez dans une situation où vous DEVEZ! – une cardioversion correctement mise en œuvre est de loin – DE LOIN! – l'option la plus sûre et la plus efficace pour mettre fin à la tachydysrythmie.

Encore une chose...

Vous rencontrerez souvent tout au long de ce livre mon adage « Rien de bon ne sort de l'apex! » Et c'est vrai... pour les tachycardies ectopiques survenant en présence d'une maladie cardiaque structurelle. Lorsque les tachycardies commencent dans les fibres conductrices elles-mêmes, c'est une autre affaire.

Comme vous avez peut-être commencé à le remarquer, tous les complexes QRS négatifs (rS, QS) dans les dérivations inférieures peuvent indiquer une origine dans l'apex du ventricule droit ou gauche, mais... tous les complexes négatifs dans les dérivations inférieures peuvent également indiquer une tachycardie fasciculaire postérieure – une tachycardie bénigne.

Lorsque la tachycardie correspond à la description (signature électronique) d'une tachycardie fasciculaire, la découverte de tous les complexes QRS négatifs dans les dérivations inférieures n'indique pas une origine dans l'apex – elle indique que le fascicule postérieur s'est activé avant le fascicule antérieur.

Ainsi, lorsque je dis que « rien de bon ne sort de l'apex », cela fait référence aux tachycardies ventriculaires monomorphes régulières dues à une maladie cardiaque structurelle, qui sont de loin les tachycardies les plus courantes provenant de l'apex.

Bon, vraiment... juste une dernière chose à souligner...

Les TV bénignes et idiopathiques peuvent exister sans aucune preuve de maladie cardiaque structurelle – c'est pourquoi elles sont dites « idiopathiques ». D'un autre côté, elles peuvent également exister en présence d'une maladie cardiaque structurelle – bien qu'elles ne soient pas CAUSÉES par celle-ci. Comme expliqué précédemment, ce qui peut avoir commencé comme une tachycardie bénigne peut « se transformer » en une tachydysrythmie très dangereuse et mortelle si les impulsions trouvent une zone cicatricielle!

Euh... est-ce que je vous ai entendu dire que vous vouliez juste une autre PERLE?

PERLE | Un patient avec une tachycardie à complexe large qui est stable et sans détresse n'est pas la preuve d'une tachycardie supraventriculaire avec aberration. Un patient avec une tachycardie ventriculaire connue qui est stable et sans détresse n'est pas la preuve d'une tachycardie idiopathique bénigne. Un patient avec une tachycardie ventriculaire liée à une cicatrice peut sembler stable et parfois ne pas être en détresse du tout. La différence est que... le patient souffrant de tachycardie liée à une cicatrice pourrait souffrir d'un collapsus cardiovasculaire à tout moment!

Lectures recommandées:

Callans DJ, MD, et al. Repetitive Monomorphic Tachycardia From the Left Ventricular Outflow Tract: Electrocardiographic Patterns Consistent With a Left Ventricular Site of Origin. JACC. Vol. 29, No. 5 April 1997:1023±7.

Conti GS, MD et al. Right Ventricular Outflow Tract Arrhythmias: Benign Or Early Stage Arrhythmogenic Right Ventricular Cardiomyopathy/Dysplasia? Journal of Atrial Fibrillation. Volume 7: Issue 4; Dec 2014-Jan 2015.

Francis J, MD, Venugopal K, MD, Sudhayakumar N, Khadar SA, MD, Anoop K. Gupta AK MD FACC. Idiopathic Fascicular Ventricular Tachycardia. Indian Pacing and Electrophysiology Journal. 4(3): 98-103 (2004).

Kapa S, MD; Gaba P, BS; DeSimone CV, MD PhD, Asirvatham SJ, MD. Fascicular Ventricular Arrhythmias – Pathophysiologic Mechanisms, Anatomical Constructs, and Advances in Approaches to Management. Circ Arrhythm Electrophysiol. 2017; 1-14.

Kumagai K, MD. Idiopathic ventricular arrhythmias arising from the left ventricular outflow tract: Tips and tricks. Journal of Arrhythmia. 30 (2014) 211–221

Schiefermueller J. Ventricular Tachycardias in Structurally Normal Hearts - A Case Report and Review of the Literature. Int J Crit Care Emerg Med. 4(1); 2018.

Chapter 20

Tachycardie ventriculaire polymorphe – Partie I

Torsade de Pointes

Commençons par voir ce que vous savez (ou non) déjà sur les tachycardies ventriculaires polymorphes en général...

Connaissez-vous ce type de tachycardie ventriculaire (Figure 20-1)?

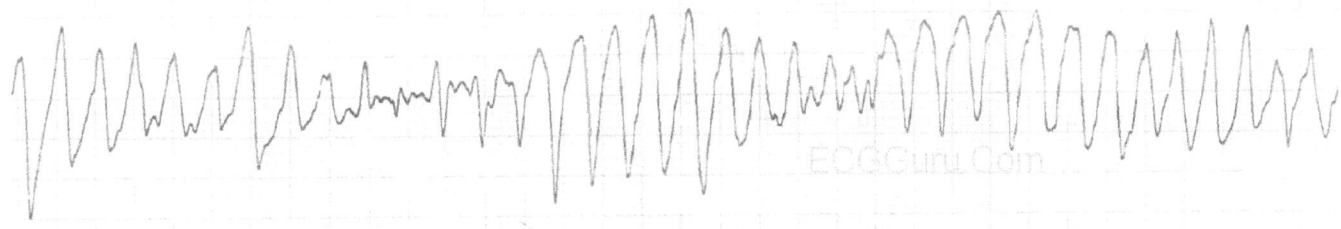

Figure 20-1

Pouvez-vous l'identifier?

Si vous avez dit torsade de pointes (TdP) – alors vous n'êtes pas familier avec ce type de tachydysrythmie! Tout ce que l'on peut dire, c'est qu'il s'agit d'une tachycardie ventriculaire polymorphe – un terme beaucoup plus général. Qu'est-ce qui vous fait penser qu'il s'agit de torsades de pointes? Les épisodes fusiformes dans lesquels la polarité passe du négatif au positif et semble « tourner » autour de la ligne de base? Les autres TV polymorphes qui n'ont aucun lien avec les torsades de pointes peuvent se ressembler. Est-ce parce que la TdP survient toujours avec un intervalle QT prolongé? Vous avez raison, mais... pouvez-vous me montrer un intervalle QT prolongé sur cette bande de rythme? Vous ne pouvez pas, n'est-ce pas?

La vérité est que vous ne savez pas avec certitude CE QUE représente cette tachycardie sans plus d'informations – et par plus d'informations, j'entends une connaissance personnelle importante de ce patient et/ou un ECG antérieur enregistré pendant le rythme sinusal, de préférence au début de la TV polymorphe. Dans la plupart des TV monomorphes, nous étudions les complexes QRS pendant la tachycardie pour en savoir plus sur eux. Dans le cas des tachycardies ventriculaires polymorphes, nous devons voir l'ECG pendant le rythme sinusal pour les diagnostiquer correctement. Il n'est pas nécessaire de vous montrer un «

épisode documenté » de torsades de pointes, car il ressemblerait exactement à ce que vous voyez sur la figure 20-1.

Qu'est-ce que la tachycardie ventriculaire polymorphe?

Les tachycardies ventriculaires peuvent également être divisées en monomorphes et polymorphes en fonction de la morphologie des complexes QRS pendant la tachycardie. Monomorphe (« une forme ») signifie que tous les complexes QRS d'une dérivation donnée auront la même apparence, c'est-à-dire que tous les complexes QRS de la dérivation II auront la même apparence, mais ils peuvent ne pas ressembler aux complexes QRS des dérivations aVR ou V1, par exemple. Polymorphe (« plusieurs formes ») signifie qu'il existe différentes morphologies QRS dans la même dérivation.

La TV polymorphe elle-même peut être exprimée sous différentes formes: comme...

1. de simples variations dans les complexes QRS:

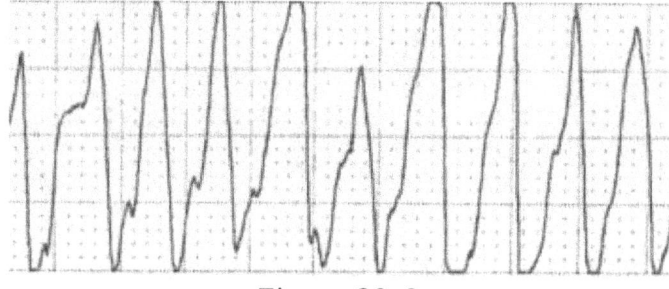

Figure 20-2

2. l'emblématique VT polymorphe en forme de fuseau:

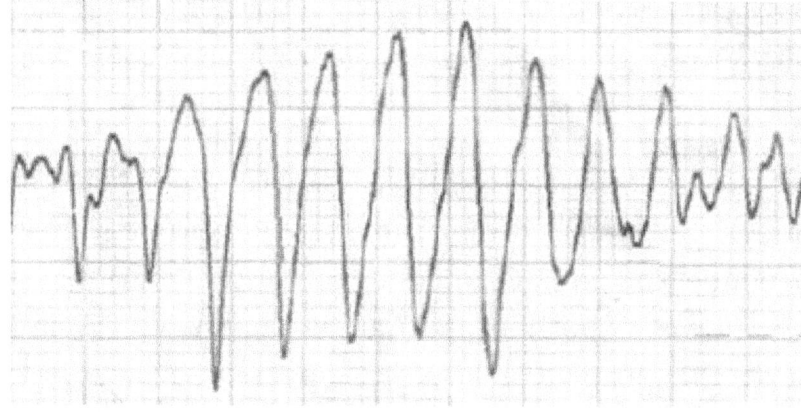

Figure 20-3

3. et VT bidirectionnel:

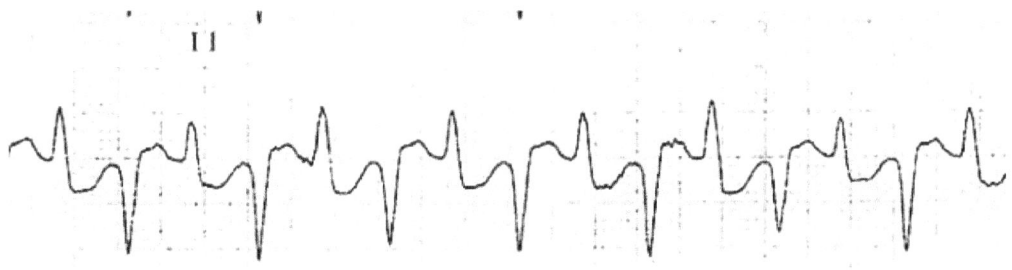

Figure 20-4

Torsade de pointes

La torsade de pointes est la seule tachycardie ventriculaire polymorphe associée au syndrome du QT long. Par conséquent, comme le montre l'exemple qui ouvre ce chapitre, si vous ne pouvez pas démontrer que la tachycardie fusiforme se produit en présence d'un allongement de l'intervalle QTc de base, vous ne pouvez pas l'appeler torsade de pointes. Il doit rester une TV polymorphe jusqu'à ce que l'association avec l'intervalle QT long soit démontrée.

Quelle est la **Signature Électronique** pour la **Torsade de Pointes**?

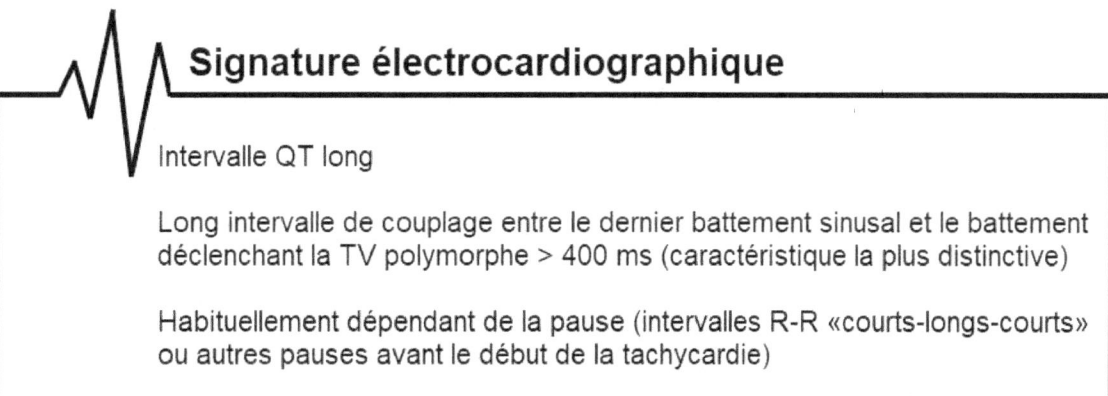

Signature électrocardiographique

Intervalle QT long

Long intervalle de couplage entre le dernier battement sinusal et le battement déclenchant la TV polymorphe > 400 ms (caractéristique la plus distinctive)

Habituellement dépendant de la pause (intervalles R-R «courts-longs-courts» ou autres pauses avant le début de la tachycardie)

Les origines des torsades de pointes.

Un intervalle QT long favorise et potentialise les torsades de pointes *de deux manières*:

1. une repolarisation prolongée permet à davantage de Ca^{++} de pénétrer dans la cellule pendant la bradycardie et les pauses et

2. une augmentation du rythme cardiaque qui favorise l'entrée de Ca^{++} supplémentaire dans la cellule.

Examinons chacune de ces méthodes...

Prolonger la repolarisation

En prolongeant la repolarisation, davantage de Ca^{++} pénètre dans la cellule pendant la phase 2 et le myocyte devient surchargé de Ca^{++}. Pour éliminer le Ca^{++} supplémentaire, l'échangeur sodium-calcium (NCX) est activé. Cela échangera UN ion Ca^{++} intracellulaire contre TROIS ions Na^+ extracellulaires. Ce transport de Ca^{++} hors de la cellule entraîne un courant Na^+ positif entrant. Étant donné que tous les courants positifs entrants sont des courants dépolarisants, ce courant Na^+ contrecarre les courants K^+ sortants qui tentent de repolariser la cellule. S'il est suffisamment fort, le courant Na^+ entrant submergera le courant sortant et une post-dépolarisation précoce se produit. Si cette post-dépolarisation précoce atteint le potentiel seuil, elle produira une ESV – généralement pendant la phase 3, l'onde T. Ainsi, un phénomène « R-sur-T » se produit. Étant donné que l'allongement de l'intervalle QT est potentialisé par la bradycardie et les pauses, ces SQTL sont qualifiés de *dépendants des pauses*.

> **PERLE |** Lorsque Na^+ échange avec un autre ion (Ca^{++} ou K^+), un courant Na^+ est créé. Le courant peut être entrant (dépolarisant) ou sortant (repolarisant).

Augmentation du rythme cardiaque introduisant plus de Ca^{++} dans la cellule

Dans certains syndromes du QT long, une fréquence cardiaque plus rapide permet une entrée plus importante de Ca^{++} dans la cellule à chaque battement de cœur. Ces syndromes du QT long sont potentialisés par les catécholamines qui favorisent l'entrée de Ca^{++}. Le Ca^{++} supplémentaire entrant de l'extérieur peut provoquer une libération de réserves de Ca^{++} encore plus importantes dans la cellule et l'échangeur Na^+/Ca^{++} résultant entre en action. Vous connaissez la suite. Ces SQTL sont qualifiés de *tachycardio-dépendants*. Bien que les torsades de pointes ne soient pas vraiment considérées comme dépendantes de la tachycardie, elles peuvent survenir lors d'épisodes de SQTL acquis qui sont tachycardio-dépendants en raison de la séquence d'intervalles « court-long-court ». La longue pause est interrompue et la torsade de pointes peut alors se développer.

> **ASTUCE |** La plupart des gens pensent que le Ca^{++} entrant dans la cellule est ce qui précipite le couplage excitation-contraction – mais ce n'est pas le cas. Le Ca^{++} entrant dans la cellule pendant la phase 2 n'est que le « déclencheur » de la libération de réserves de Ca^{++} véritablement massives à partir du réticulum

sarcoplasmique. C'est la libération de ces réserves de Ca^{++} en quantités massives qui initie le couplage excitation-contraction.

Différencier les torsades de pointes des TV polymorphes non torsadiques

Il est important de savoir si vous avez affaire à une torsade de pointes ou à une TV polymorphe non torsadique, car elles ont des causes très différentes, des traitements très différents et des pronostics quelque peu différents.

Pour faire la distinction entre les torsades de pointes et les TV non torsadiques, nous utilisons le fait qu'il existe un allongement de l'intervalle QTc pendant les torsades de pointes, mais pas d'allongement significatif de l'intervalle QTc dans les TV polymorphes non torsadiques.

Tout d'abord, comprenons une information très importante:

Les deux formes de tachycardie ventriculaire polymorphe peuvent se ressembler pendant la tachycardie. Vous ne pourrez peut-être pas les distinguer!

Bien sûr, cela concerne les types 1 et 2 comme indiqué au début du chapitre. Les torsades de pointes ne se présentent jamais avec une TV bidirectionnelle.

Pour distinguer correctement les torsades de pointes des TV polymorphes non torsadiques, vous devrez observer une partie du rythme sinusal et le point auquel la TV polymorphe a été initiée.

Pourquoi un rythme sinusal? Est-ce pour voir si un QTc prolongé est présent?

Si le QTc prolongé était significatif – plus de 500 ms, alors « Oui! » – cela suffirait à faire la distinction. Cependant, les patients atteints de TV polymorphe non torsadique peuvent également avoir occasionnellement des intervalles QT légèrement prolongés. Cela peut conduire à un chevauchement des intervalles QT entre les deux formes de TV polymorphes. Il existe une meilleure façon de les distinguer...

Nous utilisons l'intervalle de couplage du dernier battement conduit par les sinus et le battement qui initie la TV polymorphe – qu'il s'agisse d'une torsade ou non.

> **Définition importante! |** Un *intervalle de couplage* est la distance entre le début d'un QRS conduit par les sinus et le début d'un QRS ectopique qui le suit immédiatement. Cela suggère – *mais n'établit pas nécessairement* – une relation entre les deux battements.

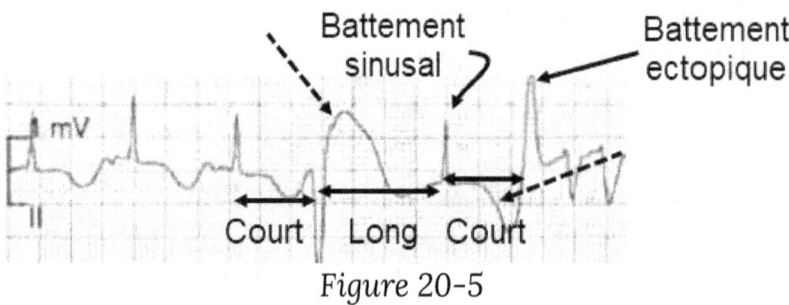

Figure 20-5

L'intervalle de couplage qui nous intéresse est celui qui commence par le P-QRS étiqueté « Battement sinusal » (Figure 20-5). Le battement sinusal est suivi d'un battement ectopique à la fin ou près de la fin de l'onde T inversée, qui déclenche la tachycardie. Notez que l'intervalle de couplage est supérieur à deux grands carrés (400 ms). Notez *les ondes T anormalement agrandies* indiquées par les flèches en pointillés. *Ceci est typique du début des torsades de pointes.*

En raison de l'intervalle QT prolongé, les intervalles de couplage des torsades de pointes seront longs - au moins 400 ms et souvent beaucoup plus longs.

La TV polymorphe non torsadique n'est pas associée à un intervalle QT prolongé, donc un intervalle de couplage au début de la tachycardie sera plus court - 400 ms ou moins.

> **PERLE |** Les torsades de pointes auront un intervalle de couplage plus long en raison de l'allongement du QTc. Étant donné que la TV polymorphe non torsadique n'est pas associée à un QTc significativement prolongé, son intervalle de couplage sera plus court.

Donc, en un mot...

- **Intervalle de couplage > 400 ms**: Torsade de pointes

- **Intervalle de couplage ≤ 400 ms**: TV polymorphe non torsadique

Il existe un phénomène appelé séquence d'intervalles R-R « **court-long-court** » qui est fréquemment utilisé pour différencier les torsades de pointes de la TV polymorphe non torsadique. Si vous vous référez à la Figure 20-5, vous verrez les mots « Court – Long – Court ». Il y a un premier intervalle court causé par l'apparition précoce d'une ESV; puis un intervalle long causé par la pause compensatoire post-extrasystolique de l'ESV (+ le prolongement de l'intervalle QTc) qui est suivie d'un battement conduit par le nœud sinusal; puis un deuxième intervalle court qui se produit lorsqu'un deuxième battement ectopique apparaît tôt, mettant fin au deuxième intervalle court et précipitant la TV polymorphe.

La séquence « court-long-court » n'est qu'une configuration pour que le dernier intervalle de couplage se produise après une pause. Comme il est supérieur à 400 ms, la tachycardie qu'il déclenche est une véritable torsade de pointes. Si vous souhaitez en savoir plus sur les torsades de pointes, vous en entendrez beaucoup plus sur la séquence « court-long-court. »

ASTUCE | L'intervalle de couplage est utilisé pour distinguer les torsades de pointes de la TV polymorphe non torsadique. Il ne fait pas de distinction entre le SQTL congénital et acquis.

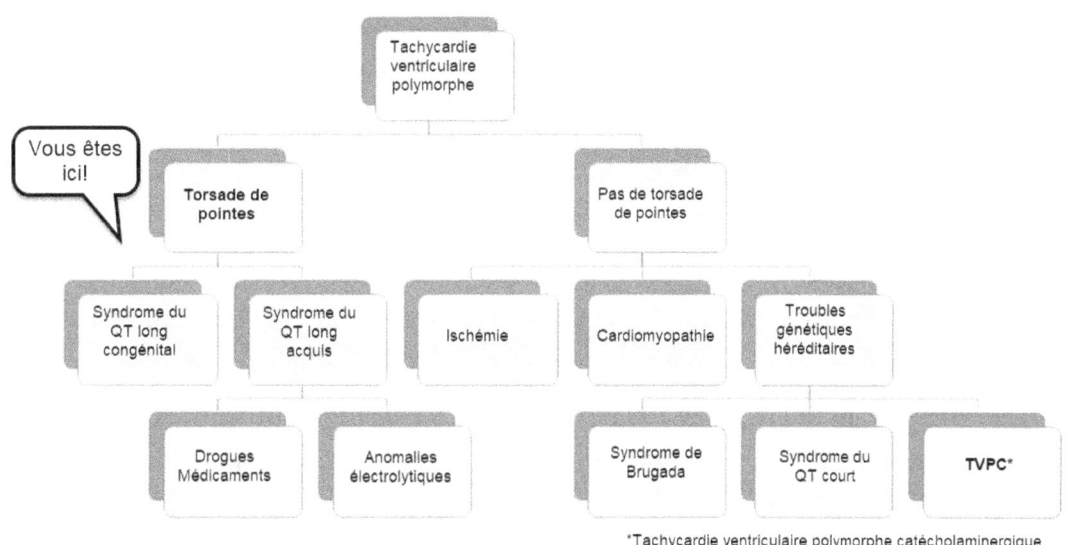

Figure 20-6

Comme les torsades de pointes n'apparaissent que chez les patients atteints d'une certaine forme de SQTL, apprenons-en un peu plus sur les formes congénitales et acquises.

Il existe de nombreuses formes de SQTL – 16, pour être précis – et ce n'est qu'au moment où j'écris ces lignes. Ne vous inquiétez pas. À moins que vous ne vouliez devenir un expert dans le domaine, vous n'avez pas besoin d'en apprendre une seule.

Le SQTL congénital est rare. Il est très peu probable que vous ayez à y faire face – mais si vous devez le faire, il est traité avec du sulfate de magnésium par voie intraveineuse ainsi qu'une cardioversion/défibrillation si elle est prolongée. Ne donnez ou ne faites rien pour accélérer le rythme cardiaque sinusal. De nombreux SQTL congénitaux sont potentialisés par les catécholamines (exercice, stress émotionnel) qui peuvent entraîner des torsades de pointes.

ATTENTION! | L'absence d'allongement de l'intervalle QTc sur un ECG précédent n'exclut PAS les torsades de pointes – elle exclut uniquement les torsades de pointes dues à un SQTL congénital! Et même dans ce cas, il existe de rares exceptions.

Un patient peut avoir pris pendant longtemps un médicament connu pour allonger l'intervalle QT sans problème ; mais un cas de gastroentérite, avec fièvre, vomissements et diarrhée, peut abaisser le taux de K$^+$ sérique au point de provoquer des torsades de pointes. Ainsi, un médicament allongeant l'intervalle QT PLUS de la fièvre PLUS une hypokaliémie (et éventuellement une hypomagnésémie) ÉGALE des torsades de pointes.

> **PERLE |** En cas de SQTL acquis, il peut falloir plus que la simple prolongation de l'intervalle QT pour déclencher une torsade de pointes.

Les syndromes du QT long acquis dépendent de la pause. Les exceptions sont assez rares, ne vous en souciez donc pas. Par conséquent, en plus de la défibrillation (si nécessaire) et du sulfate de magnésium intraveineux, l'augmentation de la fréquence cardiaque permettra généralement de contrôler les paroxysmes de torsades de pointes. L'administration d'isoprotérénol intraveineux est un bon moyen d'augmenter la fréquence cardiaque à environ 90 à 110 battements/minute jusqu'à ce qu'un stimulateur cardiaque temporaire puisse être placé. Cependant, ne donnez pas d'isoprotérénol à un patient atteint d'un SQTL congénital. Les SQTL 2 et 3 dépendent de la pause, mais le SQTL 1 dépend de la tachycardie et semble être plus courant que les deux autres réunis.

> **ATTENTION! |** Ne pas donner ou faire quoi que ce soit à un patient pour accélérer son rythme cardiaque s'il existe une possibilité d'une forme congénitale de LQTS.

> **PERLE |** Le sulfate de magnésium ne mettra pas fin à un épisode de torsades de pointes; son efficacité consiste à empêcher l'*apparition d'un autre épisode paroxystique* une fois qu'il s'arrête.

Plus d'informations sur la distinction entre les torsades de pointes et les TV polymorphes non torsadiques

Il est important de distinguer les torsades de pointes des TV polymorphes non torsadiques. Les causes, les traitements et les pronostics diffèrent. Vous ne pouvez pas traiter TOUTES les TV polymorphes de la même manière!

Je vous ai présenté le concept de l'intervalle de couplage comme facteur de distinction entre les torsades de pointes et les TV polymorphes non torsadiques plus tôt dans ce chapitre. Maintenant, apprenons-en un peu plus et mettons ces connaissances en pratique!

ASTUCE | Je ne veux pas vous donner l'impression que les torsades de pointes sont dangereuses alors que les TV polymorphes non torsadiques ne le sont pas. Elles sont tout aussi dangereuses et potentiellement mortelles. Il n'y a rien de bénin dans une tachycardie ventriculaire polymorphe! Elles sont TOUTES extrêmement dangereuses en raison de leur tendance à dégénérer rapidement en fibrillation ventriculaire!

Voici une bande rythmique illustrant une tachycardie ventriculaire polymorphe. Décider s'il s'agit d'une torsade de pointes ou d'une TV polymorphe non torsadée. L'intervalle de couplage est désigné par la ligne avec un astérisque en dessous.

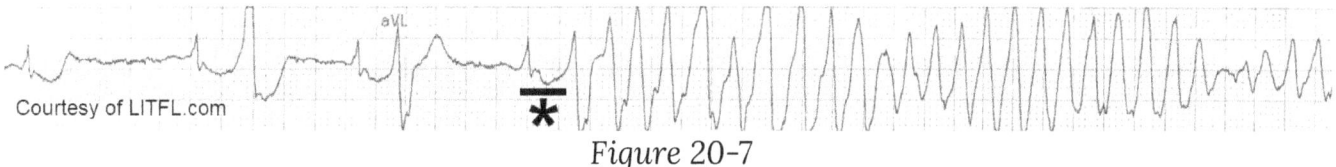

Figure 20-7

Examinons de plus près cet intervalle de couplage. (Voyez-vous comment une loupe peut vous aider?)

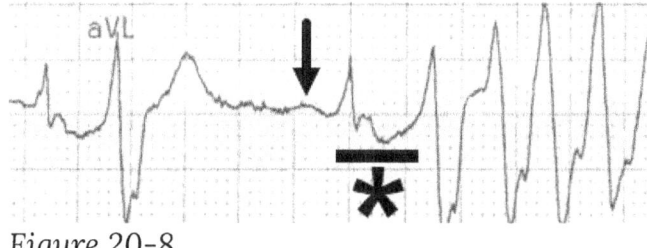

Figure 20-8

La flèche indique l'onde P du complexe sinusal conduit (Figure 20-8). L'intervalle de couplage est d'environ 280 ms. C'est très court! Encore une fois, veuillez noter que l'intervalle de couplage est mesuré du début du QRS au début du QRS - il n'est pas mesuré d'un pic d'onde R à un autre pic d'onde R! En regardant simplement la bande rythmique complète (Figure 20-7), vous pouvez voir qu'il n'y a pas d'allongement significatif de l'intervalle QT (voire aucun).

PERLE | Vous avez déjà entendu parler du tristement célèbre phénomène « R-sur-T. » Vous avez peut-être pensé qu'il était causé par une ESV « aléatoire » qui apparaissait par hasard sur la pente descendante de l'onde T. Non, ce n'était pas « aléatoire. » Il s'agirait d'une post-dépolarisation précoce. De plus, la période vulnérable peut exister sur la pente ascendante d'une onde T inversée.

ASTUCE | Bien que des torsades de pointes puissent survenir dans le LQTS 1 en raison d'un exercice physique intense, une TV sans torsade peut également survenir en raison d'une activité intense: TV polymorphe catécholaminergique. La TV polymorphe dépendante de la tachycardie ne se limite pas au LQTS et aux torsades de pointes.

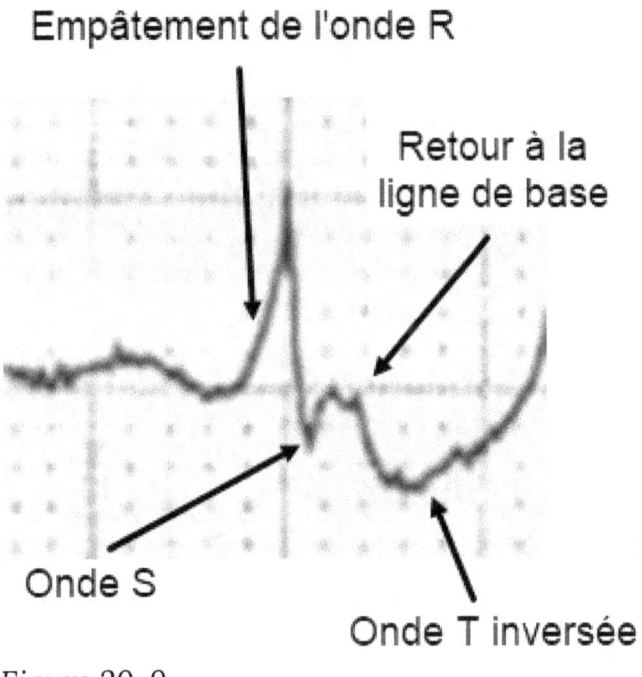

Figure 20-9

prochain chapitre...

Ce QRS conduit par les sinus vous semble-t-il un peu déroutant? Voici une explication (Figure 20-9)...

Il s'agit d'une tachycardie ventriculaire polymorphe non TdP. Bien que la deuxième ESV ait provoqué une pause, celle-ci n'était pas nécessaire à la survenue de la tachycardie. La TV polymorphe non torsadique ne dépend pas des pauses – elle est généralement causée par une ischémie myocardique aiguë, ou occasionnellement par une cardiomyopathie ou l'une des canalopathies génétiquement transmissibles (syndrome de Brugada, syndrome du QT court ou TV polymorphe catécholaminergique). Plus d'informations à ce sujet dans le

L'intervalle de couplage est un excellent facteur de discrimination entre les torsades de pointes et la TV polymorphe non torsadique. L'intervalle de couplage pour la TV polymorphe non torsadique est plus court car il n'y a pas d'allongement de l'intervalle QT (ou juste un allongement minimal de l'intervalle QT).

PERLE | Pour mettre les choses en perspective: bien que l'intervalle de couplage ne doive être supérieur à 400 ms pour établir un diagnostic de torsade de pointes, il est rarement inférieur à 500 ms, et des durées de 600 ms et 700 ms sont assez courantes.

- **Intervalle de couplage ≤ 400 ms**: tachycardie ventriculaire polymorphe non-TdP

- **Intervalle de couplage > 400 ms**: torsade de pointes

Exercices pratiques

Voici quelques exemples d'intervalles de couplage menant à une tachycardie ventriculaire polymorphe pour vous aider à améliorer vos compétences diagnostiques. Votre capacité à...

1. localiser le bon intervalle de couplage et

2. déterminer s'il est long ou court (respectivement supérieur ou inférieur à 400 ms)

...sont des compétences essentielles ! Encore une fois, nous faisons la distinction entre les torsades de pointes et la TV polymorphe non-torsadique.

PERLE | Les orages électriques ne sont pas inhabituels avec ces tachydysrythmies!

Si vous pouvez déterminer si la TV polymorphe est une torsade de pointes ou une TV polymorphe non torsadée, vous pourrez alors gérer le patient de manière plus efficace, plus efficiente et plus spécifique. Essayez maintenant de déterminer si le rythme est une véritable torsade de pointes ou une TV polymorphe non torsadée. J'ai ajouté des marques noires en haut des bandes de rythme toutes les 200 ms (un grand carré).

Je vais vous aider avec le premier (Figure 20-10). Le premier intervalle R-R est représentatif de la fréquence et du rythme de base.

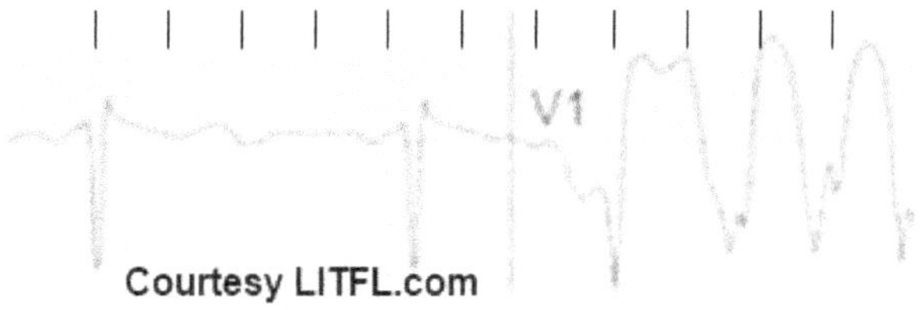

Courtesy LITFL.com

Figure 20-10

ASTUCE | L'intervalle R-R est mesuré du début d'un complexe QRS au début du complexe QRS suivant. La morphologie réelle du QRS n'a aucune importance. Il n'est pas nécessaire qu'une onde R soit présente.

Le troisième complexe QRS (inversé) est précoce, donc peu importe à quel point il semble « normal », il ne peut pas s'agir d'un battement sinusal. Il doit être dû à un foyer ectopique! Rappelez-vous: *l'intervalle de couplage* s'étend du début du dernier QRS conduit par les sinus au début du QRS du battement ectopique qui initie la tachycardie. Ce battement ectopique peut ou non être légèrement séparé du premier battement de la TV polymorphe; quoi qu'il en soit, *il n'y aura pas d'autre battement sinusal entre lui et la tachycardie.*

Avez-vous noté la longueur de l'intervalle de couplage de la Figure 20-10? Est-ce supérieur ou inférieur à 400 ms? Quel est votre diagnostic? L'intervalle de couplage était supérieur à 400 ms, vous auriez donc dû diagnostiquer une torsade de pointes.

PERLE | La mesure de l'intervalle de couplage n'a pas besoin d'être exacte. Rappelez-vous simplement que deux grands carrés équivalent à 400 ms. Deux grands carrés et demi équivalent à 500 ms.

ASTUCE | Cinq cents est un nombre significatif pour les torsades de pointes: elles apparaissent rarement jusqu'à ce que le QTc soit supérieur à 500 ms et ses intervalles de couplage sont *généralement* supérieurs à 500 ms.

Maintenant, je veux que vous évaluiez vous-même d'autres intervalles de couplage! Vous aurez probablement besoin de votre compas ECG (vous avez de bons compas, n'est-ce pas?).

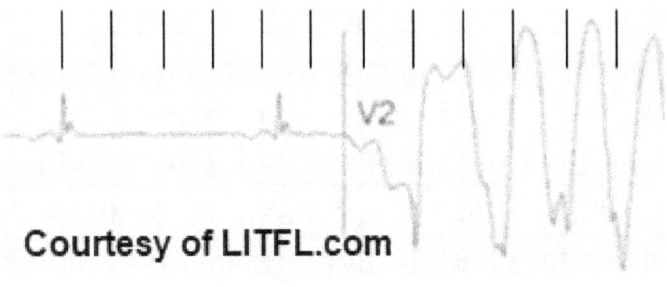

Courtesy of LITFL.com

Figure 20-11

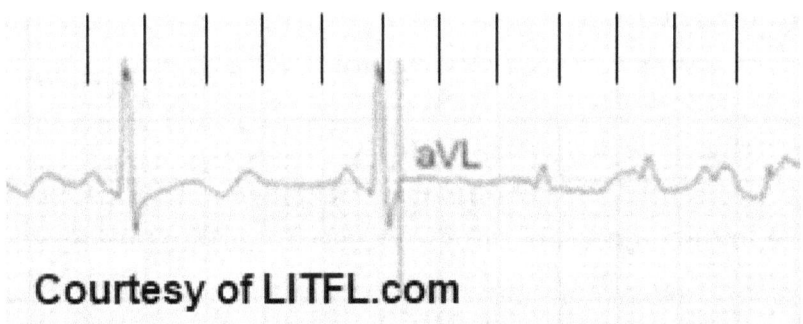

Courtesy of LITFL.com

Figure 20-12

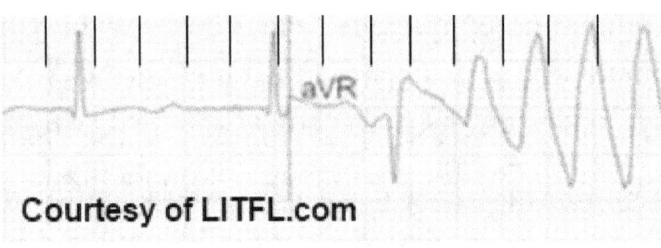

Courtesy of LITFL.com

Figure 20-13

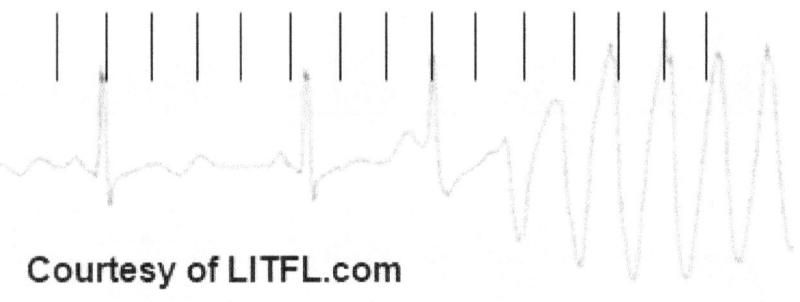

Figure 20-14

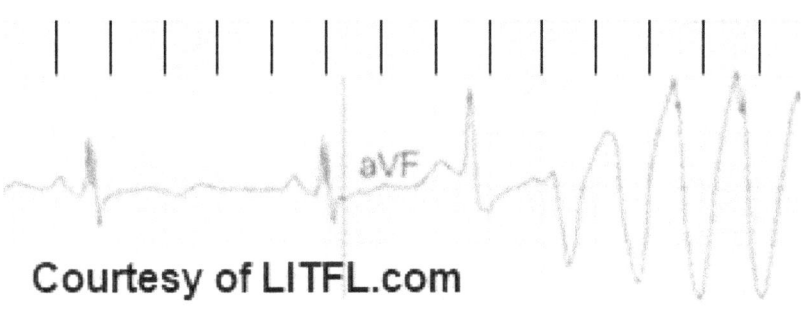

Figure 20-15

Regardons de plus près la figure 20-15. J'ai ajouté quelques annotations, elle est donc désormais la figure 20-16.

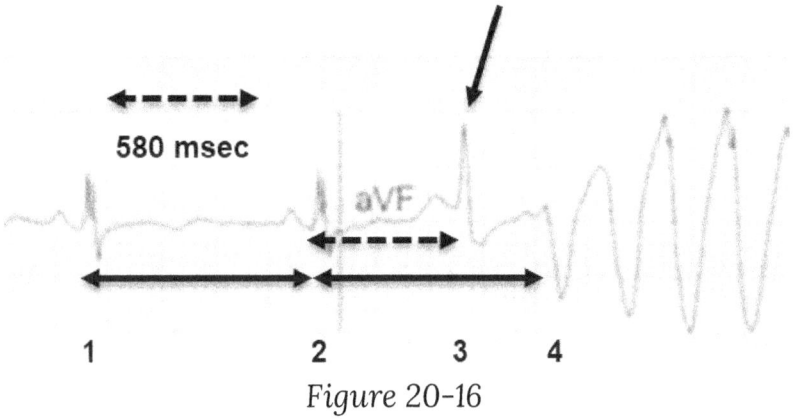

Figure 20-16

Lisez attentivement! Je veux m'assurer que vous comprenez ceci...

Le troisième QRS (Figure 20-16) est un battement ectopique car il est précoce. Le deuxième QRS est le dernier battement sinusal avant la tachycardie. *L'intervalle de couplage* que vous devez mesurer *s'étend du début du deuxième QRS (dernier battement sinusal) au début du troisième QRS (battement ectopique prématuré)* indiqué par la flèche à double tête en pointillés. L'intervalle de couplage s'étend du dernier QRS sinusal au QRS qui initie la tachycardie polymorphe. Ce quatrième complexe rS large n'initie pas la TV polymorphe - c'est la TV polymorphe! Il ne serait pas là sans ce troisième battement (ectopique)!

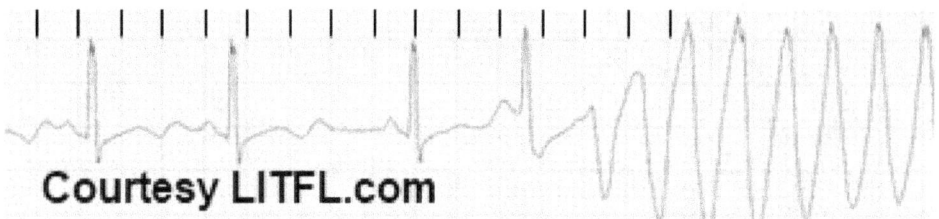

Figure 20-17 (la meme que Figure 20-14)

La figure 20-17 est un exemple de véritable torsade de pointes. Là encore, nous avons l'avantage de voir un rythme sinusal avec le début de la tachycardie. Le long intervalle de couplage est très caractéristique des véritables torsades de pointes et sur cette base, nous pouvons établir un diagnostic.

Avez-vous remarqué où le battement précoce est apparu? Sur la pente descendante de l'onde T du battement précédent - la période vulnérable! Il s'agit d'une post-dépolarisation précoce (survenant pendant la phase 3 du potentiel d'action) qui a atteint le potentiel seuil et a entraîné une activité déclenchée!

PERLE | Avez-vous également remarqué qu'aucune des torsades de pointes n'a commencé comme une tachycardie « fusiforme? »

N'oubliez pas: si vous avez une bande de la seule tachycardie, vous ne pouvez pas faire la distinction entre les deux tachydysrythmies (torsade de pointes et TV polymorphe non torsadique). Heureusement, les deux formes de TV polymorphe ont tendance à être courtes et paroxystiques, donc les chances de détecter un rythme sinusal sur une bande rythmique lorsque la tachycardie démarre et s'arrête sont en fait assez bonnes.

Réponses concernant les figures 20-11 à 20-16 | Ce sont TOUTES de véritables torsades de pointes!

Quelques conseils sur la prise en charge de la tachycardie ventriculaire polymorphe

Conseil n°1 | Si le patient souffre d'une tachycardie ventriculaire polymorphe soutenue, il ne sera pas stable. Défibrillez immédiatement et injectez 2 g de sulfate de magnésium par voie intraveineuse! Les TV polymorphes sont similaires à la fibrillation ventriculaire dans le sens où vous ne pouvez pas faire confiance au défibrillateur pour suivre correctement les ondes R pour les synchroniser. Si la TV polymorphe est une torsade de pointes, le magnésium aidera; s'il s'agit d'une TV polymorphe non torsadée, cela n'aidera pas - mais cela ne fera pas de mal non plus. Il est donc toujours préférable de commencer le sulfate de magnésium même si vous n'êtes pas sûr du type spécifique de TV polymorphe!

Conseil n°2 | Les épisodes soutenus de torsades de pointes sont peu fréquents. Ces tachydysrythmies ont tendance à être très paroxystiques, ne durent souvent pas assez longtemps pour préparer la défibrillation.

Conseil n°3 | Je lis souvent des articles de revues dans lesquels un médecin a un patient atteint d'une tachycardie ventriculaire polymorphe soutenue, et il y met fin avec un seul choc. Je n'ai jamais eu cette chance. Ce que je veux dire ici, c'est que mettre fin à une TV polymorphe soutenue n'est peut-être pas aussi simple que certains articles et rapports de revues peuvent vous le faire croire. Préparez-vous simplement à cela! Si le patient ne fait pas immédiatement une cardioversion, ne pensez pas que vous avez fait quelque chose de mal!

Conseil n° 4 | En raison de sa nature paroxystique, vous découvrirez très rapidement que votre objectif n'est pas seulement de mettre fin à une tachydysrythmie en cours, mais surtout d'empêcher qu'elle ne se reproduise une fois qu'elle a cessé.

Conseil n° 5 | Tous les patients atteints du syndrome du QT long doivent être sous bêtabloquants! Les syndromes LQT dépendants de la tachycardie sont provoqués par un apport adrénergique provoquant une augmentation du rythme, vous voulez donc le refroidir autant que possible. Les syndromes LQT dépendants des pauses dépendent des pauses pour permettre à davantage d'ions calcium de pénétrer dans la cellule. Étant donné que les bêta-agonistes favorisent l'entrée du calcium, ce qui entraîne des post-dépolarisations et une activité déclenchée, les bêta-bloquants peuvent aider à empêcher que cela ne se produise.

Conseil n° 6 | Choquez si vous le devez – mais faites de votre mieux pour limiter au maximum les chocs électriques! La cardioversion/défibrillation augmente considérablement les catécholamines circulantes (même chez le patient inconscient) qui peuvent, à leur tour, potentialiser le développement de torsades de pointes.

L'administration d'épinéphrine par voie intraveineuse aura le même effet. Les catécholamines augmentent la fréquence cardiaque, potentialisant ainsi la torsade dépendante de la tachycardie. Les catécholamines facilitent également l'entrée de Ca^{++} dans les cellules, potentialisant ainsi la tachycardie dépendante de la pause.

Conseil n° 7 | L'administration de magnésium par voie intraveineuse aide également à empêcher l'entrée de Ca^{++} et de Na^+ dans la cellule. Jusqu'à ce qu'un diagnostic plus précis soit envisagé, TOUTES les TV polymorphes doivent recevoir du magnésium par voie intraveineuse. Cela n'aidera pas les TV polymorphes non torsadées – mais au moins cela ne fera pas de mal non plus!

Conseil n° 8 | Ne donnez pas de sulfate de magnésium par voie intraveineuse et ne restez pas en retrait – en attendant que quelque chose se produise. *Rien ne va se passer*! Le MgSO4 aide à prévenir l'apparition de torsades de pointes – mais il n'affecte pas une tachycardie soutenue en cours. Vous devez arrêter la tachycardie avant que le magnésium ne puisse manifester un effet.

Conseil n°9 | Vous devez voir soit l'apparition de la tachycardie ventriculaire polymorphe, soit un ECG 12 dérivations antérieur en rythme sinusal pour diagnostiquer le type de tachycardie ventriculaire polymorphe (torsade ou non-torsade).

Conseil n°10 | L'intervalle de couplage qui se produit au début d'une tachycardie ventriculaire polymorphe est le meilleur déterminant de la torsade de pointes ou de la TV polymorphe non-torsade. Les intervalles QT peuvent se chevaucher, mais il y a beaucoup moins de chevauchement avec les intervalles de couplage. Les intervalles de couplage ne sont visibles que lors de l'apparition d'épisodes intermittents de TV polymorphe.

PERLE | TOUTES les formes de tachycardie ventriculaire polymorphe sont dangereuses et potentiellement mortelles! C'est parce qu'elles peuvent dégénérer en fibrillation ventriculaire à tout moment!

Chapter 21

Tachycardie ventriculaire polymorphe – Partie II

Tachycardie ventriculaire polymorphe non torsadique

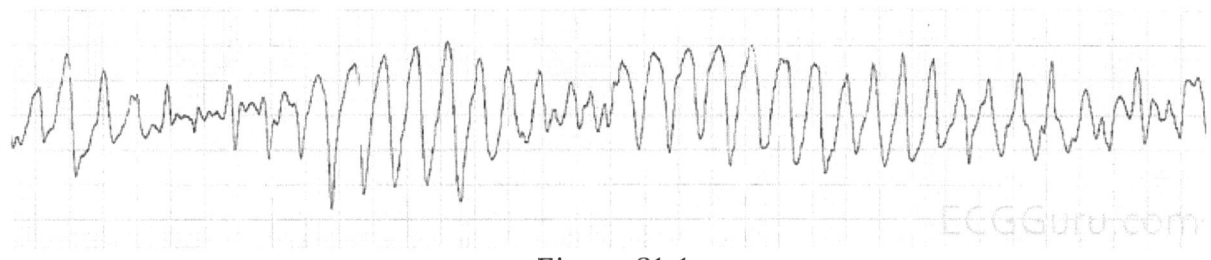

Figure 21-1

Polymorphe signifie « formes multiples » et toutes ces tachycardies ventriculaires le montrent certainement. La torsade de pointes et la forme non torsadée des tachycardies ventriculaires polymorphes présentent toutes deux des épisodes fusiformes emblématiques (Figure 21-1) et la tachycardie ventriculaire polymorphe catécholaminergique présente occasionnellement des épisodes fusiformes en plus de quelques autres formes que nous aborderons plus tard.

> **PERLE |** En règle générale, les tachycardies ventriculaires monomorphes sont régulières et les tachycardies ventriculaires polymorphes sont irrégulières. La plupart des tachycardies ventriculaires monomorphes sont des rythmes très dangereux... mais quelques-unes sont bénignes. TOUTES les tachycardies ventriculaires polymorphes sont très dangereuses et potentiellement mortelles!

La tachycardie ventriculaire polymorphe non torsadée est parfois appelée « pseudo-torsade de pointes. » Cependant, je préfère la TV polymorphe non torsadique, et c'est le terme que j'utiliserai dans ce manuel.

Il est facile de se perdre lorsque l'on découvre plusieurs nouvelles dysrythmies – elles peuvent sembler très similaires... du moins, superficiellement. Voici trois choses à retenir:

Toutes les TV polymorphes sont DANGEREUSES et potentiellement MORTELLES! TOUTES!

Les patients ne pourront pas les tolérer plus de quelques secondes si elles persistent avant de perdre connaissance. Vous devrez être prêt à agir rapidement.

Bien qu'elles puissent toutes se ressembler parfois, elles sont très différentes.

Encore une fois | la seule chose qu'elles ont en commun est qu'elles sont toutes extrêmement dangereuses et mortelles!

Tachycardie ventriculaire polymorphe non torsadique

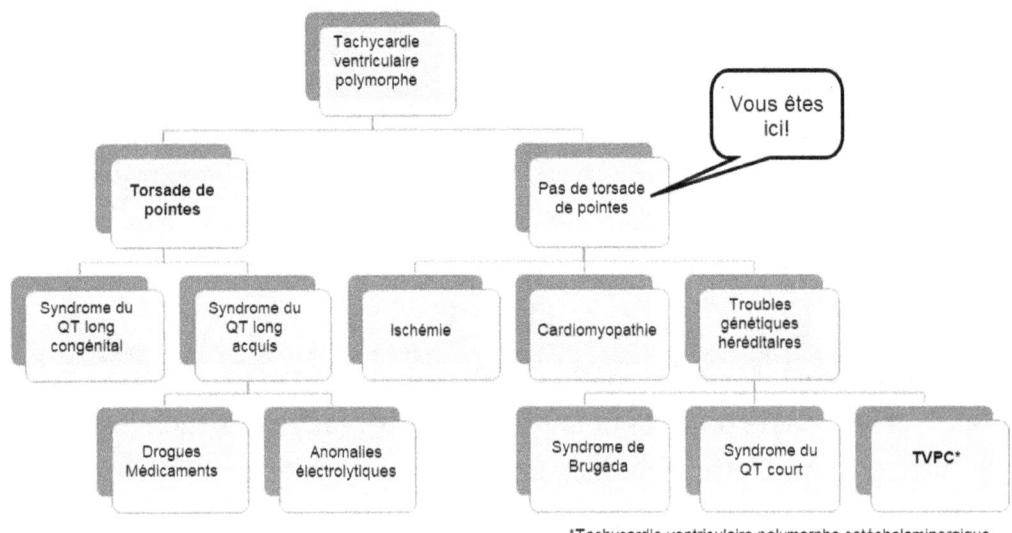

Figure 21-2

Il existe trois groupes de base de TV polymorphes non torsadiques :

   1. Ischémiques

   2. Cardiomyopathiques

   3. Celles dues à des troubles génétiques héréditaires

L'ischémie myocardique, généralement aiguë, mais également chronique, est la cause la plus fréquente de tachycardie ventriculaire polymorphe non TdP.

Les cardiomyopathies peuvent également produire une TV polymorphe non torsadique et comprennent la cardiomyopathie hypertrophique et la cardiomyopathie de Takotsubo. La cardiomyopathie hypertrophique est la source la plus fréquente.

Les troubles génétiques héréditaires sont également une cause de tachycardie ventriculaire polymorphe. Il s'agit notamment du syndrome de Brugada, du syndrome du QT court et de la tachycardie ventriculaire polymorphe catécholaminergique (TVPC). La TVPC peut se présente non seulement comme une TV polymorphe non torsadée – se manifestant même par des épisodes « fusiformes, » mais vous verrez plus probablement une augmentation de l'ectopie ventriculaire multiforme (c'est-à-dire non fusiforme) et/ou de la tachycardie ventriculaire bidirectionnelle. Je parlerai en détail de la TVPC plus loin dans ce chapitre.

Tout d'abord, la Signature Électrocardiographique de la TV polymorphe non torsadée:

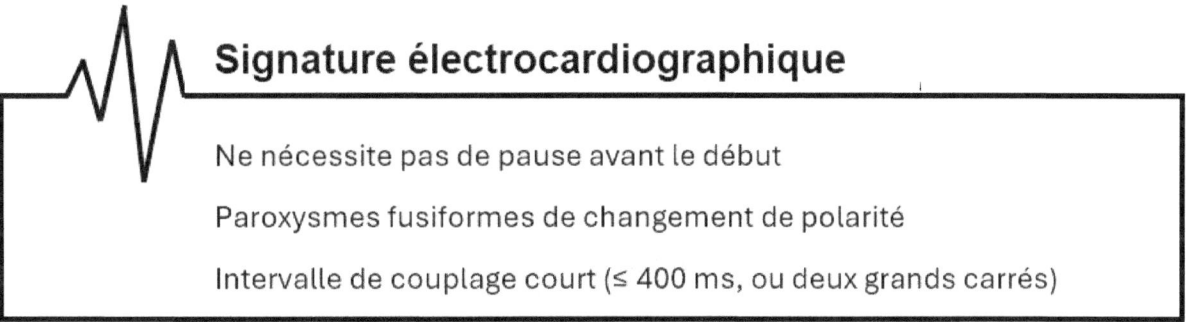

Les patients atteints de TV polymorphes ne restent pas conscients plus de quelques secondes après le début de la dysrythmie. Les TV polymorphes ne sont jamais bien tolérées par le patient contrairement aux TV idiopathiques et même à quelques TV monomorphes liées à une cicatrice.

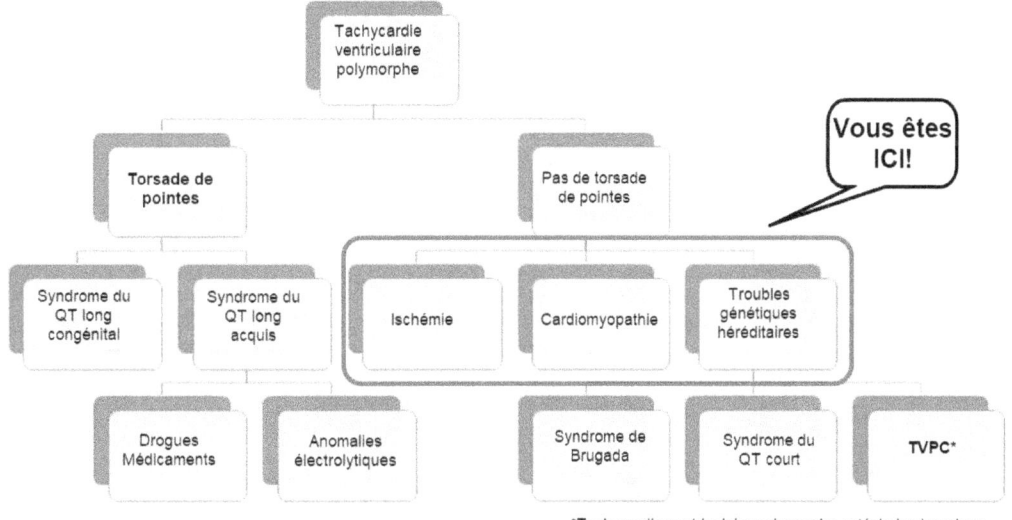

Figure 21-3

ISCHÉMIE

Il est important de se rappeler que la cause principale des tachycardies ventriculaires polymorphes non TdP est *l'ischémie* – généralement une ischémie aiguë, mais l'ischémie chronique peut également en être la cause.

Si les TV polymorphes laissent généralement présager un mauvais pronostic à long terme, la TV polymorphe due à une ischémie aiguë qui survient au cours des 12 à 24 premières heures d'élévation du segment ST ne le fait pas, étonnamment (mais seulement à long terme – la mortalité à 30 jours est toujours accrue). Il s'agit de la tachycardie ventriculaire qui survient peu de temps après l'admission du patient à l'hôpital pour un infarctus aigu du myocarde (ou – trop souvent – avant qu'il ait eu la possibilité d'appeler à l'aide). Les tachycardies ventriculaires monomorphes liées à la cicatrice qui entraînent une augmentation de la mortalité à long terme surviennent plus tard (des semaines à des années) – un autre avantage de la revascularisation précoce.

CARDIOMYOPATHIES

Bien que la tachycardie ventriculaire polymorphe non torsadique puisse compliquer plusieurs types différents de cardiomyopathie – cardiomyopathie hypertrophique, cardiomyopathie de Takotsubo et cardiomyopathie dilatée – elle apparaît le plus souvent dans la cardiomyopathie hypertrophique et est souvent la cause d'une mort cardiaque subite chez ces patients. Une tachycardie ventriculaire survenant en présence d'une cardiomyopathie dilatée est plus susceptible d'être une tachycardie ventriculaire de branche à branche (TVBB) – monomorphe mais tout aussi mortelle!

MALADIES GÉNÉTIQUES HÉRÉDITAIRES

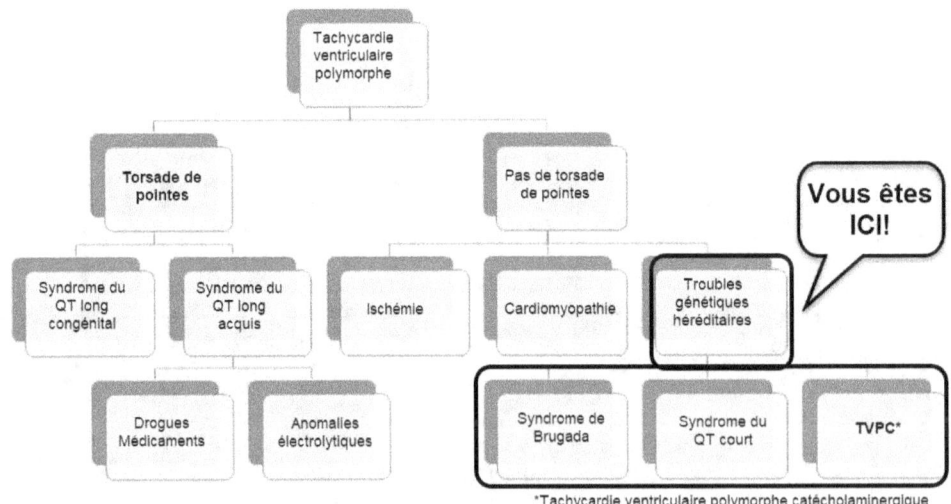

Figure 21-4

Il existe trois troubles héréditaires, qui impliquent tous la gestion du calcium dans le myocyte:

    1. le syndrome de Brugada,

    2. le syndrome du QT court et

3. la tachycardie ventriculaire polymorphe catécholaminergique.

Syndrome de Brugada

Le syndrome de Brugada touche plus particulièrement les jeunes hommes, apparaissant souvent au début de la vingtaine. Il survient généralement la nuit au repos. Bien que la plupart des symptômes soient des épisodes de vertiges ou de syncope, la mort cardiaque subite peut également être la première manifestation du trouble. La tachycardie ventriculaire polymorphe sans torsade (Figure 21-5) est la tachydysrythmie primaire; la TV monomorphe survient très rarement.

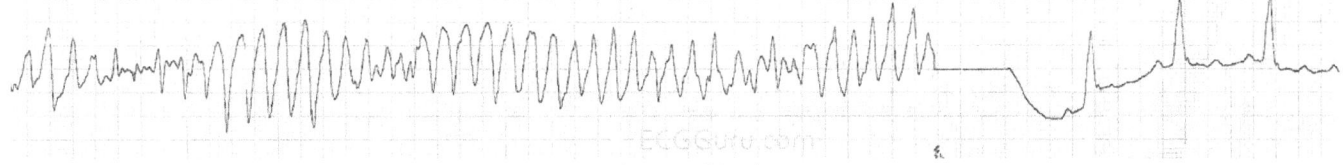

Figure 21-5

La figure 21-5 est un exemple de ce à quoi ressemble une TV polymorphe associée au syndrome de Brugada. L'ECG de base du syndrome de Brugada présente une apparence caractéristique sur les dérivations V1 et V2 (Figure 21-6). *On pensait initialement que la morphologie du QRS était celle d'un BBD, mais nous savons maintenant qu'il s'agit en fait d'une onde J.*

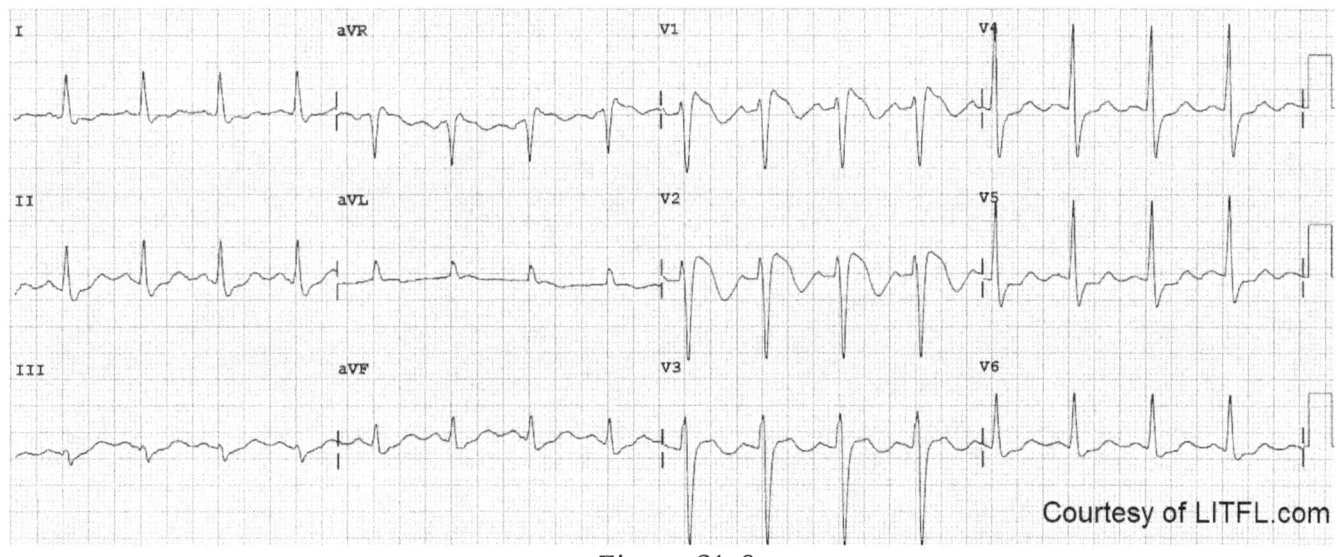

Figure 21-6

Pour plus d'informations sur le syndrome de Brugada et d'autres troubles génétiques héréditaires, consultez les références à la fin de ce chapitre et la bibliographie à la fin du manuel.

Syndrome du QT court (SQTS)

Le syndrome du QT court est exactement ce à quoi il ressemble: une affection entraînant un intervalle QT court qui prédispose à une tachycardie ventriculaire polymorphe non torsadique. Il est dû à des mutations de gain de fonction dans les canaux K^+ et à des mutations de perte de fonction dans les canaux Ca^{++}.

Il est défini, en termes absolus, comme un QTc < 330 ms... OU comme un QTc < 360 ms ET des antécédents d'arrêt cardiaque, de syncope, des antécédents familiaux de mort cardiaque subite (40 ans ou moins) ou des antécédents familiaux de SQTS.

> **PERLE |** Les canaux K^+ sont responsables du raccourcissement de la durée de repolarisation (phases 2 et 3 du potentiel d'action) et les canaux Ca^{++} sont responsables de la prolongation de la phase 2 du potentiel d'action (le segment ST).

Comme le syndrome de Brugada, le syndrome du QT court a une apparence ECG très caractéristique (Figure 21-7):

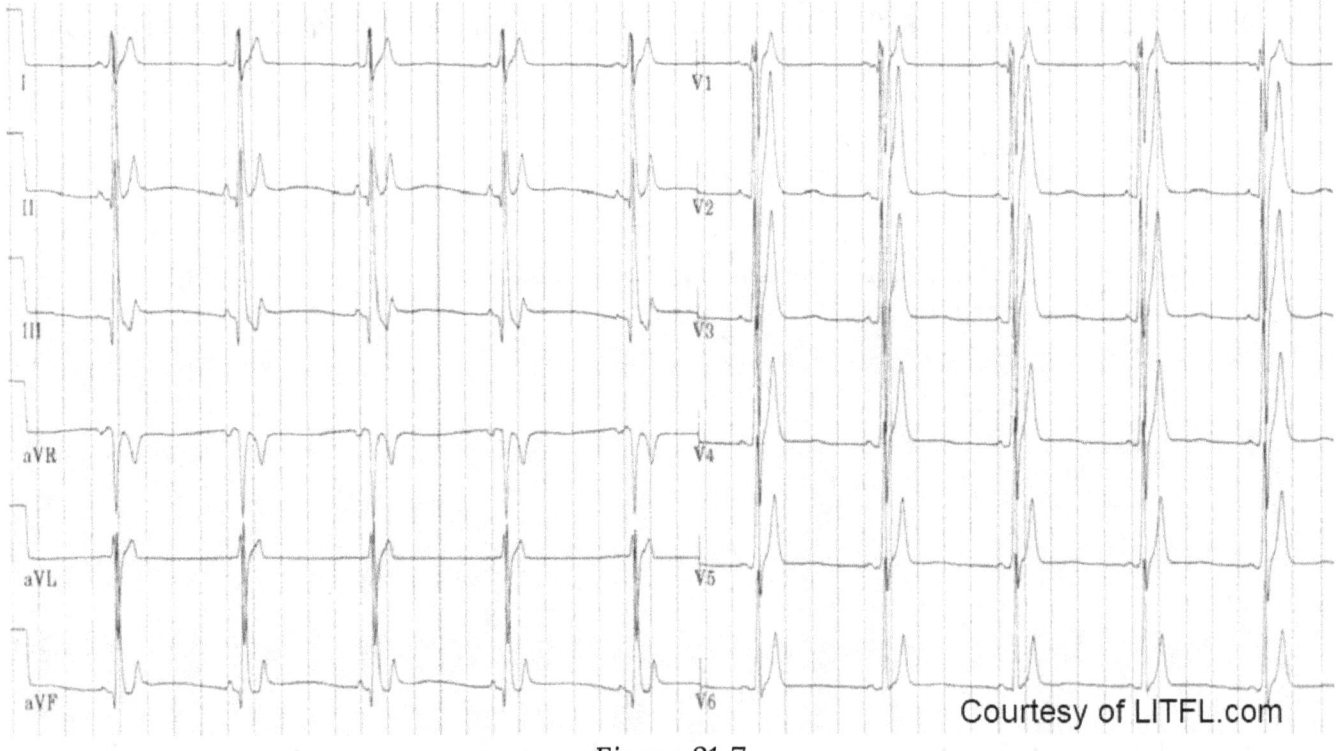

Courtesy of LITFL.com

Figure 21-7

Il est difficile de ne pas être très impressionné par cet ECG (Figure 21-7). Notez la largeur du segment T-P. Il n'y a pratiquement pas de segment ST présent et la morphologie de l'onde T est très distinctive - haute, fortement pointue et symétrique. Les ondes T sont très similaires aux ondes T hyperkaliémiques, mais je n'ai jamais vu de segments ST aussi courts dans les cas d'hyperkaliémie. Bien que l'hyperkaliémie puisse provoquer un raccourcissement du segment ST, ce ne sera pas à ce point. D'un autre côté, l'hypercalcémie peut certainement raccourcir le segment ST de cette façon, mais, comme les canaux Ca^{++} ne sont normalement pas opérationnels pendant la phase 3, l'onde T sera normale.

Le syndrome du QT court est très mortel et affecte tous les âges - des nourrissons aux personnes âgées (si toutefois il y a encore des personnes âgées parmi ceux qui souffrent du syndrome du QT court!).

Tachycardie ventriculaire polymorphe catécholaminergique (TVPC)

La TVPC n'a aucune caractéristique pathognomonique pendant l'ECG de base normal. Beaucoup de personnes atteintes peuvent avoir une bradycardie de repos, mais il ne s'agit pas d'un signe diagnostique. Il s'agit principalement d'une tachydysrythmie de l'enfance - des tout-petits aux adolescents, mais parfois chez les personnes dans la vingtaine et la trentaine. Si elle n'est pas traitée, jusqu'à 50% des personnes mourront avant l'âge de 30 ans.

Il s'agit d'une tachycardie très mortelle qui est déclenchée par l'exercice et une émotion intense. Le diagnostic est confirmé par un test d'effort provocateur. Vous ne pourrez pas établir un diagnostic définitif lors de la prise en charge aiguë à moins que le patient ne présente une progression très caractéristique des dysrythmies, mais vous pouvez certainement le suspecter en fonction des activités du patient autour de l'événement.

La TV polymorphe catécholaminergique se produit d'une manière quelque peu prévisible. Il y a d'abord une accélération du rythme sinusal suivie d'une bigéminisation ventriculaire. Vient ensuite une TSV complexe étroite telle qu'une fibrillation auriculaire. Ensuite, une TV polymorphe et/ou une tachycardie bidirectionnelle surviennent. Si la fibrillation ventriculaire ne se produit pas, la tachydysrythmie s'inverse simplement et se résout dans l'ordre inverse.

Elle a également tendance à se produire pendant la natation. Il faut toujours la suspecter si un bon nageur vit un épisode de quasi-noyade. Il a été rapporté que jusqu'à 25% des patients peuvent également souffrir de TVPC au repos ou pendant les activités quotidiennes de routine.

CONSEIL | Il s'agit d'une maladie qui touche les très jeunes gens, des tout-petits aux adolescents. Elle peut se présenter sous forme de crise, il faut donc être très attentif à toute activité « épileptique » suivant un effort physique ou émotionnel (jeu très actif, crises de colère).

La TVPC a trois formes de Signature Électrocardiographique :

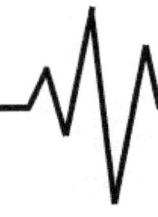

Signature électrocardiographique

1. La tachycardie peut se présenter comme une simple variation des complexes QRS, mais sans l'aspect fusiforme de « torsade ».

2. Eelle peut manifester le même aspect fusiforme que la torsade de pointes.

3. Elle peut produire une tachycardie bidirectionnelle (deux polarités ou axes du plan frontal alternent tous les deux battements). Cela peut également être observé dans les toxicités digitaliques ou aconitineuses.

(Reportez-vous au chapitre 20, figures 20-2 à 20-4.)

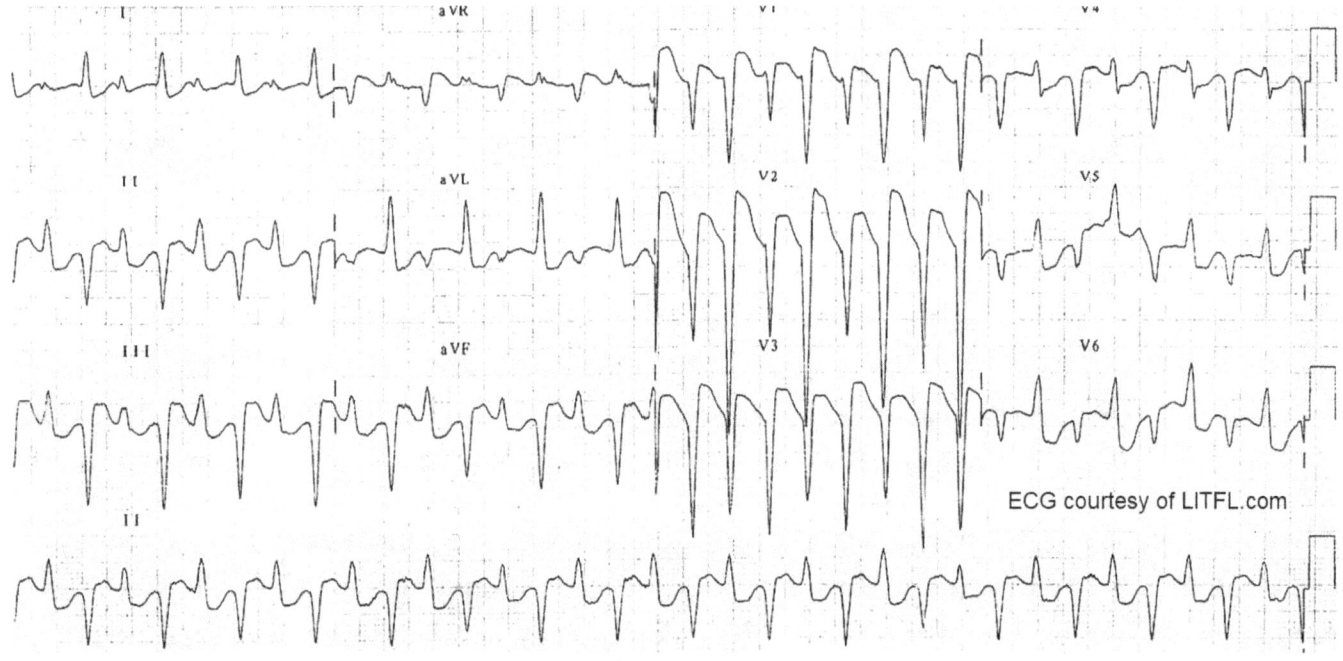

ECG courtesy of LITFL.com

Figure 21-8

Si vous regardez les dérivations V1 à V3 de la figure 21-8, vous verrez que toutes les dérivations ne présentent pas de battements avec des polarités alternées. C'est l'axe qui change. Dans certaines dérivations, il suffira d'entraîner des complexes QRS de polarités opposées tandis que dans d'autres dérivations, il en résultera simplement des complexes QRS d'amplitudes différentes (hauteur ou profondeur).

Avec l'exercice progressif ou l'augmentation du stress émotionnel, le rythme évolue d'une tachycardie sinusale vers une augmentation de l'ectopie, des dysrythmies auriculaires et jonctionnelles, et finalement une TV polymorphe ou bidirectionnelle. Cette perturbation du rythme peut entraîner une syncope ou dégénérer en fibrillation ventriculaire et en mort subite. Cependant, elle s'arrête souvent d'elle-même, suivant la même séquence de dysrythmie mais en sens inverse.

La TV bidirectionnelle est très caractéristique de la TVCP, mais n'est pas pathognomonique, car elle se produit également en cas d'intoxication digitalique et d'empoisonnement à l'aconitine. Cependant, compte tenu de la tranche d'âge des victimes de TVPC, il est peu probable qu'elles souffrent d'une toxicité digitalique ou d'un empoisonnement à l'aconitine.

La TVPC survient principalement lors d'un effort physique ou d'une détresse émotionnelle marquée. Bien qu'on ait longtemps pensé qu'elle ne survenait pas au repos, des études récentes ont montré que jusqu'à 25% des cas peuvent survenir au repos. D'autres tachycardies pouvant survenir pendant un effort physique ou un exercice sont les torsades de pointes dues au SQTL 1 et certaines tachycardies de la voie de sortie, qui ne produisent aucune tachycardie bidirectionnelle.

Comme pour d'autres tachycardies ventriculaires polymorphes, la prise en charge du patient est davantage un processus de prévention que d'intervention. La TVPC prolongée est mortelle et tous les efforts doivent être faits pour intervenir par cardioversion. Les bêtabloquants constituent une première ligne de prévention et peuvent être débutés après l'arrêt et le contrôle de la tachyarythmie. L'arrêt de la tachycardie peut être problématique et plusieurs tentatives peuvent être nécessaires.

PERLE | TOUTES les TV polymorphes sont extrêmement dangereuses et potentiellement mortelles, qu'elles soient torsadées ou non torsadées!

Lectures recommandées:

Childers R, MD. Torsades: adjacent and triggering electrocardiographic events. Journal of Electrocardiology. 43 (2010) 515 – 523.

El-Sherif N, MD, Turitto G, MD, Boutjdir M, PhD. Congenital Long QT syndrome and torsade de pointes. Ann Noninvasive Electrocardiol. 2017;22:e12481.

Fitzpatrick JK, MD; Goldschlager N, MD. ECG of the Month. Ann Emerg Med. 2018;71:473-476.

Leenhardt A, MD, Denjoy I, MD, Guicheney G, PhD. Catecholaminergic Polymorphic Ventricular Tachycardia. Circ Arrhythm Electrophysiol. 2012;5:1044-1052.

Pérez-Riera AR, Barbosa-Barros R, deRezende Barbosa MPC, Daminello-Raimundo R, de Lucca AA Jr, de Abreu LC. Catecholaminergic polymorphic ventricular tachycardia, an update. Ann Noninvasive Electrocardiol. 2018;23:e12512. https://doi.org/10.1111/anec.12512.

Roston TM, MD et al. Catecholaminergic Polymorphic Ventricular Tachycardia in Children – Analysis of Therapeutic Strategies and Outcomes From an International Multicenter Registry. Circ Arrhythm Electrophysiol. 2015;8:633-642.

Rudic B, Schimpf R, Borggrefe M. Short QT Syndrome - Review of Diagnosis and Treatment. Arrhythm Electrophysiol Rev. 2014 Aug;3(2):76-9.

Svernhage E, MD, et al. Early Electrocardiographic Signs of Drug-Induced Torsades de Pointes. A.N.E. July 1998;3(3):252-260.

Tiver KD, Dharmaprani D, Quah JX, Lahiri A, Waddell-Smith KE, Ganesan AN. Vomiting, electrolyte disturbance, and medications; the perfect storm for acquired long QT syndrome and cardiac arrest: case report. Journal of Medical Case Reports. 16:9; 2022.

Yap YG, Camm AJ. Drug-Induced QT Prolongation and Torsades de Pointes. Heart. 2003; 89:1363–1372.

Chapter 22

Des TSV avec aberration à lesquelles vous devriez penser...

Qu'est-ce qu'une tachycardie supraventriculaire ?

La tachycardie supraventriculaire (TSV) est un terme générique qui désigne toute tachyarythmie dont l'origine se situe au-dessus des ventricules. Cela comprend:

- la tachycardie sinusale

- la tachycardie sinusale réentrante

- la tachycardie atriale

- la tachycardie atriale multifocale

- la fibrillation atriale

- le flutter atrial

- la TRIN (lent-rapide, rapide-lent, lent-lent)

- la TRAV (orthodromique, antidromique)

- la tachycardie jonctionnelle focale

- la tachycardie réciproque jonctionnelle permanente (TRJP)

Vous voyez donc que dire aux patients qu'ils ont une « TSV » revient à leur dire qu'ils ont de la « fièvre » ou « une infection ». La « TSV » n'est pas du tout un diagnostic. Alors, est-il vraiment important que nous essayions d'être plus précis sur la TRAV dont souffre le patient?

Que se passe-t-il si le patient a une TRAV? Bien sûr... vous pouvez facilement y mettre fin avec des manœuvres vagales ou de l'adénosine – mais que se passe-t-il si ce patient développe plus tard une fibrillation auriculaire? L'afflux soudain d'impulsions dans les ventricules à un rythme compris entre 300 et 600 battements/minute pourrait entraîner une fibrillation ventriculaire avant que le patient n'ait la possibilité d'appeler à l'aide.

> **PERLE |** Dans tous les algorithmes et méthodes abordés dans ce manuel, le seul diagnostic posé est la tachycardie ventriculaire. Choisir entre TV et TSV revient au même que choisir entre TV et non TV!

Bien sûr, vous pouvez ou non être en mesure de déterminer de quelle TSV le patient souffre lors de la prise en charge d'un épisode aigu, mais cela doit être fait éventuellement. Le patient devra toujours être adressé à un cardiologue.

> **PERLE |** Éliminer la tachycardie ventriculaire vous laisse toujours sans diagnostic.

Voici certaines choses que le cœur peut faire pour vous embrouiller un peu. Ce sont toutes des situations impliquant des tachydysrythmies prenant naissance au-dessus des ventricules.

1. La TRIN avec aberration et bloc de la voie commune supérieure

Vous connaissez la tachycardie AV par réentrée intranodale (TRIN): une tachycardie monomorphe régulière à complexes ÉTROITS qui se développe dans ou autour du nœud AV. Elle se manifeste parfois par des pseudo-ondes S dans les dérivations inférieures et une pseudo-ondes r' dans la dérivation V1. Elle répond fréquemment aux manœuvres vagales ou, à défaut, à une injection rapide d'adénosine. Elle se convertit généralement assez facilement avec des inhibiteurs calciques IV.

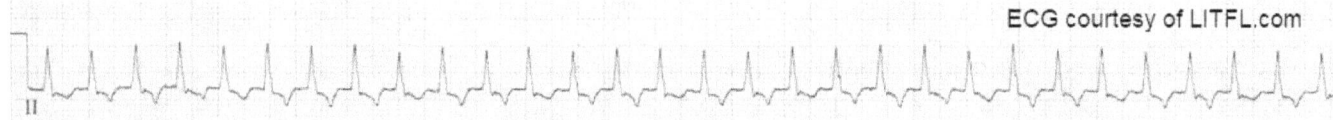

ECG courtesy of LITFL.com

Figure 22-1

Mais ajoutons maintenant une conduction aberrante à cette tachycardie, l'aberration de type BBD. Nous avons maintenant la même tachydysrythmie que dans la figure 22-1, sauf qu'elle a un complexe QRS large avec une morphologie classique de bloc de branche droit (non représentée). Elle répond toujours au même traitement de la même manière – très bien.

> **PERLE |** Si un patient a une voie accessoire et développe une tachycardie sinusale ou une tachycardie atriale ou un flutter atrial... ces tachydysrythmies ne peuvent utiliser la voie accessoire que comme une porte ouverte – une voie de spectateur.

Elles ne peuvent pas participer à un rythme réentrant (ou réciproque). Pourquoi? Parce qu'une fois que le rythme réentrant commence, la tachycardie sinusale, la tachycardie atriale et le flutter atrial ne sont plus de mise. *Une fois qu'un rythme réentrant commence, il devient le stimulateur cardiaque dominant de facto pour le cœur jusqu'à ce qu'il soit terminé.*

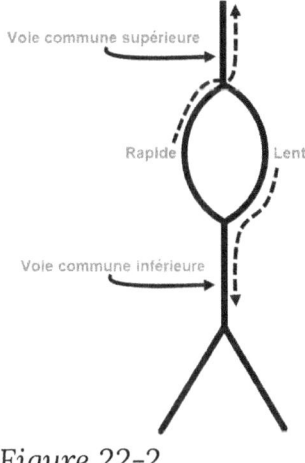

Figure 22-2

(Figure 22-2) Au « sommet » du circuit (la voie commune supérieure), la voie rapide envoie une impulsion aux oreillettes (flèche en pointillés supérieure) qui peut parfois être visible à la fin du complexe QRS, mais elle est généralement cachée dans le QRS. Ces ondes P sont en fait des ondes P′ (prononcées « P prime ») car elles ne sont pas générées par le nœud sinusal (seules les dépolarisations du nœud sinusal peuvent être appelées ondes P – toutes les autres sont des ondes P′).

Mais que se passe-t-il s'il y a un blocage de la sortie auriculaire de cette voie commune supérieure de sorte qu'aucune impulsion du circuit de réentrée du nœud AV ne peut entrer dans les oreillettes? Le rythme rapide des ondes P′ a maintenu le nœud sinusal supprimé (nous appelons cela *une suppression par surmultiplication*), mais maintenant avec un blocage rétrograde dans les oreillettes, il n'y a pas d'ondes P′ rapides pour supprimer le nœud sinusal; ainsi, le nœud sinusal se réactivera et commencera à produire des ondes P à son propre rythme intrinsèque (60-100 battements/minute). Alors, à quoi ressemblera l'ECG maintenant?

Il y aura une tachycardie monomorphe rapide, régulière et à complexes larges avec dissociation AV – une fréquence auriculaire plus lente que la fréquence ventriculaire. Cela correspond à tous les critères de la tachycardie ventriculaire… à une exception près: les impulsions ventriculaires proviennent du faisceau de His! Ce n'est pas une tachycardie ventriculaire.

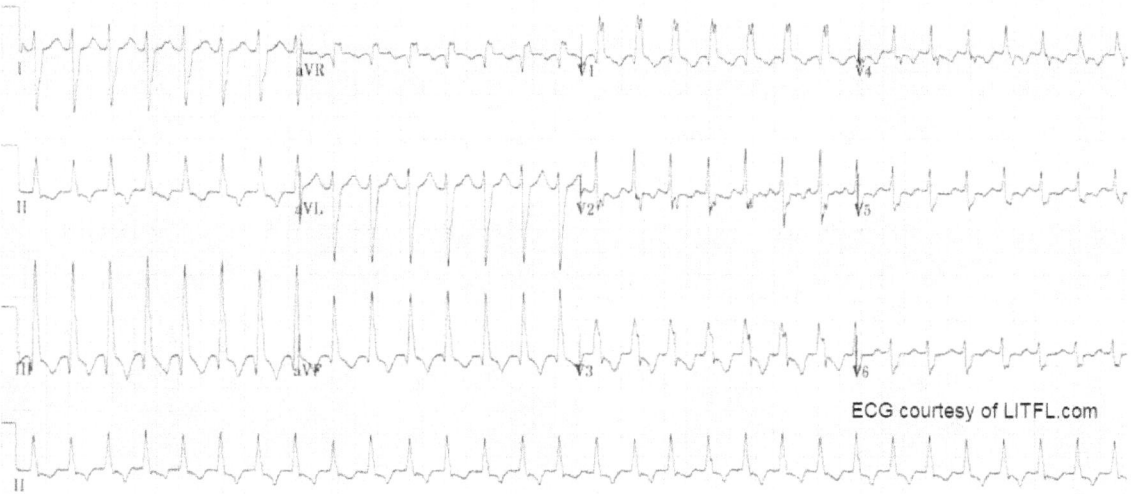

ECG courtesy of LITFL.com

Figure 22-3

L'ECG ci-dessus (Figure 22-3) pourrait-il représenter une TRIN avec conduction aberrante et un blocage de la voie commune supérieure? Oui, c'est possible! Est-ce que ce diagnostic est susceptible d'être posé? NON! Il est beaucoup plus probable qu'il s'agisse d'une tachycardie fasciculaire antérieure ou d'une tachycardie de la voie de sortie du ventricule gauche (VSVG).

2. TRAV orthodromique avec aberration et TRAV antidromique

Ces deux tachydysrythmies devraient être moins difficiles à différencier l'une de l'autre, bien que différencier une TRAV antidromique d'une véritable tachycardie ventriculaire puisse parfois être très problématique. La TRAV orthodromique avec aberration suivra les règles de l'aberration puisque l'impulsion pénètre dans les ventricules via le système His-Purkinje – les dérivations V1 et V6 ressembleront davantage à un bloc de branche classique. Vous pouvez voir des ondes P′ rétrogrades suivant le complexe QRS – généralement à au moins 70 ms du point J. Les ondes P′ rétrogrades suivant le complexe QRS dans une TRAV se trouvent généralement dans le segment ST ou la pente initiale de l'onde T.

Tous les TRAV orthodromiques avec aberration et les TRAV antidromiques peuvent produire des ondes P′ rétrogrades: orthodromiques en remontant la voie accessoire de manière rétrograde, antidromiques en remontant le faisceau de His et en passant par le nœud AV. Mais la tachycardie ventriculaire peut faire la même chose, généralement en remontant le faisceau de His puis le nœud AV. Ainsi, la production d'ondes P′ rétrogrades ne prouve ni la TSV-A ni la TV. À moins que... (à suivre au chapitre 24, « Plus de pratique avec la dissociation AV »).

3. Fibrillation auriculaire avec conduction antérograde sur une voie accessoire

Une voie accessoire ne doit pas toujours participer à un circuit de macro-réentrée – elle peut parfois agir comme une porte ouverte entre les oreillettes et les ventricules. C'est ce qui rend les voies accessoires si dangereuses! La fibrillation auriculaire pénétrant dans les ventricules via le nœud AV est contrôlée par la fonction de « gardien » du nœud AV. Elle se manifeste par une conduction décrémentielle: à mesure que la fréquence auriculaire augmente, la vitesse de conduction à travers le nœud AV diminue. Cette fonction protège les ventricules contre une surcharge par des fréquences auriculaires excessivement rapides et ingérables. Mais la présence d'une voie accessoire change tout cela. Les voies accessoires peuvent conduire sur une plage allant d'un peu lente à très rapide – et elles ont tendance à se regrouper davantage vers « très rapide ».

PERLE | Lorsque vous voyez une fréquence ventriculaire aussi lente (Figure 22-4) pendant une fibrillation auriculaire, vous devez toujours suspecter que le patient prend un médicament de contrôle de la fréquence. La fréquence ventriculaire naturelle de la fibrillation auriculaire non traitée est d'environ 120 à 130 battements/minute.

Voici (Figure 22-4) une fibrillation auriculaire transmise par le nœud AV – système His-Purkinje:

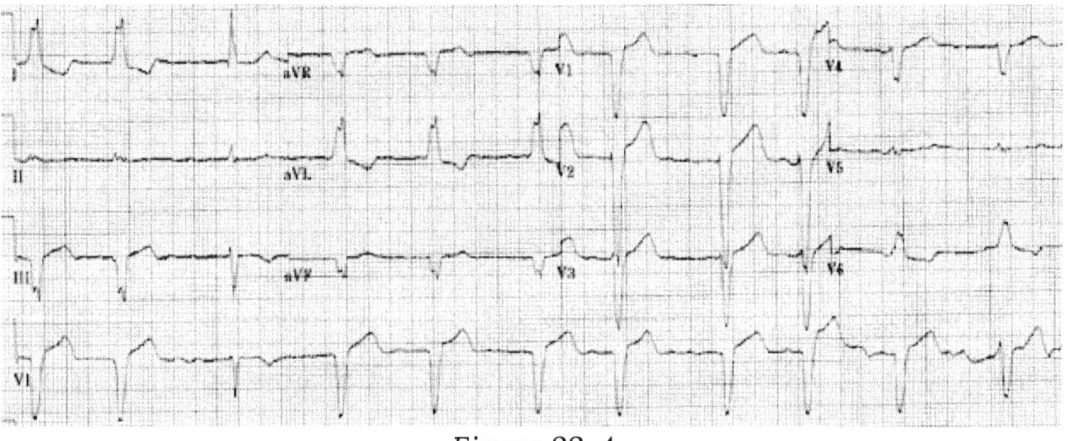

Figure 22-4

Voici maintenant (Figure 22-5) la fibrillation auriculaire pénétrant dans les ventricules par une voie accessoire:

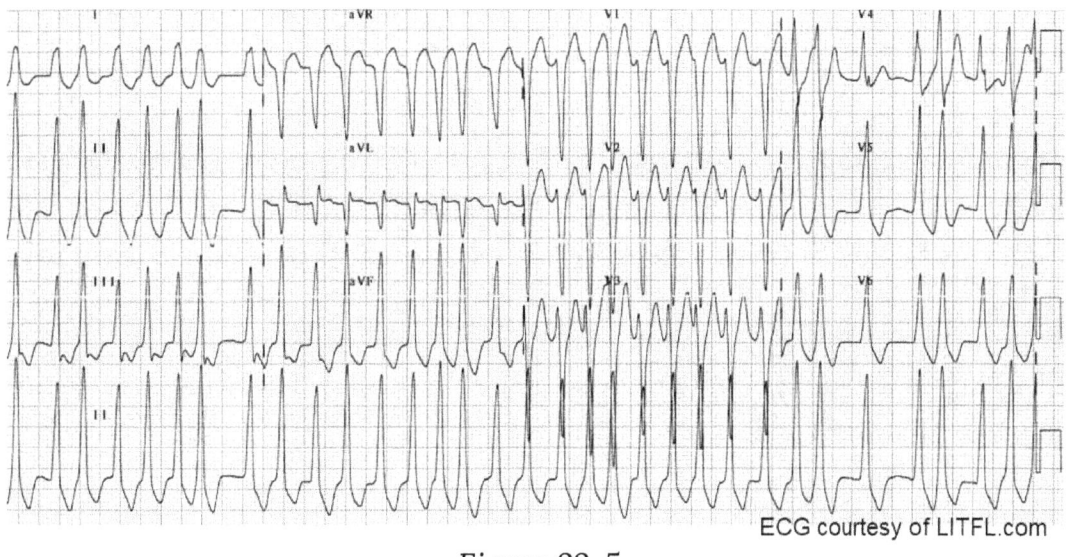

ECG courtesy of LITFL.com

Figure 22-5

Il s'agit d'un rythme qui ne sera pas toléré très longtemps par les ventricules. Finalement, et certainement plus tôt que prévu, ils fibrilleront. Voyez-vous ces pauses dispersées sur le tracé? Elles sont probablement provoquées par des impulsions traversant le nœud AV et capturant momentanément les ventricules. Ces pauses peuvent jouer un rôle important dans le maintien en vie de ce patient. C'est pourquoi il ne faut jamais administrer de bloqueurs du nœud AV à un patient présentant une tachycardie à complexes larges irrégulière, principalement monomorphe*. Il s'agit d'un problème auriculaire et non d'un problème ventriculaire inhérent!

*Parce que les impulsions fibrillatoires auriculaires trouvent le système de conduction ventriculaire dans divers états de réfractarité, les complexes QRS peuvent de temps en temps présenter des morphologies variables.

Voici (Figure 22-6) un flutter auriculaire avec une conduction 2:1 typique (et non un bloc 2:1):

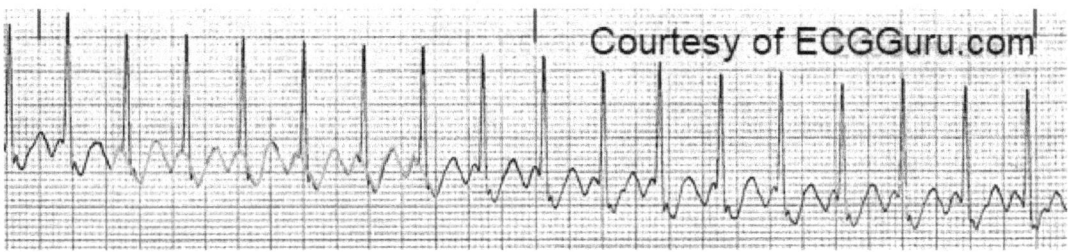

Figure 22-6

Regardons maintenant le flutter auriculaire (Figure 22-7) transmis par une voie accessoire:

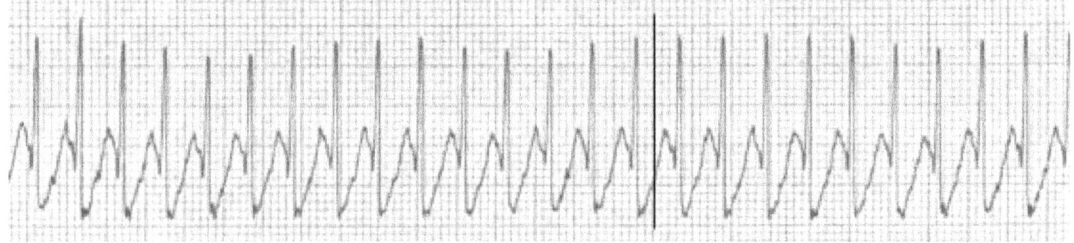

Figure 22-7

Ces complexes QRS semblent très étroits et on pourrait être amené à penser qu'il s'agit d'une tachycardie à complexes étroits très rapide – mais n'oubliez pas de *vérifier les ondes S*! J'ai tracé une ligne verticale à la fin de l'onde S de l'un des complexes QRS de la figure 22-7.

> PERLE | Parfois, l'onde R étroite et pointue peut vous faire croire que le QRS est étroit. *Mais n'oubliez pas l'onde S.*

Il pourrait s'agir d'une conduction aberrante, mais je me demande combien de personnes atteintes de flutter auriculaire (généralement une population plus âgée) pourraient transmettre des impulsions par le nœud AV à ce rythme? Le patient pourrait-il avoir plus d'une voie accessoire? Ou pourrait-il s'agir d'une voie qui se connecte directement au système de Purkinje (fibre atriofasciculaire ou nodofasciculaire de Mahaim)? Qu'en pensez-VOUS? Je pense que c'est un cas pour l'électrophysiologiste (après que le patient a été cardioverti)!

Lectures recommandées :

Fisch C, Zipes DP, McHenry PL. Rate Dependent Aberrancy. Circulation. 1973;48:714-724.

Vous pouvez trouver la version en ligne de cet article à l'adresse suivante: http://circ.aha journals.org/content/48/4/714. Il s'agit d'un des classiques de la littérature électrocardio-graphique. Le Dr Fisch a été un véritable pionnier dans le domaine des dysrythmies. Il a écrit plusieurs livres, aujourd'hui épuisés, qui sont toujours disponibles chez les libraires en ligne.

Chapter 23

Les WCT qui se ressemblent et comment les distinguer...

Il existe plusieurs similitudes parmi les tachycardies à larges complexes qui peuvent créer une confusion pour les professionnels de santé qui interprètent les ECG. Elles comprennent:

- Tachycardie VSVD vs. cardiomyopathie arythmogène (CA, CVDA/D)

- Tachycardie ventriculaire vs. tachycardie supraventriculaire antidromique préexcitée

- Tachycardie fasciculaire postérieure vs. BBD avec bloc fasciculaire antérieur

- Torsades de pointes vs. tachycardie ventriculaire polymorphe sans torsade

Tachycardie VSVD vs. cardiomyopathie arythmogène

Il est extrêmement important de pouvoir distinguer ces deux tachydysrythmies: l'une est bénigne et l'autre mortelle. L'une ou l'autre peut se présenter comme un patient stable et alerte avec des palpitations. Les VSVD TV sont généralement courtes et auto-limitées. Dans le cas peu probable où l'une d'entre elles deviendrait durable, le patient ne développera pas de collapsus cardiovasculaire! Si le patient est instable, il s'agit d'une cardiomyopathie arythmogène.

Il existe DEUX algorithmes pour vous aider à différencier les tachycardies ventriculaires idiopathiques des tachycardies ventriculaires cicatricielles: l'algorithme de Hoffmayer et l'algorithme de Wijnmaalen. Il existe cependant une différence entre les deux algorithmes: l'algorithme de Hoffmayer peut être utilisé pendant la tachycardie, et l'algorithme de Wijn- maalen est utilisé pendant le rythme sinusal.

L'algorithme de Hoffmayer

Un système de notation a été développé pour aider à distinguer les tachycardies ventriculaires idiopathiques et cicatricielles. Ce système est basé sur l'examen de la tachycardie à la fois pendant la tachycardie et pendant le rythme sinusal.

- Si vous avez accès à un ECG antérieur – ou si l'ECG actuel manifeste une dysrythmie non soutenue avec une tachycardie entrecoupée de battements sinusaux, des inversions d'ondes T antérieures dans les dérivations V1 – V3, marquez 3 points. Si vous pouvez reconnaître des inversions d'ondes T dans les dérivations V1 – V3 pendant la tachycardie ventriculaire, marquez 3 points. La présence d'inversions d'ondes T à la fois dans le rythme sinusal et dans la tachycardie ventriculaire ne compte que pour 3 points – pas 6!

- Si la durée du QRS dans la dérivation I ≥ 120 ms, marquez 2 points.

- Si une encoche QRS est présente dans une ou plusieurs dérivations, marquez 2 points.

- Si la transition précordiale se situe au niveau de la dérivation V5 ou plus tard, marquez 1 point.

Un score de 5 points ou plus permet de diagnostiquer correctement une CVDA/D, la distinguant de la TV idiopathique dans 93% des cas.

SN 84%, SP 100%, VPP 100%, VPN 91%

En utilisant les critères ci-dessus, quel type de TV pensez-vous que cet ECG (Figure 23-1) manifeste?

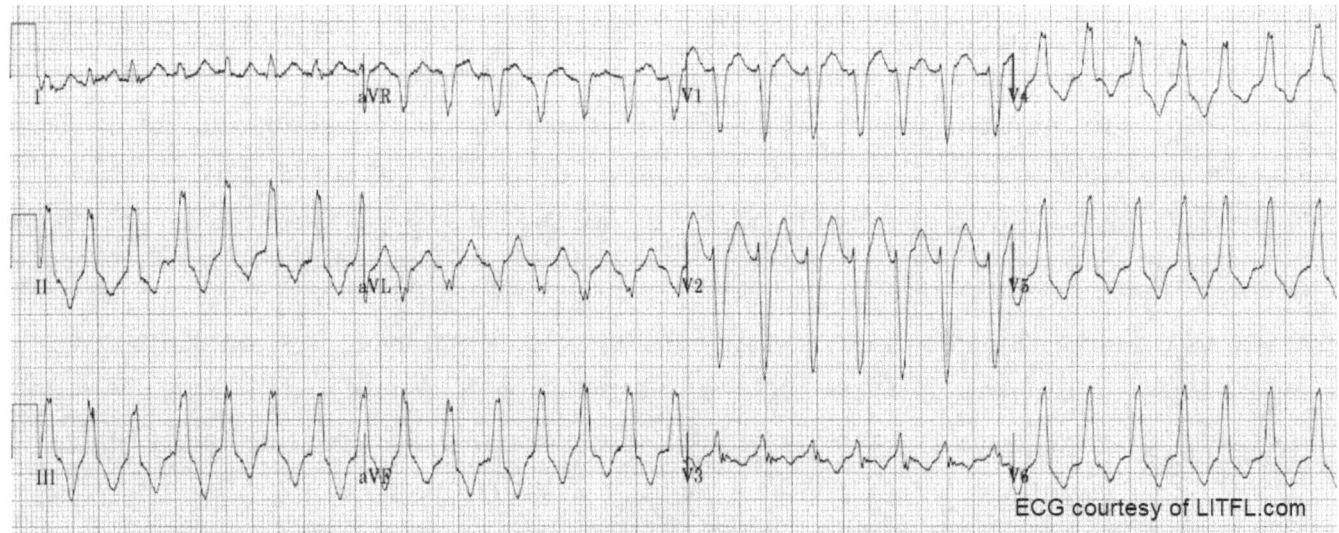

Figure 23-1

PERLE | Si le patient souffre d'une maladie cardiaque connue, présumez que toute dysrythmie ventriculaire est due à la maladie cardiaque sous-jacente jusqu'à preuve du contraire.

À votre avis, quel type de TV manifeste ce prochain ECG (Figure 23-2)?

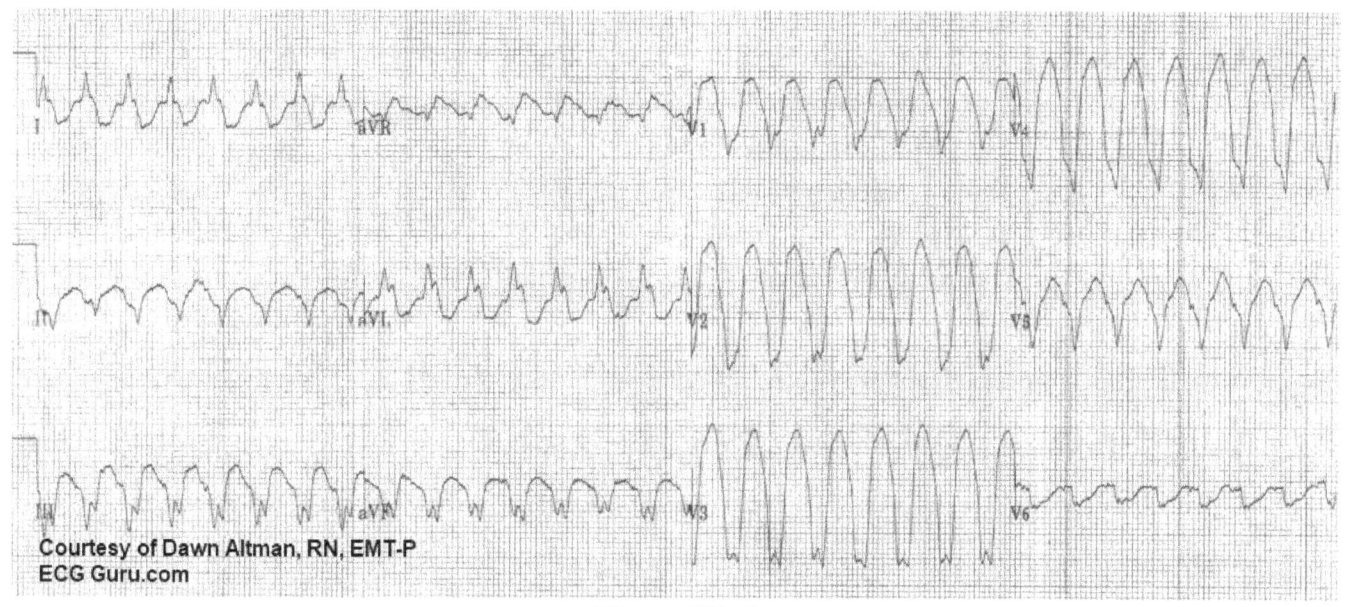

Courtesy of Dawn Altman, RN, EMT-P
ECG Guru.com

Figure 23-2

L'algorithme de Wijnmaalen

Dans l'algorithme de Wijnmaalen, nous cherchons à diagnostiquer une tachycardie liée à une cicatrice. Trois critères sont déterminés sur la base d'un ECG de surface (par opposition à un électrogramme interne) pendant le rythme sinusal:

- Transition précordiale au-delà de la dérivation V4

- Encoche sur la descente de l'onde S dans la dérivation V1 ou V2 (également appelée *signe de Josephson*)

- Début QRS au nadir S dans la dérivation V1 > 90 ms

Il ne s'agit pas d'une liste numérotée car aucun résultat ne se classe au-dessus des autres. Une tachycardie est considérée comme liée à une cicatrice si au moins un des critères est présent; si aucun des critères n'est présent, le diagnostic est alors une tachycardie ventriculaire idiopathique.

CONSEIL | 1) Le diagnostic est posé sur un ECG pendant le rythme sinusal – et non pendant la tachycardie elle-même; 2) la tachycardie ventriculaire idiopathique reste un diagnostic d'exclusion.

Références:

Hoffmayer KS, et al. An electrocardiographic scoring system for distinguishing right ventricular outflow tract arrhythmias in patients with arrhythmogenic right ventricular cardiomyopathy from idiopathic ventricular tachycardia. *Heart Rhythm*. 2013 Apr;10(4):477-82.

Wijnmaalen AP. ECG Identification of Scar-Related Ventricular Tachycardia With a Left Bundle-Branch Block Configuration. Circ Arrhythm Electrophysiol. 2011;4:486-493.

Tachycardie ventriculaire liée à une cicatrice et tachycardie supraventriculaire antidromique préexcitée

Les différents algorithmes, méthodes et critères omettent généralement de prendre en compte les tachycardies supraventriculaires antidromiques préexcitées. Ainsi, ces approches comportent des inexactitudes « intégrées. » Cela permet de traiter une « réponse incorrecte » comme une « réponse correcte. » Et, comme vous l'avez peut-être remarqué ou non, le résultat de votre utilisation de ces algorithmes, méthodes et critères est soit « TV » soit « pas TV » – s'il ne s'agit pas d'une tachycardie ventriculaire, vous n'avez toujours pas de diagnostic clair. (Et si vous pensez que toutes les tachycardies supraventriculaires sont les mêmes – veuillez vous inscrire à la Masterclass en électrocardiographie avancée ou à la Masterclass en dysrythmies avancées!)

En 1994, Steurer et al. ont développé une approche par étapes pour distinguer spécifiquement la tachycardie ventriculaire (principalement la TV liée à une cicatrice) et la tachycardie supraventriculaire antidromique préexcitée. Le Dr Pedro Brugada était également l'un des auteurs, cette méthode est donc également connue sous le nom de « méthode Brugada » (avec toutes nos excuses au Dr Steurer, dont le nom est mentionné en premier!). Dans le groupe avec tachycardie ventriculaire documentée, 89% étaient liés à un infarctus du myocarde antérieur, une forme de maladie cardiaque structurelle ou cicatricielle. Gardez à l'esprit que les anciennes cicatrices myocardiques ne sont PAS la seule forme de maladie cardiaque cicatricielle. Aucun des patients atteints de tachycardie supraventriculaire antidromique préexcitée ne présentait de signe de maladie cardiaque structurelle. Les patients atteints de fibrillation auriculaire ont été exclus car le diagnostic dans ces cas était présumé évident.

> **ATTENTION! |** Ne confondez pas *la méthode* Brugada avec l'*algorithme* Brugada. Ce ne sont pas les mêmes!

Il ne s'agit pas d'un système de notation, mais d'une approche observationnelle. Aucun des résultats n'est mieux classé qu'un autre. Les résultats qui suggèrent fortement un diagnostic de tachycardie ventriculaire liée à la cicatrice sont les suivants :

- La présence de complexes QRS principalement négatifs dans les dérivations précordiales V4 – V6

- La présence d'un complexe QR dans une ou plusieurs des dérivations précordiales V2 – V6

- La dissociation AV ou VA

Les complexes QRS négatifs dans les dérivations V4 – V6 ne doivent pas nécessairement être monophasiques, mais doivent avoir des rapports R/S < 1,0 (de préférence bien inférieurs à 1,0).

En 2023, Vereckei et al. ont ajouté un quatrième critère à cette méthode: le critère aVR. Ce critère est le suivant:

« ... dans la dérivation aVR, l'apparition du complexe QRS est positive et la superficie au-dessus de la ligne de base (superficie de l'onde R) du complexe QRS est plus grande que la superficie en dessous de la ligne de base (superficie de l'onde S).»

Je ne sais pas si les Drs. Steurer et Brugada ont accepté cet ajout à leur methode.

Quels sont les critères indiqués pour cet ECG (Figure 23-3) ?

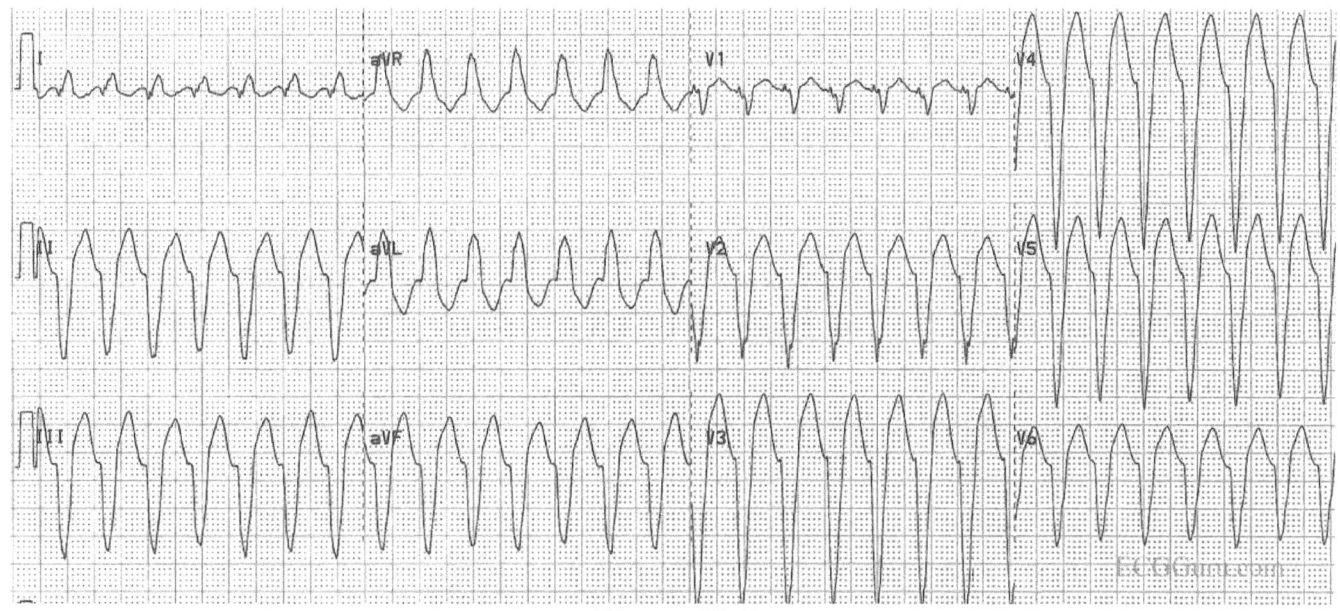

Figure 23-3

Et qu'en est-il de cet ECG (Figure 23-4)?

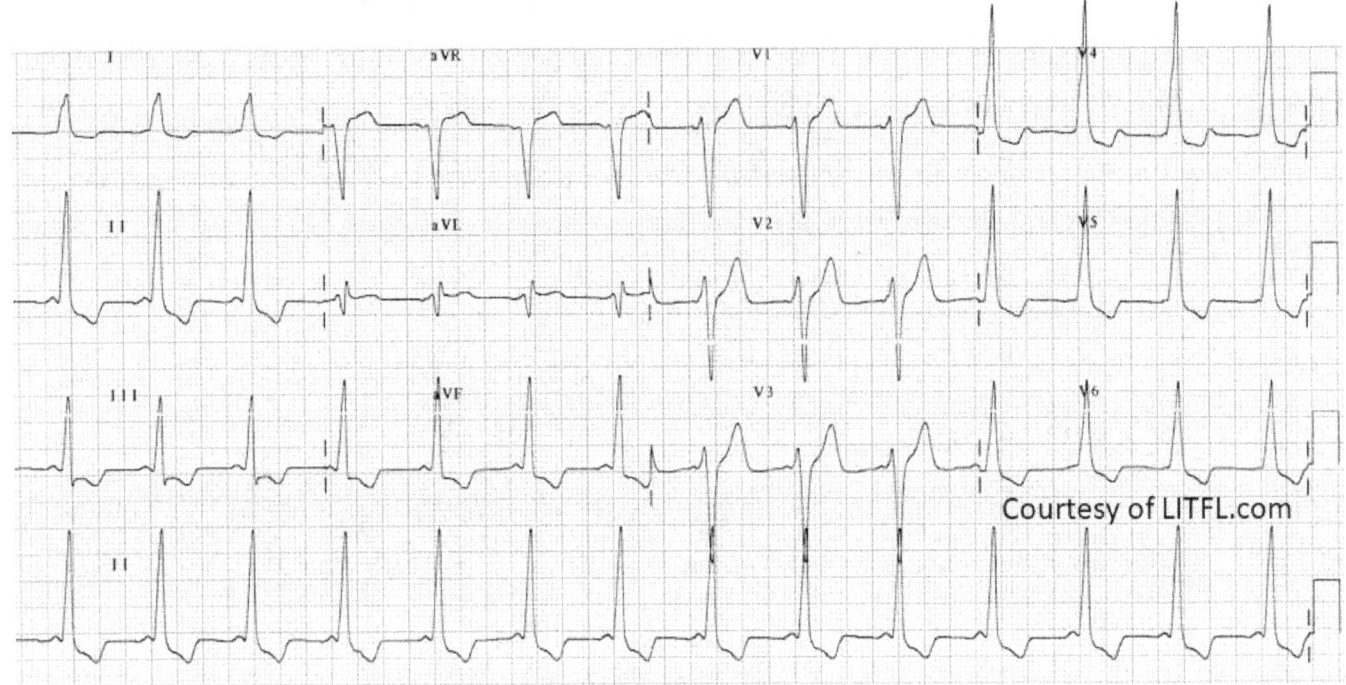

Courtesy of LITFL.com

Figure 23-4

Références:

Steurer G, Gürsoy S, Frey B, Simonis F, Andries E, Kuck K, Brugada, P. Le diagnostic différentiel à l'électrocardiogramme entre tachycardie ventriculaire et tachycardie préexcitée. Clin Cardiol. 1994 ;17 : 306–8.

Vereckei, A. et al. L'application d'un nouvel algorithme modifié pour la différenciation de la tachycardie ventriculaire régulière et de la tachycardie préexcitée. Heart, Lung and Circulation (2023) 32: 719-725.

Tachycardie fasciculaire postérieure vs. BBD avec bloc fasciculaire antérieur

Les algorithmes, méthodes et modèles de prédiction développés pour différencier la tachycardie ventriculaire avec anomalies structurelles de la tachycardie supraventriculaire avec aberration n'incluent pas la tachycardie fasciculaire postérieure. Parce qu'elle présente souvent un complexe QRS relativement étroit, qu'elle survient chez des personnes jeunes et en bonne santé, qu'elle se manifeste par ce qui semble être un BBD avec bloc fasciculaire antérieur et qu'elle est interrompue par le vérapamil, elle est souvent diagnostiquée à tort comme une tachycardie supraventriculaire avec aberration.

En 2017, Michowitz et al. ont développé un modèle de prédiction à quatre critères pour aider à différencier la tachycardie fasciculaire postérieure de la tachycardie supraventriculaire avec aberration BBD/bloc fasciculaire antérieur.

Il s'agit d'une tachycardie fasciculaire postérieure documentée (Figure 23-5):

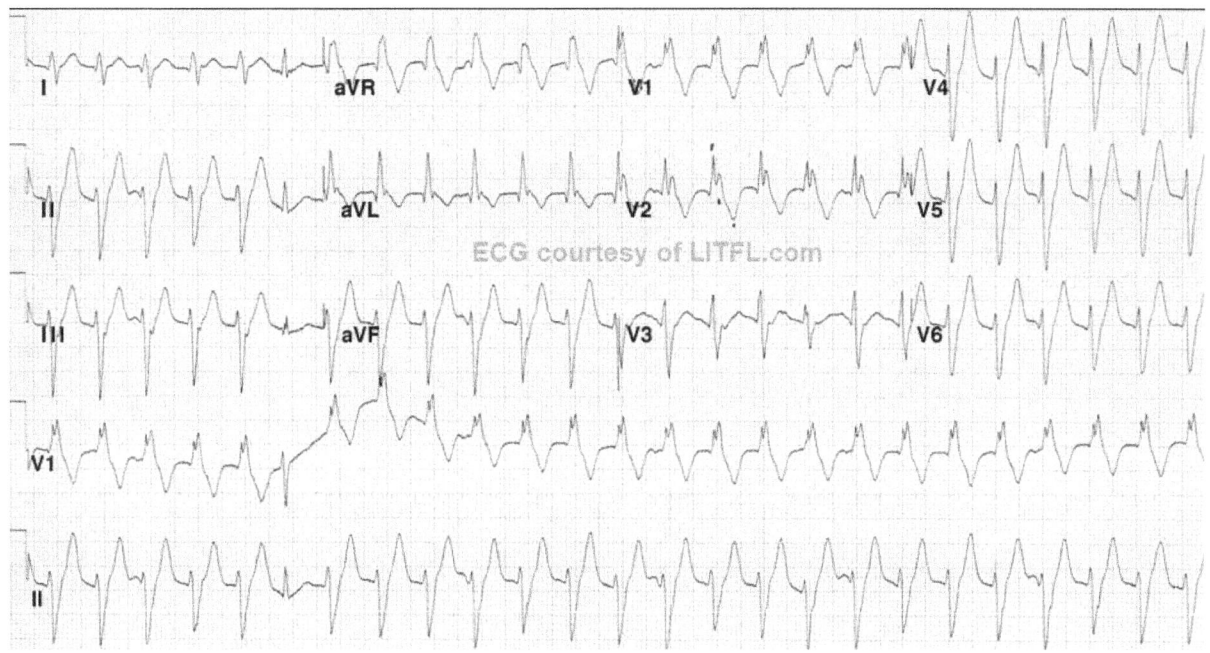

Figure 23-5

Morphologie QRS en dérivation V1

Morphologie rSR′ typique → BBD avec LAFB

Morphologie atypique de la dérivation V1 → Tachycardie fasciculaire postérieure

Largeur QRS

>140 ms → BBD avec LAFB
≤140 ms → Tachycardie fasciculaire postérieure (généralement ≤130 ms)

Rapport R/S dérivation V6

> 1,0 → BBD avec LAFB
≤ 1,0 → Tachycardie fasciculaire postérieure

Polarité en dérivation aVR

aVR négatif → BBD avec LAFB
aVR positif → Tachycardie fasciculaire postérieure

Les patients avec 3 des 4 variables positives avaient une forte probabilité d'avoir une tachy-cardie fasciculaire postérieure, tandis que les patients avec ≤1 la variable positive avait tou-jours un BBD plus un LAFB.

Qu'en est-il de cet ECG (Figure 23-6)?

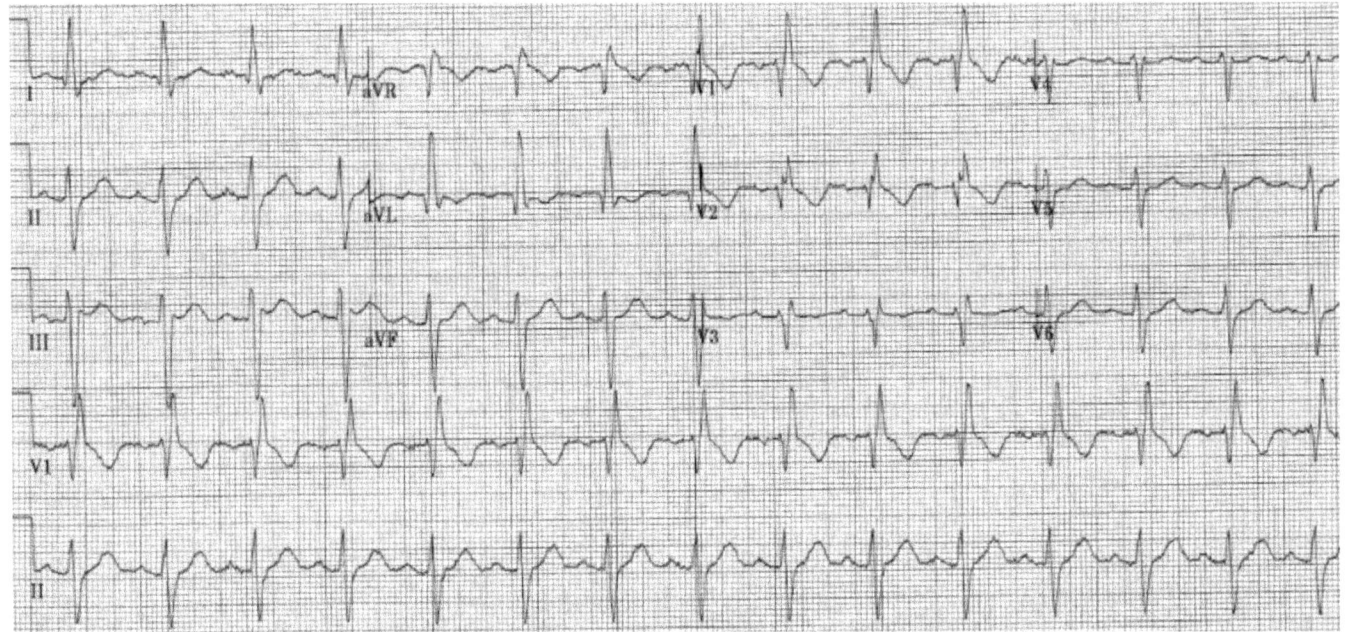

Figure 23-6

Références:

Michowitz Y, Tovia-Brodie O, Heusler I, Sabbag A, Rahkovich M, Shmueli H, Glick A, Belhassen B. Differentiating the QRS morphology of posterior fascicular ventricular tachycardia from right bundle branch block and left anterior hemiblock aberrancy. Circ Arrhythm Electrophysiol. 2017

Tachycardies BBD: TV liées à une cicatrice vs. TV idiopathiques

Il existe DEUX tachycardies ventriculaires idiopathiques dans le ventricule gauche que vous devez connaître et être capable de distinguer de la TV due à une cardiopathie structurelle, qui est de loin le type de tachycardie ventriculaire le plus courant. Sachez maintenant qu'il existe plusieurs autres types de TV provenant du ventricule gauche, mais ils sont extrêmement rares. Ne vous en faites pas !

Tachycardie de la voie de sortie du ventricule gauche (VSVG)

La première TV idiopathique est la tachycardie de la voie de sortie du ventricule gauche (VSVG). Elle est caractérisée par:

1. un BBD et un axe inférieur (ondes R hautes dans les dérivations II, III et aVF) avec des complexes QRS modérément larges. Il n'y a pas de largeur spécifique à noter, mais sachez simplement que si le QRS est très large (> 160 ms, par exemple), il est beaucoup plus probable qu'il s'agisse d'une tachycardie liée à une cicatrice et non d'une tachycardie idiopathique.

2. la transition précordiale avant la dérivation V3 (rappelez-vous: les dépolarisations droite et gauche peuvent avoir une transition à la dérivation V3, donc une transition en V3 n'est pas d'une grande aide).

3. réagit à l'adénosine. Cependant, il peut également réagir aux bêtabloquants, au vérapamil et à d'autres médicaments antiarythmiques.

Il s'agit d'une tachycardie de la voie de sortie du ventricule gauche (VSVG) (Figure 23-7):

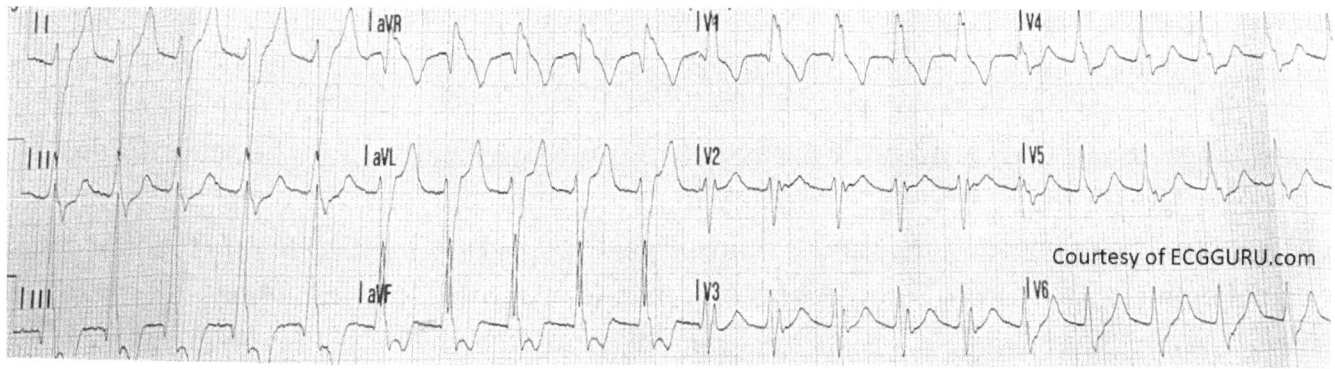

Figure 23-7

Tachycardie fasciculaire postérieure

La tachycardie fasciculaire postérieure est l'autre TV idiopathique et *la TV idiopathique la plus fréquente du ventricule gauche*. Elle est caractérisée par:

1. un BBD avec un axe supérieur (complexes rS dans les dérivations inférieures)

2. des complexes QRS relativement étroits, pratiquement toujours inférieurs à 140 ms et généralement inférieurs à 130 ms

3. un nadir R-to-S < 80 ms indiquant une origine dans le système conducteur

La page suivante montre un exemple de *tachycardie fasciculaire postérieure*. Bien que le mot « ventriculaire » ne fasse pas partie de son nom, il s'agit bien d'une tachycardie ventriculaire! (Figure 23-8):

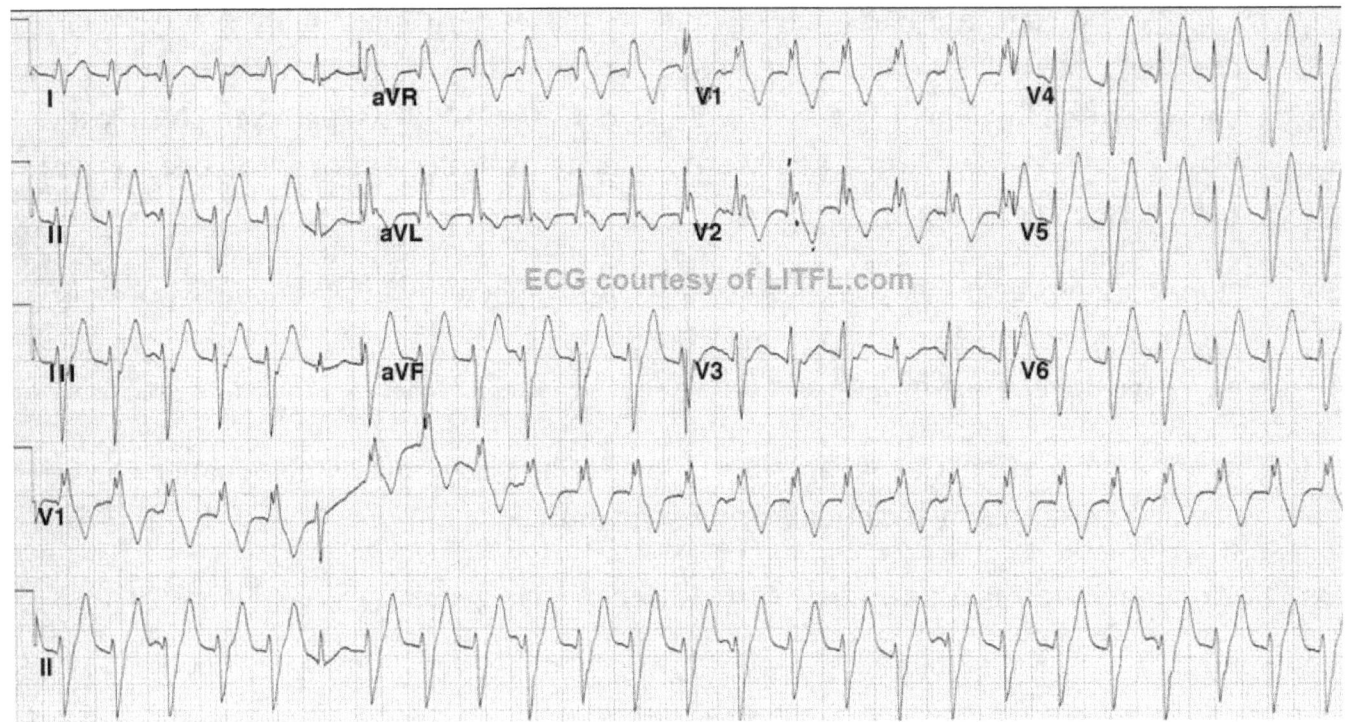

Figure 23-8

Il existe également une tachycardie fasciculaire antérieure (Figure 23-9). La seule différence est qu'il existe un axe inférieur (c'est-à-dire que tous les complexes QRS dans les dérivations inférieures sont constitués de grandes ondes R pointant vers le haut) avec une tendance à une déflexion de l'axe droit. Sinon, le traitement et le pronostic sont les mêmes. En raison de la localisation dans le ventricule gauche, l'ablation peut être un peu plus problématique.

PERLE | La tachycardie fasciculaire postérieure ressemble à un BBD avec un bloc fasciculaire antérieur – mais ce n'est pas le cas! La tachycardie fasciculaire antérieure ressemble à un BBD avec un bloc fasciculaire postérieur – mais ce n'est pas le cas. Rappelez-vous simplement à quel point les blocs fasciculaires postérieurs sont très rares par rapport aux blocs fasciculaires antérieurs.

CONSEIL | Les blocs de branches droit et gauche et les blocs fasciculaires antérieurs et postérieurs ne se produisent que lorsque l'impulsion est supraventriculaire. Si le QRS prend naissance dans le ventricule, la morphologie reflète son site d'origine - pas un bloc!

La Figure 23-9 est un exemple de tachycardie fasciculaire antérieure. N'oubliez pas: elles sont rares! C'est peut-être la seule que vous verrez jamais!

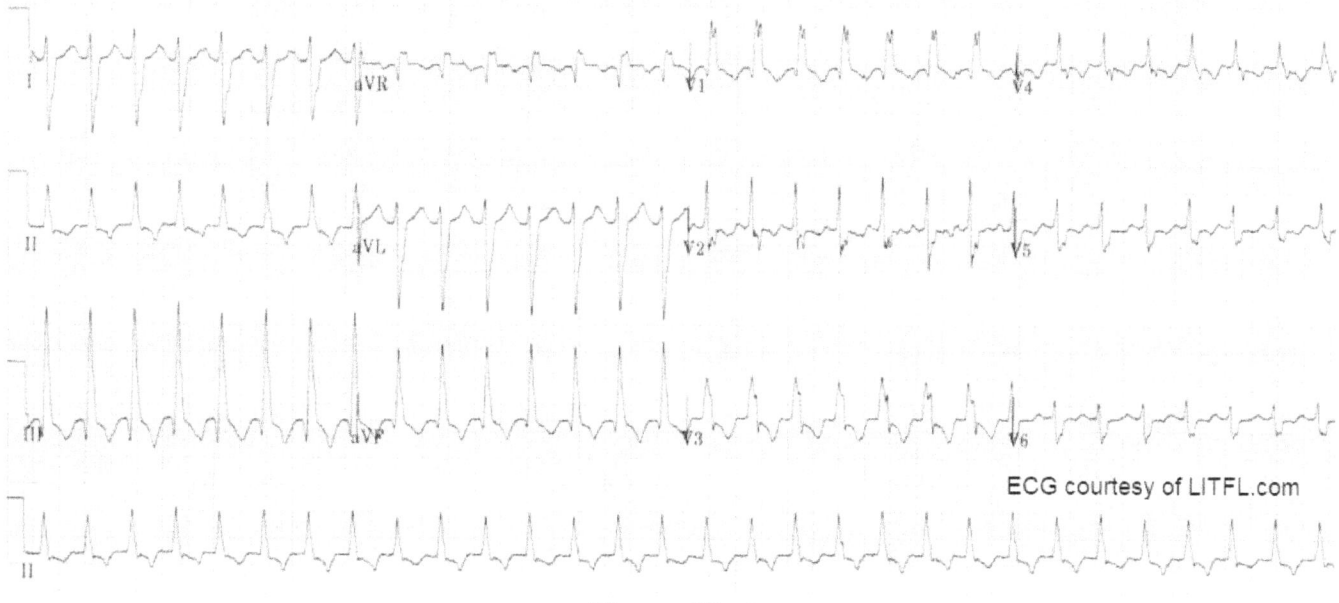

ECG courtesy of LITFL.com

Figure 23-9

L'axe du plan frontal doit différencier ces deux TV idiopathiques (VSVG et fasciculaire postérieur) l'une de l'autre. VSVG aura de grandes ondes R dans les dérivations inférieures tandis qu'une tachycardie fasciculaire postérieure aura des ondes S profondes dans les dérivations inférieures.

Étant donné que les deux tachycardies fasciculaires proviennent de fibres conductrices, l'apparition des complexes QRS sera généralement « plus propre »: plus lisse, avec une pente plus importante et un peu mieux formée que les tachycardies des voies de sortie qui proviennent du myocarde en activité.

Tachycardie ventriculaire due à une maladie cardiaque structurelle

La troisième tachycardie ventriculaire à différencier est la TV due à une maladie cardiaque structurelle. Il s'agit de loin de la TV la plus courante de toutes, incluant à la fois les ventricules droit et gauche:

1. QRS élargi en raison du retard de conduction inhérent à un myocarde structurellement endommagé et du réacheminement de l'onde de dépolarisation à travers et autour des zones de fibrose.

2. encoche dans les complexes QRS. Vous vous souvenez peut-être d'une encoche comme caractéristique de la cardiomyopathie arythmogène, et c'est parce qu'elle représente également un myocarde structurellement endommagé.

3. bien que ces TV puissent se développer à peu près n'importe où dans le ventricule, il semble qu'il y en ait beaucoup qui proviennent de la zone apicale. Bien qu'il y ait un

BBD avec un axe supérieur – tout comme une tachycardie fasciculaire postérieure – les complexes QRS seront plus larges et plus bizarres. Étant donné que les tachycardies fasciculaires postérieures commencent essentiellement dans le fascicule postérieur, l'apparition du QRS ressemblera beaucoup plus à un battement conduit de manière aberrante dans la mesure où le début de la déflexion initiale sera plus doux et plus droit.

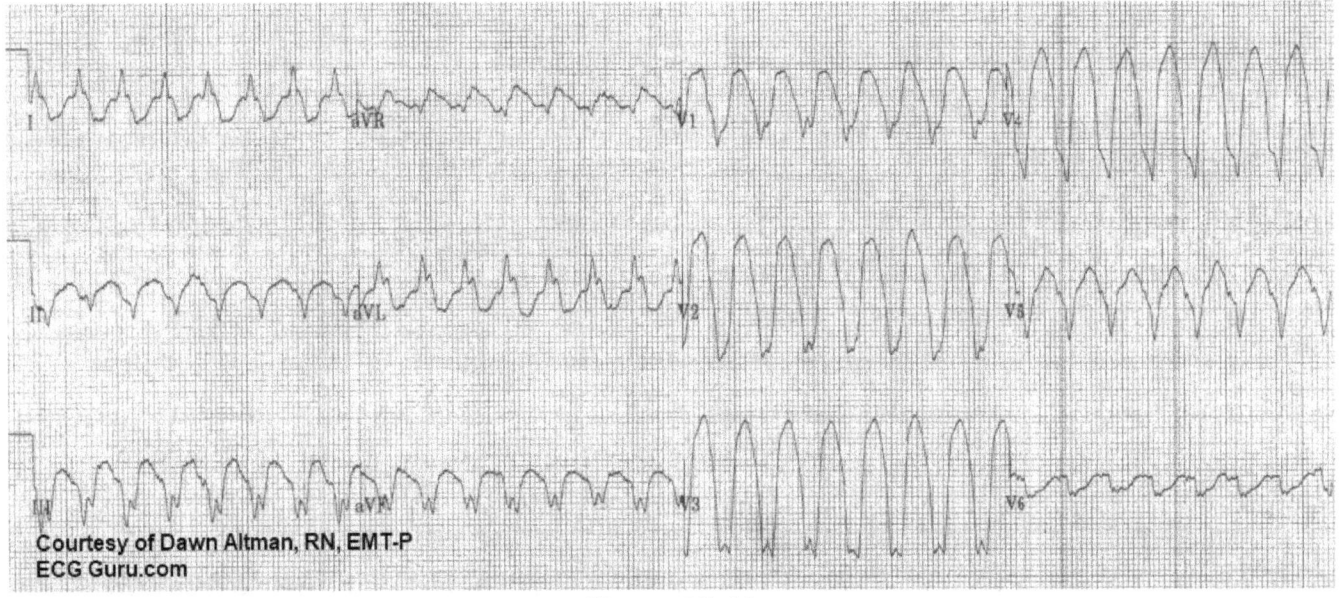

Figure 23-10

Torsade de pointes vs tachycardie ventriculaire polymorphe sans torsade

Les torsades de pointes doivent avoir un intervalle QT prolongé, alors que la tachycardie ventriculaire polymorphe sans torsade ne doit pas l'avoir. Cependant, l'allongement de l'intervalle QT n'est pas la meilleure méthode pour différencier ces deux dysrythmies très dangereuses, et voici pourquoi...

Certains patients atteints de l'un des syndromes du QT long peuvent ne pas manifester systématiquement un intervalle QT prolongé sur l'ECG à tout moment. Certains ont une pénétrance incomplète du défaut génétique et l'allongement de l'intervalle QT peut être minime ou ne pas être apparent du tout sans une sorte de défi. Certains patients atteints de tachycardie ventriculaire polymorphe sans torsade due à une ischémie peuvent avoir un intervalle QT légèrement prolongé en raison du retard de conduction causé par l'ischémie. Ils ne sont pas considérés comme un syndrome du QT long acquis.

Le facteur de différenciation le plus cohérent et le plus fiable est l'intervalle de couplage créé par le dernier battement sinusal et le QRS ectopique qui initie la tachycardie.

Si *l'intervalle de couplage est* > 400 *ms* (deux grands carrés), le rythme est une torsade de pointes.

Si *l'intervalle de couplage est* < 400 *ms*, le rythme est une tachycardie ventriculaire polymorphe non torsadique.

S'agit-il d'une torsade de pointes ou d'une TV polymorphe non torsadique (Figure 23-11)?

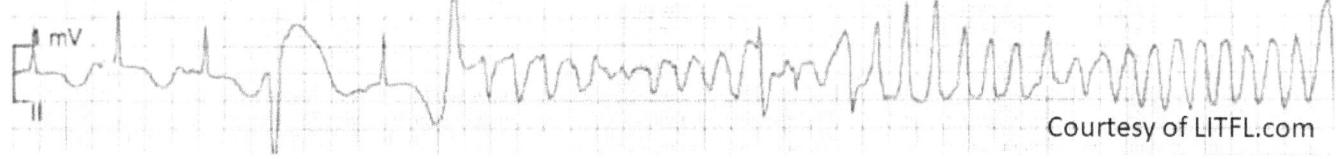

Courtesy of LITFL.com

Figure 23-11

Que pensez-vous de cette bande rythmique – torsade de pointes ou TV polymorphe non torsadée (Figure 23-12)?

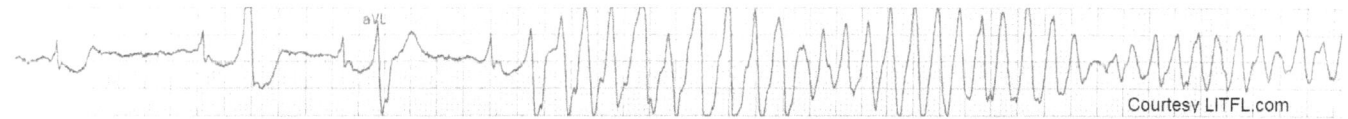

Courtesy LITFL.com

Figure 23-12

ATTENTION! | Pour rappel, il faut observer un rythme supraventriculaire et de préférence le début de la tachycardie ventriculaire polymorphe pour établir le diagnostic et différencier les deux rythmes. Si le rythme est soutenu (ce qui est rare), les deux tachydysrythmies auront la même apparence. Vous ne pouvez pas observer d'intervalle QT long pendant la tachycardie.

CONSEIL | Notez les ondes T larges et bizarres de l'ESV et du battement sinusal juste avant le début de la tachycardie (Figure 23-11). Cela se produit fréquemment dans les torsades de pointes. De tels changements semblent indiquer que le début des torsades de pointes est imminent! Notez que cela ne s'est pas produit dans la tachycardie sans torsade (Figure 23-12).

AUTRE CONSEIL | Ne confondez pas le LQTS acquis avec la TV sans torsade. La TV non torsadée n'est pas associée à un QTc prolongé comme cause contributive de TV et - même lorsqu'elle se manifeste sous une forme fusiforme - ce n'est pas une torsade de pointes!

Une question fréquente...

Il existe une hiérarchie des durées (largeurs) des QRS qui aident parfois au processus de prise de décision. Certains complexes QRS vont être plus larges que d'autres et certains vont être mieux formés que d'autres (au moins initialement).

1. Le plus large: tachycardies ventriculaires liées à la cicatrice, TRAV antidromique

2. Moyen: tachycardies de la voie de sortie

3. Le plus étroit: tachycardies fasciculaires, tachycardies de branche à branche, tachycardies interfasciculaires

Les tachycardies ventriculaires liées à la cicatrice et les TRAV antidromiques seront généralement plus larges que 140 ms et très souvent plus larges que 160 ms puisque les deux commencent l'activation ventriculaire dans le myocarde en activité.

Les tachycardies de sortie (VSVD, VSVG) auront des durées de QRS moyennes. Elles débutent dans le myocarde en activité, mais toutes deux sont proches des fibres conductrices. Elles ont tendance à durer moins de 140 ms.

La troisième catégorie concerne les tachycardies qui débutent dans les fibres de conduction des ventricules. En prenant la tachycardie fasciculaire comme exemple, les durées QRS de ces tachycardies seront inférieures à 140 ms et la majorité sera inférieure à 130 ms. Ce qui est encore plus important ici est le début du nadir R-S dans la dérivation V1. Il sera généralement de 80 ms ou moins dans les tachycardies qui naissent dans les fibres conductrices.

Voici deux questions qu'on me pose souvent...

1. Comment faire la différence entre la tachycardie VSVG et la tachycardie fasciculaire?

a. Premièrement, si vous parlez de tachycardie fasciculaire postérieure, il ne devrait y avoir aucun problème du tout – pas même un problème de largeur de QRS! Lors d'une tachycardie VSVG, les complexes QRS dans les dérivations inférieures pointeront vers le HAUT, et lors d'une tachycardie fasciculaire postérieure, ils pointeront vers le BAS.

b. Maintenant, si la tachycardie fasciculaire s'avère être une tachycardie fasciculaire antérieure (un phénomène très rare!), vous devrez évaluer la largeur des complexes QRS et le nadir R-S dans la dérivation V1. La tachycardie fasciculaire sera probablement inférieure à 130 ms et le nadir R-S sera de 80 ms ou moins.

2. Étant donné que les tachycardies ventriculaires liées à une cicatrice surviennent le plus souvent dans le ventricule gauche, comment différencier une TV liée à une cicatrice d'une tachycardie VSVG?

   a. La TV liée à la cicatrice sera plus large – généralement 160 ms ou plus – et moins bien formée que les complexes QRS de la tachycardie VSVG. Les complexes QRS de la tachycardie VSVG doivent également être de 140 ms ou moins.

Veuillez garder à l'esprit que ces valeurs ne sont pas officielles, mais elles sont fréquemment utilisées lors de l'évaluation des tachycardies à complexes larges.

Lectures recommandées:

Hoffmayer KS, et al. An electrocardiographic scoring system for distinguishing right ventricular outflow tract arrhythmias in patients with arrhythmogenic right ventricular cardiomyopathy from idiopathic ventricular tachycardia. Heart Rhythm. 2013 Apr;10(4):477-82.

Michowitz et al. Differentiating the QRS Morphology of Posterior Fascicular Ventricular Tachycardia From Right Bundle Branch Block and Left Anterior Hemiblock Aberrancy. Circ Arrhythm Electrophysiol. 2017; 1-11.

Moss, JD MD, Scheinman MM MD. Differentiating the QRS Morphology of Posterior Fascicular Ventricular Tachycardia From Right Bundle Branch Block and Left Anterior Hemiblock Aberrancy – Why the Difference (Editorial). Circ Arrhythm Electrophysiol. 2017; 1-3.

Steurer G, Gürsoy S, Frey B, Simonis F, Andries E, Kuck K, et al. The differential diagnosis on the electrocardiogram between ventricular tachycardia and pre-excited tachycardia. Clin Cardiol. 1994;17:306-8.

Wijnmaalen AP. ECG Identification of Scar-Related Ventricular Tachycardia With a Left Bundle-Branch Block Configuration. Circ Arrhythm Electrophysiol. 2011;4:486-493.

Chapter 24

Plus de pratique avec la dissociation AV

Ma philosophie est que l'on ne peut jamais être trop habile pour reconnaître une dissociation AV. Bien qu'il n'y ait aucune garantie à 100% que sa présence soit pathognomonique d'une tachycardie ventriculaire, les autres tachycardies à large complexe qui peuvent la produire sont si rares que vous n'avez pas à vous en soucier.

OK... commençons!

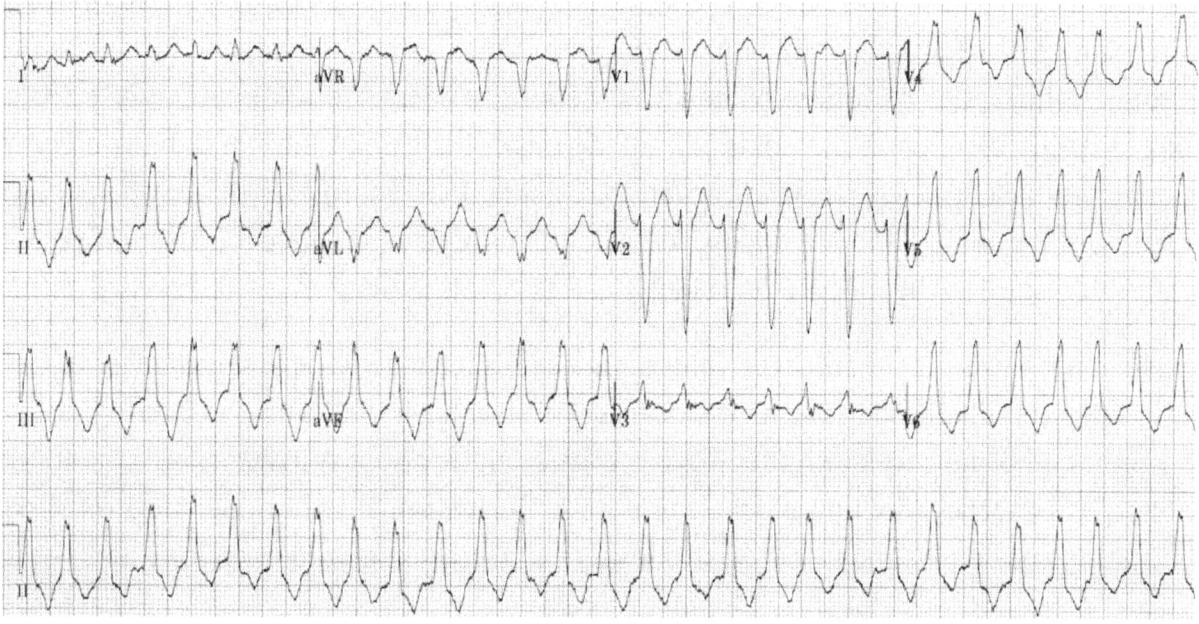

Figure 24-1

Il existe deux façons de rechercher une dissociation AV (Figure 24-1):

1. Asseyez-vous, scannez l'ECG et voyez si quelque chose attire votre attention. J'appelle cela *l'approche Gestalt*; ou,

2. Recherchez spécifiquement des changements suggérant une dissociation AV en comparant des parties de la ligne de base du point J au début du complexe QRS suivant. Ne vous embêtez pas à chercher dans le complexe QRS – vous ne trouverez rien d'utile. J'appelle cela *l'approche scientifique*.

Il n'est pas surprenant que j'aie constaté que de nombreuses personnes (si ce n'est la plupart) utilisent l'approche Gestalt et se plaignent ensuite que la dissociation AV est trop difficile à reconnaître.

Présentation de « La banque »

Laissez-moi vous aider à commencer à développer vos compétences en utilisant l'approche scientifique.

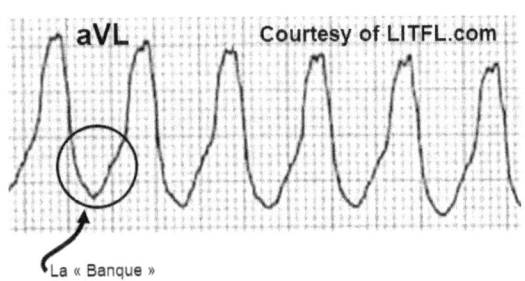

Figure 24-2

Tout d'abord, vous devez vous concentrer sur les zones de la dérivation où vous êtes le plus susceptible de voir des ondes P. Comme je l'ai dit, cela s'étendra du point J d'un complexe QRS jusqu'au début du complexe QRS suivant (Figure 24-2).

J'appelle cette zone « la banque » pour deux raisons. Il y a de nombreuses années, aux États-Unis, on raconte l'histoire d'un célèbre braqueur de banque nommé Willie Sutton. Lorsqu'on lui a demandé pourquoi il braquait des banques, Willie aurait répondu: « Parce que c'est là que se trouve tout l'argent! » Eh bien, cette partie de la ligne de base allant du point J au début du complexe QRS suivant est « là où se trouve tout l'argent ». C'est là que vous allez trouver des ondes P (ou P') si elles sont présentes! L'autre raison pour laquelle j'aime ce terme est que le mot « banque » permet d'économiser beaucoup de saisie!

L'étape suivante consiste à comparer toutes les « banques » de la dérivation choisie. Cette dérivation (Figure 24-2) est constituée d'ondes R monophasiques avec des ondes T inversées (mais vous le saviez déjà, n'est-ce pas). Voyez-vous quelque chose qui diffère significativement d'une banque à l'autre? Moi non plus! Il s'agit de la dérivation aVL, donc les petites encoches au sommet des ondes R sont caractéristiques d'une morphologie de type BBG.

L'onde P ou P' est-elle verticale ou inversée?

Regardons un autre extrait (Figure 24-3); j'ai ajouté quelques lignes indiquant une banque (une «banque» commence au point J, qui peut être la fin d'une onde S, comme dans cet extrait)...

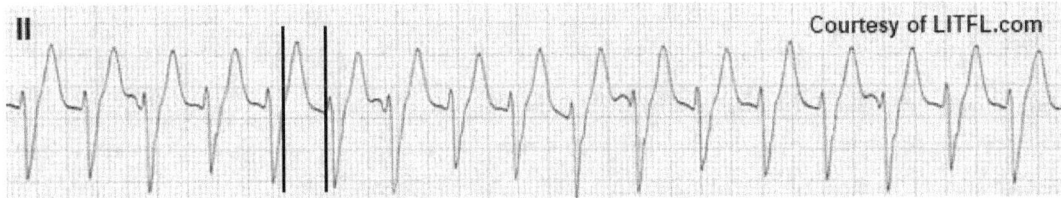

Figure 24-3

Vous devez utiliser la banque la plus « normale » comme point de référence. La banque entre les premier et deuxième complexes QRS semble assez normale et ne présente aucune anomalie suspecte. Passons à la deuxième banque. Nous avons trouvé quelque chose! Il y a une bosse bien définie (ou « blip ») dans la ligne de base entre la fin de l'onde T et la petite onde r du complexe rS. Et elle est verticale en dérivation II. Cela signifie qu'il ne s'agit pas d'une onde P′ rétrograde. Il semble également y avoir une petite onde q qui la suit; regardons de plus près (Figure 24-4)...

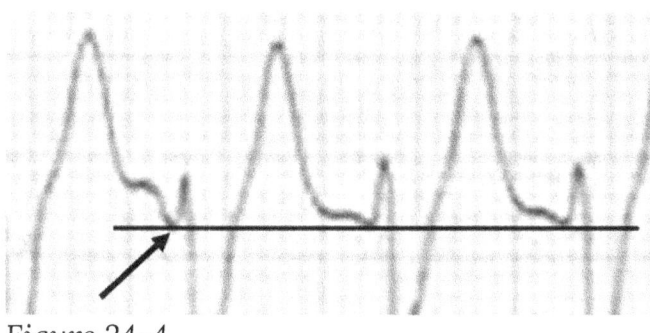

Figure 24-4

Le nadir de l'onde « q » suspectée s'aligne assez bien avec la ligne de base (et le début de toutes les autres ondes r). Comme il n'y a pas de tension négative (aucune superficie en dessous de la ligne de base), il ne peut s'agir d'une onde q. Il doit s'agir d'une onde P verticale et très probablement d'une onde P sinusale. La seule autre déflexion verticale qui pourrait être présente serait une onde U, et les ondes U importantes n'apparaissent PAS par intermittence dans la dérivation II pendant les fréquences cardiaques rapides. Il s'agit d'une onde P. Maintenant, y en a-t-il d'autres?

Oui... il y a trois autres ondes P. Vous savez maintenant comment et où rechercher les ondes P sinusales et les ondes P′ rétrogrades.

Dissociation AV et VA: quelle est la meilleure preuve de tachycardie ventriculaire?

Vous avez déjà vu cette bande rythmique (Figure 24-5) dans le cadre d'un ECG à 12 dérivations. En utilisant vos connaissances sur la comparaison des banques, voyez si vous pouvez découvrir le résultat qui est encore plus révélateur de tachycardie ventriculaire que la dissociation AV. J'ai décrit la première banque.

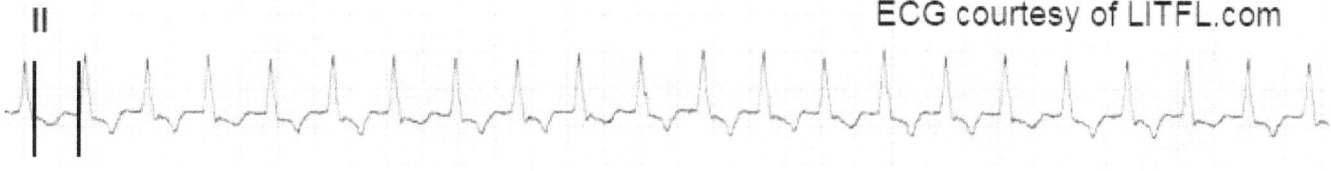

Figure 24-5

Vous devriez avoir remarqué que certaines banques ont des ondes T profondément inversées tandis que d'autres ont des ondes T plutôt peu profondes et inversées. Il y a un schéma ici – regardez de très près. Commencez par le tout premier complexe QRS et la première «banque». L'onde T est peu profonde. Regardez maintenant la deuxième banque – l'onde T est profondément inversée. Regardez maintenant la troisième banque – l'onde T est profondément inversée. Regardez maintenant la quatrième banque – il y a juste une autre inversion peu profonde de l'onde T.

Sur les trois banques, deux ont des ondes T profondément inversées. Quelle est la seule déflexion qui peut déformer par intermittence une onde T? Une onde P – ou plus précisément, une onde P′. « Qu'en est-il des ondes U pendant l'hypokaliémie? » demandez-vous. Les ondes U n'apparaissent pas, puis disparaissent, puis réapparaissent à nouveau, etc. Seules les ondes P ou P′ peuvent faire cela. Ce que nous avons ici est un bloc ventriculo-auriculaire (VA) 3:2! Les deuxième et troisième banques manifestent des ondes P′ inversées rétrogrades se produisant autour du nadir des ondes T. Mais les première et quatrième banques ne montrent aucun signe d'ondes P' inversées. Ce sont les ondes P' qui ont été empêchées d'entrer dans les oreillettes. Il s'agit très probablement d'un bloc VA Mobitz I 3:2. La mesure des intervalles R-P' sous grossissement révèle un allongement subtil du deuxième intervalle R-P'. Maintenant, pourquoi un bloc de conduction VA est-il la preuve absolue d'une tachycardie ventriculaire alors que la dissociation AV (bien qu'elle soit une excellente suggestion de TV) ne l'est pas?

Dans le cas de rythmes supraventriculaires avec complexes QRS larges et ondes P' rétrogrades, quelle TSV constituerait le seul problème pour différencier une tachycardie ventriculaire d'une conduction rétrograde vers les oreillettes? Il faudrait qu'il s'agisse d'une TSV qui entre dans les ventricules puis en sort - une TRAV antidromique.

Comment un bloc VA (Mobitz I ou Mobitz II) distingue-t-il une tachycardie ventriculaire d'une TRAV antidromique? Regardez à nouveau la bande rythmique de cette tachycardie ventriculaire (Figure 24-5): que voyez-vous? Vous voyez des dépolarisations ventriculaires régulières et monomorphes qui continuent sans s'arrêter ni même faire de pause. Il s'agit d'une tachycardie ventriculaire.

Maintenant, que verriez-vous s'il s'agissait d'une TRAV antidromique? Vous verriez un maximum de deux dépolarisations ventriculaires, puis la tachycardie s'arrêterait d'elle-même. La TRAV se poursuivrait jusqu'à ce que le bloc AV ou VA se produise. Bloc VA = bloc AV rétrograde.

Que vous entriez ou sortiez de la pièce, vous passez toujours par la même porte.

Le même concept s'applique aux blocs AV et VA. Comment mettre fin aux TRAV – qu'ils soient orthodromiques ou antidromiques? En bloquant le nœud AV! Lorsque nous bloquons une TRAV orthodromique, nous bloquons la conduction AV. Lorsque nous bloquons une TRAV antidromique, nous bloquons la conduction VA. Mais il s'agit toujours du même nœud AV! Étudiez attentivement cette bande rythmique. Ce n'est peut-être pas la dernière fois que vous voyez quelque chose comme cela. Regardons-en un autre...

OK... vous êtes confronté à une tachycardie à complexes larges (la durée du QRS ici est de 120 ms). Je vous dis qu'il s'agit d'une tachycardie ventriculaire parce que je n'ai pas l'ECG complet à 12 dérivations. Plus précisément, il s'agit d'une tachycardie fasciculaire postérieure plutôt lente, ce qui explique les complexes QRS relativement étroits. Je ne sais pas pourquoi elle est si lente, mais apparemment une partie du circuit de la tachycardie provoque un retard. Je n'ai aucune information sur le patient. Il pourrait s'agir d'un effet médicamenteux. N'oubliez pas: ***vous devez toujours diagnostiquer une dysrythmie à partir d'un ECG à 12 dérivations – jamais simplement d'une bande rythmique!***

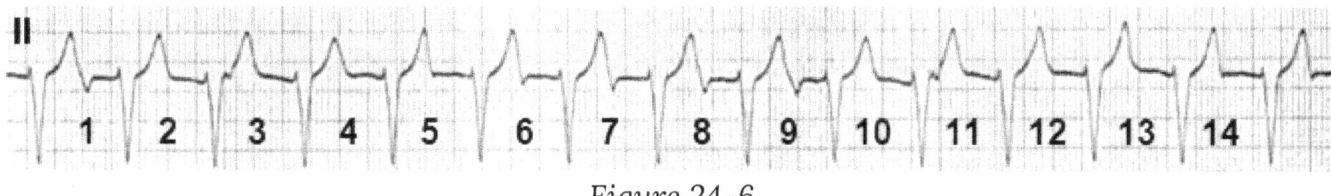
Figure 24-6

Pour aborder correctement cette dysrythmie (Figure 24-6), vous devez d'abord savoir exactement ce que vous recherchez: vous recherchez des ondes P′ rétrogrades pour établir un diagnostic de dissociation AV ou de dissociation VA. Il est important de noter qu'il s'agit de la dérivation II; si des ondes P′ rétrogrades sont présentes, elles seront inversées. Les ondes P′ rétrogrades sont toujours inversées dans les dérivations II, III et aVF – les dérivations inférieures. Elles seront verticales (généralement) dans les dérivations supérieures – dérivations aVR et aVL. Étant donné que le vecteur des ondes P′ rétrogrades se déplace vers le haut et quelque peu perpendiculairement à la dérivation I, elles sont généralement très difficiles à voir dans cette dérivation ou elles ne sont tout simplement pas présentes du tout. Les ondes P′ rétrogrades sont toujours verticales dans la dérivation V1.

> **ASTUCE |** Il ne suffit pas de simplement trouver des ondes P ou des ondes P′ lors d'une tachycardie à complexes larges. Vous devez savoir quel type d'ondes P vous recherchez, où vous vous attendez à les trouver et comment les interpréter en fonction de leur relation avec les complexes QRS.

Trouvons maintenant un QRS et sa banque (Figure 24-6) que nous pouvons utiliser comme point de référence « normal ». Il y en a plusieurs: les banques n° 2, n° 4 et n° 10 sont de bons exemples. Nous utiliserons la banque n° 2. Étudiez-la attentivement. Ensuite, vous devez comparer soigneusement toutes les banques – la zone allant du point J d'un complexe QRS au début du complexe QRS suivant. Nous voyons une nette différence entre la première et la deuxième banque. Il y a une déflexion inversée immédiatement après la première onde T. Cela pourrait-il être une onde P′ rétrograde? Oui, c'est possible!

Un exercice pour les yeux

Ensuite, voyez-vous quelque chose dans les banques 2 à 5? Si ce n'est pas le cas, regardez de plus près! Comparez la banque n° 2 avec la banque n° 3. Voyez-vous une différence? Il semble y avoir une très petite encoche dans le segment ST de la banque n°3 à la base de la branche ascendante de l'onde T. Ne présumez pas qu'il s'agit d'un artefact. Cela ressemble à une très petite déflexion négative. Et c'est exactement ce que nous recherchons – de petites déflexions négatives. Mais elle n'est pas présente dans la banque n°2 et disparaît des banques 4 et 5. Puis elle réapparaît dans la banque n°6 – mais elle est maintenant située à la base de la branche descendante de l'onde T! Que se passe-t-il ici? Suivez-moi maintenant très attentivement: je suis sur le point d'augmenter considérablement votre capacité à reconnaître la dissociation AV et VA!

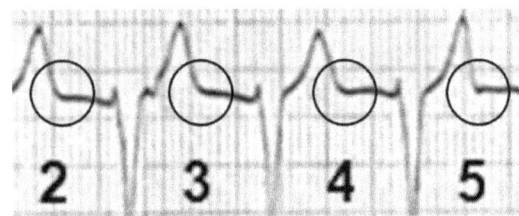

Figure 24-7

Nous allons comparer les banques 2 à 4 avec la banque n° 5. Mais nous allons être encore plus précis car nous nous concentrons sur une zone très localisée. Pour cela, je vais agrandir ces banques (Figure 24-7):

Nous allons nous concentrer sur la fin de l'onde T où elle rejoint la ligne de base. Si vous regardez les banques 2 à 4, vous verrez une courbe douce et progressive de l'onde T à la ligne de base. Mais lorsque vous regardez la banque n° 5, vous verrez un angle abrupt et aigu entre la fin de l'onde T et la ligne de base. Continuez à étudier ces banques jusqu'à ce que vous puissiez facilement voir la différence. C'est une différence très, très subtile, mais c'est pourquoi j'appelle cela un « exercice oculaire. »

Pourquoi la terminaison de l'onde T dans la banque n° 5 est-elle différente des autres? C'est parce que la terminaison douce et progressive de l'onde T a fusionné avec une déflexion inversée plus abrupte, créant un angle plus aigu. Et selon vous, quelle pourrait être cette déflexion inversée? Il s'agit bien sûr d'une onde P′ rétrograde. Mais où était-elle pendant la banque n° 4? Je vais répondre à cela en vous posant une autre question: où était-elle dans la banque n° 3 et maintenant où est-elle dans la banque n° 5? Dans la banque n° 3, elle était devant l'onde T et dans la banque n° 5, elle suit immédiatement l'onde T. La réponse la plus plausible est que l'onde P′ rétrograde était cachée dans l'onde T de la banque n° 4 alors qu'elle la traversait.

Quel effet une onde P′ négative (une tension négative) a-t-elle sur une onde T verticale (une tension positive)? La tension négative de l'onde P′ rétrograde soustrait la tension de l'onde T positive, ce qui devrait donner une superficie légèrement plus petite contenue dans l'onde T; en d'autres termes, une onde T légèrement plus petite. Regardez la hauteur de l'onde T dans la banque n° 4 et comparez-la avec les ondes T des deux côtés. Dans la banque n° 5, lorsque l'onde P′ rétrograde sort de l'onde T, l'onde T retrouve sa hauteur (ou amplitude). Cette « soustraction » de la tension négative à la tension positive se produit dans l'appareil ECG pendant ses calculs. Ce n'est pas quelque chose qui se produit dans le cœur lui-même. Regardons maintenant à nouveau la bande (Figure 24-8) :

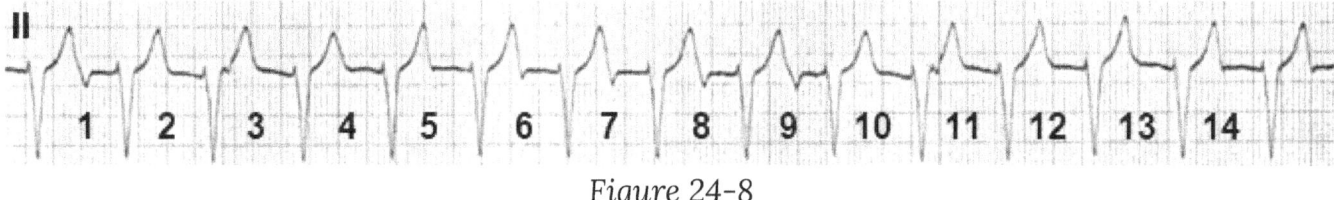

Figure 24-8

Ce que vous voyez est un bloc VA Mobitz I. Commencez par la banque n° 2. Il n'y a aucune preuve d'une onde P′ rétrograde dans cette banque, il s'agit donc probablement du battement au cours duquel l'impulsion VA a été bloquée. On nous assure que c'est le cas car il y a une onde P′ rétrograde profonde après l'onde T dans le battement précédent. Dans la banque n° 3, nous voyons une onde P′ rétrograde juste avant le début de l'onde T, nous ne voyons rien dans la banque n° 4 car l'onde P′ rétrograde se déplace à travers l'onde T à ce stade, dans la banque n° 5, l'onde P′ rétrograde commence juste à faire son apparition après l'onde T. Dans les banques n° 6 à n° 9, l'onde P′ rétrograde devient plus grande et plus prononcée à mesure qu'elle s'éloigne de la fin de l'onde T. Ensuite, l'impulsion ventriculaire se bloque et n'apparaît pas dans la banque n° 10. Après le blocage, le processus recommence, etc.

> **PERLE |** Un bloc AV typique de type Mobitz I présente des intervalles PR qui s'élargissent de plus en plus jusqu'à ce qu'une onde P ne parvienne plus à conduire. Un bloc VA typique de type Mobitz I présente des intervalles RP′ qui s'élargissent de plus en plus jusqu'à ce qu'une onde P′ n'apparaisse plus.

Si ces résultats vous ont semblé difficiles, c'est uniquement parce que vous ne saviez pas exactement ce que vous cherchiez. Et même si vous le saviez, vous n'avez probablement pas réalisé à quel point vous deviez évaluer avec précision et minutie même les changements les plus infimes. Si vous avez toujours du mal à voir la différence entre les banques n° 4 et n° 5, continuez à les étudier. Cela vous permettra d'affiner votre capacité à reconnaître la dissociation AV et VA. Même les ECG qui ne manifestent aucune dissociation vous aideront toujours à aiguiser vos yeux et votre compétence, car ces ECG vous obligeront à regarder aussi attentivement et aussi soigneusement que possible lorsque vous essayez de localiser les ondes P ou les ondes P′ rétrogrades. À titre de référence, il m'a fallu environ trois secondes pour détecter la différence entre les quatrième et cinquième banques. Lorsque vous savez exactement CE QUE vous recherchez et OÙ vous devez chercher, le processus devient beaucoup plus facile et plus rapide ! Cela demande de la pratique et de l'expérience.

CONSEIL | Bien que seulement environ 20% des tachycardies à complexes larges manifestent une dissociation AV ou VA, partez du principe que l'une ou l'autre (ou les deux) sont présentes et faites de votre mieux pour les trouver. Même si ce n'est pas le cas, vous aiguiserez considérablement vos yeux et vos compétences.

PERLE | Il y a deux points finaux de tout cela que vous devez vous efforcer d'atteindre. Le premier, bien sûr, est la capacité de reconnaître les signes subtils de dissociation AV ou VA. Le deuxième point final est que lorsque vous ne parvenez pas à trouver de preuve de dissociation AV ou VA, vous serez à la fois satisfait et confiant qu'elle n'est tout simplement pas là!

Voici un autre signe de dissociation AV: un complexe de fusion!

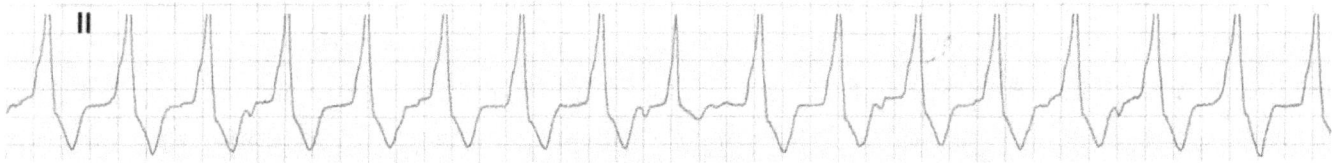

Figure 24-9

Le neuvième battement est *un battement de fusion* (Figure 24-9). Malheureusement, nous n'avons pas de bande de rythme sinusal pour la perspective, mais nous savons qu'il s'agit d'un battement de fusion car il apparaît juste au bon moment et le QRS semble plus normal (c'est-à-dire plus étroit).

PERLE | Les intervalles R-R avant et après le battement de fusion vous semblent-ils différents? L'intervalle suivant le battement de fusion semble-t-il légèrement plus large que l'intervalle R-R précédant le battement de fusion? Si c'est le cas, vous visualisez les intervalles R-R de manière incorrecte! Mesurez toujours les intervalles entre les déflexions – toutes les déflexions – du début au début à la ligne de base! Ce que vous voyez ici est la raison pour laquelle nous faisons cela. L'intervalle R-R précédant le battement de fusion et l'intervalle R-R suivant le battement de fusion sont égaux. La largeur réduite du QRS de fusion fait que l'intervalle R-R avec le battement suivant semble plus large.

Un battement de capture apparaîtrait tôt, avant le prochain battement ectopique attendu. Elle est précédée d'une déflexion qui est soit une onde P sinusale verticale, soit une onde P' rétrograde inversée. Il s'agit de la dérivation II, donc cela pourrait être l'une ou l'autre.

PERLE | Lorsque nous recherchons une dissociation AV dans les dérivations inférieures (II, III et aVF), nous recherchons des ondes P sinusales *verticales*. Lorsque nous recherchons une dissociation VA dans les dérivations inférieures, nous recherchons des ondes P′ rétrogrades *inversées*. Ne confondez pas le fait que les ondes P′ rétrogrades sont toujours inversées dans les dérivations inférieures avec la recherche d'ondes P dissociées. La présence d'ondes P verticales dissociées ou d'ondes P′ rétrogrades inversées dissociées indique un rythme ventriculaire ectopique. Mais n'oubliez pas: les ondes P′ rétrogrades inversées qui suivent chaque complexe QRS de manière cohérente au même intervalle RP′ ne représentent pas une dissociation AV ou VA et ne devraient pas non plus suggérer une tachycardie ventriculaire. Je sais que cela semble être le cas, mais croyez-moi, ce n'est pas le cas !

Réfléchissons un instant à cela. Quelles sont nos options ici concernant la bande rythmique de la figure 24-9?

1. Un battement de fusion causé par une onde P sinusale qui a réussi à traverser le nœud AV et à activer au moins une partie du myocarde ventriculaire, ou

2. une onde P′ rétrograde qui a entraîné un battement réciproque (écho) qui est revenu aux ventricules via le système His-Purkinje et a excité une partie du myocarde ventriculaire, fusionnant avec une dépolarisation ectopique ventriculaire (oui, cela se produit réellement!).

Tout dépend si l'onde P en question est verticale ou inversée. Voyons comment nous pouvons le savoir en y regardant de plus près...

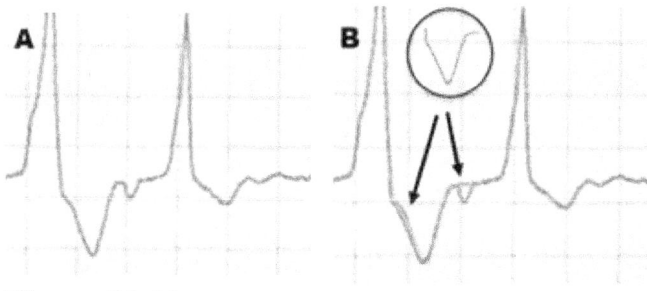

Figure 24-10

(Figure 24-10) J'ai copié une banque (onde T et une ligne de base) d'une anomalie de repolarisation précédente (cercle) puis je l'ai superposée sur la banque avec l'onde P ou P' en question. Ce faisant, nous pouvons voir clairement que cette déflexion est une onde P' rétrograde inversée.

Toutes les ondes P' rétrogrades ne disparaissent pas simplement après avoir atteint les oreillettes. (Figure 24-11) Après avoir parcouru la voie rapide (Figure 24-11A), l'impulsion ectopique a continué jusqu'à la voie lente où elle est descendue jusqu'au faisceau de His (la voie finale commune) et est rentrée dans le système de conduction ventriculaire. Comme cette impulsion de retour utilise le système His-Purkinje pour la conduction, le QRS apparaît beaucoup plus normal. Le fait que le battement réciproque (écho) apparaisse immédiatement après le complexe QRS ou plus loin dépend de la voie du nœud AV qu'il a utilisée comme voie ascendante.

Dans ce cas, il est évident que, puisque la distance entre le début du QRS précédent et l'onde P′ est supérieure à la distance entre l'onde P′ et le battement de fusion, la voie lente a transmis l'impulsion vers le haut jusqu'aux oreillettes et la voie rapide a été utilisée pour retourner vers le bas jusqu'aux ventricules et fusionner avec le battement ectopique ventriculaire suivant (Figure 24-11B). Ainsi, un QRS réciproque (écho) n'est que le premier battement d'une TRIN qui s'est immédiatement terminée d'elle-même.

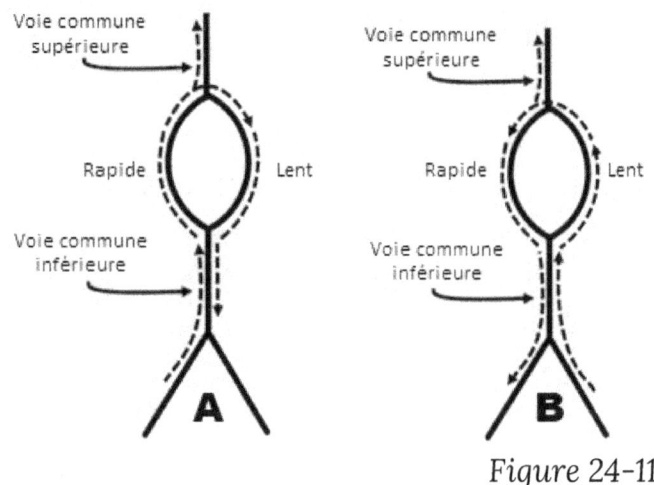

Figure 24-11

Il y a beaucoup d'informations ici, mais ne perdons pas notre perspective: il y a un battement de fusion présent et cela seul suggère très fortement que la tachycardie à complexe large est d'origine ventriculaire.

Je vous ai parlé de la vérification des « banques » pour détecter des preuves de dissociation AV ou VA. Je veux maintenant vous présenter le concept d'épaules QRS, une autre zone au sein des banques sur laquelle concentrer votre recherche d'ondes P et d'ondes P′. Les épaules sont des parties de la ligne de base qui précèdent ou suivent immédiatement le QRS. Les épaules donnent des indications très importantes sur le fait qu'il se passe autre chose qu'une dépolarisation ventriculaire.

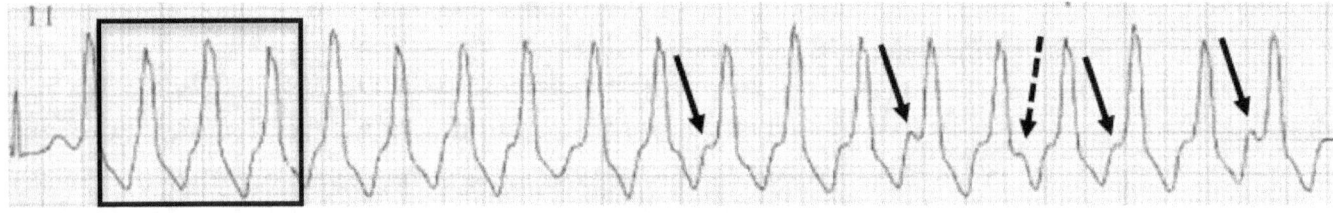

Figure 24-12

Dans cet extrait (Figure 24-12), le carré noir contient trois complexes QRS sans épaules. Les flèches pleines indiquent les épaules avant l'apparition du QRS et la flèche en pointillés indique un épaule après le QRS. Ce sont d'excellents emplacements pour rechercher les ondes P ou P', comme vous pouvez déjà le voir!

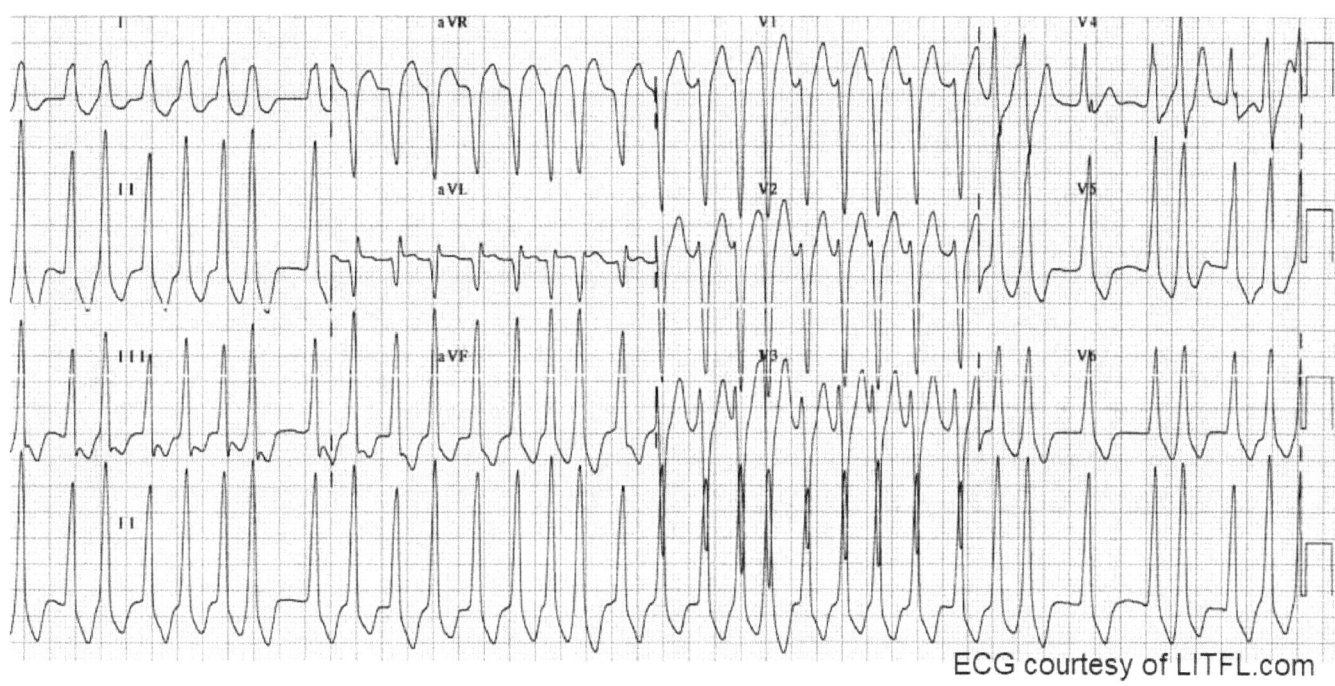

Figure 24-13

Notez les épaules de différentes largeurs dans cet ECG (Figure 24-13) manifestant une fibrillation auriculaire entrant dans les ventricules par une voie accessoire (WPW).

Chapter 25

Mettons vos nouvelles compétences à l'épreuve!

Pour chacun des exemples suivants de tachycardies à complexes larges, je veux que vous voyiez avec quelle rapidité et précision vous pouvez évaluer chaque tachyarythmie. Supposons que le patient soit stable et alerte sur le plan hémodynamique. Vous devriez être en mesure de terminer votre évaluation de ces six points d'information en 30 secondes ou moins! Je veux que vous fassiez ou répondiez à ce qui suit:

1. Notez le ventricule dans lequel la tachycardie a pris naissance – droit ou gauche?

2. Notez la zone du ventricule dans laquelle se trouve le foyer ectopique – voie de sortie ou apex?

3. Le foyer ectopique est-il situé sur ou près du septum ou a-t-il pris naissance dans la paroi libre latérale du ventricule?

4. La tachycardie est-elle susceptible d'être une tachycardie de la voie de sortie ventriculaire droite ou gauche?

5. La tachycardie est-elle susceptible d'être une tachycardie fasciculaire?

6. Le patient est-il en danger imminent?

Ces questions sont placées au-dessus de chaque ECG comme aide-mémoire. Mes évaluations pour chaque ECG se trouvent sur la page opposée (à gauche).

Si vous ne parvenez pas à finir en 30 secondes ou moins, continuez à pratiquer ces mêmes ECG encore et encore jusqu'à ce que vous y parveniez ! Ensuite, connectez-vous à Internet et entraînez-vous avec différents ECG.

Pour paraphraser Thomas A. Edison: « La plupart des gens ne reconnaîtraient pas le succès s'il se trouvait juste devant eux. C'est parce qu'il est généralement habillé en salopette et déguisé en travail! »

Cette page a été laissée intentionnellement vide.

1. Notez le ventricule dans lequel la tachycardie a pris naissance – droit ou gauche?

2. Notez la zone du ventricule dans laquelle se situe le foyer ectopique – voie de sortie ou apex?

3. Le foyer ectopique est-il situé sur ou près du septum ou a-t-il pris naissance dans la paroi libre latérale du ventricule?

4. La tachycardie est-elle susceptible d'être une tachycardie de la voie de sortie ventriculaire droite ou gauche?

5. La tachycardie est-elle susceptible d'être une tachycardie fasciculaire?

6. Le patient est-il en danger imminent?

ECG 1

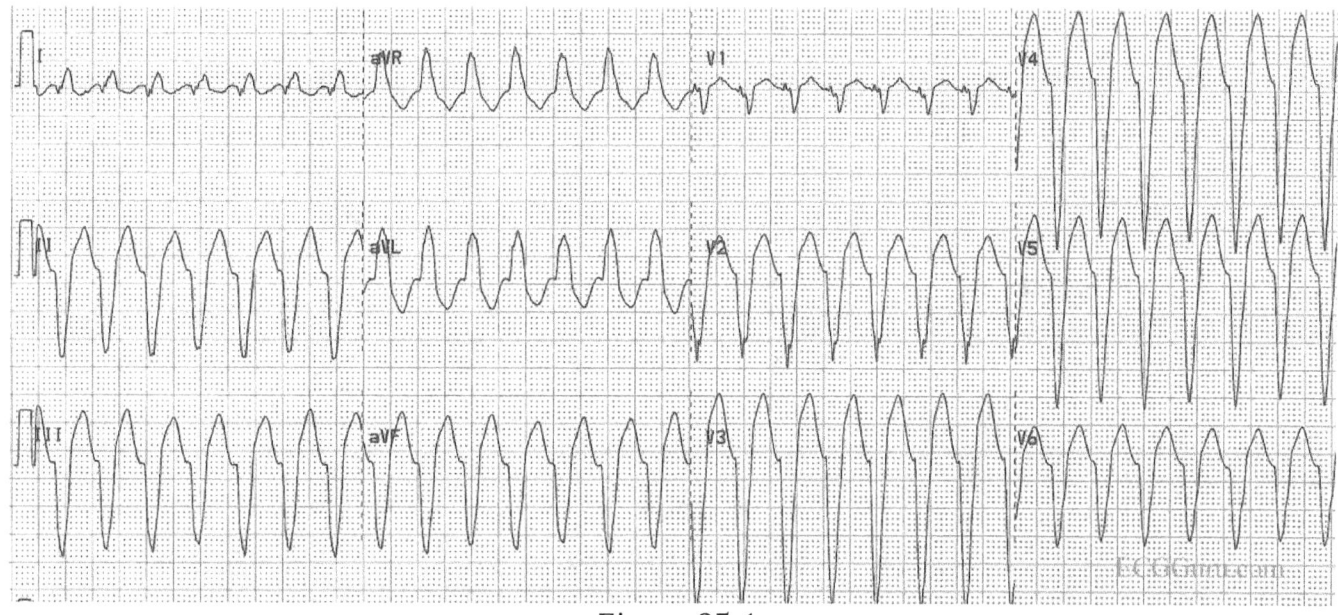

Figure 25-1

Figure 25-1

1. Le QRS de la dérivation V1 est principalement négatif – VENTRICULE DROIT!

2. Axe supérieur dans les dérivations inférieures ; les ondes S pointent vers l'APEX comme origine de l'impulsion.

3. Les complexes QRS sont relativement larges et la transition précordiale se situe APRÈS la dérivation V6, donc probablement sur la PAROI LATÉRALE DROITE.

4. NON! Ce foyer ectopique se situe dans l'APEX DROIT.

5. NON! Il est large et il est situé dans le ventricule droit.

6. OUI! Il ne s'agit pas d'une tachycardie des voies de sortie, le patient est donc en DANGER. Un patient présentant une tachycardie des voies de sortie ou des fascicules, qui est alerte et dont la tension artérielle est normale, s'en sortira probablement très bien tant que vous lui donnez de la nourriture et de l'eau. Un patient souffrant de tachycardie ventriculaire qui n'est pas une tachycardie des voies de sortie ou des fascicules peut s'en sortir très bien pendant un certain temps, mais il peut souffrir d'un collapsus cardiovasculaire à tout moment!

Une réflexion avancée

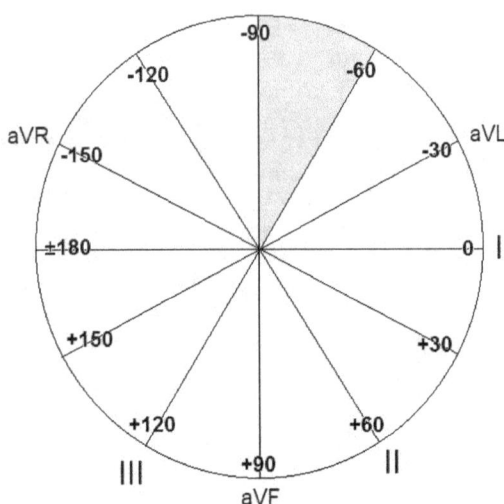

Grille de Référence Hexaxiale

Toutes les dérivations inférieures présentent des complexes QS, ce qui suggère fortement un site d'origine épicardique (SoO), les dérivations I, aVR et aVL sont toutes verticales, ce qui signifie que l'impulsion ectopique se déplace vers TOUTES! Comment est-ce possible? La dérivation aVR se trouve du côté opposé du cœur par rapport aux dérivations I et aVL. Regardez la grille de référence hexaaxiale:

Il existe une « fenêtre » étroite dans laquelle une impulsion avec un axe supérieur (c'est-à-dire provenant de la région apicale) peut entraîner des complexes QRS positifs dans les dérivations I, aVR et aVL en même temps – entre -60° et -90°. Si elle est inférieure à -60°, la dérivation aVR sera négative; si elle est supérieure à -90°, la dérivation I sera négative.

1. Notez le ventricule dans lequel la tachycardie a pris naissance – droit ou gauche?

2. Notez la zone du ventricule dans laquelle se situe le foyer ectopique – voie de sortie ou apex?

3. Le foyer ectopique est-il situé sur ou près du septum ou a-t-il pris naissance dans la paroi libre latérale du ventricule?

4. La tachycardie est-elle susceptible d'être une tachycardie de la voie de sortie ventriculaire droite ou gauche?

5. La tachycardie est-elle susceptible d'être une tachycardie fasciculaire?

6. Le patient est-il en danger imminent?

ECG 2

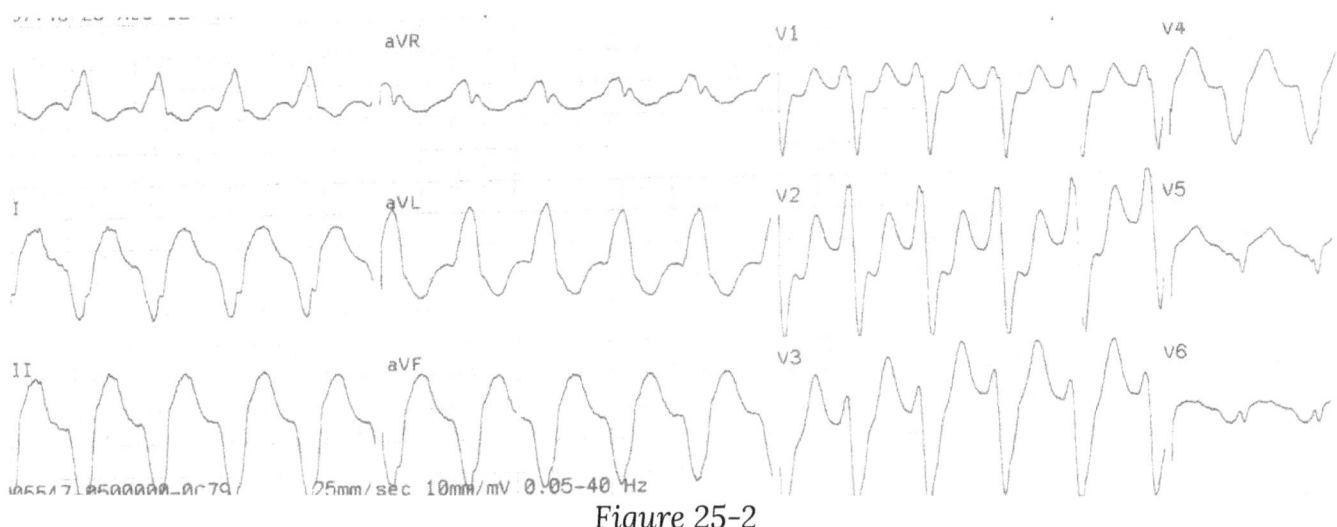

Figure 25-2

Figure 25-2

1. VENTRICULE DROIT

2. APEX

3. Les complexes QRS sont très larges, ce qui suggère une origine dans une paroi latérale ou libre, peut-être même dans l'épicarde (qui produit certains des complexes QRS les plus larges). La transition précordiale se situe APRÈS la dérivation V6 (la dérivation V2 semble déplacée), ce qui est compatible avec une origine de l'impulsion à l'extrême droite, de sorte que le foyer ectopique se situe probablement dans la paroi APICALE LATÉRALE DROITE.

4. NON!

5. NON!

6. OUI!

1. Notez le ventricule dans lequel la tachycardie a pris naissance – droit ou gauche?

2. Notez la zone du ventricule dans laquelle se situe le foyer ectopique – voie de sortie ou apex?

3. Le foyer ectopique est-il situé sur ou près du septum ou a-t-il pris naissance dans la paroi libre latérale du ventricule?

4. La tachycardie est-elle susceptible d'être une tachycardie de la voie de sortie ventriculaire droite ou gauche?

5. La tachycardie est-elle susceptible d'être une tachycardie fasciculaire?

6. Le patient est-il en danger imminent?

ECG 3

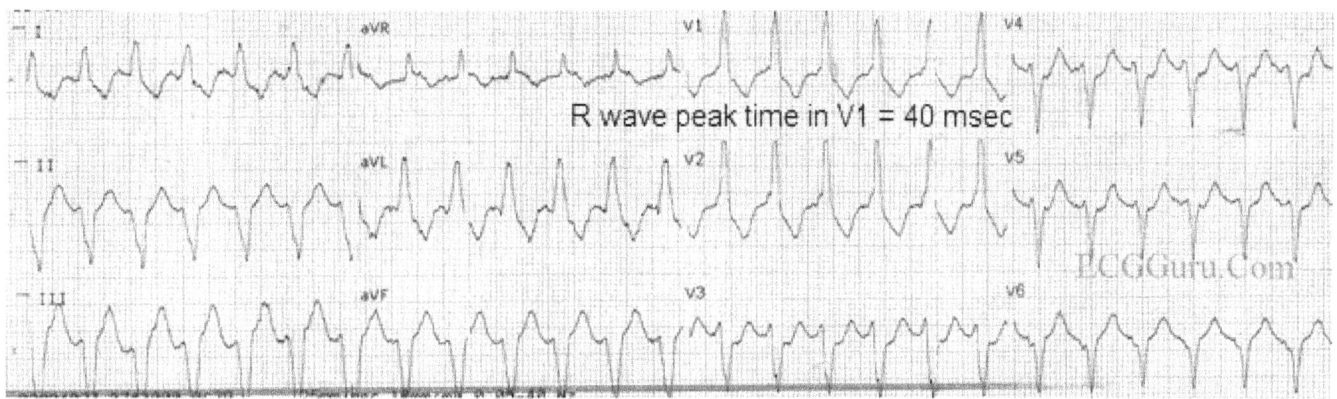

Figure 25-3 | Le temps d'inscription de l'onde R = 40 ms

Figure 25-3

1. VENTRICULE GAUCHE

2. APEX

3. Les complexes QRS sont bien formés et relativement étroits, de sorte que le foyer ectopique est probablement sur le septum ou dans ou à proximité d'une fibre de Purkinje.

4. NON! Une origine dans la voie de sortie du ventricule gauche (VSVG) présenterait toutes les ondes R hautes dans les dérivations inférieures.

5. OUI! Cela correspond à la signature électrocardiographique d'une tachycardie fasciculaire postérieure, et le QRS est relativement étroit et bien formé (le temps de pointe de l'onde R est de seulement 40 ms), ce qui indique une origine dans ou très près du système conducteur du ventricule gauche.

6. NON!

1. Notez le ventricule dans lequel la tachycardie a pris naissance – droit ou gauche?

2. Notez la zone du ventricule dans laquelle se situe le foyer ectopique – voie de sortie ou apex?

3. Le foyer ectopique est-il situé sur ou près du septum ou a-t-il pris naissance dans la paroi libre latérale du ventricule?

4. La tachycardie est-elle susceptible d'être une tachycardie de la voie de sortie ventriculaire droite ou gauche?

5. La tachycardie est-elle susceptible d'être une tachycardie fasciculaire?

6. Le patient est-il en danger imminent?

ECG 4

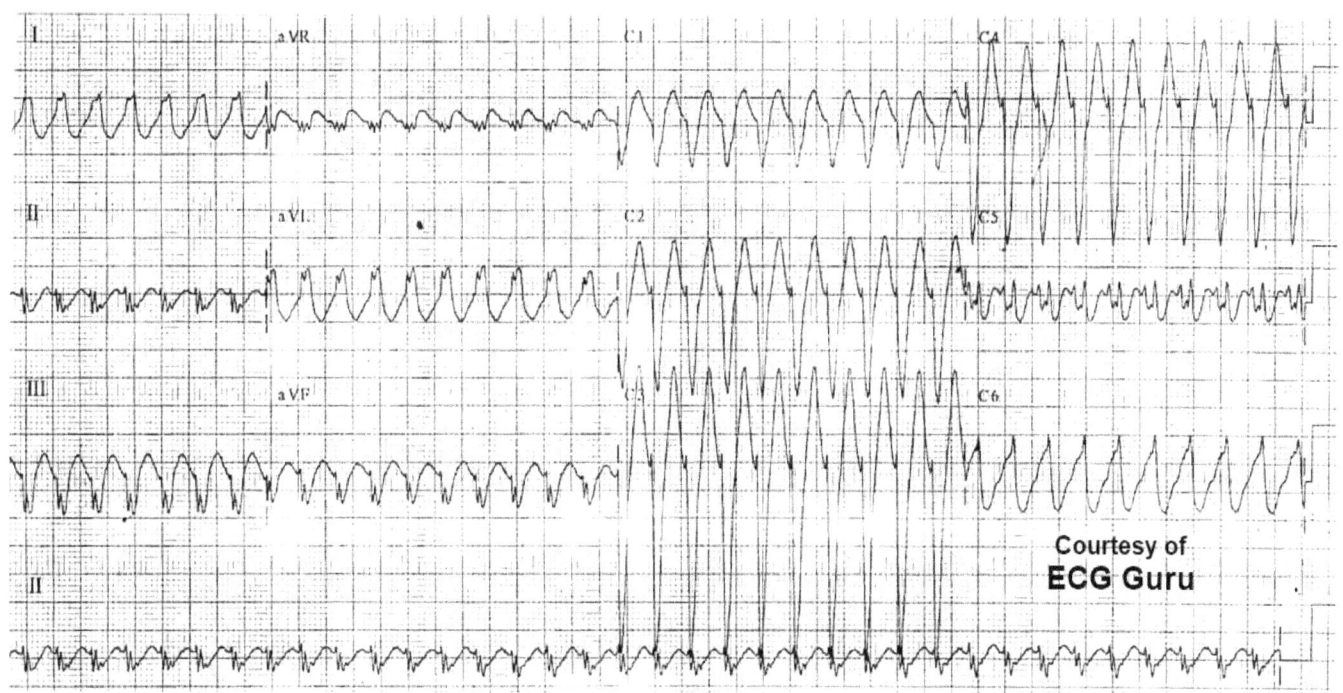

Figure 25-4

Figure 25-4

1. VENTRICULE DROIT

2. APEX

3. Le QRS est relativement large et entaillé, il n'est donc probablement pas dans le septum mais plutôt dans la paroi libre (antérolatérale).

4. NON! Les complexes QRS dans les dérivations inférieures pointent vers le bas en direction de l'apex.

5. NON! Les complexes QRS sont larges et entaillés dans certaines dérivations, ce qui est très différent de la tachycardie fasciculaire.

6. OUI! Il ne s'agit pas d'une tachycardie ventriculaire bénigne. Le patient est stable actuellement, mais cela pourrait changer à tout moment. Suivez le protocole ACLS.

1. Notez le ventricule dans lequel la tachycardie a pris naissance – droit ou gauche?

2. Notez la zone du ventricule dans laquelle se situe le foyer ectopique – voie de sortie ou apex?

3. Le foyer ectopique est-il situé sur ou près du septum ou a-t-il pris naissance dans la paroi libre latérale du ventricule?

4. La tachycardie est-elle susceptible d'être une tachycardie de la voie de sortie ventriculaire droite ou gauche?

5. La tachycardie est-elle susceptible d'être une tachycardie fasciculaire?

6. Le patient est-il en danger imminent?

ECG 5

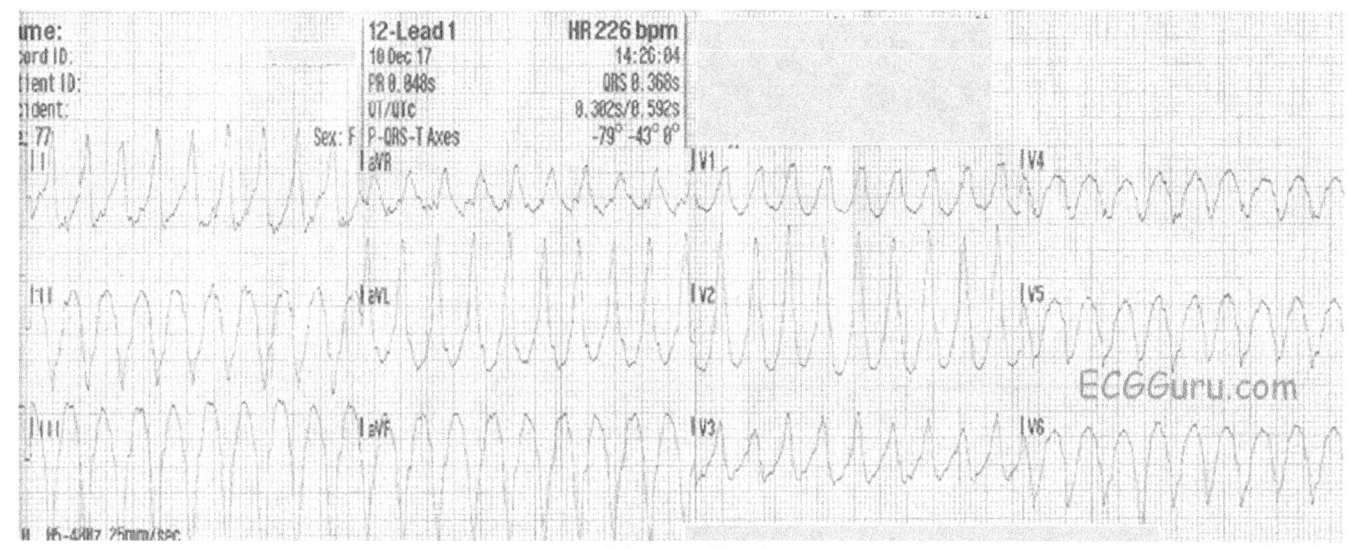

Figure 25-5

Figure 25-5

1. VENTRICULE GAUCHE

2. APEX

3. Vous pouvez voir une agitation initiale sur la plupart des complexes QRS verticaux. Il ne s'agit pas d'un WPW; il s'agit probablement d'un signe que le foyer ectopique se trouve sur la paroi latérale gauche, probablement dans ou très près de l'épicarde. La transition précordiale se situe AVANT la dérivation V1, ce foyer est donc très à gauche latéralement (ce qui, vous devez le comprendre, signifie postérieurement). Notez que le QRS passe d'un R monophasique à un QS monophasique entre les dérivations V3 et V4. Ce n'est pas la transition précordiale. Pendant la transition précordiale, le QRS passe d'une prédominance NÉGATIVE à une prédominance POSITIVE, et non l'inverse! Les complexes QRS des dérivations I, aVR et aVL sont tous positifs, il s'agit donc d'un axe supérieur très vertical qui doit être situé entre -60° et -90°.

4. Il provient de l'apex (probablement de la zone apicolatérale), il ne s'agit donc pas d'une tachycardie de la voie de sortie.

5. NON!

6. OUI!

1. Notez le ventricule dans lequel la tachycardie a pris naissance – droit ou gauche?

2. Notez la zone du ventricule dans laquelle se situe le foyer ectopique – voie de sortie ou apex?

3. Le foyer ectopique est-il situé sur ou près du septum ou a-t-il pris naissance dans la paroi libre latérale du ventricule?

4. La tachycardie est-elle susceptible d'être une tachycardie de la voie de sortie ventriculaire droite ou gauche?

5. La tachycardie est-elle susceptible d'être une tachycardie fasciculaire?

6. Le patient est-il en danger imminent?

ECG 6

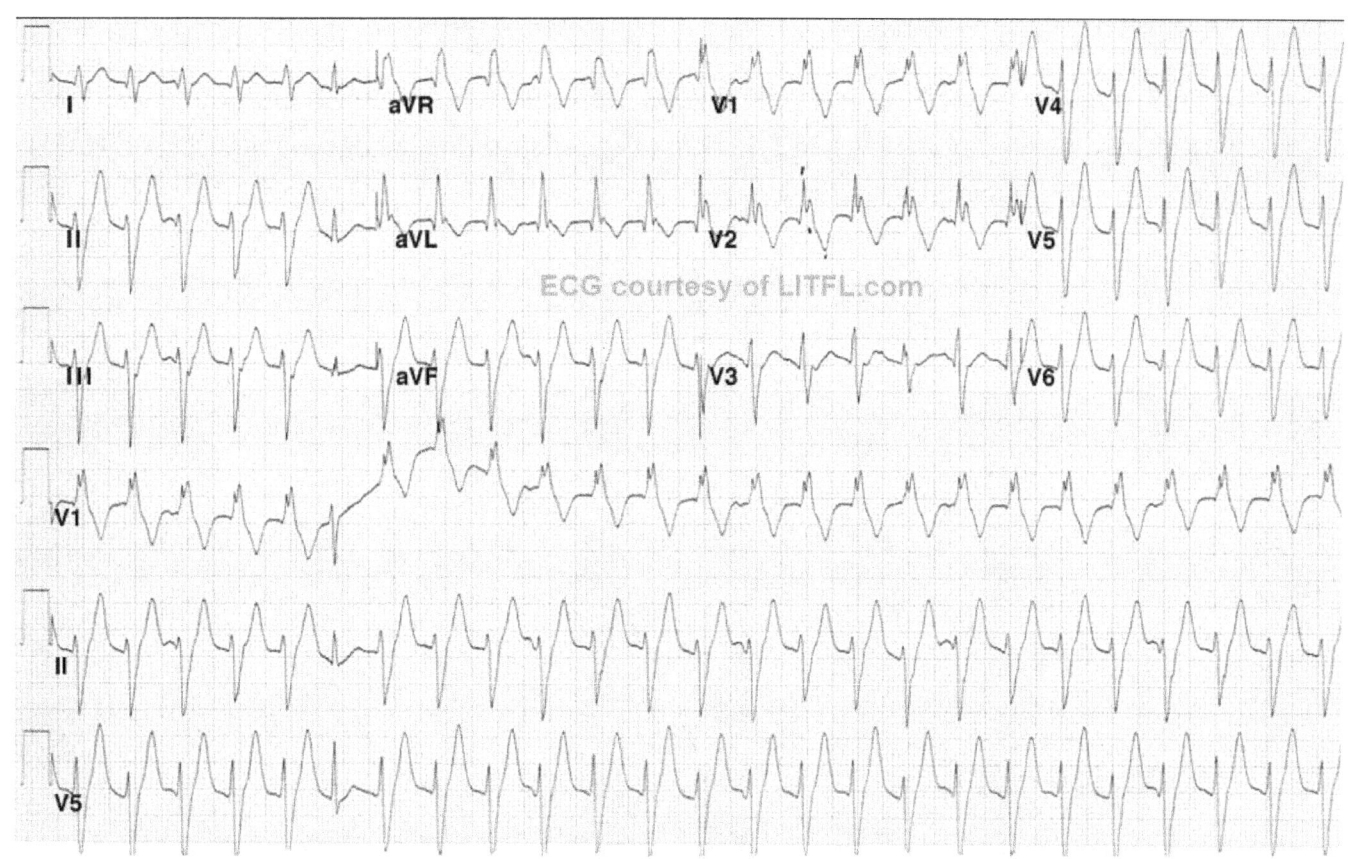

Figure 25-6

Figure 25-6

1. VENTRICULE GAUCHE

2. APEX? Pas vraiment! Dans ce cas, comme vous le verrez, nous observons une tachycardie fasciculaire. Il s'agit d'une tachycardie réentrante qui passe la majeure partie de son temps dans le système de conduction de His-Purkinje. S'il est vrai que la morphologie QRS des tachydysrythmies ectopiques qui commencent dans le myocarde en activité reflète le site d'origine et non un véritable bloc, les tachycardies qui commencent dans le tissu conducteur ne reflètent pas non plus un bloc mais plutôt l'ordre d'activation des différentes zones ventriculaires. C'est pourquoi il existe une exception à mon adage souvent mentionné « Rien de bon ne sort de l'apex. » Cette tachycardie ne sort pas « de l'apex. » Elle donne simplement cette impression en raison de l'ordre d'activation des faisceaux du côté gauche.

3. Les complexes QRS sont relativement étroits et bien formés. Le temps de pic R dans la dérivation V1 est inférieur à 80 ms. Ce foyer ectopique est situé dans ou très près d'une fibre de Purkinje (probablement le faisceau postérieur).

4. NON! Il a un axe supérieur (rappelez-vous: lorsque les complexes QRS dans les dérivations inférieures pointent VERS LE BAS, l'impulsion doit se déplacer VERS LE HAUT, ce qui en fait un axe SUPÉRIEUR.

5. OUI!

6. NON!

1. Notez le ventricule dans lequel la tachycardie a pris naissance – droit ou gauche?

2. Notez la zone du ventricule dans laquelle se situe le foyer ectopique – voie de sortie ou apex?

3. Le foyer ectopique est-il situé sur ou près du septum ou a-t-il pris naissance dans la paroi libre latérale du ventricule?

4. La tachycardie est-elle susceptible d'être une tachycardie de la voie de sortie ventriculaire droite ou gauche?

5. La tachycardie est-elle susceptible d'être une tachycardie fasciculaire?

6. Le patient est-il en danger imminent?

ECG 7

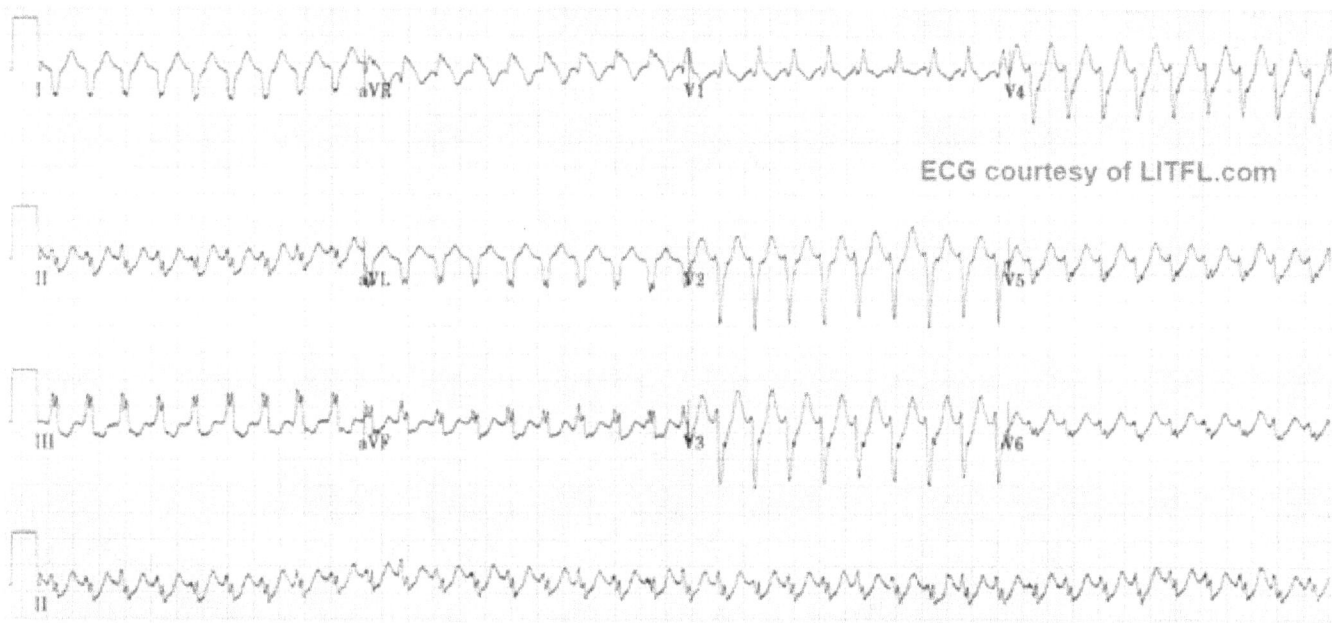

Figure 25-7

Figure 25-7

1. VENTRICULE GAUCHE

2. Bien que la dérivation II semble avoir un QRS quelque peu équiphasique, la dérivation III est positive et la dérivation aVL est négative, il semble donc que cet ECG ait un axe inférieur (un axe inférieur implique toujours un axe vers la droite). Cela signifie que l'origine du foyer ectopique se situe probablement dans la voie de sortie du ventricule gauche.

3. Les complexes QRS sont très étroits, ce foyer ectopique est donc situé dans ou très près du faisceau antérieur – une situation très rare.

4. C'est possible mais peu probable. Les complexes QRS fins sont plus typiques d'une tachycardie fasciculaire – dans ce cas, d'une tachycardie fasciculaire antérieure.

5. OUI!

6. NON!

1. Notez le ventricule dans lequel la tachycardie a pris naissance – droit ou gauche?

2. Notez la zone du ventricule dans laquelle se situe le foyer ectopique – voie de sortie ou apex?

3. Le foyer ectopique est-il situé sur ou près du septum ou a-t-il pris naissance dans la paroi libre latérale du ventricule?

4. La tachycardie est-elle susceptible d'être une tachycardie de la voie de sortie ventriculaire droite ou gauche?

5. La tachycardie est-elle susceptible d'être une tachycardie fasciculaire?

6. Le patient est-il en danger imminent?

ECG 8

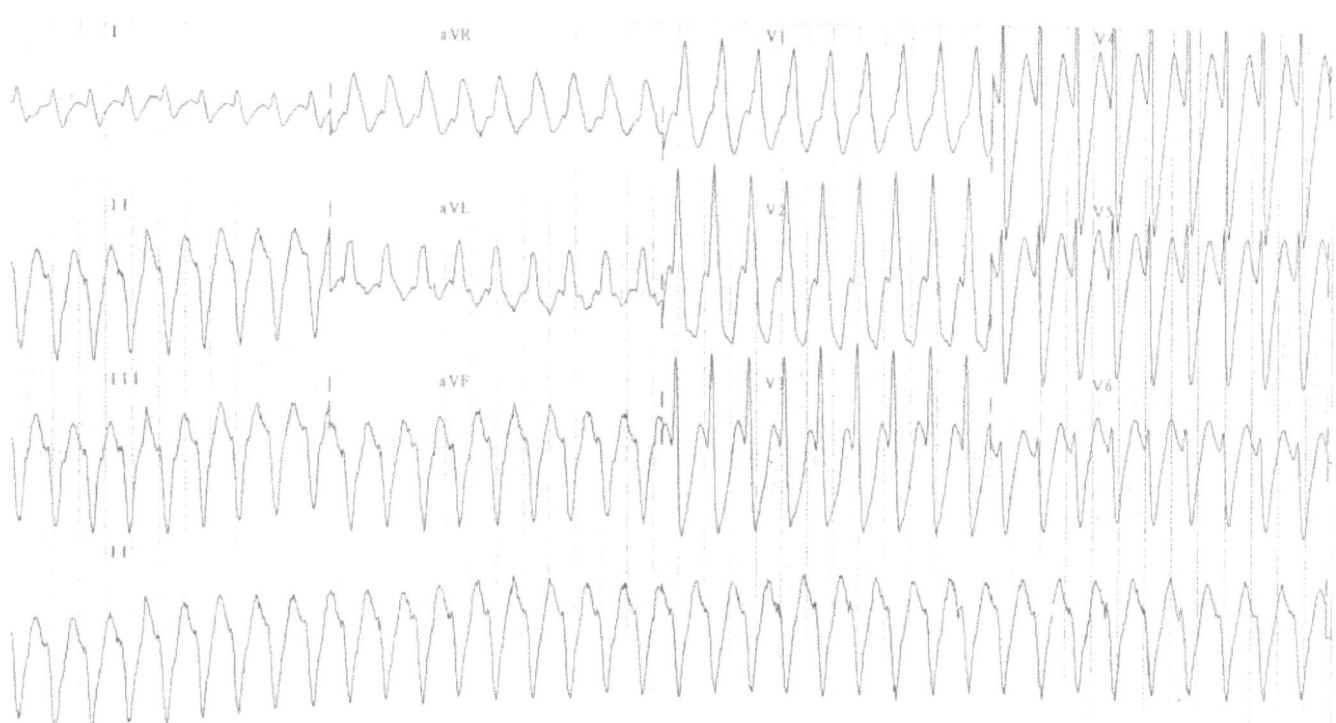

Figure 25-8

Figure 25-8

1. VENTRICULE GAUCHE

2. APEX

3. Les complexes QRS sont larges avec une transition précordiale AVANT la dérivation V1 indiquant une origine à l'extrême gauche du ventricule gauche. L'observation des dérivations V3 à V6 peut vous donner l'impression de complexes QRS étroits, mais n'oubliez pas les ondes S qui donnent à ces déflexions une plus grande largeur (en fait, une durée puisque nous mesurons sur l'axe horizontal).

4. NON!

5. NON!

6. OUI!

1. Notez le ventricule dans lequel la tachycardie a pris naissance – droit ou gauche?

2. Notez la zone du ventricule dans laquelle se situe le foyer ectopique – voie de sortie ou apex?

3. Le foyer ectopique est-il situé sur ou près du septum ou a-t-il pris naissance dans la paroi libre latérale du ventricule?

4. La tachycardie est-elle susceptible d'être une tachycardie de la voie de sortie ventriculaire droite ou gauche?

5. La tachycardie est-elle susceptible d'être une tachycardie fasciculaire?

6. Le patient est-il en danger imminent?

ECG 9

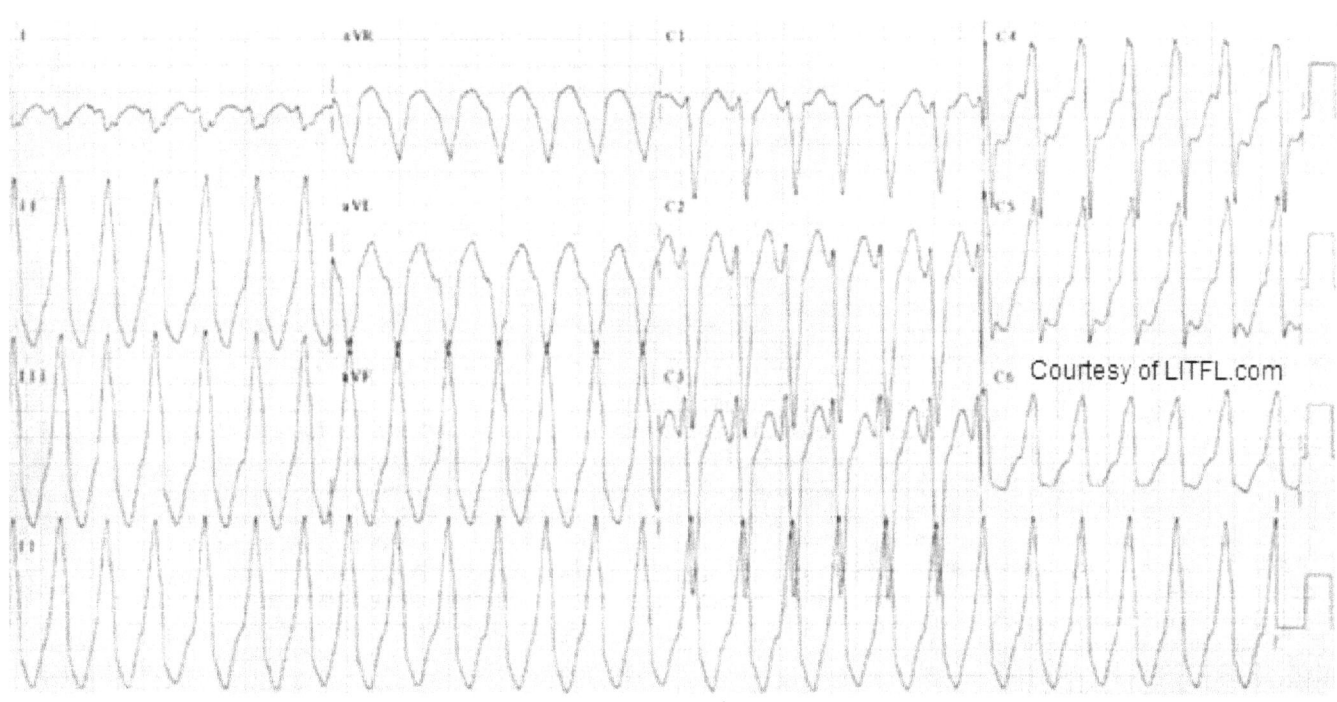

Figure 25-9

Figure 25-9

1. VENTRICULE DROIT

2. VOIE DE SORTIE

3. Les complexes QRS sont un peu larges, probablement à partir de la surface endo-cardique du septum ventriculaire droit puisque la transition se fait au niveau de la dérivation V4, qui semble équiphasique (R=S). (Revoyez la section sur la « Transition précordiale » au Chapitre 1.)

4. OUI!

5. NON!

6. NON!

1. Notez le ventricule dans lequel la tachycardie a pris naissance – droit ou gauche?

2. Notez la zone du ventricule dans laquelle se situe le foyer ectopique – voie de sortie ou apex?

3. Le foyer ectopique est-il situé sur ou près du septum ou a-t-il pris naissance dans la paroi libre latérale du ventricule?

4. La tachycardie est-elle susceptible d'être une tachycardie de la voie de sortie ventriculaire droite ou gauche?

5. La tachycardie est-elle susceptible d'être une tachycardie fasciculaire?

6. Le patient est-il en danger imminent?

ECG 10

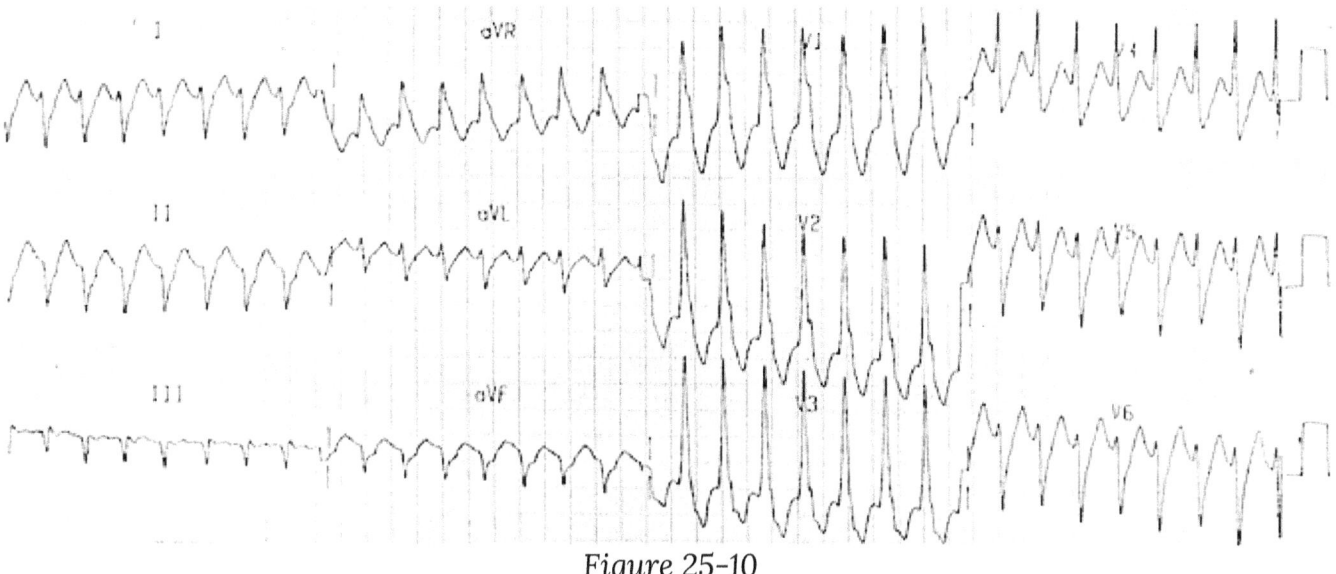

Figure 25-10

C'est à VOUS!

1. VENTRICULE GAUCHE

2. APEX

3. Les forces positives dans les dérivations V1 – V4 indiquent que l'impulsion ectopique se déplace de l'arrière vers l'avant. L'origine de cette tachycardie se situe probablement dans la paroi apicolatérale du ventricule gauche. La transition précordiale s'est déjà produite par la dérivation V1, de sorte que l'origine de l'impulsion est loin à gauche. L'axe QRS moyen se trouve également dans le quadrant supérieur droit du GRH (« No Man's Land* »). Ce n'est pas une tachycardie bénigne!

4. NON!

5. NON!

6. OUI!

*Dans les vieux films western américains, le « No Man's Land » était un territoire sans loi et extrêmement dangereux.

Chapter 26

Lectures recommandées

Abedin Z, MD. Differential diagnosis of wide QRS tachycardia: A review. Journal of Arrhythmia. 2021;37:1162–1172.

Akhtar M, Shenasa M, Jazayeri M, Caceres J, Tchou PJ. Wide QRS complex tachycardia. Reappraisal of a common clinical problem. Ann Intern Med. 1988;109:905–912.

Almuzghi F, Kashbour M, Almalti A (November 17, 2022) A Case Report of Fascicular Ventricular Tachycardia in a COVID-19 Patient. Cureus. 14(11): e31618. DOI 10.7759/cureus.31618

Alzand BS, Crijns HJ. Diagnostic criteria of broad QRS complex tachycardia: decades of evolution. Europace. 2011;13:465–472.

Anderson RD, MBBS, et al. Differentiating Right- and Left-Sided Outflow Tract Ventricular Arrhythmias – Classical ECG Signatures and Prediction Algorithms. Circ Arrhythm Electrophysiol. June 2019.

Antunes E, Brugada J, Steurer G, Andries E, Brugada P. The Differential Diagnosis of a Regular Tachycardia with a Wide QRS Complex on the 12-Lead ECG: Ventricular Tachycardia, Supraventricular Tachycardia with Aberrant Intraventricular Conduction, and Supraventricular Tachycardia with Anterograde Conduction Over an Accessory Pathway. PACE. Vol. 17 September 1994; 1515-1523.

Antzelevitch C, PhD, Burashnikov A, PhD. Overview of Basic Mechanisms of Cardiac Arrhythmia. Card Electrophysiol Clin. 2011 March 1; 3(1): 23–45.

Asirvatham MD, SJ, and Stevenson MD, WG. Circulation: Arrhythmia and Electrophysiology. Volume 6, Issue 61, December 2013.

Baher AA, MD, et al. Bidirectional Ventricular Tachycardia: Ping Pong in the His-Purkinje System. Heart Rhythm. 2011 April; 8(4): 599–605.

Baltazar RF, MD, Javillo JS, MD. Ventriculo-Atrial Wenckebach during Wide Complex Tachycardia. Clin. Cardiol. 29, 513 (2006).

Benito B, and Josephson ME. Ventricular Tachycardia in Coronary Artery Disease. Rev Esp Cardiol. 2012;65(10):939–955.

Berruezo A, MD, et al. Electrocardiographic Recognition of the Epicardial Origin of Ventricular Tachycardias. Circulation. 2004;109:1842-1847.

Bhar-Amato J, Davies W, Agarwal S. Ventricular Arrhythmia after Acute Myocardial Infarction: 'The Perfect Storm'. Arrhythmia & Electrophysiology Review. 2017;6(3):134–9.

Blanck Z, MD, Dhala A, MD, Deshpande S, MD. Sra J, MD, Jazayeri M, MD, Akhtar M. MD. Bundle Branch Reentrant Ventricular Tachycardia: Cumulative Experience in 48 Patients. Journal of Cardiovascular Electrophysiology. June, Vol. 4, No. 3; 253-262.

Bogaard K, van der Steen MS, Tan HL, Tukkie R. Short-coupled variant of torsade de pointes. Neth Heart J. 2008;16:246-9.

Brachmann J, MD, Scherlag BJ, PhD, Rosenshtraukh LV, PhD, Lazzara R, M.D. Bradycardia-dependent triggered activity: relevance to drug-induced multiform ventricular tachycardia. Circulation. 68, No. 4, 846-856, 1983; pp. 846-856.

Brown DFM, MD, Nadel ES, MD. Wide Complex Tachycardia. The Journal of Emergency Medicine. Vol. 21, No. 3, pp. 271–274, 2001.

Brugada P, Brugada J, Mont L, Smeets J, Andries EW. A new approach to the differential diagnosis of a regular tachycardia with a wide QRS complex. Circulation. 1991;83:1649–1659.

Brugada P, MD. Ockham's Razor and Bayes Theorem at Work. JACC: Clinical Electrophysiology. Vol . 8 , No . 7 , 2022 ; 840-842.

Bush KNV, MD, Gerasimon GG, MD. Slow, But Dangerous. Texas Heart Institute Journal. April 2018, Vol. 45, No. 2.

Buxton AE, MD, et al. Prognostic Factors in Nonsustained Ventricular Tachycardia. Am J Cardiol. 1984;53:1275-1279.

Buxton AE, et al. Right ventricular tachycardia: clinical and electrophysiologic characteristics. Circulation. 1983;68:917-927.

Callans DJ, MD, et al. Repetitive Monomorphic Tachycardia From the Left Ventricular Outflow Tract: Electrocardiographic Patterns Consistent With a Left Ventricular Site of Origin. JACC. Vol. 29, No. 5 April 1997:1023±7.

Chen Q, Xu J, Gianni C, et al. Simple electrocardiographic criteria for rapid identification of wide QRS complex tachycardia: the new limb lead algorithm. Heart Rhythm. 2020;17:431–438.

Childers R, MD. Torsades: adjacent and triggering electrocardiographic events. Journal of Electrocardiology. 43 (2010) 515 – 523.

Chiladakis JA, et al. Short-Coupled Variant of Torsade de Pointes as a Cause of Electrical Storm and Aborted Sudden Cardiac Death: Insights into Mechanism and Treatment. Hellenic J Cardiol. 2008; 49: 360-364.

Cohen SI, MD, Lau SH, MD, Stein E, MD, Young MW, MD, Damato AN, MD. Variations of Aberrant Ventricular Conduction in Man: Evidence of Isolated and Combined Block Within the Specialized Conduction System. Circulation. Volume 38, November, 1968; pp. 899-916.

Conti GS, MD et al. Right Ventricular Outflow Tract Arrhythmias: Benign Or Early Stage Arrhythmogenic Right Ventricular Cardiomyopathy/Dysplasia? Journal of Atrial Fibrillation. Volume 7: Issue 4; Dec 2014-Jan 2015.

Corrado D, MD, Link MS, MD, Calkins H, MD. Arrhythmogenic Right Ventricular Cardiomyopathy. N Engl J Med. 2017;376:61-72.

Corrado D, Basso C, Thiene G. Arrhythmogenic right ventricular cardiomyopathy: diagnosis, prognosis, and treatment. Heart. 2000;83:588±595.

Corrado D, MD, et al. Right Bundle Branch Block, Right Precordial ST-Segment Elevation, and Sudden Death in Young People. Circulation. 2001;103:710-717.

Corrado D, MD et al. Spectrum of Clinicopathologic Manifestations of Arrhythmogenic Right Ventricular Cardiomyopathy/Dysplasia: A Multicenter Study. JACC. Vol. 30, No. 6 November 15, 1997:1512±20.

De Ferrari GM, MD et al. Clinical Management of Catecholaminergic Polymorphic Ventricular Tachycardia – The Role of Left Cardiac Sympathetic Denervation. Circulation. 2015;131:2185-2193.

Dendi R, Josephson ME. A new algorithm in the differential diagnosis of wide complex tachycardia – Editorial. European Heart Journal. (2007) 28, 525–526.

El-Sherif N, MD, Turitto G, MD, Boutjdir M, PhD. Congenital Long QT syndrome and torsade de pointes. Ann Noninvasive Electrocardiol. 2017;22:e12481.

Elswick BD, MD, Niemann JT, MD. Fascicular Ventricular Tachycardia: An Uncommon but Distinctive Form of Ventricular Tachycardia. Annals Of Emergency Medicine. 31(3); March 1998.

Ermakov S, Scheinman M. Arrhythmogenic Right Ventricular Cardiomyopathy – Antiarrhythmic Therapy. Arrhythmia & Electrophysiology Review. 2015;4(2):86–9.

Evans GL, Charles MA, Thornsvard CT. Ventricular tachycardia with retrograde conduction – Simplified diagnostic approach. British Heart Journal. 1974, 36, 512-515.

Farré J, MD, Wellens HJJ, MD. Unique ECG During Sinus Rhythm in a Patient With a Post-myocardial Infarction–Sustained Ventricular Tachycardia. Circulation. 2018;137:527–530.

Fitzpatrick JK, MD; Goldschlager N, MD. ECG of the Month. Ann Emerg Med. 2018;71:473-476.

Francis J, MD, Venugopal K, MD, Sudhayakumar N, Khadar SA, MD, Anoop K. Gupta AK MD FACC. Idiopathic Fascicular Ventricular Tachycardia. Indian Pacing and Electrophysiology Journal. 4(3): 98-103 (2004).

Gard JJ, MD, Asirvatham SJ, MD. Outflow Tract Ventricular Tachycardia. Texas Heart Institute Journal. Volume 39, Number 4, 2012; 526-528.

Garmel GM, MD. Wide complex tachycardias: Understanding this complex condition Part 1 – epidemiology and electrophysiology. WestJEM. 2008;9:28-39.

Garmel GM, MD. Wide complex tachycardias: Understanding this complex condition Part 2 - Management, Miscellaneous Causes, and Pitfalls. WestJEM. 2008;9:97-103.

Garner JB, Miller JM. Wide complex tachycardia—ventricular tachycardia or not ventricular tachycardia, that remains the question. Arrhythm Electrophysiol Rev. 2013;2:23–29.

Garratt CJ, et al. Value of physical signs in the diagnosis of ventricular tachycardia. Circulation. 1994;90:3103-3107

Griffith MJ, Garratt CJ, Mounsey P, Camm AJ. Ventricular tachycardia as default diagnosis in broad complex tachycardia. Lancet. Feb 12, 1994;343(8894):386-8.

Guo H, Hecker S, Levy S, Olshansky B. Ventricular tachycardia with QRS configuration similar to that in sinus rhythm and a myocardial origin: differential diagnosis with bundle branch reentry. Europace. (2001) 3, 115–123.

Gupta A, et al. Hyperkalemia Presenting as Wide-Complex Tachycardia in a Dialysis Patient. Saudi J Kidney Dis Transpl. 2010;21(2):339-341.

Gupta AK, MD, Thakur RK, MD. Wide QRS Complex Tachycardias. Medical Clinics of North America. Volume 85, Number 2 March 2001; 245-266.

Haqqani HM, MBBS, Marchlinski FE, MD. The Surface Electrocardiograph in Ventricular Arrhythmias: Lessons in Localisation. Heart, Lung and Circulation. (2019) 28, 39–48.

Hoffmayer KS, et al. An electrocardiographic scoring system for distinguishing right ventricular outflow tract arrhythmias in patients with arrhythmogenic right ventricular cardiomyopathy from idiopathic ventricular tachycardia. Heart Rhythm. 2013 Apr;10(4):477-82.

Hoffmayer KS, et al. Electrocardiographic Comparison of Ventricular Arrhythmias in Patients With Arrhythmogenic Right Ventricular Cardiomyopathy and Right Ventricular Outflow Tract Tachycardia. JACC. Vol. 58, No. 8, 2011:831– 8

de Holanda-Miranda WR, MD, Furtado FM, MD, Luciano PM, MD, Pazin-Filho A, MD. Lewis Lead Enhances Atrial Activity Detection In Wide QRS Tachycardia. The Journal of Emergency Medicine. Article in Press, 2009. doi:10.1016/j.jemermed.2009.08.057.

Ilkhanipour K, MD, Berrol R, MD, Yealy DM, MD. Therapeutic and Diagnostic Efficacy of A denosine in Wide-Complex Tachycardia. Annals Of Emergency Medicine. 22:8 August 1 993; 152-156.

Jastrzebski M, Kukla P, Czarnecka D, and Kawecka-Jaszcz K. Comparison of five electroc- ardiographic methods for differentiation of wide QRS-complex tachycardias. Europace. (2012) 14, 1165–1171 doi:10.1093/europace/eus015.

Jastrzębski M,Moskal P, Kukla P, Fijorek K, Kisiel R, Czarnecka D. Specificity of wide QRS c omplex tachycardia criteria and algorithms in patients with ventricular preexcitation. A nn Noninvasive Electrocardiol. 2018;23:e12493.

Kallergis E, Goudis C, Simantirakis E, Kochiadakis G, Vardas P. Mechanisms, Risk Factors, and Management of Acquired Long QT Syndrome: A Comprehensive Review. The Scien- tific World Journal. Volume 2012; 1-8.

Kannankeril PJ, MD, et al. Efficacy of Flecainide in the Treatment of Catecholaminergic P olymorphic Ventricular Tachycardia – A Randomized Clinical Trial. JAMA Cardiology. July 2 017; Volume 2, Number 7; 759-766.

Kapa S, MD; Gaba P, BS; DeSimone CV, MD PhD, Asirvatham SJ, MD. Fascicular Ventricular Arrhythmias – Pathophysiologic Mechanisms, Anatomical Constructs, and Advances in Approaches to Management. Circ Arrhythm Electrophysiol. 2017; 1-14.

Kashou AH, Evenson CM, Noseworthy PA et al., Differentiating wide complex tachycardias: A historical perspective. Indian Heart Journal. https://doi.org/10.1016/j.ihj.2020.09.006.

Kashou AH, MD, et al. Wide Complex Tachycardia Differentiation: A Reappraisal of the State-of-the-Art. J Am Heart Assoc. 2020;9:e016598. DOI: 10.1161/JAHA.120.016598.

Kindwall KE, MD, Brown J, RN, Josephson ME, MD. Electrocardiographic Criteria for Ventricular Tachycardia in Wide Complex Left Bundle Branch Block Morphology Tachycardias. Am J Cardiol. 1988;61:1279-1283.

Katritsis DG, and Brugada J. Differential Diagnosis of Wide QRS Tachycardias. Arrhythmia & Electrophysiology Review. 2020;9(3):155-60.

Kirchhof P, MD, Franz MR, MD, Bardai A, MD, Wilde AM, MD. Giant T-U Waves Precede Torsades de Pointes in Long QT Syndrome – A Systematic Electrocardiographic Analysis in Patients With Acquired and Congenital QT Prolongation. JACC. Vol. 54, No. 2, 2009; 143-149.

Kumagai K, MD. Idiopathic ventricular arrhythmias arising from the left ventricular outflow tract: Tips and tricks. Journal of Arrhythmia. 30 (2014) 211–221

Kusa S, MD et al. Bundle Branch Reentrant Ventricular Tachycardia With Wide and Narrow QRS Morphology. Circ Arrhythm Electrophysiol. 2013;6:e87-e91.

Lam P, MD, Saba S, MD. Approach to the Evaluation and Management of Wide Complex Tachycardias. Indian Pacing and Electrophysiology Journal. 2(4): 120-126 (2002).

Langendorf R, Pick A, Winternitz M. Mechanisms of Intermittent Ventricular Bigeminy: I. Appearance of Ectopic Beats Dependent Upon Length of the Ventricular Cycle, the "Rule of Bigeminy". Circulation. 1955;11:422-430.

Latif S, MD, Dixit S, MD, Callans DJ, MD. Ventricular Arrhythmias in Normal Hearts. Cardiol Clin. 26 (2008) 367–380.

Leandro HIC, Lebedev DS, Mikhaylov EN. Discrimination of ventricular tachycardia and localization of its exit site using surface electrocardiography. J Geriatr Cardiol. 16: 362-377; 2019.

Leenhardt A, MD, Denjoy I, MD, Guicheney G, PhD. Catecholaminergic Polymorphic Ventricular Tachycardia. Circ Arrhythm Electrophysiol. 2012;5:1044-1052.

Lerman BB, MD. Ventricular Tachycardia – Mechanistic Insights Derived From Adenosine. Circ Arrhythm Electrophysiol. 2015;8:483-491.

Lo R, MD, Hsia HH, MD. Ventricular Arrhythmias in Heart Failure Patients. Cardiol Clin. 26 (2008) 381–403.

Long B, MD and Koyfman A, MD. Best Clinical Practice: Emergency Medicine Management of Stable Monomorphic Ventricular Tachycardia. The Journal of Emergency Medicine. Vol. 52, No. 4, pp. 484–492, 2017.

Marcus FI, MD. Arrhythmogenic Cardiomyopathy Diagnostic Criteria: An Update. Card Electrophysiol Clin. 3 (2011) 217–226.

Marcus FI, MD. Right Ventricular Dysplasia: A Report of 24 Adult Cases. Circulation 65, No. 2, 1982.

Marriott HJL, MD. Differential Diagnosis of Supraventricular and Ventricular Tachycardia. Cardiology. 1990;77:209-220.

Marriott HJL, MD, Rogers HM, MD. Mimics of Ventricular Tachycardia Associated with the W-P-W Syndrome. J Electrocardiology. 2 (1), 77-84, 1969.

Marriott HJL, Schwartz NL, Bix HH. Ventricular Fusion Beats. Circulation. 1962;26:880-884.

Mazur, A, MD, Kusniec J, MD, Strasberg B, MD. Bundle Branch Reentrant Tachycardia. Indian Pacing and Electrophysiology Journal. 5(2); 86-95; (2005).

McCauley M, MD, Vallabhajosyula S, MD, Darbar D, MD. Proarrhythmic and Torsadogenic Effects of Potassium Channel Blockers in Patients. Card Electrophysiol Clin. Author manuscript; June 1, 2017.

Michowitz et al. Differentiating the QRS Morphology of Posterior Fascicular Ventricular Tachycardia From Right Bundle Branch Block and Left Anterior Hemiblock Aberrancy. Circ Arrhythm Electrophysiol. 2017; 1-11.

Moccetti F, et al. Simplified integrated clinical and electrocardiographic algorithm for differentiation of wide QRS-complex tachycardia: the Basel algorithm. J Am Coll Cardiol EP. 2022;8(7):831–839.

Morita N, MD, Karagueuzian HS, PhD. Cardiac fibrosis as a determinant of ventricular tachyarrhythmias. Journal of Arrhythmia. 30 (2014) 389–394.

Moss, JD MD, Scheinman MM MD. Differentiating the QRS Morphology of Posterior Fascicular Ventricular Tachycardia From Right Bundle Branch Block and Left Anterior Hemiblock Aberrancy – Why the Difference (Editorial). Circ Arrhythm Electrophysiol. 2017; 1-3.

Murphy MA, MD, Ferguson JD, CHB MB. The Athlete With Catecholaminergic Polymorphic Ventricular Tachycardia. https://www.acc.org/latest-in-cardiology/articles/2017/07/27/07

Nam G-B, MD, Burashnikov A, PhD, Antzelevitch C, PhD. Cellular Mechanisms Underlying the Development of Catecholaminergic Ventricular Tachycardia. Circulation. 2005;111:2727-2733.

Napolitano C, Priori SG, Bloise R. Catecholaminergic Polymorphic Ventricular Tachycardia. GeneReviews® 2004 Oct 14 [Updated 2016 Oct 13]. In: Adam MP, Ardinger HH, Pagon RA, et al., editors.

Neiger JS, Trohman RG. Differential diagnosis of tachycardia with a typical left bundle branch block morphology. World J Cardiol. 2011 May 26; 3(5): 127-13.

Nishizaki M, MD. Wide QRS complex tachycardia responsive to both ATP and verapamil. Journal of Arrhythmia. 28 (2012) 75-77.

Novak J, et al. Electrocardiographic differentiation of idiopathic right ventricular outflow tract ectopy from early arrhythmogenic right ventricular cardiomyopathy. Europace. (2017) 19, 622–628

Obeyesekere MN, MBBS, Antzelevitch C, PhD, Krahn AD, MD. Management of Ventricular Arrhythmias in Suspected Channelopathies. Circ Arrhythm Electrophysiol. 2015;8:221-231.

Ohe T, MD, et al. Idiopathic sustained left ventricular tachycardia: clinical and electrophysiologic characteristics. Circulation. Vol. 77, No. 3, 560-568, 1988.

Ohkubo K, et al. ECG Criteria for Distinguishing Left from Right Ventricular Outflow Tract Tachycardia. J. Nihon Univ. Med. Ass. 2015; 74 (3): 95–102.

Oksuz F, et al. The classical " R-on-T" phenomenon. Indian Heart Journal. 67 (2015) 392e394.

Ouyang F, MD, et al. Electroanatomic Substrate of Idiopathic Left Ventricular Tachycardia – Unidirectional Block and Macroreentry Within the Purkinje Network. Circulation. 2002;105:462469.

Padala SK, et al. Non-sustained wide complex tachycardia: an underappreciated sign to aid in diagnosis. Europace. (2016) 18, 1069–1076.

Park K-M, MD, Kim Y-H MD, Marchlinski FE, MD. Using the Surface Electrocardiogram to Localize the Origin of Idiopathic Ventricular Tachycardia. Pace. Vol.35; December 2012; 1516-1527.

Patel RV, et al. Early Repolarization Associated With Ventricular Arrhythmias in Patients With Chronic Coronary Artery Disease. Circ Arrhythm Electrophysiol. 2010;3:489-495.

Patel VV, MD, PhD, Rho RW, MD, Gerstenfeld EP, MD, Hsia HH, MD, Callans DJ, MD, Marchlinski FE, MD. Right Bundle-Branch Block Ventricular Tachycardias – Septal Versus Lateral Ventricular Origin Based on Activation Time to the Right Ventricular Apex. Circulation. 2004;110:2582-2587.

Pava LF, Perafan P, Badiel M, et al. R-Wave peak time at DII: a new criterion for differentiating between wide complex QRS tachycardias. Heart Rhythm. 2010;7:922–926.

Pérez-Riera AR, Barbosa-Barros R, de Rezende Barbosa MPC, Daminello-Raimundo R, de Lucca AA Jr, de Abreu LC. Catecholaminergic polymorphic ventricular tachycardia, an update. Ann Noninvasive Electrocardiol. 2018;23:e12512. https://doi.org/10.1111/anec.12512.

Perez-Riera AR, MD, et al. Review: R-Peak Time: An Electrocardiographic Parameter with Multiple Clinical Applications. Ann Noninvasive Electrocardiol. 2016;21(1):10–19.

Pluijmen MJHM, MD, Hersbach FMRJ, MD. Sine-Wave Pattern Arrhythmia and Sudden Paralysis That Result From Severe Hyperkalemia. Circulation. 2007;116:e2-e4.

Pollack ML, MD, Chan TC, MD, Brady WJ, MD. Electrocardiographic Manifestations: Aberrant Ventricular Conduction. The Journal of Emergency Medicine. Vol. 19, No. 4, pp. 363–367, 2000.

Prystowsky EN, MD, Padanilam BJ, MD, Joshi S, MD, Fogel RI, MD. Ventricular Arrhythmias in the Absence of Structural Heart Disease. JACC. Vol. 59, No. 20, 2012; 1733-1744.

Ramprakash B, Jaishankar S, Hygriv B. Rao, Narasimhan C, Catheter Ablation of Fascicular Ventricular Tachycardia. Indian Pacing and Electrophysiology Journal. 8(3): 193-201 (2008).

Reviriego SM, Luis Merino JL. Ventricular tachycardia in patients without apparent structural heart disease: Focus on ventricular outflow tract tachycardia. e-journal of the ESC Council for Cardiology Practice. Vol. 8, N° 11 - 18 Nov 2009.

Riera ARP, et al. Idiopathic intrafascicular reentrant left ventricular tachycardia in an elite cyclist athlete. Cardiology Journal. 2009, Vol. 16, No. 4:1-4.

Riley MP, MD, Marchlinski FE, MD. ECG Clues for Diagnosing Ventricular Tachycardia Mechanism. J Cardiovasc Electrophysiol. Vol. 19, pp. 224-229, February 2008.

de Riva M, MD, Watanabe M, MD, Zeppenfeld K, MD. Twelve-Lead ECG of Ventricular Tachycardia in Structural Heart Disease. Circ Arrhythm Electrophysiol. 2015;8:951-962.

Roberts JD, MD et al. Bundle Branch Re-Entrant Ventricular Tachycardia – Novel Genetic Mechanisms in a Life-Threatening Arrhythmia. JACC: Clinical Electrophysiology. Vol. 3, No. 3, 2017; 276-288.

Roberts-Thomson KC, Lau DH, Sanders P. The diagnosis and management of ventricular arrhythmias. Nat. Rev. Cardiol. advance online publication 22 February 2011; doi:10.1038/nrcardio.2011.15.

Rosso, R. et al. Polymorphic ventricular tachycardia, ischaemic ventricular fibrillation, and t orsade de pointes: importance of the QT and the coupling interval in the differential diagnosis. E uropean Heart Journal. (2021) 42; pp. 3965-3975.

Roston TM, MD et al. Catecholaminergic Polymorphic Ventricular Tachycardia in Children – Analysis of Therapeutic Strategies and Outcomes From an International Multicenter Registry. Circ Arrhythm Electrophysiol. 2015;8:633-642.

Sala MF, MD, et al. Sustained Ventricular Tachycardia as a Marker of Inadequate Myocardial Perfusion during the Acute Phase of Myocardial Infarction. Clin. Cardiol. 25, 328–334 (2002).

Sandesara CM, MD. Wide Complex Tachycardias: Demystifying the Differential Diagnosis. EP Lab Digest. Volume 11 - Issue 1 - February 2011; https://www.printfriendly.com/p/g/cwBXDU.

Sandler IA, MD, Marriot HJL, MD. The Differential Morphology of Anomalous Ventricular Complexes of RBBB-Type in Lead V1. Circulation. Volume XXXI, April 1965; 551-556.

Schiefermueller J. Ventricular Tachycardias in Structurally Normal Hearts - A Case Report and Review of the Literature. Int J Crit Care Emerg Med. 4(1); 2018.

Shimizu W, MD. Arrhythmias originating from the right ventricular outflow tract: How to distinguish "malignant" from "benign"? Heart Rhythm. Vol 6, No 10, pp. 1507-1511; October 2009

Sousa PA, Pereira S, Candeias R, de Jesus I. The value of electrocardiography for differential diagnosis in wide QRS complex tachycardia. Rev Port Cardiol. 2014;33(3):165-173.

Srivathsan K, MD, et al. Ventricular Tachycardia in the Absence of Structural Heart Disease. Indian Pacing and Electrophysiology Journal. 5(2): 106-121 (2005).

Steurer G, Gürsoy S, Frey B, Simonis F, Andries E, Kuck K, et al. The differential diagnosis on the electrocardiogram between ventricular tachycardia and pre-excited tachycardia. Clin Cardiol. 1994;17:306–8.

Subramanian NR, MD, et al. Wide Complex Tachycardia: Diagnosis And Management In The Emergency Department. Emergency Medicine Practice. Volume 10, Number 6; June 2008.

Sung RK, Boyden PA, Higuchi S, Scheinman M. Diagnosis and Management of Complex Reentrant Arrhythmias Involving the His-Purkinje System. Arrhythmia & Electrophysiology Review. 2021;10(3):190-7.

Svernhage E, MD, et al. Early Electrocardiographic Signs of Drug-Induced Torsades de Pointes. A.N.E. July 1998;3(3):252-260.

Szelényi ZDG, Katona G, Fritúz G, et al. Comparison of the "real-life" diagnostic value of two recently published electrocardiogram methods for the differential diagnosis of wide QRS complex tachycardias. Acad Emerg Med. 20(11); November 2013; pp. 1121-1130.

Thiene G, MD, Bauce B, MD, Corrado D, MD, Basso C, MD. Arrhythmogenic Cardiomyopathy: A [sic] Historical Overview. Card Electrophysiol Clin. 3 (2011) 179–191.

Tiver KD, Dharmaprani D, Quah JX, Lahiri A, Waddell-Smith KE, Ganesan AN. Vomiting, electrolyte disturbance, and medications; the perfect storm for acquired long QT syndrome and cardiac arrest: case report. Journal of Medical Case Reports. 16:9; 2022.

Vereckei A, Duray G, Szenasi G, Altemose GT, Miller JM. Application of a new algorithm in the differential diagnosis of wide QRS complex tachycardia. Eur Heart J. 2007;28:589–600.

Vereckei A. Current algorithms for the diagnosis of wide QRS complex tachycardias. Curr Cardiol Rev. 2014 Aug;10(3):262-76.

Vereckei A, Duray G, Szenasi G, Altemose GT, Miller JM. New algorithm using only lead aVR for differential diagnosis of wide QRS complex tachycardia. Heart Rhythm. 2008;5:89–98.

Vereckei A, MD, et al. The Application of a New, Modified Algorithm for the Differentiation o f Regular Ventricular and Pre-Excited Tachycardias. Heart, Lung and Circulation. (2023) 32, 7 19–725.

Weiss JN, MD et al. Early Afterdepolarizations and Cardiac Arrhythmias. Heart Rhythm. 2010 December; 7(12): 1891–1899.

Wellens, HJJ, Bär, FW, Lie, KI. The value of the electrocardiogram in the differential diagnosis of a tachycardia with a widened QRS complex. Am J Med. 1978;64(1):27–33.

Wellens HJJ. Ventricular tachycardia: diagnosis of broad QRS complex tachycardia. Heart. 2001;86:579±585.

Wichter T, MD, Borggrefe M, MD, Haverkamp W, MD, Chen X, MD, Breithardt G, MD. Efficacy o f Antiarrhythmic Drugs in Patients With Arrhythmogenic Right Ventricular Disease Results i n Patients With Inducible and Noninducible Ventricular Tachycardia. Circulation. Vol 86, No 1 July 1992; pp. 29-37.

Wijnmaalen AP. ECG Identification of Scar-Related Ventricular Tachycardia With a Left B undle-Branch Block Configuration. Circ Arrhythm Electrophysiol. 2011;4:486-493.

Wilde AAM, Amin AS, Postema PG. Diagnosis, management and therapeutic strategies for congenital long QT syndrome. Heart. 2022;108:332–338.

Yamada T, MD. Review: Idiopathic ventricular arrhythmias – Relevance to the anatomy, diagnosis and treatment. Journal of Cardiology. 68 (2016) 463–471.

Yang Z, MD, et al. Azithromycin Causes a Novel Proarrhythmic Syndrome. Circ Arrhythm Electrophysiol. 2017;10:e003560.

Yap YG, Camm AJ. Drug Induced QT Prolongation and Torsades de Pointes. Heart. 2003; 89:1363–1372.

Yazdan-Ashoori P, Digby G, Baranchuk A. Failure to Treat Torsades de Pointes. Cardiol Res. 2012;3(1):34-36.

Ylänen K, Poutanen T, Hiippala A, Swan H, Korppi M. Catecholaminergic polymorphic ventricular tachycardia. Eur J Pediatr (2010) 169:535–542.

ingramcontent.com/pod-product-compliance
ning Source LLC
bersburg PA
W082006140626
63CB00020B/2447